新 患者の権利

医療に心と人権を

弁護士 池永 満［著］

九州大学出版会

人権 & Medical Care

Human Rights

池永 満

IKENAGA Mitsuru

医療に心を

Enhancing with Humanity

医療に心と人権を
Enhancing Medical Care
with Humanity & Human Rights

池永　滿
IKENAGA, Mitsuru

推薦の辞——苦情から学ぶ医療・福祉を創設して——

河野　正輝

わが国における患者の権利法運動を三〇年にわたり理論的、実践的に導いてこられたばかりでなく、「患者の権利オンブズマン」というわが国初の裁判外苦情解決手続きを創設し、患者の自己決定の支援をつうじて医療の質をも高める活動を導いてきた本書の著者、弁護士・池永満さんは、人生の最後に自らがん患者として「患者の権利」を日々実践して、全力疾走のごとき生涯を全うされた。著者の「あとがき」、および「患者の権利オンブズマン」を著者と一緒に創設した早苗夫人の「編集後記」の原稿を拝見して、その透明な高い志と逞しい気力に胸が打たれるのを覚えた。

前著『患者の権利』（九州大学出版会、一九九四年）に続き本書へ寄稿を求められて以来、当初からオンブズマン活動を支援してきた者の一人として、「患者の権利」を普及・啓蒙する責務の一端が筆者にもあると、著者が伝えてきているような気がしていた。著者の遺志に沿えるかどうかは分からないが、この小文で、改めて著者の「患者の権利」論に学ぶとともに、「福祉サービス利用者（とりわけ障害者）の権利」の確立へ向けて次なる課題を指摘しておきたい。

患者の自己決定権と医師の裁量権との関係

医療における患者の主体性を尊重するため、医師による専門家としての助言や医療上の合理的な判断と患者の判断や選択がくい違った場合に、患者に「最終決定権」を認めるところにインフォームド・コンセント原則の意義がある、と著者は強調する（本書、九五頁）。

著者の立場と反対に「医師と患者は対等ではなく、医師は専門的な知識と経験を有するものとしての指導性を持つべきものと考えられる」（日本医師会報告書）という見解のもとでは、専門家による保護と支配の構造が長年温存されてきた。

しかし、医師の指導性は、インフォームドつまり患者が「十分な情報を得て理解している」という状態をつくりあげるところで発揮されるべきであって、コンセントのところで医師の指導性が強調されれば、結局は医師が患者に説明して同意を取り付けるという医師主体の考え方に陥ってしまうと著者は考える。

ある病気の治療を受けると生活のどこかを犠牲にしなければならないことも少なくない。それを受忍するか否かの判断は患者の価値観や人生観によるところが大きいであろう。医師の一方的な判断による治療の押しつけは、患者の潜在的な可能性を殺してしまう恐れを伴っているのである。

たしかに、患者は医師に自分の望む治療を請求できるわけではない。その場合、患者の「最終決定権」は他の医療機関を選択することによっても生かされるのであり、医師は患者の望む治療を行ってくれる可能性のある医療機関を紹介する義務を負わねばならないと著者は述べている（九八頁）。

著者のこうした論述はたいへん明快で揺るぎがない。一読したとき、わが国における患者の権利論の到達点を俯瞰したような喜びを感じた。

その到達点から周辺を見るとき、事情は医療サービスのみならず福祉サービスの利用者（とりわけ障害者）にも程度の差こそあれ共通するといえるのであろうか、これらの利用者（とりわけ障害者）にも「最終決定権」は認められているといえるのであろうか、という次なる課題が浮かび上ってくるのである。

心理的にも制度的にも克服する方法を

著者はインフォームド・コンセント原則の実施とその定着を安易に考えているわけではない。画一性を本質とする法律のなかに適切な内容でインフォームド・コンセントの規定を設けることは困難であり、また一律に法律上強制する場合には、責任回避のための形式的、画一的な説明や同意の確認に陥り、かえって信頼関係を損なったり、混乱させたりする恐れがあるとする指摘（厚生省「インフォームド・コンセントの在り方に関する検討会」（座長・柳田邦男）報告書、一九九五年）も、著者の立論にちゃんと踏まえられている。

また、現実の医療状況では、医師には説明するだけの時間的余裕がない、そもそも医師の説明を制度的に保障するような診療報酬の裏付けがない、さらに患者に不安があっても医師に説明を求めると気を悪くするのではないかとためらわれるなど、心理的にも制度的にも克服する方法を検討する必要性があることも考慮されている。

患者の権利オンブズマン勧告の成果

こうした指摘や検討課題に答えつつ、インフォームド・コンセント原則をわが国の医療に定着させるために、著者が「患者の権利オンブズマン」による数多くの勧告を通じて果たしてきた役割は、まことに大きい。

裁判所において説明義務違反が認定される場合は、当該治療がもたらす副作用や合併症など、いわゆる危険性やリスクに関する情報の提供義務違反が大部分を占めている。

これに対して、「患者の権利オンブズマン」は、危険性に関する情報に限らず、治療方針を決定するにあたって必要な情報提供がなされて実質的に自己決定をする機会が保障されていたかどうかを調査点検する活動であることが、多数の実例をもって語られていて、思わず引きこまれるところがある。

著者が総括しているように、「患者の権利オンブズマンにおいて実施される調査点検作業が、実際に発生した苦情の原因を究明することにあることから、リアルタイムで現在の医療現場の実態と問題状況に肉迫できるものになっていること、検討の対象となっている医療措置等の多くが従前より慣行的に実施されているものであり、医療従事者においては何ら問題がないものと認識して実施されているものが多いこと、再発防止策を提案する作業を伴っていることから、個別的な医療措置や担当医師らのインフォームド・コンセント違反を指摘するにとどまらず、そのような違反行為を生み出したシステム上の問題を含む根本要因の解明がなされて、それを是正して医療の質を向上させる方向での具体的な勧告があわせて提起されていること等に大きな特徴がある」（一三三頁）といえるであろう。

精神医療における患者、ハンセン病問題

さらに著者の考察は、精神医療における患者の権利およびハンセン病問題等の領域にまで及んでいる。同士の一人として、著者の最もそば近くにいた弁護士・久保井摂さんは著者とハンセン病問題とのかかわりに触れて、「ハンセン病問題は、『けんりほうnews』に鹿児島の国立ハンセン病療養所星塚敬愛園の入所者であった作家島比呂志さんが寄せた『法曹の責任』という寄稿に端を発しています。敗戦後、半世紀を超えてらい予防法という悪法に物言わず温存させたしまったわれわれ弁護士らの法曹としての責任を問う島さんの思いを、九州弁護士会連合会の人権救済申立につないだ池永弁護士のアイデアが、あの国賠訴訟、控訴断念による熊本判決確定、そして今日に至るまでの息の長い運動を担う原告のみなさんの成長と団結を生み出したのでした」（けんりほうNews letter, vol. 226）と紹介している。著者の駆動力の大きさを彷彿とさせるものがある。

患者の権利から福祉サービス利用者（とりわけ障害者）の権利へ

「患者の権利オンブズマン」は、苦情から学ぶ医療・福祉をめざして、患者（医療サービスの利用者）の権利のみならず高齢者・障害者（福祉サービスの利用者）の権利も射程に入れて活動してきた。患者の権利において深め

られた成果は、福祉サービスの利用者に普及され発展させられるであろう。その逆の浸透もまた存在するに違いないのである。ここで、患者の権利の周辺を見るとき浮かび上がる課題に触れておかなければならない。

まず、インフォームド・コンセントにおける患者の最終決定権のあり方から類推して、地域生活支援をめぐる障害者の自己決定権と実施機関（地方自治体）の裁量権限とのバランスを考慮するときも、実質的に、障害者に最終決定権が認められるように、障害者総合支援の法制が改革される必要があると考えられる点についてである。現状では、地域生活支援の法制度もサービス提供体制の整備状況も、周知のとおり、後回しにされているから、本来の姿からは程遠い実情にある。しかしイギリスの自己管理型支援制度（Self-directed support）における個人予算（Personal budget）と直接払い方式（Direct payment）に例示されるとおり、障害者の「自律とサービスコントロール」を確立する途は、法理論上も現実の保障方法上も、障害者の権利の発展線上に開かれつつあるのである。

続いて、サービス実施機関（地方自治体）の裁量権限のあり方についても改善の余地があると考えられる点についてである。実施機関の専門職による指導的役割は、本人の生活目標（Outcomes）を実現するのに必要かつ有効な支援の内容・方法等について情報を提供し、本人中心に支援計画（Person-centered planning）をつくり上げていくというプロセスにおいて発揮されるべきであろう。その際、医療におけるインフォームド・コンセントの原則と同様に、障害者の地域生活支援においても、本人の参画および協働によること、かつ意思決定の支援（アドボケート）を伴うことができるとすることが肝要となる。

もう一つ、「患者の権利オンブズマン」の活動にならって、障害者の地域生活支援においても裁判外の苦情解決システムを構築する必要性があると考えられる点についてである。障害者の意思決定を支援し、障害者支援サービスの質を高めていくという権利擁護の機能・役割を真に果たし得るものへ、現行の成年後見制度を転換していくこと、同時にピア・アドボカシーやパーソナル・アシスタントの養成・派遣など、障害当事者グループによる主体的な組織と運動を支援していくことも、本書に示された著者渾身の活動に続く道といえるのではなかろうか。

インフォームド・コンセントの原則を理論的に究明することと、それを現実の医療諸条件のなかで実現し定着させていくことは、全く別のいずれも容易でない課題である。患者の権利法をつくる会と「患者の権利オンブズマン」を通じて、権利擁護の担い手を主体的に形成してきた著者によって初めて切り開かれた本書の世界が、前著同様に広く読み継がれ、さらに深められ発展していくことを心から願ってやまない。

（かわの・まさてる　熊本学園大学特任教授、九州大学名誉教授）

推薦の辞

五十川　直行

まことに浅学菲才の身ながら、寄稿の誉れを頂戴した後進として、池永満先生のご著書『新　患者の権利』につき、謹んで推薦の辞を献呈申し上げる。

本書『新　患者の権利』は、『患者の権利』（一九九四年）『患者の権利（改訂増補版）』（一九九七年）に続く三重連結の掉尾を飾り、わが国における「患者の権利運動」の来し方三〇年ほどを総括して、進んで、さらなる行く末を展望する池永満先生畢生の大作である。

弁護士・池永満先生が、かねてより、志を同じくする弁護士のほか、医療関係者と相携えて、〈医療問題研究会〉〈患者の権利法をつくる会〉〈NPO法人患者の権利オンブズマン〉などの［ベースキャンプ］を組織し目指されたのは、「患者と医療関係者の信頼関係を強化し、医療の質を向上させる」、「患者と医療従事者との対立でなく連帯のなかで、医療の改善を導き出す」という共通の［峻岳］。その登攀に向け、先生自らも開拓され、かつ、常に先頭に立って牽引された［「患者の権利」ルートからの踏破作戦］の軌跡の一つひとつが、本書全編に活写されている。同時に、先生の、「これからの課題に立ち向かう患者の権利運動の共通の軸足を確認しつつ、新たな地平を切り開いていく方向性を探究する」旨のあまりに強靭な意欲が、本書の隅々にまで溢れている。先生ご自身により、「次の世代に伝えるバトン」としての使命を託された本書は、【これからの医療、法、そして、社会のあり方】を模索するすべての人にとり、必ずや、確かな導きの書として、揺るぎない立ち位置を獲得することであろう。

本書『新　患者の権利』には、際立った特徴がうかがえる。本書の魅力もまたそこにある。

第一に、本書が、患者の権利「運動」促進の書であること。未開拓であった「医療問題」領域に果敢に切り込み、「医療現場における共同の取り組み」として根付きかつ展開された、市民主体の権利「運動」。その三〇年を超える実践の足跡がここにある。その都度、克服されるべき医療実践における当面の課題も様々であった。個別の医療過誤事件などへの対応はもとより、がん告知、カルテの開示、脳死・臓器移植、尊厳死問題など、あらゆる医療・福祉サービスでの営みが問われ続けた。ハンセン病問題もまた然り。これらの難題に真摯に向かい合い、推し進められた「市民と医療従事者との対話」。その記録がここにある。わが国固有の土壌ないし社会的背景の中で、安全な医療の確立に向け、「共同」で歩みを重ね達成された成果物が本書なのである。本書は、患者の権利運動第二世代以降にも、引き続き継承され推進されるべき優れた実践・運動の書として、繰り返し繙かれる原典である。

第二に、本書が、体系化された「患者の権利」確立の書であること。「すべての人は、その人格を尊重され健康に生きる権利を有しています。健康を回復・維持または増進するため、医療従事者の助言・協力を得て、自らの意思と選択のもとに、最善の医療を受けることは人としての基本的権利です。」――「患者の権利宣言案」（一九八四年十月十四日公表）の冒頭を飾る一節である。「患者中心の医療へ」という基本スローガンを強靭に支える理論的武器として、具体的に呈示された「知る権利」や「自己決定権」などの患者の諸権利は、当時はなお、その用語法さえ定まらない黎明期にあった。爾来三〇年。パターナリズムからインフォームド・コンセントへの医療におけるパラダイム転換が世界的に同時進行し、わが国の裁判例にあっても、ことに、エホバの証人輸血事件最高裁判決（最三判平成十二年二月二十九日）が、患者が「輸血を伴う可能性のあった本件手術を受けるか否かについて意思決定をする権利は、人格権の一内容として尊重しなければならない」と判断して以来、内容豊富な一連の医事判例法が形成されるに及んだ。この間における劇的な変化の渦中にあって、常に、「患者の権利」概念の明確化という分析視角から、その体系的理論枠組みの構築に向けて奮闘された成果物が本書なのである。本書は、運動論と融合した法理論の書として、秀逸の実作と言えよう。

何より第三に、本書が、「『新しい』患者の権利」実践の書であること。本書の白眉はおそらく、第二章「苦情調査申立権を促進する歩み」の箇所であろう。福岡の地に、一九九九年六月二十日、患者の「苦情は宝」「苦情に学ぶ」という基本視座から結成された、日本初の〈患者の権利オンブズマン〉。爾来既に一四年。〈患者の権利オンブズマン〉における《対話型》調査点検作業（裁判外苦情手続）は、「リアルタイムで現在の医療現場の実態と問題状況に肉薄できる」という特性から、現実に発生した患者側の苦情原因を究明し、かつ、再発防止に向けて、医療機関側に《提案型》の具体的勧告をするという、従来の裁判所における司法手続とは全く異質な修復的機能を発揮するに至る。なおも不可避的に危険を伴う医療行為の実践にあって、患者側に実際に生じた「負の経験」から「互いに」学ぶという、〈患者の権利オンブズマン〉の仕組みは、「医療問題」対処法の新たな次元を開発し続けるものであり、そのための武器たる『新しい権利論』こそ、患者の「苦情調査申立権」であった。池永満先生ご自負のとおり、患者の権利に関する〈各論〉部分の冒頭に（インフォームド・コンセントなどの他の権利よりも先んじて）、「苦情調査申立権」が配置されるという極めて異色な構成それ自体が、〈患者の権利オンブズマン〉事業の重みを実感させよう。その貴重な経験知の集積が本書を厚く彩る。本書は、新たな〈裁判外苦情手続〉にかかる傑出した実践報告の書として、刮目に値しよう。

さらには、弁護士：池永満先生の手になる本書の基底に、「弁護士プロフェッション論」が充満していることは明白である。〈患者の権利オンブズマン〉の立ち上げも、事故原因の究明と再発防止策を求める「切実な被害者の声を何度、切り捨ててきたことか」という、自問に対する格闘の試みであることが率直に語られ、進んで広く、市民の自立を支援する「自己決定社会における専門家の新しい役割とスキルの習得」が急務である旨を力説される。全世界的に、「新たな弁護士像」（see, Richard Susskind, *Tomorrow's Lawyers – An Introduction to Your Future* (Oxford: Oxford University Press, 2013).）が模索されているまさに今、本書全編に描出された弁護士：池永満先生の道程は、無限の価値ある生きた先例といえよう。とりわけ、これからの若き法曹ないし法曹志望者にとって、本書は疑いなく、必読の書である。

加えて、本書『新　患者の権利』は、純粋な読み物としても、大変に興味深い。古来、文は人なり。本書それぞれの文脈において、あるいは医療につき、あるいは患者と医療従事者の関係につき、池永満先生が丁寧に紡ぎ、絞り出される警句の数々は、先生ご自身の肉声にお触れした時のように、読む者の胸に直に響き、心を激しく揺さぶる。

数例を挙げよう。「医療というのは、患者さんと医療従事者の共同の営みですから、患者さん自身から医療従事者が力を得て二人三脚で医療は成り立つわけです」。「患者が治療方法を自己決定するということは、……自分らしく生きていくためにふさわしい方法で病に立ち向かう力を生み出していく上でも、極めて重要なのだ」。「賢い患者というのは、……専門家の力も借りて自己決定をしていく患者のことです」。「その患者にとって最良の治療法であるかどうかは、まさに患者自身の人生観、世界観はもとより生活習慣などもかかわるし、その時点における患者や家族の全生活状況の中で判断されるものである」。そして、「患者自身が医師を育てる」、等々。池永満先生の研ぎ澄まされた純粋さ、優しさ、そして、強さは、誰しもに容易に感得されるに違いない。

本書『新　患者の権利』の上梓は、池永満先生ご夫妻にとって、「闘病生活がどんな展開を辿ったとしても必ずやりとげていなければならない課題」であった。

その成就を心よりお祝いし、ここに、弁護士：池永満先生の【生の結晶】である本書を衷心より推薦申し上げるものである。

（いそがわ・なおゆき　九州大学大学院法学研究院教授）

序　文

『新　患者の権利』を上梓するにあたり、筆者が本書に込めた思いを申し上げておきます。

患者の人権や権利を擁護する運動は大きく分ければ社会的な権利と個人の尊重や人格権を中心とする自由権的・人格権的権利に区分できます。社会権的権利を中心とする患者の人権運動は戦前から粘り強く続けられており、第二次世界大戦後大きな前進を遂げています。いわゆる国民皆保険制度もこの運動の一つの成果といえるでしょう。ところで、この本で展開する「患者の権利」運動は大部分が後者（人格権的権利）に属するものであり、いわゆる「patients' rights」movementsといわれるものです。

私たちが、その意味での患者の権利運動を始めるに至った経緯は、一九八〇年に発足した医療問題研究会の結成アピールに明確に謳われています。本書の第一章に収録している医療研結成アピールでは全文を紹介していますが、そのころは闇に葬られていた多発する医療事故問題の解決や「病める医療」と表現されていた日本医療の深刻な状況を克服するために患者を人間として取り扱うこと、患者の尊厳、人格権、自己決定権などを尊重して患者の主体性を認めることが不可欠であり、それらのこと、とりわけ医療事故問題を適切に解決することができれば、患者と医療関係者の信頼関係を強化し医療の質を向上させることに通じるという確信を表明し、そのことを目標として進めるものであることを表明しています。

だからこそ全国で初めてのことですが、新進気鋭の研修医や、そのような問題の存在に憂慮していた医療関係者も、少数ではありましたが当初から研究会に参加し、患者の立場に立って活動を始めようとしている弁護士らとともに肩を並べて研究会活動に取り組まれることになったのであろうと思います。そのような思いを共有しながら弁護士と医療専門家による「医療問題研究会」（現在の九州・山口医療問題研究会）の結成が呼びかけられたのは一九八〇年七月のことで、既に三〇年が経過しました。

これに先立って既に全国四〜五ヵ所で組織されていた患者側医療弁護団などが実施した「医療110番」や「医療事故相談窓口」に押し寄せた相談事例や訴訟事件の集積の中で、医療被害を生み出す構造的な要因が解明され始めていました。単なる医療行為の客体とされ、診断や検査の結果すら教えられず、医師が決定する医療を与えられる患者。横行する「対話なき医療」を克服して、患者は医師と対等な人格を持った人間であることを宣言するとともに、「与えられる医療から参加する医療へ」をスローガンとし、自ら病に立ち向かう主体的な患者像を掲げるために、全国の弁護団や医療関係者、研究者や市民が共同して起草した「患者の権利宣言案」が一九八四年十月に発表されてから二八年が経過しました。

医療事故に見舞われながら、事実解明をする何らの手立てもなく放置され、異議を唱える者は医学・医療の進歩の敵という非難すら浴びていた医療被害者達。「埋もれた人権侵害」の実態を解明し、医療過誤を含む医療事故問題に正面から取り組み、医療事故を減少させる努力を始めない限り医療の質を向上させることはできない。市民的な共感のひろがりや国際的な動向を背景にしつつ、医療関係者の中でも「患者の権利」を尊重することの必要性が認識され始める中で、「知る権利」や「自己決定権」を中核とする患者の権利の法制化を推進し、医療現場における「インフォームド・コンセント」原則の導入を促進するために「患者の諸権利を定める法律要綱案（略称・患者の権利法案）」の制定を求める「患者の権利法をつくる会」が結成されたのは一九九一年十月のことで、既に二〇年余の歩みを続けてきました。

ところで、医療問題研究会が創立されてから一四年後、患者の権利法をつくる会が結成された三年後の一九九四年三月、世界保健機関（以下、WHO）がヨーロッパ会議において採択した「ヨーロッパにおける患者の権利の促進に関する宣言」の本文の前文である「ヨーロッパにおける患者の権利の諸原則　共通の体系」の「はじめに　1　背景」には、このように記されています。

「ヨーロッパにおいて患者の権利を練り上げ実現するという運動を引き起こしてきたのは、社会的、経済的、文化的、倫理的および政治的な発展であった。患者の権利に関しては新しくより積極的な捉え方が主張されてきている。これは、ある意味では、個人を尊重するという概念の完全な実現と、医療における平等のふたつ、加盟国が政策目的としての中心的地位を与えてきたものを反映してきたものであった。その結果、現在では個人による選択を奨励し、それが自由に実践できる機会を設けること、そして医療の質を保障する仕組みを構築することが、いっそう強調されるに至っている。

医療保障制度がますます複雑になってしまっているということ、医療行為がますます危険で、多くのケースでは、しばしば官僚が関与することにより、より非人格的で人間性を欠くものとなっている事実、医療・保健の科学及び技術における少なからざる進歩などは、いずれも個人の自己決定権を新たに認めることの重要性及びしばしばその他の患者の権利について改めて明示的に規定することの必要性を強調するものであった。」（傍線引用者）

そしてこの文書を採択する「2・目的」の冒頭には

一　保健医療における基本的人権を再確認すること、そして特に個人の尊厳と不可侵性を保護し、患者を人間として尊重するように促すこと

一　患者と保健医療提供者の間の有益な関係を維持及び促進し、特に患者にもっと積極的な形での参加を勧めること

一　患者組織、保健医療提供者、医療行政及び広範な利害関係者間の対話の機会を強化し、かつ新たな対話の機会を設けること

などを掲げています。

ここにおいてわが国独自の背景の中で始まった個人の尊重、人格権の確立を目指す患者の権利運動とヨーロッパ諸国における患者の権利運動とは、その手法においても目的とするところにおいても完全に合流するものとなりました。

その後一九九〇年代後半から顕著になってきた、欧米諸国や日本における基幹的医療機関において重大な医療事故が続発するという深刻な事態の中で、医療が市民の信頼を回復するためにも、医療の質を向上させていくためにも、いかにして患者の安全を確保するかということが、国際的にも患者の権利運動における共通の課題として浮上してきました。WHOにおいても医療における「患者の安全」(Patient Safety) を確保することが重要な政策課題として打ち出されました。わが国でも、医療事故問題は当事者間における個別的な紛争課題にすぎず、それは裁判所などにおいて法的な責任の有無として決着されるべき課題であるという従前からの姿勢を根本的に転換し、医療において患者の安全を確保することは公共政策として展開されている医療制度の中で不可欠の政策課題であると認識され、医療界はもとより国を挙げての重要な公共政策課題の一つとして位置づけられるに至っています。

これを権利論の立場から位置づければ、「安全な医療を受ける患者の権利」と表現することができるでしょう。

本書ではわが国における患者の権利運動総体としての三〇年の歴史と歩みを振り返るとともに、患者の権利の中で、中核的な位置づけを持っている「自己決定権」をはじめとする権利、具体的に言えば「カルテに対するアクセス権」を中心とする「情報に対する権利」や「安全な医療を受ける権利」をその実体とする「医療事故における患者の権利」などについても、それが承認されていなかった時代から今日の発展に至るまで個別的な日本独自の三〇年間の歩みについて述べています。

なお私達の患者の権利運動は、当初から「与えられる医療から参加する医療へ」というスローガンを掲げていましたが、この政策課題に直接的かつ全面的に対応して、その実現を促進する権利論が欠如していたことを率直に認めざるを得ません。この空白を埋めてくれたのがWHO宣言であり、欧米諸国では既に大きな役割を果たしていた

「苦情調査申立権」の存在でした。この権利が日常的かつ全面的に行使されるならば、患者自身の諸権利の確立と促進が図られるとともに、医療関係者も患者の苦情から学んで、自己のサービスの質を向上する機会を与えられるという、いわば「苦情は宝」、「苦情」を「宝」にするという政策課題を推進することができるのです。日本において、この権利論を武器とし、患者が自己の諸権利の伸張を確保するとともに、医療関係者との対話を強め、医療福祉サービスの質の向上を図るという活動を始めた「患者の権利オンブズマン」が結成されたのが一九九九年六月、既に一四年に近い社会的な実践を繰り広げており、部分的ながら法制度的にも影響を与え始めています。そうした経緯を踏まえ、本書では患者の権利各論の冒頭に記述することとしました。これは類書にはない、本書の最大の特徴になっていると思います。

また日本において患者の権利運動の発展を阻害してきた歴史的背景の一つであったと私が考えているハンセン病問題について、最終章として触れることとしました。

私は、このような諸課題へのアプローチも含め、わが国における「患者の権利運動」を今後どのように推進していくのかを模索することは、私たちより一層若い世代が担ってこそ、その前進が保証されるのではないかと考え、わが国における患者の権利運動が若い世代によって継承されることを願っています。本書がそのバトンのひとつになるようにという思いで綴りました。当初からこの課題に全国各地で挑戦してきた、患者の権利運動第一世代の人達も決して患者の権利運動からリタイアすることはないと思いますが、新たな発展を目指すためには新たな力が必要なのです。

なお本書は、その目次を見ていただければ一目瞭然のことではありますが、この三〇年にわたり日本の患者の権利運動に携わってきた皆さんが、共に汗を流してきた成果を集約しようとしたものであって、私もその一員として活動してきたにすぎませんが、事務局的な役割が与えられてきた者の責任上、私の名前で出版することにしたものです。だからこそ、私は本書をこれまで全国で患者の権利運動を担ってきた者の共通の思いを次の世代に伝えるバトンとして綴ることができたものです。当然のことですが、念のために付記しておきます。

この『新　患者の権利』を、患者の権利オンブズマン全国連絡委員会（共同代表・鈴木利廣弁護士）の一員として、或いは協力者としてわが国における患者の権利の確立と促進のために共に汗を流して運動してくださった皆さん、患者の権利法をつくる会に結集して活動を継続してこられた皆さん、このバトンをひきついでこれからの患者の権利運動を前進させてくださる皆さん、この書物を読んで自らバトンを拾い上げ患者の権利運動を推進する仲間に加わってくださろうとする多くの市民の皆様方、いちいちお名前は記述いたしませんが海外から日本の患者の権利運動の発展に誠意溢れるご支援・ご協力を頂いた皆様方に捧げます。

さらに個人的な思いで恐縮ではありますが、私の大学時代の恩師であり九九歳と一週間の人生を全うして天国に旅立たれた故・具島兼三郎先生（元長崎大学学長・九州大学名誉教授・国際政治史）と、患者の権利運動を含め、公私にわたって私の運動と療養生活を含むすべての生活場面で私を支えてくれた妻・早苗（現・NPO法人患者の権利オンブズマン専務理事）に捧げます。

二〇一三年三月七日

妻早苗との四三回目の結婚記念日に

弁護士　池 永　滿

新　患者の権利――医療に心と人権を／目次

第六章　精神医療・臓器移植・末期医療と患者の権利

第七章　ハンセン病問題の総括と患者の権利促進の課題

第八章　患者の権利運動——次世代へのバトン——

資料

第一章　患者の権利運動三〇年の基盤をつくったもの

第一節　「医療に心と人権を」

（池永満著『患者の権利』九州大学出版会、一九九四年、初版）

私が弁護士になったら医療過誤事件に取り組みたいと本気で考え始めたのは一九七五年四月、第二九期司法修習生になってからのことです。当時、法律家の卵として自らの課題設定を模索するために「埋もれた人権侵害」をテーマに同期の修習生で研究会がもたれました。そうした議論の中で浮かび上がってきたテーマが医療過誤被害者の救済と子どもの人権だったと思います。私は医療過誤を選び何回か研究会にも参加しました。私の動機は大義名分もありますが、困難な仕事に挑戦してみたいという思いも強かったように記憶しています。

今でも医師は「お医者さま」と二重の敬称で呼ばれることが少なくありませんが、当時の医師は患者にとって神様のような存在であるだけでなく地域支配の構成部分でもあり、少し大げさに言えば、それに異を唱える者は国賊のような扱いを受けていました。医療過誤事件の困難性は、医療が高度の専門性を有していることからだけ来ているものではないことも明らかでした。

それは紛れもなく社会的弱者の闘いでした。医療被害者は徹底的に孤立した闘いを余儀なくされていましたので、公害被害者や労働者など組織された人々よりも弁護士や裁判所に対する眼差しも厳しかったように思います。研究会に参加した私は、医療過誤事件に取り組むことは、市民から信頼されるプロフェッションとしての弁護士として成長したいと願う自分自身にとっても、相当の覚悟が求められる闘いになるであろうという予感と武者震いを感じました。

同期の仲間達が一九七七年弁護士登録をして、東京の医療問題弁護団を皮切りに全国各地において患者側弁護士を結集する弁護団や研究会づくりが始まりました。私たちは、絶望の淵を何度もさまよった医療被害者が有する強い不信の念と人生をかけた悲痛な叫びに再三たじろぎを覚えつつも、これを真正面から受け止めて前進するために弁護団という集団の力に依拠しながら歩み始めることにしたのです。

医療問題研究会結成アピール

健康な生活を送りたいという切実な願いに支えられた国民の医療要求は、生活要求の中でも極めて大きな位置を占めています。ところが、現在の日本の医療は、一方で高度の技術化・専門化が進行しながら、他方で「病める医療」といわれるほど深刻な危機に直面しています。

日常医療の中で多発している医療事故と戦慄すべき患者の生命・身体に対する侵害の数々の事例は、「病める医療」を告発し、医療における人権の確保を痛切に訴えています。医療事故の防止、被害の救済、医療紛争の解決は、日本医療の危機を打開し、真に国民・患者のための医療を実現する上で避けて通れない課題であり、私たちは今こそこれに真正面から取り組まなければなりません。

医療事故紛争の解決は、まず第一に、従来ともすれば隠され埋もらされてきた被害者の声に真摯に耳を傾けるところから出発する必要があります。もし医師・薬剤師を始めとする医療従事者や弁護士が、被害者の切実な訴えを率直に受けとめ、共同した研究活動や被害の救済・再発防止のために集団的努力を重ねるならば、それは医療事故紛争の解明をめぐる種々の困難や壁を打ち破るのみならず、医療における人権の確保や医療関係者と患者との信頼関係の回復強化を図り、よりよき国民医療への道を前進させることが出来るでしょう。

私達は、明確に国民と患者の立場に立ちつつ、医療事故被害者の救済と再発防止、医療制度の改善等のため共同の研究と活動をすすめるセンターとして、ここに医療問題研究会を結成し、医師・弁護士・薬剤師を始め、ひろく関係者の参加を呼びかけるものです。

一九八〇年九月十九日

医療問題研究会結成総会

一九八〇年六月、同期の辻本育子弁護士らとともに福岡での「医療問題研究会」結成を呼びかけました。同年九月、研究会結成時の会員は弁護士二〇名、医師四名、薬剤師一名の総勢二五名でした。弁護士だけでなく、医師など医療関係者も入った研究会は全国初のものでした。医療問題研究会を結成してから数年間は九州各地から大量におしよせた医療事故相談の処理や裁判の進行に忙殺され全力を傾注しました。そうした中で明らかになったのは医療被害者の前に立ちはだかり救済を困難にしている前近代的な壁と、対話を失った医療現場における事故発生のメカニズムです。いずれも患者が人間として正当に扱われていない証左でした。

私たちの研究会が「医療に心と人権を」と題する機関誌の発行を始めたのは、そうした非人間的な医療現場の状況を医療関係者とともに改革していこうという決意の現れであり、研究会としての患者の権利運動開始の宣言をしたものでもありました。そうした折、東京の医療問題弁護団から「患者の権利宣言」起草の話が持ち上がりました。約一年の議論を経た一九八四年十月十四日、前日からの徹夜の議論による最終修正を経て発表された「患者の権利宣言案」は朝日新聞では一面トップで報道され、「朝日」「読売」「東京」等の各紙社説で取り上げられ、市民からは大きな歓迎を受けましたが、医師会などからは予測どおり厳しい反発を受けての出発でした。

以来、「患者の権利宣言案」を単なる紙切れで終わらせまいとの誓いを胸に、医療問題研究会の活動の相当部分が医療関係者との交流と討論に当てられ、医療にまったく素人である私自身も研究会の代表として緊張の中で対話と論争に参加することになりました。

医療問題研究会は、一九八九年に今日の「九州・山口医療問題研究会」へと改称、結成から一五年目に当たる一九九五年の会員数は、弁護士一四〇名、医療関係者三五名、総勢一七五名で、この種の研究会としては、当時の日本で最大規模のものになりました。（補注：九州各県と山口県に弁護団事務局があり、二〇一三年現在の会員数は、弁護士三〇八名、医療関係者一四名となっている。）

第二節　「患者の権利宣言案」と宣言案アンケート調査（一九八五年）

（『患者の権利』九州大学出版会、一九九四年、初版）

全国起草委員会が発表した「患者の権利宣言案」に盛り込まれている内容は、既に諸外国やWHOなどでも当然のこととして確認され、日本国憲法に照らしても本当に基本的な人権に関するものばかりでした。たとえば、「個人の尊厳」ということは憲法上も明らかなことですし、「平等な医療を受ける権利」も同じです。「最善の医療を受ける権利」も挙げていますが、国民の誰もが病いにかかり傷害を受けた時には最善の医療を受け「到達可能な最高水準の身体および精神の健康を享受する」権利を有することは、国際人権規約（経済的、社会的および文化的権利に関する国際規約一二条、一九六六年十二月十六日成立、日本国批准発効一九七九年九月二十一日）にも定められた健康権の重要な内容です。

「患者の権利宣言案」は、その中心的課題として「知る権利」と「自己決定権」を挙げています。これも憲法上の根拠を有する権利です。そもそも生命・身体の主体はもとより患者自身ですから、憲法一三条に保障された個人の幸福追求権に照らして考えれば、どのような医療を受けるかについても患者一人一人が自己決定権を有すべきものですし、自己決定の前提となる情報も当然知る権利があります。

しかし、実は、この二つの項目こそ当時の医療界はもとより患者自身つまり市民に対しても衝撃的な呼びかけとなり、その後長く論争が引き継がれるものとなりました。何故なら、この二つの権利を実行するということは、永く続いてきた「おしきせ」や「おまかせ」の医療をやめ、医療の仕組みや医療における人間関係を患者中心に根本的に転換することを意味するからです。

従って「患者の権利宣言案」で謳われている項目は、いずれも現代社会における人権論に立脚すれば決して特別なものではありませんが、日本においてこの具体的中身を現実の医療の中に活かしていくということになれば多くの困難な課題が山積していることを私たちは十分覚悟していました。

「患者の権利宣言案」に対しては各方面からいろんな意見が出されました。マスコミ各社の社説が、その当時の医療状況を含めて権利宣言案がどのように受けとめられたかをよく反映していると思います。

① 朝日新聞社説（一九八四年十月十六日付）

「(日本では入院患者がしばしば『診療に関しては異議を申しません』と印刷された誓約書に署名を求められることを指摘しつつ）日本の多くの医師には医療は『ほどこす』ものという意識があり、また権利は信頼関係や人間愛をこわす、という意見も根深い。たしかに権利ばかりをふり回すと人間関係はぎくしゃくする。しかし、相手の人権を認めあうところから、人間愛や、これを基礎にした信頼関係が生まれるものだろう。」

「また、『最善の医療』や時間をかけた『説明』は医療従事者だけの努力では実現できない。それを困難にしている医療制度や医療費の仕組みに、一般の人びとがもっと目を向ける必要がある。こんどの宣言を、与えられる医療から参加する医療へと発想を変えるきっかけとしたい。」

② 東京新聞社説（一九八四年十月二十三日付）

「患者側には、医師のごきげんを損じてはまずいというおもんばかりが常にあって、卑屈になりがちだ。医師の方は、どこかに施しを授けるみたいな尊大優位の態度が、絶対にないとはいいきれまい。」

「こんどの宣言は、患者側からの医師に対する『平等・親切要求宣言』であるとも読みとれる。」

「宣言の趣旨からいえば、患者は『あなたはガンです』と告げられる権利があるが、医師の立場からすれば、患者の病状、性格などから判断して、あえて告知しない方がよい場合もあるだろう。宣言はともあれ、現実にはキメ細かさを是とせざるをえないのである。」

「いま、医療の現場において患者が医師に対して希求してやまないのは、医師の気くばり（親切）ではないか。この点に自信と自負をもってこたえ得る医師が多ければ多いほど、『宣言』を一片の紙片となすことができる。」

③　読売新聞社説（一九八四年十月三十日付）

「（宣言に盛られた）患者の権利は、患者の法的権利を述べたものではなく、あくまでも倫理的な意味での権利宣言だと理解したい。医療に患者の気持ちを取り入れてほしいという願望の表れだろう。

薬漬け、検査漬けや後を絶たない医療事故をみると、こうした患者宣言が出るのは、当然の成り行きだと思われる。だが、この患者宣言には幾つかの問題点がある。

ガン患者の場合、病名を知らせることによって、患者を絶望のふちに追い込みかねない。昨年の日本医学会総会でも病名告知の可否をめぐって、活発な議論があった。『知らせてよかったことは一例もなかった。後悔のみが残る』という発言もあった。カルテを公開すると、医師の守秘義務はどうなるのか、という問題もある。」

「医師と患者の関係に人間性を回復させ、医療の向上に役立ってこそ、こうした患者宣言は意味がある。医師と患者の摩擦を増やすことになってはまずい。」

「患者の権利宣言は、医師と患者の関係を、よりヒューマンにすることに役立ってほしいと思う。」

マスコミの反応はニュアンスに差異はあるものの医師・患者関係の対等化を歓迎するものでした。

これに対し医療界からは医療の現場に権利義務関係を持ち込むべきではないとする反論とともに、あくまでも医療の主体は医師であるとする立場からの批判もなされました。

日本医師会の担当者は、患者が権利宣言をすることは医師の主体性をおろそかにすることだ、医療において医師の主体性や裁量権を強調することこそが重要であり「医療行為においては医師こそが真の主体者であるとの信念をもて」と呼びかける論文を出しました（高橋正春・日本医師会法制部長「患者の権利宣言案の考察」『日本医事新報』一九八五年六月二十二日号、同年七月六日号）。

私達は、「患者の権利宣言案」をただの打ち上げ花火に終わらせないために、その後、医療関係者を含むシンポジウムを開催したり意見交換や協議の場をつくりました。一九八五年には、福岡スモン基金からの援助を受けて福岡県内の一般市民一、〇〇〇名、医療関係者五〇〇名、計一、五〇〇名に対するアンケート調査も行いました。回収率は市民が二五・五％で二五三通、医療関係者は一六・六％で八一通の回答を得ることができました。この回収率は決して高いとは言えませんが、かなり長文のアンケート項目に対していろんな意見を別紙で書き添えて下さった方がたくさんいました。そういう意味では非常に有意義なアンケートだったと思います。

まずアンケート調査をしやすいよう権利宣言案の内容を表1の如く項目別にして賛否を問いましたが、一般市民においてはほとんど全項目にわたって九四・五％以上の賛成率でした（表2）。つまり当然だと考えているわけです。医療関係者の場合も全体的には大体八割から九割の非常に高い賛成率でした（表3）。従って一般市民と医療関係者との間で部分的には違いがありますが、全体としては、宣言案に書かれていることは当然だという認識で一致したわけです。

一般市民と医療関係者で明らかな違いが認められた項目は当初の予測どおり「知る権利」の中の「患者は、自らの状況を理解するために必要なすべての情報を得る権利を有します」という項目（アンケート項目の6）と「患者は、医療機関に対し、自己の診療に関する記録などの閲覧およびそれらの写しの交付を受ける権利を有します」、つまりカルテの閲覧謄写請求権の項目（アンケート項目の9）でした。

ただ医療関係者の中で、さらに医師と看護師や薬剤師などコ・メディカルを分けてみますと、医師以外の医療関係者については市民とそれほど変わらない賛成率だということがわかります（表5）。逆に医師だけをとり出して両項目をみるとさらに賛成率が下がって、特にカルテの閲覧については賛否が逆転し、反対が五四・三％、賛成が

表1　患者の権利宣言（案）の各項目

1　患者は，病を自ら克服しようとする主体として，その生命・身体・人格を尊重されます。

2　患者は，その経済的社会的地位・年齢・性別・疾病の種類などにかかわらず，平等な医療を受ける権利を有します。

3　患者は，最善の医療を受ける権利を有します。

4　患者は，必要なときにはいつでも，医療従事者の援助・助力を求める権利を有します。

5　患者は，医師および医療機関を選択し，また転医する権利を有します。転医に際しては，前医の診療に関する情報および記録の写しの交付を求める権利を有します。

6　患者は，自らの状況を理解するために必要なすべての情報を得る権利を有します。

7　患者は，これから行なわれようとする検査および治療の目的・方法・内容・危険性・予後およびこれに代わりうる他の手段，すでに実施された検査・診察・診断・治療の内容およびその結果・病状経過などについて，十分に理解できるまで医療従事者から説明を受ける権利を有します。

8　患者は，治験・研修その他の目的をも帯びる診療行為を受ける場合，そのような目的が含まれていることの説明をも受ける権利を有します。

9　患者は，医療機関に対し，自己の診療に関する記録などの閲覧およびそれらの写しの交付を受ける権利を有します。

10　患者は，主治医ならびに診療に関与する医療従事者の氏名・資格・役割を知る権利を有します。

11　患者は，医療機関から診療に要した費用の明細の報告および医療費の公的援助に関する情報などを受ける権利を有します。

12　患者は，前項（７～11）の情報と医療従事者の誠意ある助言・協力を得たうえで，自己の自由な意思に基づいて，検査・治療その他の医療行為を受け，選択しあるいは拒否する権利を有します。

13　患者は，プライバシーの権利を有します。

14　患者は，その承諾なくして，自らに関する情報を自己の診療に直接関与する医療従事者以外の第三者に対し，開示されない権利を有します。

表2　一般市民における宣言案項目別賛否

	賛　成	反　対	不　明
1	243 (96.0%)	1 (0.4%)	9 (3.6%)
2	241 (95.3%)	2 (0.8%)	10 (3.6%)
3	242 (95.7%)	1 (0.4%)	10 (3.9%)
4	242 (95.7%)	2 (0.8%)	9 (3.6%)
5	243 (96.0%)	1 (0.4%)	9 (3.6%)
6	239 (94.5%)	5 (2.0%)	10 (3.9%)
7	242 (95.7%)	0 (0.0%)	11 (4.3%)
8	242 (95.7%)	0 (0.0%)	11 (4.3%)
9	239 (94.5%)	4 (1.6%)	10 (3.9%)
10	242 (95.7%)	0 (0.0%)	11 (4.3%)
11	243 (96.0%)	0 (0.0%)	10 (3.9%)
12	239 (94.5%)	2 (0.8%)	12 (4.7%)
13	241 (95.3%)	0 (0.0%)	12 (4.7%)
14	239 (94.5%)	2 (0.8%)	12 (4.7%)

表3　医療関係者における宣言案項目別賛否

	賛　成	反　対	不　明
1	76 (93.8%)	2 (2.5%)	3 (3.7%)
2	74 (91.3%)	4 (4.9%)	3 (3.7%)
3	73 (90.1%)	4 (4.9%)	4 (4.9%)
4	69 (85.1%)	8 (9.9%)	4 (4.9%)
5	69 (85.1%)	6 (7.4%)	6 (7.4%)
6	55 (67.9%)	18 (22.2%)	8 (9.9%)
7	67 (82.7%)	8 (9.9%)	6 (7.4%)
8	75 (92.6%)	2 (2.5%)	4 (4.9%)
9	39 (48.1%)	33 (40.7%)	9 (11.1%)
10	71 (87.7%)	4 (4.9%)	6 (7.4%)
11	69 (85.1%)	8 (9.9%)	4 (4.9%)
12	64 (79.0%)	9 (11.1%)	8 (9.9%)
13	75 (92.6%)	1 (1.2%)	5 (6.2%)
14	72 (88.9%)	3 (3.7%)	6 (7.4%)

表4　医療関係者のうち医師（46人）の宣言案項目別賛否

	賛　成	反　対	不　明	わからない
1	44　(95.7%)	1　(2.2%)	1　(2.2%)	0　(0.0%)
2	40　(87.0%)	4　(8.7%)	2　(4.3%)	0　(0.0%)
3	39　(84.8%)	4　(8.7%)	2　(4.3%)	1　(2.2%)
4	36　(78.3%)	7　(15.2%)	2　(4.3%)	1　(2.2%)
5	34　(74.0%)	5　(10.9%)	2　(4.3%)	5　(10.9%)
6	27　(58.7%)	13　(28.3%)	3　(6.5%)	3　(6.5%)
7	35　(76.1%)	6　(13.0%)	2　(4.3%)	3　(6.5%)
8	41　(89.1%)	1　(2.2%)	3　(6.5%)	1　(6.5%)
9	16　(34.8%)	25　(54.3%)	2　(4.3%)	3　(6.5%)
10	36　(78.3%)	4　(8.7%)	3　(6.5%)	3　(4.3%)
11	33　(71.8%)	6　(13.0%)	4　(8.7%)	3　(6.5%)
12	32　(69.6%)	7　(15.2%)	3　(6.5%)	4　(8.7%)
13	41　(89.1%)	1　(2.2%)	3　(6.5%)	1　(2.2%)
14	41　(89.1%)	2　(4.3%)	3　(6.5%)	0　(0.0%)

表5　医療関係者のうちその他（35人）の宣言案項目別賛否

	賛　成	反　対	不　明	わからない
1	33　(94.3%)	1　(2.9%)	1　(2.9%)	0　(0.0%)
2	34　(97.1%)	0　(0.0%)	1　(2.9%)	0　(0.0%)
3	34　(97.1%)	0　(0.0%)	1　(2.9%)	0　(0.0%)
4	33　(94.7%)	1　(2.9%)	1　(2.9%)	0　(0.0%)
5	33　(94.7%)	0　(0.0%)	2　(5.7%)	0　(0.0%)
6	27　(77.1%)	4　(11.4%)	2　(5.7%)	2　(5.7%)
7	31　(88.6%)	1　(2.9%)	2　(5.7%)	1　(2.9%)
8	33　(94.3%)	0　(0.0%)	2　(5.7%)	0　(0.0%)
9	22　(62.9%)	7　(20.0%)	4　(11.4%)	2　(5.7%)
10	34　(97.1%)	0　(0.0%)	1　(2.9%)	0　(0.0%)
11	34　(97.1%)	0　(0.0%)	1　(2.9%)	0　(0.0%)
12	31　(88.6%)	1　(2.9%)	2　(5.7%)	1　(2.9%)
13	34　(97.1%)	0　(0.0%)	1　(2.9%)	0　(0.0%)
14	32　(91.4%)	1　(2.9%)	2　(5.7%)	0　(0.0%)

三四・八％となっています（表4）。

ところで「患者の権利宣言案」の各項目についてのアンケートの際に行った市民に対する一般的な質問事項についての結果をみますと、「医師の診断を受けた時に自己の病状等について詳しく説明を聞きたいと思いますか」という問いに対して「思う」というのが九四・一％です。ところが「自己の病状等について詳しい説明を受けていますか」という問いに対しては「受けている」が六二・七％と六割程度に下がるわけです。そして「自己の病状に関する医師の説明に満足しましたか」という問いに対しては「満足した」が五一・四％、「満足しない」四一・九％と四割を超す人が病状の説明に満足をしていないという実態が出てきています。「病状の説明に満足しない」と答えた人で、「疑問点について更につっ込んで医師に説明を求めましたか」という問いでは、「求めた」が四九・一％で「求めていない」が五〇％、説明に満足はしていないけれど、さらにつっ込んで聞けるという人は半分しかいない。説明を受けるのは患者の権利だと考える点では患者も医師も理念的には一致していますが、医療の現場では患者は説明すら思うように聞けないという実態がここに浮きぼりになっているわけです。

他方、多くの医療関係者がこのアンケートの中で提起した問題がありました。同時に行った医療関係者に対する一般的質問事項の中で、「現在の医療保険制度について国民に最善の医療を保障するという観点からみてどう思われますか」という質問に対し「問題がある」と答えた方が八二・七％にのぼっています。また、「現在の医療保険制度で平等な医療をつらぬけると思いますか」の問いに対して、「思わない」という人が七四％にのぼっています。つまり自分達は最善の医療や平等な医療を保障すべきだということを考えているが、現在の医療制度の中では難しいんだという認識がここに出ているのではないかと思います。

このアンケート結果からも、「患者の権利宣言案」について総論的には、患者と医療関係者という立場の違いを越えて大勢で受け入れられる理論的かつ現実的な素地がある。しかし医師に対しては特に「知る権利」、カルテの閲覧などをめぐって相当議論を深める必要があるし、あるいは患者が充分な説明を受けるためには、医師の姿勢をただすとともに医療保険制度等を改善し医療機関がそういうことをやれるような体制をあわせて追求していく必要があることなどが明確になりました。

医療問題研究会は、全国起草委員会（私もそのメンバーの一人でした）が起草し、発表した「患者の権利宣言案」はあくまでも「宣言案」であるという態度を堅持し、宣言案発表以降も前記のアンケート調査を始めとして、市民や患者団体はもとより、少なくない医療団体からの賛同を得て、「患者の権利宣言」運動を一片の紙切れに終わらせないための活動を進めました。宣言案発表以降ほぼ三年におよぶ検討作業と医療関係者との意見交換などを踏まえ、一九八七年六月六日、医療問題研究会は独自の「患者の権利宣言」を採択しました。そこでは、患者の権利内容について、国や行政に対し要求する内容を表現した「患者の基本的地位」と、個々の医療関係において実現されるべき「医療における患者の権利」の二つに大きく区分してまとめましたが、その考え方が、その後結成された「患者の権利法をつくる会」が提唱している「患者の諸権利を定める法律要綱案」（巻末資料1）の体系として発展することになったと思います。

第三節　患者の権利法の制定を求めて（1）

――患者の権利法をつくる会結成総会（一九九一年十月六日）への報告から――

（患者の権利法をつくる会編『患者の権利法をつくる』明石書店、一九九二年）

準備会を代表して患者の権利法をつくる会結成総会に至る経過について簡単に報告させていただきます。結成総会に至るまでには、一九九一年の一月から三回の発起人会をやっておりますし、さらに四月からは、結成総会前夜の最後の準備会まで含めて七回にわたる準備会をやりました。これについてはすべて議事録を作成しており公開していますので、ここでは主な議論を簡単に紹介させていただこうと思います。

そもそも患者の権利についてどうして権利法というような法律案が必要なのかという立法の必要性について、当初から準備会でも議論が行われました。この数年間、インフォームド・コンセントをめぐる議論も非常に進んでいますけれども、実際にこのインフォームド・コンセントを保障するような患者の権利、例えば知る権利とか自己決定権、こういうものが日本の医療法規とか医療行政の中できちんとした形で位置づけられてはいません。私達が自分の治療方針等について自己決定をするといっても、その前提には、自分自身の体の状態とか治療の内容等について十分情報を得る、知るということがなければならないわけですが、その知る権利についても今の医療法規では保障されておりません。例えば日本では自分のカルテを自由に見ることもできないわけですから、知る権利が保障されていない状態での自己決定権といっても、これは絵に描いた餅ということが言えるのではないかと思います。医療過誤事件などの判決の中では、患者にはそもそも自己決定権なんかない、医療というのは非常に専門的な色彩が濃いので、医師の裁量権に基づいて決めればいいと明確に言っている判決もあるぐらいです。

さらに、患者が十分な医療を受けるという医療の質の点でも、必ずしも日本では保障されていない。老人医療においては医療の切り捨てと言っても過言ではないような状態が続いていますし、あるいは精神保健法でも同じように、患者さんを地域に返すという方向で、それ自体は世界的な流れに沿ってはいますが、地域で本当にそれを受け止めていく制度はなんら整備されていないということもあります。国民健康保険では保険料が払えなくて保険証を取り上げられるというような事態もあるわけです。つまり先進資本主義国と言われる中で、日本ほど法律的にも医療行政上でも患者の権利について明確に規定されていない国はないと思います。そういう点で、患者の権利の立法化の必要性ということが、いろんな角度から出ているわけです。

ところでこの点については、この運動が報道された初期の段階で、医師会などの役員の方たちから、確かに医療の現場では医師と患者の信頼関係というのは非常に重要だ、しかしこれは人間的な関係なんだから、法律で規制するものではない、法律で患者の権利とか医師の義務とかいう権利義務関係を持ち込むということは、ことさらに対立的な状態を生み出すことになって、医学・医療のためにも、あるいは患者のためにもいいことではない、こういうコメントが一部になされています。そういう点で、準備会では患者の権利を立法化するということが、医師や患者の関係、あるいは日本の医療にどういう影響を与えるのだろうか、どういう効果をもたらすのだろうかという議論もなされました。

そこで、まず第一に出されたことは、確かに医師と患者の信頼関係、これは人間的なものとしてもつくり上げなければいけないが、今日の日本で広範に広がっている医療に対する不信感といいますか、これは医療の密室性に対する批判でもあるわけで、この医療の密室性を崩す、つまり逆に言えば、開かれた医療を作っていくためには、患者の主体的な医療への参加を制度的に保障することなしには、本当に開かれた医療は実現できないし、医療に対する不信感もぬぐいきれないのではないか。国民の主体的な医療への参加こそが医療の不信に対する根本的な解決につながるのではないかということです。

さらに、確かに医師と患者の関係、あるいは看護師をも含めた医療従事者と患者の関係というのは非常に多様な場面があるわけで、制度が悪いから仕方がないということでは言い切れない側面もたくさんあると思います。現在の制度のもとでも本当に患者と対話を尽くし、患者の自己決定権を尊重して、良い医療を実現しようと努力している医療従事者はたくさんいるわけですから、すべてを制度の問題に責任を覆いかぶせることはできません。同時に、例えば一日七〇名も一〇〇名も患者を診なければいけない、あるいは三時間待って三分診療と、そういう形でないと病院の経営も成り立たないような医療制度のもとでは、インフォームド・コンセントといっても、これはなかなか困難だということもはっきりしていると思います。とすれば、患者の権利、例えばインフォームド・コンセントを法律で保障するとすれば、これは国が法律で保障するわけですから、当然そういう十分な対話ができるような医療制度、もちろん診療報酬制度も含めて大きく変えることに国や自治体が責任を持つことになるわけです。患者の権利の立法化というのは、それを本当に実現できる医療制度をつくっていく、その公的責任を明確にすることにも資するのではないかと思います。

このことが、患者と医師・医療従事者との対立を作り出すのではなくて、患者と医師・医療従事者との連帯の中で、本当に医療の改善を導き出すという点も患者の権利法の役割ではないだろうかということが議論されました。

そうは言っても、医師や医療従事者の方には患者の権利宣言案のときでも相当なアレルギーがありました。まして患者の権利法となると、法律でどんどん責められるのではないかという感覚があるわけですが、それには実は根拠があるわけです。今日の日本における医療法規というのは、殆ど医師や医療従事者に対する義務づけ規定といいますか、警察的な取り締まり規定が中心です。患者のプライバシーの権利も医療従事者に対し刑罰つきの守秘義務を課すことによって、その反射的な利益として守られるという構成になっていて、医師からみれば、法律は常に自分たちを制約するものという気持ちにならざるを得ないわけです。教育の分野では、そういう点で数少ない法律として教育基本法というものが制定されているわけですけれども、患者の権利についての基本法を制定すれば、医療行政の全体を、患者を中心とした医療という枠組みに再編成していくことにもなるのではないかということが議論されました。

もちろん、基本法があっても、例えば日本の教育の現場の中で、子どもの権利とか、あるいは子どもの学習権とかいうものが本当に保障されているような教育実態にあるとは必ずしも言えません。そういう中で、実効性のある患者の権利法というものが制定される可能性というのはどうなんだろうかということも議論されました。そういう点では、結成総会にこれだけ幅広い分野からたくさんの方々がかけつけておられるということが、この立法運動の成功の可能性を示しているのではないかと思います。やはり私達はこの間の運動の蓄積というものを思わざるをえません。

一九八四年十月十四日の「患者の権利宣言案」以後の動きとして、一九九一年五月の医療生協における患者の権利章典は、私達が提案した「患者の権利宣言案」と同じように患者の知る権利、自己決定権を中心としたものですが、さらに医療生協の性格から、組合員である患者が医療に参加するということを明確に打ち出しています。つまり患者の権利を中心とした医療というのが、日本でも単なる文書上の宣言から現実の医療現場を動かすものになろうとしていると思います。「患者の権利宣言案」とのかかわりの中での動きは、保険医協会とか医療生協だけではなくて、全国各地で個別的にもいろんな取組みがなされています。既にカルテを自らパソコンで二部打ち出して、その都度患者に交付している医師もおりますし、インフォームド・コンセントの手立てを日常的に工夫している医師や医療機関がたくさんあるわけで、またそういう医療を自らつくろうということで全国各地で取組みをしている市民団体も生まれています。

そういう中で、私達が「患者の権利宣言案」を出したときには、これは医師の裁量権に敵対するものだ、医療の素人である患者に何がわかるか、患者の自己決定権なんかとんでもないということで公然と非難の論文を発表した日本医師会の役員もいたわけですが、時代は大きく変わったと思います。一九九〇年一月には、日本医師会の生命倫理懇談会が、インフォームド・コンセントを「説明と同意」と訳した上で報告書を出しています。今後の日本医療はインフォームド・コンセントの法理というのを基本的に認めていくという方向で進まなければいけないということを打ち出し、理事会で採択されています。一九八九年だったと思いますが、厚生省の輸血に関する新しい告示の中でも、説明と同意の原則ということを明確に謳っております。さらに最近の医療法の改正案では、医療においては患者と医師の信頼関係が大事ということが書かれようとしているわけです。今議論を呼んでいる脳死・臓器移植の問題では、脳死臨調が一九九一年六月十四日に中間意見を出しましたけれども、ここでは、脳死・臓器移植問題を解決するために、医療の密室性に対する国民の批判を考え、開かれた医療を作る必要があるということを言いつつ、脳死判定や臓器移植の問題についてはインフォームド・コンセントの法理が当然適用されなければいけないと述べています。

さらに目を海外に転じてみた場合、これからの日本の医療を維持するためにも、この新しい動きを受け入れざるを得ないという状況が生まれています。一九八九年十月、厚生省は医薬品の臨床試験に関する実施基準（ＧＣＰ）を定めて、一九九〇年十月から既に施行しているわけですが、臨床試験は、被験者のインフォームド・コンセントに基づいて行われなければいけないということが謳われているわけです。欧米諸国で医薬品の販売の許可を受けるためには、インフォームド・コンセントなしの臨床試験のデータはそもそも採用されません。そういうものでは医薬品の販売自体が許可されないという中で、日本の医薬品メーカーが欧米に医薬品を輸出するためにも、インフォームド・コンセントに基づく臨床試験を実施しなければいけないという事情もあったようです。

国連の人権委員会で、精神医療における準則というものを策定していまして、既に最終案が人権委員会で通って、年内にも国連総会で採択されるのではないかと報道されています。その精神医療における準則の中で、インフォームド・コンセントに基づく医療を原則とすることが明確に謳われ、具体的な手続が詳細に決められています。今やインフォームド・コンセントに基づく医療というのはすべての医療分野の原則になりつつあるわけで、こういう情勢の中で、日本においてはそういう患者の権利が未だ法律上も保障されていないという事態は決して許されないことだと思います。状況を考えますと、私達が様々な立場でありながらも、本当に患者を中心とした医療をつくり上げていくということで力を合わせれば、患者の権利法の立法の可能性は十分あるのではないかということが議論されてきました。

そういう中で、私達がこの患者の権利法を作る運動を始めるにあたっては、どういう内容の患者の権利が明確にされなければいけないのかということで、とりあえずの叩き台が作成されました。それが「患者の諸権利を定める法律要綱案」（巻末資料1）です。この「患者の諸権利を定める法律要綱案」は略して「患者の権利法要綱案」と呼んでいますけれども、これは患者の権利法をつくる会の最初の叩き台として提案するものですので、これをそのまま法案化するという想定ではありません。では、なぜ「患者の権利法要綱案」というような叩き台を患者の権利法をつくる会の発足にあたって作成したのか。患者の権利といっても受け止め方がいろいろあり、とりわけインフォームド・コンセントとか患者の自己決定権については、例えば患者には自己決定権があるんだから、病気になったら自分の責任で解決しなさいという議論も一部にあるわけです。そういう点で、患者の権利をどう擁護するのかという基本的な点での方向性については、ある程度明らかにしておいた上で議論を深めたほうがいいのではないかということで、叩き台を作成することになったわけです。

要綱案の構成を見ていただきますと、どういう方向で患者の権利法をつくるべきなのかという準備会としての見解をおわかりいただけると思います。一番最初に医療における基本権について、医療について国民はどういう権利を持っているのかという点で、冒頭に、医療に対する参加権を謳っています。医療における基本権というのは国や自治体が公的な責任として保障しなければいけないということを明確にするために、二番目に国及び地方自治体の義務を謳っております。さらに、そういうことを前提としながら、患者の命や健康という重要で貴い仕事に関わる医療従事者あるいは医療機関がどういう義務を果たさなければいけないのかということを三番目に続けています。四番目に、患者の権利各則ということで一一項目にわたって個別医療関係等における患者の権利を具体的に述べていますが、要はインフォームド・コンセントに基づく医療を受ける権利を具体化したものになっています。もちろん、患者の権利については、いろんな分野での権利がたくさん必要だと思います。既に諸外国では、例えば妊産婦の権利や小児の権利とか、そういう分野ごとの権利を明確にしていますので、日本でも当然必要かと思いますが、今回は、日本における医療や福祉全般について考えていく上での包括的な基本法的なものだけに限って提起していますので、これからつくる会での議論でさらに深めていく必要があると思います。

五番目として、患者の権利擁護システムを提起しています。スウェーデン・デンマーク・イギリスにおいては、患者の権利を擁護するための、あるいは患者の苦情を適確に処理するための法制度を持っています。日本のように医療に対する不信等があっても、ずうっと沈澱するしかない、あるいは医療過誤裁判で損害賠償請求という形の事後的解決をしなければいけないということではなくて、医療のあり方にふさわしい紛争の解決の仕方はどうなのか。事後的な救済ではなくて、リアルタイムでその都度患者の権利が擁護されていくということが外国でも真剣に模索されているということも踏まえ、日本における患者の権利擁護システムを考えていったらどうだろうかということが提起されています。これは患者の権利宣言案にはなかったもので、重要な問題提起になると思います。その中身については、まだ日本で例がないので、医療における医師と患者の信頼関係をどうつくり上げていくのかという観点も含めて、十分に内容を深めていく必要があると思います。最後に罰則という項目をあげていますが、中身は書いておりません。この罰則を作ることがいいのかどうか。法律である以上は、それに違反することはよくないわけですから、それに対するなんらかの制裁が必要かもしれませんが、私達の中には、医療の分野において、刑事罰を背景にして問題を処理することは必ずしも妥当ではないという意見も多くありますので、今後の広範な議論の中で結論を出したらいいと思います。

この「患者の権利法要綱案」は、いわゆる個別的な医療過誤事件を直接解決することを目的としているものではありません。しかしこの「患者の権利法要綱案」がもし実現するならば、日常的に患者は十分な説明を受けて、自分が納得した上で治療内容を決定していくということですから、いわゆる医療不信とか、患者の不満の大多数を占める説明不足などの問題は実践的に解決されるわけで、そういう点でも医療不信の発生状況は根本的に変わるであろうと思われます。また、より深く自分の状況や治療の内容を知りたければ、カルテのコピーを入手していつでも見られるわけですから、医事紛争の解決過程の様相も大きく変化していくと思います。

「患者の権利法要綱案」は、少なくとも一年以上の時間をかけて、全国各地でいろんな分野の方達と意見交換や懇談をした上で患者の権利法案に練り上げ、その後立法化する運動に進めていきたいと準備会としては考えています。

第四節　患者の権利法の制定を求めて（2）
――「患者の権利法」制定運動の意義と現段階――

（一九九一年日本医事法学会での報告）

1　権利宣言から権利法へ

(1)　インフォームド・コンセントを中心的な内容とする患者の権利に関する宣言は、米国においては一九七〇年代初頭から「患者の権利章典」として採択され始め、一九七九年には当時のＥＥＣ（欧州経済共同体）も「患者憲章」を採択しました。そして一九八一年、リスボンで開催された世界医師会総会における「患者の権利に関するリスボン宣言」により臨床試験のみならず日常医療における国際的基準として確認されました。

しかし、日本の医療界においては旧態依然とした「恩恵医療」の思想が続き、例えば一九八三年一月に発行された日本病院協会の『勤務医師マニュアル』における「患者の権利と責任」の項では、患者の権利を単に「倫理的権利」として位置づけ、最適のケアを受ける権利を「恩恵享受の原理」に基づくものとし、さらに「法による許可範囲外の医療行為を拒否すること」のみを「自己決定の原理」として表現しています。当時「埋もれた人権侵害」の分野とされていた医療過誤事件につき患者側代理人が弁護団を結成し全国各地で集団的な取組みを開始したのは、その数年前、つまり一九八〇年前後からのことです。

そうした中で、東京医療弁護団の呼びかけにより各地の弁護団メンバーや研究者、医師らが加わって結成された患者の権利宣言全国起草委員会は、しばしば患者が医療の単なる客体とされ、説明抜きの薬漬け、検査漬け医療が横行していることを憂い、一九八四年十月十四日、医療における患者の主体性を確立することを中心命題とした

「患者の権利宣言案」を起草し、提唱しました。

(2)「患者の権利宣言案」の本文は、①個人の尊厳、②平等な医療を受ける権利、③最善の医療を受ける権利、④知る権利、⑤自己決定権、⑥プライバシーの権利、により構成されています。

「患者の権利宣言案」発表から七年が経過しましたが、この間、個々の医師や医療機関において患者に対する説明を強める努力がなされ、全国的規模においても、開業医の過半数が参加している保団連(全国保険医団体連合会)において医療を患者と医師の「共同の行為」とする立場から「開業医宣言」が出され、一九九一年五月には全国に二七二の病院・診療所、一四〇万人の組合員を有する医療生協(日本生協連医療部会)が患者の知る権利や自己決定権を含む「患者の権利章典」を採択しました。

また、従前から患者の自己決定権に対しては「医療の専門性」や「医師の裁量権」を強調してきた日本医師会も、その後の脳死・臓器移植論議とも関連して、日本医師会生命倫理懇談会により提出された「脳死・臓器移植」に関する報告書や「説明と同意」に関する報告書(一九九〇年一月)をその都度理事会において採択しており、患者の自己決定権やインフォームド・コンセントの法理を倫理的には承認せざるを得ない状況にあります。こうして権利宣言の思想は日本の医療現場においても着実な歩みを進めているところです。

(3) こうした中で、インフォームド・コンセントをめぐる議論も単に個別医療関係のあり方にとどまらず、医療制度全般に影響を与えるものとして発展してきています。

脳死臨調が一九九一年六月十四日に発表した中間意見は「(いわゆる『和田心臓移植事件』がもたらした)国民の医療に対する不信感・不安感を払拭し、真にヒューマニズムの視点に立った医療を実践していくためには、個々の医師だけでなく、医学界が全体として社会に対し十分な説明をし、その理解をうる必要がある」として、個別医療関係を超えた「開かれた医療」への転換の重要性を指摘しています。

ところで、そもそも今日の医療不信は「和田心臓移植事件」のみによりもたらされたものではなく、日常医療の中でこそ増強されているのであって、日常医療における密室性や「おまかせ医療」を放置したままで、人権侵害事件の再発を防止することや脳死・臓器移植問題における社会的合意や国民の信頼も築くことはできないでしょう。当然のことですが脳死や臓器移植立法の前に、医療制度全体を貫く原則として患者の知る権利や自己決定権、インフォームド・コンセントの原理が確立されなければなりません。

(4) 国際的な動きも進展しており、欧州ではインフォームド・コンセントに基づかない臨床試験のデータによる新薬販売が禁止され、厚生省も日本の医薬品メーカーの対応なども考慮し、内容的にはヘルシンキ宣言（一九六四年第十八回世界医師会総会で採択）を採用した「医薬品の臨床試験に関する実施基準（GCP）」を一九八九年十月二日付で通知し、一九九〇年十月一日から実施するなど、対処を余儀なくされています。

さらに国連人権委員会は一九九一年三月四日、精神医療の分野においても全面的にインフォームド・コンセントの法理を導入する「精神病者の保護および精神保健ケア改善のための原則」（巻末資料2）を採択しました。そして、同年十一月二十九日に国連総会において採択されました。

まさにすべての医療分野において「与えられる医療から参加する医療へ」の大きな転換が求められている歴史的な時期にあるといえます。そうした情勢を踏まえて、一九九一年十月六日「患者の権利法をつくる会」が発足しました。

2 患者の権利立法化の意義

(1) 患者の権利に関する立法運動の動きが報道されるや、日本医師会の役員は、「医師―患者間の信頼関係は人間関係であり法律化はふさわしくない」とのコメントを発表しました。しかし、インフォームド・コンセントの原理は倫理的に承認されるべきものであるにとどまらず、法律的基準として国際的に確認されてきているものです。日常医療におけるインフォームド・コンセントの確立はもちろん、個別医療関係における医療従事者と患者の信頼関係を高めますが、それは医療に関する情報を共有し患者自ら医療上の決定に主体的に参加することにより築かれる客観的な信頼関係であり、それを支えている実質は「知る権利」や「自己決定権」という法律上の患者の権利に他なりません。

(2) 患者の権利宣言に関するアンケート調査の中で市民と医療従事者の認識が大きく食い違ったのは「知る権利」の項目、とりわけカルテの閲覧請求権に関する項目だけでした。市民の賛成率九四・五％に対し医療従事者は四八・一％と過半数に達しませんでした。さらにコ・メディカルを除いて医師のみで集計すると何と賛成三四・八％、反対五四・三％と賛否が逆転しています。その理由として、がんなどの難治性病名不告知の現状にからんでカルテを閲覧させることの弊害や誤解を生む危険性などが挙げられています。

しかし真実を知ることこそ患者が主体的な行動を行う出発点であり、インフォームド・コンセントの前提です。また、患者に自己情報を開示することは医療の密室性をうちやぶる第一歩でもあります。従って、カルテ開示問題はインフォームド・コンセントの確立にとっても、開かれた日本医療への転換にとっても最も緊急かつ重要な問題であり、これらは個別的な信頼関係によって代替されたり解決されうるものではありません。

アンケート結果にみられる医師層の意識は今日の医師―患者関係を支配しているパターナリズムの反映と思われますが、そうした意識を正当化している背景として、患者の医療記録に対するアクセス権を保障する法律が日本に存在せず、裁判所も証拠保全決定に基づくものを除き一般的には医療機関のカルテ開示拒否を支持しているという状況があったことも否定できないところでしょう。

(3) 日本の医療法規をながめてみれば、患者の権利を正面から規定しているものはほとんど見当たりません。日本における医療法規のほとんどは医師や医療機関に対する警察取締的な法規体系になっており、患者の権利は単にその反射的利益として保護されているにすぎません。従って患者の権利を中心として医療法規や医療行政を再編成するようなインパクトを持つ、医療における患者の諸権利に関する基本法を提起することは極めて有意義なものとなります。

また、患者の権利を立法化することは、患者と医療従事者との対立構造を強めるのではなく、逆に患者と医療従事者の連帯を強め医療制度全体の改善につながるものであるという方向性を鮮明にする必要もあります。患者の権利法をつくる会が叩き台として作成した患者の権利法要綱案も、そうした角度から数度にわたり修正が行われています。

3 患者の権利法要綱案の特徴

(1) 「患者の権利宣言案」においては、「患者の自己決定権」という思想を医師の裁量権に対置して公然と日本医療に提起するという意図から、医療における患者の権利を総体として考えていく上で、本来であれば避けて通れない社会的・経済的制約、つまり医療制度的諸問題を敢えて除外し個別医療関係における患者の主体性を中心テーマとしていました。

しかし、その後の情勢と運動の発展は、個別医療関係と医療制度との関係、あるいは患者の自己決定権即ち憲法上の幸福追求権と同じく憲法上の価値を有する国民の健康権との関係などを含めて、患者の権利を体系的に明らかにする必要が生じています。

権利法要綱案が「医療における基本権」の次に「国および地方自治体の義務」を続け「医療機関および医療従事者の義務」をその後に挙げたことや、基本権の第一に「参加権」、第二に「知る権利」と「学習権」をもってきたことも、患者の主体性を単に個別医療関係においてだけではなく医療制度全体の主人公として位置づけようとする構想に基づいています。

(2) インフォームド・コンセントが確実に実践されるならば、単に患者の権利が守られるというだけにとどまらず、確実に医療の質をも高めていくでしょう。しかし、今日のように一日七〇名から一〇〇名におよぶ外来患者に対し、実質的にインフォームド・コンセントを確保することが果たして可能でしょうか。

権利法要綱案では、国民の健康権を支える医療制度等についても、国や地方自治体の公的責任を具体化し、医療供給体制を「整備する義務」や医療保障制度を「充実させる義務」などを明記しており、これらは医療機関、医療従事者における「誠実な医療提供義務」や「研鑽義務」とともに、インフォームド・コンセントに基づく医療を現実に実施していけるような医療の質を生み出していくための条件でもあります。
(3) 権利法要綱案のもう一つの特徴は、患者は精神的肉体的ハンディを有する構造的な弱者であり、単に権利を付与するのみでは実効性を期待できないため、国と地方自治体に対する「権利の周知と患者を援助する義務」を課し、医療機関と医療従事者に対し「患者の権利を擁護する義務」を定めるとともに、「患者の権利擁護委員」や「患者の権利審査会」の設置など、実効性ある権利擁護システムの確立を提案しているところにあります。

4　患者の権利法制定運動の法律実務への影響と今後の展開

権利法要綱案は医療現場の状況や医療制度の問題点を洗い直し、その改善を図ることを直接の目的として作成されています。従って多様な性格の権利が並列的に混在しており、明確な整理と体系化は今後の課題です。また、患者の権利法要綱案は、個々の医療事故訴訟などに対し直接の影響を与えることを目標としていません。しかし権利法の制定により日常的にインフォームド・コンセントが確立し、また、カルテ開示による情報提供が保障され、かつ、権利擁護システムによる第三者を交えた話し合いが先行すること等により、わが国における医療事故紛争の様相は大きな変貌をとげるでしょう。

さらに、患者の権利法により確立される公法的権利義務の内容が、直接民法上の権利義務の内容を構成するものではないにしろ、当然のことながらその解釈に重要な影響を与えることにもなるでしょう。

患者の権利法制定運動は、患者の権利法案が立法されるまでの全国各地、各分野における国民的な議論や調査研究の過程自体に極めて重要な意義があり、国際的な教訓の紹介も含め患者の権利をめぐる議論と日常医療における患者の権利宣言に基づく医療実践などが結合していけば、法律制定前においても日本医療を改革していく一つの大きな力になると思います。

そうした視点から一九九一年九月、全国民に対する公的責任を明確にした医療保障制度を有しているスウェーデン、デンマーク、英国における患者の権利擁護システムを調査しました。これら三ヵ国における患者の苦情処理システムはそれぞれに特徴を有していますが、いずれも患者の苦情を医療福祉を前進させる力と位置づけ、法律をもって対話を軸にした実効ある苦情処理システムを確立していることに私たちは感銘を受けました。

また、カルテに対するアクセス権の保障については一九七〇年代から米国の諸州において立法されていることがよく知られていますが、訪問した三ヵ国いずれもが同様の立法措置をとっており、英国においては「健康記録アクセス法」が一九九〇年に立法されました。

第二章　苦情調査申立権を促進する歩み

第一節　二一世紀市民社会にふさわしい医療構造を築くために

――日本における患者の知る権利・自己決定権確立の歩み――

（全国保険医団体連合会『月刊保団連』二〇〇三年、七八七号）

1　憲法を基礎に、共同の論議を進める中で

「患者と医師、或いは医療従事者の関係の基本的な骨組みを考えるときには、日本国憲法で規定されている民主主義的な権利を基礎におかなければいけないということです。そのことは、患者個人を人間として尊重していく立場になってくるわけです。」「どこに出しても共通して主張できる基準、それが憲法であるし、憲法に掲げてある基本的人権にもとづいて見直していく作業を行なう必要があります。」「憲法にもとづく考え方を医療全体の中に作り出していくことが、政府の医療破壊の政策とたたかっていく上でも欠くことのできない視点だと考えています。」

（『月刊保団連』一九八五年三月）

これは当時の『月刊保団連』編集部が、「患者の権利宣言がわが国に根付くために」は「歩みは遅くとも、患者の権利宣言づくりに賛成して、より良いものに結実させようとの善意を持つあらゆる団体、個人を包含して発展させるべきです」と意見交換を呼びかけておられた平井正也氏（保団連副会長・当時）と「患者の権利宣言」の起草委員であった私との対談を設定していただいた際の発言です。

対談において平井先生は、「患者の権利宣言案」の他の項目については全面的に賛成であるが、「知る権利」と「自己決定権」については「多くの医師がすっと受け止められるものにするためには、話し合いをつめて合意を深める必要があります」と述べられた上で、保団連が準備している「開業医宣言」作成作業に触れ、「国民にも納得

されるものであること、いくら開業医が納得できるものであっても、それが国民に理解されない一人よがりのものでは、医療の本当の改善には結びつきません」「開業医の生きがいに通じる、心の支えになるような綱領であり、同時に患者、国民と開業医の結びつきを強める武器にもなるような『開業医宣言』にしたいと思います」と結ばれました。その後に策定された「開業医宣言」は、開業医の立場から日本国憲法の理念を前面に出し、立場の違いはあっても患者との新しい信頼関係をつくり出そうとする意気込みを感じさせるものでした。

実は、患者の権利宣言案起草の最終段階で、私達の議論を沸騰させた未知の権利概念がありました。それがインフォームド・コンセントだったのです。やはり起草委員会のメンバーだった民法研究者の新美育文さん（明治大学教授・当時）から、「代替的治療法」や「危険性情報」も提供されるべき不可欠の情報とするとともに、それらを患者自身が十分に「理解した上での決定」でなければインフォームド・コンセントとはみなされないこと、「自らの価値観と人生の目標にもとづいて、医療の内容を決める権利を有する」ことがインフォームド・コンセントの本来的意義であるとする『アメリカ大統領委員会報告書』（一九八三年）の紹介があり、非常なカルチャーショックを覚えたものでした。

全国起草委員会の面々はインフォームド・コンセントという言葉のシンプルかつ新鮮な響きに強い魅力を感じつつも、そこに含まれている複数の原理を市民共通の認識とするには相当の時間をかけた議論が必要であると直感し、患者の権利宣言案においては、急がば回れの精神で日本国憲法に基づく人権として既に知られていた「知る権利」と「自己決定権」という二つの権利概念を用いて、インフォームド・コンセントの内容を表現することにしたのです。

日本における患者の権利運動の発展を振り返るとき、出発点において、国際的な動向を踏まえつつも、あくまで日本国憲法の民主的権利概念に基づいて、かつ、患者・市民と医療人の双方から対話と共同作業を進める中で医療現場から患者・医師関係を再構築していこうという基本的枠組みを設定したことが、今日、世界の医療界で共通の原理となっているインフォームド・コンセント原則を、若干の時差と認識の濃淡はありますが、日本医療の全ての分野において確立し定着させるための確固としたレールを敷くことになったと考えています。

2 『患者の権利法要綱案』とインフォームド・コンセント論争

『患者の権利宣言案』発表以来、患者側のみならず医療側からも積極的な提案がなされました。医療機関の立場から独自の取組みを進めていた医療生協は、「知る権利」と「自己決定権」に加えて「参加権」や「学習権」を謳う『患者の権利章典』（一九八九年）を発表し全国規模での実践に入りました。

そうした共同の論議が合流する中で結成された患者の権利法をつくる会が提唱した『患者の諸権利を定める法律要綱案』は、医療における患者の基本権として、「医療に対する参加権」「知る権利と学習権」「最善の医療を受ける権利」「平等な医療を受ける権利」「医療における自己決定権」を掲げています（二〇〇一年に「安全な医療を受ける権利」を追加）。

日本におけるインフォームド・コンセント原則の確立をめざす本格的で実践的な論争の展開は、患者の権利運動における共通の旗印となった患者の権利法案の制定を求める市民運動の始まりが大きな契機となっています。

ちょうどその頃、日本医師会は「『説明と同意』に関する報告書」（一九九〇年）を発表し、インフォームド・コンセントを「説明と同意」と訳していましたが、報告書の内容は、患者自身が medical decision（医療上の決定）をどのように作り上げていくかというインフォームド・コンセント原則において最も重要とされている部分を曖昧にし「医師が説明して同意を取り付ける」という従来型の専門家による保護と支配（パターナリズム）の構造を温存する危険性が強いものでした。

患者の権利法をつくる会は、全国各地で地元の医療人を含めての大規模なシンポジウムを開催し、あるいはマスコミや関係団体でも積極的に発言を行い、インフォームド・コンセントの日本語訳をどうするかではなく、歴史的、国際的に生成されてきたインフォームド・コンセント原則の豊かな内容を正確につかむという観点からインフォームド・コンセント論争を巻き起こしていきました。

そうした中で日本弁護士連合会第三十五回人権擁護大会（一九九二年十一月）は、インフォームド・コンセントの定義を含む『患者の権利の確立に関する宣言』を満場一致採択したのです。

「医療において患者の主体的な意思が尊重される権利は基本的人権に由来し、国際人権法もこれを認めるところである。

この権利の中核は、**患者が自己の病状、医療行為の目的、方法、危険性、代替的治療法などにつき正しい説明を受け理解した上で、自主的に選択、同意、拒否できるというインフォームド・コンセントの原則**であり、適切な医療を受ける権利と並んで、医療において必要不可欠なものである。」（強調引用者、以下同）

日弁連人権大会の定義は、その後、多くの医療過誤裁判においても採用され、今日における最も簡明かつ正確な定義として広く用いられています。そして、インフォームド・コンセント原則に違反する医療行為を患者の人格権や自己決定権を侵害するものとして損害賠償の支払いを命じる判決も九〇年代の当初から相次いで出され、日本においても強い法規範性を有するものとなりました。エホバの証人に関する最高裁判決は次のように述べています。

「患者が、輸血を受けることは自己の宗教上の信念に反するとして、輸血を伴う医療行為を拒否するとの明確な意思を有している場合、**このような意思決定をする権利は、人格権の一内容として尊重されなければならない**」、手術の際に輸血以外には救命手段がない事態が生じた場合には、輸血を実施するとの治療方針を持っていた医療機関が、そうした治療方針について患者に説明しないままに手術を行った場合には「輸血を伴う可能性のある手術を受けるか否かについて意思決定をする権利を奪ったものといわざるを得ず、この点において同人の人格権を侵害したものとして、同人がこれによって被った精神的苦痛を慰謝すべき責任を負う」（最高裁第三小法廷二〇〇〇年二月九日上告棄却）。

なお、エホバの証人達の意思決定を尊重して輸血の代替療法の開発に取り組んだ世界の医療機関が、すべての患者に適用できる安全な多くの無輸血治療法を開発し、輸血が有する多くの危険性や弊害の明確化も相まって、「輸血万能時代」を終わらせ、「輸血は最後の選択肢」と医療上の発想自体を逆転させてしまったという歴史的事実にも注目すべきでしょう。

3　知る権利～真実かつ完全な情報を得る権利

ところで患者にはインフォームド・コンセントを行う前提として、真実かつ完全な情報を得る権利があります。患者の権利法要綱案発表から二年半が経過した一九九四年三月、WHOヨーロッパ会議が採択した『ヨーロッパにおける患者の権利の促進に関する宣言』（以下、単に「WHO宣言」という。巻末資料3）は、「2・2　患者は、**容体に関する医学的事実を含めた**自己の健康状態、提案されている医療行為及びそれぞれの行為に伴いうる危険と利点、無治療の効果を含め提案されている行為に代わり得る方法、並びに診断、予後、治療の経過について、**完全な情報を提供される権利を有する**」と述べています。

この点でのインフォームド・コンセント論争の一つが「がん告知」をめぐって展開されたことは記憶に新しいところでしょう。そして、世界各国の歩みがそうであったように日本においても、原則であった「告知しない」が例外に、例外であった「告知する」が原則へと劇的な変化を遂げ、理論的にも実践的にも、大局的には既に決着がつきつつある状況です。

なおWHO宣言においては、「情報は、その提供による明らかな積極的効果が何ら期待できず、その情報が患者に深刻な危害をもたらすと信ずるにたる合理的な理由があるときのみ、例外的に、患者に提供しないことが許される」として、極めて制限的に情報提供を留保しうる道を残していますが、「病名」自体を、そうした「危害情報」と考えるものではありません。

とりわけ「がん疾患」は、コントロールできない末期の痛み故に多くの患者から恐れられてきましたが、WHOにおけるモルヒネの経口用製剤を中心とした使用基準が確立され（「がんの痛みからの解放」一九八六年）、ほとんど副作用もなく九四％以上の疼痛がコントロールできるレベルに到達しており、患者に真実の情報を提供する義務の履行と並行して、がん疾患における疼痛緩和治療などが歴史的な進歩を遂げているという事実にも留意する必要があります。

次に大きな論争となり、いまだ解決に至らない課題として引き継がれているのは「カルテ開示法制化」に関する論争です。当初は、カルテ開示に反対ないし消極的な人々が必ず口にしたのが、がん疾患など病名を伝えていない患者がいるということでした。しかし前述のように「がん告知」問題が大局的な決着をみる中で、今日においては、患者が見てもわからない、開示に耐えられないようなカルテが存在するので、きちんとした医療記録を作成し保管できるよう条件整備を先行させる必要があるという点が主な理由とされています。

適切な医療記録の整備について、人的物的体制を確立する必要性があることはいうまでもありませんが、永年にわたって患者本人に対しても秘匿されるという密室医療の中で発生してきた粗雑なカルテや記載事項の安易な訂正、改ざんなど習慣化している負の遺産は、患者からの批判の目に晒してこそ本格的な解決の促進がはかられるものであり、秘匿したままの状況下で改善することは困難だと思います。

厚生省「カルテ等の診療情報の活用に関する検討会」においても必要性が確認された法制化を留保し、自主的な開示と条件整備を先行させて三年後に見直すとされた期間が経過した今日においてもなお、何らの理由も示さず開示請求を拒否されたという苦情が患者の権利オンブズマンに寄せられている現実をみるとき、法制化することなしにはすべての患者にカルテへのアクセス権を保証することはできないでしょう。

4　プライバシー権としてのカルテへのアクセス

ところで患者の権利宣言案では、「医療記録の閲覧・謄写請求権」は「知る権利」の一内容として掲げられていました。インフォームド・コンセント原則を「知る権利」と「自己決定権」の二つの実体的権利に分割して表現した結果です。

これに対してWHO宣言は、カルテに対するアクセス権を「プライバシーに関わる権利」として位置づけています。これは権利内容においても、権利実現手続においても、かなり重要な違いをもたらすことになります。なぜなら「知る権利」すなわち情報に対する権利の文脈においては、その情報を得ることに主眼が置かれますが、プライバシーにかかわる個人情報として医療記録へのアクセス権をとらえる場合には、単に情報を得るというのではなく、自己情報をコントロールするためにアクセスする権利「自己情報コントロール権」ということになるからです。

その場合アクセスできる情報は、すべての個人情報となり「危害情報」だからといってアクセスの対象から除外することは許されません。アクセスの時期も、個人情報が記録されている限り、いつでも自由にアクセスできる必要があります。そして、記録された内容に誤りなどがあれば、当然その「訂正を請求する権利」があります。個人情報を第三者に流通させることに同意するか否かを判断するに際しては、内容の正確性の確認が大きなポイントになるからです。

「自己情報コントロール権」は、膨大な個人情報がコンピュータに蓄積され、インターネットにより瞬時に全世界を駆け巡る現代情報化社会におけるプライバシー保護に不可欠の人権として登場してきたものです。自己情報コントロール権を中心的内容とする『個人情報の保護と流通に関する八原則』（一九八〇年、第四章第四節の2を参照）が経済協力開発機構（OECD）により定められてから既に二〇年以上が経過しました。八〇年代以降から日本各地の地方自治体で制定されてきた個人情報保護条例なども自己情報コントロール権の考え方を導入したものです。

ところが国レベルでは今日まで未整備のままでした。ようやく成立した個人情報保護法も、そうした観点が希薄な欠陥法制と批判されています。しかし、「医薬品の臨床試験に関わる実施基準（GCP）」のEU・日本・米国の統一経過を見るまでもなく、早晩、世界共通のルールに従った法改正を実行せざるを得なくなるでしょう。

5 インフォームド・コンセント・ルネッサンス

日本における患者の権利状況の進展を、外国人の目で、つぶさに観察と研究を続けてきたロバート・B・レフラー氏（アーカンサス大学ロースクール教授・当時）は、著書において次のように述べています。

もともとは「米国の裁判所が医師の説明義務を定めるにあたり用いた」概念である informed consent が、今日では米国でも日本でも「より広い文脈で用いられて」おり、「インフォームド・コンセントを、どう定義して、どう医療現場に定着させていくかをめぐる論争こそが、現代における日本文化の形成過程としてわれわれの興味を引くのです。この論争はいわば、社会の制度が個人の自立をどこまで制約できるかをめぐる対立を写してくれる鏡のようなものだからです」。

わが国におけるインフォームド・コンセント論争を単に個々の医療行為における倫理や法理、あるいは患者の権利をめぐる論争であるにとどまらず、『現代日本文化の形成過程』としてとらえるのは、まさに正鵠を射たものだと思います。インフォームド・コンセント原則が、日本医療のあり方そのものを根底から揺さぶり、ひいては日本文化を揺り動かす力をもっている所以は、この原理が第二次世界大戦中に行われたナチス医師らによる非人道的な人体実験等を裁き、二度と再びこうした事態を引き起こさないための根本原理として確認されたニュルンベルク綱領（一九四七年）という人類史的教訓に起源を有することとも無関係ではないと思われます。

戦時中の中国において関東軍七三一部隊により引き起こされた同様の事態について、戦後半世紀が過ぎた今日まで本格的な総括作業を行えないままに推移している日本の社会と医療界にとって、インフォームド・コンセント論争は、思想的には軍国主義やファシズムを生み出した社会構造の中でそれを積極的に支える役割を果たしてきた専門家による支配構造（パターナリズム）の維持・温存か、個人の尊厳と基本的人権を基調とする現代市民社会にふさわしい医療構造の創出かという、歴史を総括する論争であり、この点では曖昧さを残さず明確に決着をつける必要があるでしょう。

自己決定の尊重は当然のことながら末期医療や臨床試験など特別な場合に限られるものではありません。ＷＨＯ宣言は「患者によるインフォームド・コンセントは、あらゆる医療行為にあたって事前に必要とされる」と定めています。つまりインフォームド・コンセント原則は医師・患者間のコミュニケーションや信頼関係の範疇の問題ではなく、人権を守る医療構造の根本にかかわる原理としてとらえられるべきものです。

二一世紀市民社会にふさわしい医療構造を築くために、市民と医療界が手を携えて、一層強力にインフォームド・コンセント原則の確立に向けた共同の作業を進めることが求められていると思います。

第二節　医療・福祉の現場における患者（利用者）の権利の促進のために（1）
――患者の権利オンブズマン創立アピール（一九九九年）――

患者の権利を促進し苦情から学ぶ医療をつくりあげるために

患者や家族が、医療に対して抱いた自分の疑問をきちんと説明することは困難です。日常的に満足な情報提供がなされていない場合にはなおさらのことです。

しかし患者や家族が訴える苦情の背景には、苦情を生み出した医療現場の貧しい現実があり、医療システムを改善し医療の質を向上させるために学ぶべき宝が含まれていることが少なくありません。

発生したトラブルの原因は何か、どうして不幸な医療事故が発生したのか、知りたいのに、聞きたいのに、なぜ医療提供者は誠実に対応してくれないのか。

こんな無念な思いを胸に抱いている皆さん。さあ、勇気を奮って行動しましょう。

患者の権利オンブズマンの相談員は、皆さんの一切の苦情について相談にのり、あなたが対等の立場で医療機関との対話を行えるよう支援します。

それでも解決しない場合には、オンブズマン会議が、第三者的な立場から、あなたの苦情を調査し、苦情の原因を点検し、医療提供者側に是正すべき点があると判断される場合には勧告を発します。

医療福祉施設で働く皆さん。

患者や家族が苦情を訴えるということは、まだあなた方に対する信頼関係が完全に断たれていないことを意味しています。むしろ期待を抱いているのです。

患者・家族の苦情に誠実に対応する中で、苦情が発生した経緯を分析することにより、学ぶべきものが多くあるのではないでしょうか。トラブルを正しく解決することにより回復した患者や家族との信頼関係は以前より強固なものになるでしょう。

私達はボランティアとして、患者や家族からの苦情相談にのり、その解決のため支援します。

必要なシステム改善の提案もいたします。それこそが、日本医療を患者中心の、つまりは私達自身の自己決定にもとづく医療システムへと発展させていく、最も近く、確実な道だと信ずるからです。

一九九九年六月二十日、世界保健機関（WHO）が創立をよびかけている裁判外の独立した患者の権利擁護システムの一翼として、日本初の患者の権利オンブズマンが、ここ福岡の地から出発します。

患者の権利を促進し、苦情から学ぶ医療をつくり出すために、共に力をあわせて前進いたしましょう。

一九九九年六月二十日

患者の権利オンブズマン創立記念のつどい参加者一同

第三節　医療・福祉の現場における患者（利用者）の権利の促進のために（2）

――患者の権利オンブズマン活動とサービスの質――

（二〇〇一年第四〇回「日本社会保障法学会」シンポジウムにおける報告）

1　はじめに

一九九一年七月、患者の権利法をつくる会により提唱された「患者の諸権利を定める法律要綱案」（略称「患者の権利法案」）は、裁判外の権利擁護システムとして病院および地域に「患者の権利擁護委員」を配置し、自治体に「患者の権利審査会」を設置するよう提案している。

一九九四年三月、アムステルダムで開催された患者の権利に関するWHOヨーロッパ会議が採択した「WHO宣言」は、患者の権利として「苦情調査申立権」を確認し、ヨーロッパ諸国の経験を集約して、次のように裁判外苦情手続を定式化した。

「6・5（前略）

患者が自分の権利が尊重されていないと感じる場合には、不服申立ができなければならない。

裁判所の救済手続のほかにも、不服を申し立て、仲裁し、裁定する手続を可能にするような、その施設内での、あるいはそれ以外のレベルでの独立した機構が作られるべきである。これらの機構は、患者がいつでも不服申立手続に関する情報を利用でき、また独立した役職の者がいて患者がどういう方法を採るのが最も適切か相談できるようなものであることが望ましい。これらのメカニズムは更に、必要な場合には、患者を援助し代理することが可能となるようなものであるべきである。

患者は自分の苦情について、徹底的に、公正に、効果的に、そして迅速に調査され、処理され、その結果について情報を提供される権利を有する。」（傍線引用者）

ＷＨＯ宣言に呼応しつつ、「苦情から学ぶ医療」をスローガンに掲げ日本における裁判外苦情手続の創造的構築を目指して九九年六月に創立された「ＮＰＯ法人患者の権利オンブズマン」の二年余の活動を振り返り、医療福祉サービスの質との関連を考察する。

2　ＮＰＯ法人患者の権利オンブズマンの組織と事業

⑴　組織方針の特徴

ＷＨＯ宣言が定式化した苦情手続に関するヨーロッパ諸国の実践においては、おおむね三つの構成部分、即ち

第一に、患者・家族の相談にのり、その解決を支援する組織

第二に、医療保健施設自身が患者の苦情を受け付ける窓口を設置し、解決に努力するシステム

第三に、医療保健施設の処理に納得できない患者の苦情申立を受け、公正な第三者として調査・点検し、勧告や裁定などを行う組織

が有機的に結合している。

ＮＰＯ法人患者の権利オンブズマンは、前記第一と第三の役割を担う体制を自ら整えるとともに、第二のシステムに関しては医療保健施設自身による自主的な構築を呼びかけた。

⑵　定款により定式化した目的と事業内容

ＮＰＯ法人患者の権利オンブズマンは、その定款第三条において「本法人は、保健・医療・福祉分野における患者の苦情が、患者の権利を擁護しつつ患者・家族と医療従事者との誠実な対話を通じて迅速・適切に解決されるよ

う、相談員による相談・支援活動を行い、必要な場合オンブズマン会議による調査・点検・勧告などを実施し、或いは世論を喚起し、もって患者の権利を促進し保健・医療・福祉システムの改善と質の向上をはかることを目的とする」と定めている。

また第五条において、①相談員による相談および支援事業、②オンブズマン会議による苦情の調査・点検・勧告に関する事業、③医療・福祉施設内における苦情処理システムの研究と提案に関する事業、④研修会・講演会の開催や情報紙誌発行による研修および広報事業、⑤患者の権利擁護システムの調査研究および患者の権利運動の国際交流を促進する事業を掲げている。

(3) 事業と組織の担い手と行動基準

これらの事業に携わる相談員（市民相談員と専門相談員）・オンブズマン会議メンバー・事務局員・顧問などは専門家を含めてすべてボランティアであり、ボランティアを委嘱し、その活動を組織的・財政的に支え、継続的に発展させる役割は法人の理事会と会員（正会員・賛助会員）が担っている。

ＮＰＯ法人患者の権利オンブズマンの諸事業に携わる者は、ＷＨＯ宣言その他の国際的諸決議により確立された患者の権利を促進する運動にふさわしい行動基準を維持するよう努めており、市民ボランティアについても、活動の質を維持するための継続的な研修活動を重視している。

なお、ＮＰＯ法人患者の権利オンブズマンが実施している患者・家族に対する相談・支援事業、あるいは調査・点検事業の利用はすべて無料であり、組織的にも個人的にも相談者やその関係者から一切の謝礼を受け取らないことはもちろん、相談事案に関連していかなる業務依頼も受けてはならないとしている（ボランティア活動に伴う交通費などの実費は所定の基準に従いオンブズマン事務局から支給される）。

3　苦情相談・支援事業と「自立支援」

相談・支援事業を担っているのはボランティア相談員で、相談員は市民相談員と専門相談員からなり、専門相談員はさらに法律専門相談員（弁護士）と医療・福祉専門相談員（医師、歯科医師、薬剤師、看護師など）が委嘱されている。

相談・支援事業は患者・家族自身が苦情解決に向けて自立的に行動することを支援するという「自立支援」の立場で行われているのが特徴であり、市民相談員は相談者の立場に立って、患者・家族がどう行動すれば良いかを一緒に考える役割を担っている。

専門相談員も自分の専門知識で相談者が抱いている苦情の当否を判断するのではなく、患者・家族自身が苦情内容を整理し、解決に向けた自立的行動に立ち上がる方向性を明確にしていくために、紛争解決における専門的経験と情報を提供するものである。これは従前の法律相談や医療相談にはなかったものであり、自己決定社会における専門家の新しい役割とスキルの習得が求められている。

(1)　相談活動の状況

相談活動は祭日などを除き、月曜から金曜まで毎日行われており、月・水・金が面談、火・木が電話による相談である。これらの相談は市民相談員と法律専門相談員がペアを組んで当たっている。（補注：電話相談は二〇〇五年に取り止めた。二〇一三年現在、福岡では毎週月・金の二回、北九州では月二回、飯塚で月一回の面談相談を行っている。）

自立支援の観点で具体的で適切なアドバイスを行うためには、十分な時間をかけて苦情内容を聞き取るとともに、意見交換を行うことが不可欠なので、面談相談（一回四〇分、再面談可）を原則とし、電話相談においては、面談相談の予約のほか相談者の行動に役立つであろう一般的な情報を提供する（相談窓口の紹介など）ことに限定している。

一九九九年七月から二〇〇一年十二月まで二年半の相談数は累計で約二、〇〇〇件（電話約一、四〇〇件、面談約六〇〇件）を数えており、電話相談は全国から寄せられ（件数の多い一位は福岡県、二位は東京都）、面談相談は面談体制がある福岡県を中心に九州各県や中国地方から申し込まれているが、全国各地での面談相談実施を期待する声が日増しに強まっている。

⑵　苦情内容と医療の質

患者の権利オンブズマンに寄せられた苦情の内容は形態毎に分類され、面談相談事案の八割が「治療内容」「手術」「診断」や「処方」など、医療行為そのものに対する苦情で占められており、全体の約三分の一が医療事故をめぐる不審である。

苦情の対象となっている医療機関には特段の偏りはなく、国公立、民間を問わず、また、大学病院や大規模病院からクリニック、歯科医院まで、すべての経営形態に及んでいる。

したがって、こうした苦情を発生させているメカニズムは多くの医療機関に共通するものと思われ、これらの苦情が適切かつ迅速に解決されることが、日本における医療・福祉サービスの質を向上させる上で決定的な意味を持っていることは明白であろう。

⑶　支援活動の形態

面談相談の結果、相談員のアドバイスなどに基づき相談者自身が行動する上で何らかの支援が必要と判断される場合には、患者・家族の要望に基づいて適切な支援を行う。

「記録検討支援」は、相談者が医療機関などから入手したカルテやレセプトのコピーを法律専門相談員が検討し、その後の当事者間における話し合いを促進させるためのポイントについてアドバイスを行うもので、最も多く実施されている支援形態である（実施累計二八件）。

「薬害調査支援」は、薬の副作用が疑われる苦情事案に関して、相談者が持参した資料の専門的調査を薬害オンブズパースン・タイアップ会議福岡に依頼し、調査終了後に再面談を行い、調査結果を踏まえて相談者にアドバイスを行うものである（実施累計二件）。

「同行支援」は、当事者だけではきちんとした対話が成り立たない恐れがある場合に、相談者の要請を受けて、医療機関との話し合いの場に市民相談員等が同席して一緒に説明を受け、相談者が納得するまで質問できるよう援助するものである（実施累計九件）。同行支援は事前に相手方病院との日程調整の上で行われているが、これまでに相談員の同席を拒否され同行支援が実施できなかったケースはない。

「承諾解剖紹介支援」は後述のとおり、死因をめぐる苦情の解決を支援するため、九州大学医学部法医学教室（池田典昭教授）と提携して創設したものであり、九九年度に一件、〇一年度に一件が実施されている。

(4)「承諾解剖紹介支援制度」と医療の透明性

治療中の患者が急変し死亡への転帰をたどった場合などにおいて、医療機関が死亡に至る経過や原因について十分に説明できず、遺族が死因に不審を抱くことも少なくない。死因解明においては解剖が最も有力な方策であるが、わが国においては諸外国における検死裁判所のような制度がない。

従前実施されてきた医療機関による「病理解剖」、刑事手続のための「司法解剖」、行政目的で行う「行政解剖」などはいずれも遺族に対する報告を目的としていないため、死因の解明を望みながらも、不審を抱いた相手方の医療機関に解剖を委ねることに躊躇を感じる中で時期を失し、後日の医療過誤訴訟において解剖がなされていないため事案の解明に相当の困難をもたらしてきたという実情がある。

「承諾解剖紹介支援」は、そうしたわが国の制度的欠陥を是正し「死体解剖保存法」の要件である遺族の承諾のみにより適法に解剖がなされ、その結果も遺族に対してのみ報告されるものである。「承諾解剖紹介支援制度」は、遺族が不審を抱いた事案における剖検事例の増大による学問的な意義はもとよりであるが、死因に対する不審という深刻な苦情を解決していく上で、極めて有力な手がかりとなる情報を遺族に取得させ、医療の透明性を促進するとともに、苦情の紛争化ではなく適切な解決への道を切り開くための支援方策である。

4　苦情調査・点検事業の実際

NPO法人患者の権利オンブズマンにおける苦情調査・点検事業は、相談員による相談・支援活動にもかかわらず、患者・家族の苦情が適切に解決されない場合に、オンブズマン会議が第三者的立場から苦情の原因や問題点などを調査・点検し、その結果を両当事者に報告するとともに、必要な場合には是正勧告などを行うものであり、調査・点検にあたるオンブズマン会議メンバーには患者の権利にかかわる各分野の専門家や市民代表が委嘱されている（任期は二年）。

(1)　オンブズマン会議の運営方法

一五名全員が参加するオンブズマン会議が隔月（偶数月）、五名の常任運営委員会議が隔月（奇数月）という形で、毎月定例会が開かれており、調査の申立てがなされた場合においては、調査開始を決定した定例会議から一〇〇日以内にオンブズマン会議としての調査報告書を作成することを申し合わせている。

オンブズマン会議（あるいは常任運営委員会）が調査申立を受理し、調査開始を決定した場合には、オンブズマン会議メンバーの分野の多様性を考慮して三名ないし五名程度で構成される調査小委員会を直ちに設置する。なおオ調査小委員会には、調査事案に即した医療・福祉分野の専門家と弁護士を必ず各一名含むものとしており、仮にオンブズマン会議メンバーの小委員だけでは構成要件が満たされない場合には、前述した専門相談員の中からも調査委員を特別委嘱することとしている。

(2) 調査・点検活動の方法と調査報告書の作成と公表

調査小委員会は、相談・支援活動の経緯と苦情内容に即した調査方針を決定し、両当事者からの事情聴取など必要な調査(情報収集と検討)を遂行し、事実認定のための証拠資料を作成するとともに調査結果を文書でオンブズマン会議に報告する。なお、当該医療機関に対する調査は事前に質問書などを送付した上で面談による事情聴取や医療記録などの提出を求める方法で行われているが、これまでに実施した調査事案において医療機関から調査への協力を拒否されたケースはない。

調査小委員会の報告を受け、オンブズマン会議は必ずメンバー全員からの意見を聴取した上で討議を進め、全員一致の意見により調査報告書を作成する。調査報告書は、当該苦情を支持するか否かの結論の如何を問わず、プライバシー保護のための処理をした上で原則として公表される。患者の権利に関するオンブズマン会議の討議の状況や判断基準をオープンにして、他の患者や医療機関の参考に供するためである。

(3) 勧告事案の概要

これまで一九九九年度一件、二〇〇〇年度二件、二〇〇一年度二件、計五件の苦情調査申立がなされ、全件につき調査が行われ調査報告書が公表されているが、そのうち四件において患者の苦情を支持し、当該医療機関に対し是正勧告を行っており、その概要は以下のとおりである。

①精神分裂症の治療を受けている患者(男性)が、退院時に向精神薬を減量されていたために二日後に不眠となり五日後に再入院し、それから七年後の退院に際して向精神薬は減量しないとの説明に反して実際は減量されてい

た事案で、退院時処方におけるインフォームド・コンセント原則違反を認定するとともに、病院経営上の都合により病院長により政策的に退院時処方が変更されてきた疑いが強いとする申立人の苦情を支持し、退院経歴のある他の在院患者についても総点検するよう勧告した事例

②脳硬塞の治療を受けていた患者（男性）が、同一医師から処方された風邪薬を服用後に全身脱毛が生じたため、薬害を疑って受診したところ、担当医師は薬害を否定した上で大学病院での治療を指示し、その際発行した紹介状において薬害の可能性に関する調査を依頼し、その回答に基づいて脳硬塞治療薬の変更を行っていた事案で、患者に知らせないまま医療機関同士で情報交換を行い治療方針を変更することのインフォームド・コンセント原則違反を認定し、是正を勧告した事例

③妊娠確認のため産婦人科を初めて受診した患者（女性）が、担当医師から性交日や回数を繰り返し質問されるなど侮辱的な言動を受け、内診（エコー検査）の状況説明においても不当な取扱いを受けたとする事案で、診療関係にある医療従事者といえども、当面の医療措置やその検討に必要不可欠ではない患者のプライバシーに関わる情報にアクセスすることは許されず、検査方法の採用や実施にあたっても患者に対する事前の説明を行い同意を得た上で、プライバシーや羞恥心などに十分配慮して行われる必要があるとして、患者が受けた精神的苦痛に対する謝罪と再発防止策を講じることを勧告した事例

④心療内科に入院中自傷行為を起こした患者（女性）が、その後、病室内のモニター・カメラが自己の承諾なく長期間作動していたことを発見し、発作的に離院行動をとった後、納得できない転院措置がすすめられ、その後に行ったカルテ開示請求手続に関する病院の対応も不満であるとした事案で、患者に隠れてのモニター・カメラの継続的使用はプライバシー侵害でありモニター・カメラは原則としては廃止すべきである、転院措置の決定過程においても患者の権利が尊重されていない、当該病院の診療情報提供指針における非開示事由は極めて一般的に過ぎるので、世界医師会総会などの国際基準に照らし改善されるべきであることなどを勧告した事例

(4) 改善勧告の医療の質への影響

オンブズマン会議の調査報告書は、NPO法人患者の権利オンブズマン理事長名義で、原則として両当事者（医療機関については病院長）に対しそれぞれ口頭で概要説明を行うとともに交付した後で、記者会見などにより公表し、広く報道されるとともにホームページにもアップされている。

前記①の勧告に際しては、調査報告書の交付に際して病院理事者側から「改善すべきは改善したい」との表明がなされ、その後、病院長が交替したことが伝えられた。

前記②ないし④においては、調査報告書が交付されて一週間ないし一ヵ月後位に、当該病院長からNPO法人患者の権利オンブズマン理事長宛に回答の書簡が寄せられ、いずれも勧告内容を基本的に受け入れる立場から実行された改善措置などに関して報告がなされている。

NPO法人患者の権利オンブズマンによる調査手続、及び、オンブズマン会議の調査報告書の勧告は、何ら法律上の強制力を伴うものでないことは言うまでもないが、公正な調査方法による誠実な調査の実施、患者の権利に関する国際基準を判断基準としていること、何よりも患者の権利に関わる諸分野を網羅し医療・福祉現場の実情を熟知している一五名のオンブズマン会議メンバーの熱心な討議に基づく一致した意見であることなどがもたらしている調査報告書の強力な説得力により、既に医療の質を改善する上で相当のインパクトをもたらしていることは疑いのないところであろう。

しかも、改善勧告の対象となった苦情の態様は、いずれも日本医療の構造に深く根ざし、かつ患者にとって極めて深刻なものでありながら、従前の裁判手続などによってはほとんど解決し得なかったものばかりであり、患者の権利の確立における裁判外苦情手続の有効性を端的に示すものでもある。

5　協力医療機関等連絡協議会の組織と活動

NPO法人患者の権利オンブズマンの定款第一四条は「協力医療機関・福祉施設の登録」に関して次のとおり定めている。

1　本法人の趣旨に賛同し、患者・家族との対話を促進する立場から本法人の相談・支援事業や調査・点検事業、並びに研修事業などに協力する医療機関など（福祉施設を含む。以下同じ）は『患者の権利オンブズマン協力医療機関・福祉施設』として本法人に登録することができる。

2　登録した協力医療機関・福祉施設は、本法人から患者の権利の促進と苦情の適切な解決に資する情報の提供を受けるほか、登録医療機関等連絡協議会を組織して活動する。

また、理事会が定めている「協力医療機関・福祉施設としての登録要件」は以下のとおりである。

1　患者の権利オンブズマンの協力医療機関であることを表示し、患者の権利オンブズマンの相談・支援事業などを紹介したリーフレットを常備して希望者に無償配付する。

2　患者・家族からの苦情申立があった場合には、必要な情報を提供し誠実な対話により解決をはかるよう努力する。又、患者・家族が希望する場合、患者・家族と医療機関の話し合いなどに患者の権利オンブズマンの相談員が同行することを認める。

3　オンブズマン会議が調査・点検活動を開始し、当該苦情に関連する情報の提供が求められた場合においては、誠実に対応する。

4　オンブズマン会議が、調査・点検の結果、是正勧告（問題解決のため有効な提案や助言を含む）などを行った場合においては、その内容について誠実に検討して対応する。

5　所定の登録費用をおさめ、可能な限り協力医療機関・福祉施設等連絡協議会や合同研修会に担当者を出席させる。

(1) 協力医療機関・福祉施設の役割

協力医療機関等に期待されている役割は、ＷＨＯ宣言により定式化された裁判外苦情手続における不可欠の構成部分である施設内の苦情対応システムを自主的に構築することである。

こうした活動は日本の医療機関等においては未知の分野に属するものであるが、患者の苦情申出に誠実に対応しつつ苦情から学んで自らのサービスの質を向上させて行くことは、患者から選択される医療機関づくりにも直結するものである。

登録された協力医療機関等においては、玄関や受付窓口にステッカーやポスターが掲示されており、患者へのカルテ開示が実行され、苦情窓口の設置と担当者の配置などが進む中で、患者との情報交流の機会と手段が重層化・多様化してきており、医療機関側のオープンな姿勢は多くの患者から好感をもって受け止められている。

(2) 連絡協議会の活動

施設内苦情対応システムの創造的構築にかかる経験交流と合同研修会等の実施上の便宜のため、現時点では福岡県下の医療機関・福祉施設のみを対象に登録を呼びかけており、二〇〇一年度は三四の医療機関・福祉施設が登録している。内訳は、病院八、医科診療所一四、歯科診療所一〇、老健施設一、特別養老人ホーム一でベット数合計は一、八八四床になっている。

なお、これらの三四施設により構成される協力医療機関等連絡協議会は、ＮＰＯ法人患者の権利オンブズマンとは別組織であり、それぞれの立場を尊重しつつ、裁判外苦情手続の公共政策化に向けて、共同した取組みを強めている関係にある。

なお、実際に患者の権利オンブズマンにおける苦情相談・支援事業や調査・点検事業を利用している相談者の大半は未登録施設の患者・家族で占められているが、苦情発生のメカニズムはほとんど共通しているので、連絡協議会は隔月の世話人会の機会に、オンブズマン事務局から苦情事例等の概要について報告を受けて自己の苦情対応システム改善の参考にするとともに、自らの苦情事例も互いに報告しあって教訓を学びあう機会としている。

(3) 今後の発展方向

連絡協議会世話人会において、登録施設における共同の苦情評価システムや医療事故防止機構の創設の可能性を検討し、苦情評価システムに関しては、各施設における苦情窓口に加え、患者が意見や苦情を自由に記入してNPO法人患者の権利オンブズマン事務局へ直接送付できる「共同モニター用紙」を登録施設の窓口に配備するシステムを、二〇〇二年四月から実施した。

第四節　医療・福祉の現場における患者（利用者）の権利の促進のために（3）

――患者の権利オンブズマン誕生の背景とボランティア活動が生み出したもの――

（ＮＰＯ法人患者の権利オンブズマン編集『いのちの格差社会』明石書店、二〇〇九年）

1　ＷＨＯ「患者の権利の促進に関する宣言」

ＷＨＯ「患者の権利の促進に関する宣言」との出会いは、日本における患者の権利運動においても、私個人にとっても極めて大きな出来事であり、患者の権利オンブズマンを日本に出現させる生みの親との遭遇でもありました。私が五年間事務局長を担当した「患者の権利法をつくる会」が当時の厚生大臣や国会議員などに対する立法要請活動と並行して、全国各地で地元の医療関係者や市民の参加を得てシンポジウムや講演会等を開催している中で、患者には「知る権利」とともに「知らされない権利」もあるとＷＨＯが宣言したという趣旨の記事が、『日本医事新報』等で報じられました。一九九四年五月頃のことです。患者の権利法をつくる会としては、この宣言の内容が当時全国的に展開されていた「がん告知」をめぐる論争にも影響を与える可能性があるとの判断から、直ちにＷＨＯ事務局にミーティングを申し込み、一九九四年九月三日、十数名の視察団がジュネーブにあるＷＨＯ本部を訪問しました。

ＷＨＯ宣言の取りまとめ作業の責任者であったフランス人法律家ピネさんからのレクチャーと質疑応答により、インフォームド・コンセント原則の前提となる「知る権利」が原則であること、「知る権利」と「知らされない権利」は並列的に論じられているものではないことが分かりました。ただし、極めて例外的な場合（「その情報が何らの積極的効果も期待できず、ただ深刻な打撃のみをもたらすと信じるに足る合理的な理由がある場合」、例えば遺伝子診断の結果などで、その情報を知っても将来発症する可能性がある病気に対して治療的対応の方途がないもの）に限定し、かつ「知りたくない」という意思表示が事前に明示されている場合のみ、一時的に情報提供を留保することが許されるというものであることが明確になりました。

患者のインフォームド・コンセントがない場合には、「医師はいかなる医療も提供できないことを説明しなければならない」とする国連「精神医療改善原則」（一九九一年十二月、国連総会決議）に照らしても、インフォームド・コンセントを得る前提となる病名や病状などの診断情報については、情報を伝えること自体に重要な利益があるので「知らされない権利」が認められる要件に該当しないことになります。ＷＨＯ宣言は「知りたくないというのも自己決定」だから尊重する必要があるというような論理を採用したものではありませんでした。

日本では九〇年代を通じて、「がん情報」など悪性疾患に関する情報についてほとんど患者本人に伝えない時代から、原則として真実の情報を提供する方向へと大きな転換が図られました。その過程で、患者に対して「知りたいか、知りたくないか」のアンケートを行い、その結果を尊重することにした病院もありました。こうしたやり方は変化を始める過程ではそれなりの役割を果たしたと思いますが、今日でも継続しているとすれば妥当ではないと思います。参考までに、ＷＨＯ宣言の情報に関する項を紹介しておきます。

「2・2　患者は、容体に関する医学的事実を含めた自己の健康状態、提案されている医療行為及びそれぞれの行為に伴いうる危険と利点、無治療の効果を含め提案されている行為に代わり得る方法、並びに診断、予後、治療の経過について、完全な情報を提供される権利を有する。」

2　「目から鱗」の二つの視点

それ以上に、ＷＨＯ宣言の内容が、日本の権利運動に大きな影響を与えたものがあります。その第一が患者の定義です。実は、私たちが一九九一年七月に提唱した「患者の権利法案」では「患者」の定義をしていません。「患者」という言葉は、従前から医療界では病気や障害のために医療を受けている者の呼称として使用されており、一般社会においても「病気で医者の治療を受ける人。病気にかかっている人」（『岩波国語辞典』）という用法が一般的でした。これに対して、市民運動を展開している人たちからは、患者を医療「消費者（Consumer）」と位置づけるべきであるとの異論が出され、患者の権利も消費者の権利の一環ではないかという主張が出されていました。

これに対して、WHO宣言は医療・福祉サービスの「利用者（User）」という概念で簡潔かつ明確な定義をしていました。即ち、「健康であるか病気であるかを問わず、保健医療サービスの利用者」が「患者（Patients）」なのです。この定義は「患者の権利」の促進が、医療サービスを享受するすべての市民の（つまり医療従事者も含めての）共同目標であることを多くの医療関係者に明確な理解をしていただく上でも極めて重要な意義を有していると思います。

一九九八年の夏にハンガリーで開かれた世界医事法学会に私が参加していたとき、あるセッションで患者の自己決定権がテーマとなり、患者にはそんな能力がないのではないかと発言した東欧圏の医師がいました。これに対して司会の女性が「先生、WHOの定義では、あなたも患者なのですよ」と直ちに切り返していたことを考えれば、WHOの患者の定義は世界の医師たちの意識改革を進める武器にもなっているといえるでしょう。

日本では、適切な保健医療サービスを受ける地位の保障を求めることに関して、「患者になる」権利という表現が使われることもありますが、WHOの定義に従えば、利用者たる市民はすべて患者ですので、市民（患者）として誰でも医療・福祉サービスへの「アクセス権」を保障されるべきことを、直接的に表現するほうが良いのかもしれません。

二つ目の驚きが、WHO宣言が患者の権利を促進するための具体的な方策として提唱し定式化していた、患者の「苦情調査申立権」と、それを保障する「（裁判外）苦情手続」であったことはいうまでもありません。

「6・5　患者は、自分の苦情について、徹底的に、公正に、効果的に、そして迅速に調査され、処理され、その結果について情報を提供される権利を有する。」

患者がこの権利を有するということは、とりもなおさず医療・福祉サービスを提供する施設は、患者からの苦情申立がなされた場合には、その原因を調査し、処理して、その結果を報告する義務があることになります。そのような権利の行使と義務の履行を保障する手続こそ、（裁判外）苦情手続（Complaints Procedure）に他なりません。

その後、私は、この一節を、何回も何百回も復唱することになりましたが、WHO宣言では、「六　適用」という節の最終項にさりげなく謳われているのが実に心憎いばかりです。「私たちはお金が欲しいのではない。どうして変わりはてた姿になったのか説明して、謝罪してほしい。二度と同じ事故を起こさないようにしてほしい」という依頼者（医療被害者や遺族）に対して、私は弁護士として、損害賠償請求という形でしか裁判はできないのですよと説明しながら、切実な被害者の声を何度切り捨ててきたことでしょうか。「苦情手続」という日本語訳がもたらすイメージになじめないものがあるものの、裁判外権利擁護システムにこそ医療被害者の気持ちをすべて受け止め、それを貴重な糧として、医療従事者も患者との対話の中で学びながら、患者と医療従事者が共同して医療の質を向上させていくことを可能にするツールが潜んでいるのではないだろうか、そんな思いが走りました。

3　突き動かした重大事故、待たれていた「患者の権利オンブズマン」

WHO宣言との出会い、そこで知った「苦情手続」とはどんなものなのかを、この目で確かめる機会は意外と早く訪れました。私は以前より、二〇年間弁護士業務をやった後に、その一割の二年間の休暇をとることを決めていました。一九九七年一月からの二年間、エセックス大学人権センターの特別研究員として英国に滞在することになった際、大学側から研究テーマは何かと問われ、迷うことなく「医療・福祉分野における裁判外権利擁護システム」と回答しました。これなら「研究」というような慣れない作業に呻吟することもなく、自分自身の関心のままに行動すればよいからです。

実際に二年間の気ままな調査活動を終えて帰国した一九九九年一月、横浜市立大学病院の患者取り違え手術事件が起き、二月には東京都立広尾病院の消毒薬誤注入による患者死亡事件という重大事故が発生しました。この医療事故報道は、二年間の時差ぼけの真っ只中にあった私と妻を、衝撃的に覚醒させました。「何かしなければ」「そうだ、オンブズマンが必要だ」、今こそ医療事故を防止し、安全な医療を確立する行動に立ち上がらなければという二人の強い思いが、帰国直後で未だ方向性が定まらない生活の中にいた私たちを突き動かしたのです。

もちろん、その思いは私たちだけのものではありませんでした。たちどころに準備会が結成され、日本で最初の「患者の権利について」の著作を出された精神科医の寺嶋正吾先生も駆けつけられました。一九九九年四月に発せられた、患者の権利法をつくる会、九州・山口医療問題研究会、医療と福祉を考える会の三団体からの呼びかけに対して、全国から賛同の声と多額のカンパが寄せられました。

一九九九年六月二十日、患者の権利オンブズマンは九大医学部キャンパスにある九大同窓会館ホールで産声を上げました。患者の権利オンブズマンは「苦情（事故）から学んで医療・福祉サービスの質を向上させる」というWHO戦略を日本に導入することを決意するとともに、「WHO宣言が提唱する裁判外苦情手続を、一〇年間で日本の公共政策として確立しよう」という、当時としては極めて大胆かつ壮大なメッセージを発表しました。七月一日から始めた相談員ボランティアによる苦情相談には申し込みが相次ぎました。本当に待たれていたのです。

二〇〇九年は患者の権利オンブズマンの創立一〇周年というだけではなく、患者の権利オンブズマンが行動の基準としているWHOヨーロッパ会議において「患者の権利促進宣言」（一九九四年）が採択されてから一五年、わが国における患者の権利宣言運動の狼煙《のろし》とも言える「患者の権利宣言案」（一九八四年）が発表されてから二五年という節目の年でもあります。このような歴史を踏まえて、患者の権利オンブズマンにおける一〇年間の歩みを振り返り現在の到達点を確認することは、これからの展望を考える上でも意義あることだと思います。

4　患者の権利オンブズマンにおける二つの基本的事業の特徴

(1)　相談支援事業

一九九九年七月から二〇〇九年三月までの九年九ヵ月の間に、NPO法人患者の権利オンブズマンにおいて実施された苦情相談件数の累計は二、二三八件、支援活動の累計は五八六件（記録検討支援五三五件、同行支援四一件、薬害調査支援五件、承諾解剖紹介支援五件）にのぼります。なお、一九九九年七月から二〇〇五年七月までは電話相談も実施しており、その累計数は三、二六五件でした。相談内容の分類については、七割以上が医療の質に関わるもので、医療事故やミスを疑う苦情も多くみられます。このことは、わが国における安全な医療を受ける権利の確立が喫緊の課題であることを示しているとも言えるでしょう。

なお、苦情相談は苦情を聞くだけではなく、どのように解決していけばよいかを一緒に考える形で行われています。したがってカウンセリングや法律相談ではなく、苦情解決に向けた患者家族の自立的な行動を支援するための相談活動であり、事案にもよりますが、その可能性と有効性が期待できるかぎりは、苦情の相手方である医療機関との対話を促進することを目的として行われています。そのために、面談相談においてのアドバイスで最も多いものは、苦情の相手方に説明を求めること（累計七一五件）、カルテの開示請求など対話に必要な情報を入手すること（累計三九五件）になっています。

この点は、医療事故やミスを疑う苦情の場合でも同様です。一九九九年の相談開始当初は、そのような場合には、患者・家族の希望もあり医療弁護団などの医療事故相談窓口を紹介することが少なくありませんでしたが、最近では、特に個人情報保護法の全面施行によりカルテコピーの入手が容易になって以降は、医療事故が想定される場合であっても、まず医療機関側から説明を聞くというアドバイスが第一位になっています。その結果、話し合いの中で、医療事故紛争が解決していく割合も増えており、そうしたことも、この数十年一貫して増大してきていた医療事故訴訟件数の上昇にストップをかけ、若干の減少傾向がみられるようになった背景にあると思われます。

(2) 調査・点検事業

この九年九ヵ月の間にオンブズマン会議における調査・点検活動に基づいて提出された調査報告書の累計は、患者の権利オンブズマン全国連絡委員会全体として一八件で、内訳はNPO法人一五件、患者の権利オンブズマン東京二件、患者の権利オンブズマン関西一件となっています。診療科別では、内科四、脳外科三、産婦人科三、精神科二、心療内科一、外科一、病院内科・院外薬局一、内科・泌尿器科一、小児科一、血液内科一です。そのうち一六件が、医療従事者あるいは医療機関における患者の権利侵害を認定し、その是正を求める勧告を含むものでした。

なお、NPO法人のオンブズマン会議は一五名、患者の権利オンブズマン東京と関西はそれぞれ一〇名程度の多様な専門分野をバックグラウンドに持つメンバーで構成されていますが、いずれも調査報告書の採択は会議メンバーの全会一致により行われています。また裁判外システムにおける調査活動の有効性を維持するために、両当事者から事情聴取を行い、原則として争いのない事実関係に基づいて、WHOやWMA（世界医師会総会）の宣言や国内法規等、内外の確立した人権規範に準拠して判断すること、調査報告書を当事者に通知するだけにとどまらず、匿名化した上で全文を記者会見して公表することなどを共通の基準としてきました。

これまでの調査事案を内容的にみれば、インフォームド・コンセント原則・説明義務違反が最も多く五件、次に診療記録開示に関するものと在宅療法における安全確保義務違反がそれぞれ二件と続いており、その他、プライバシー、患者の尊厳、術後の結果説明、強制入院手続違反、苦情調査申立権、混合診療などであり、権利侵害は認定できないが医療機関としての対応の改善に関する要望をしたものが二件です。調査対象となった医療機関のほとんどが大学病院を含む地域医療の基幹的な医療機関でしたが、ほとんどの場合、オンブズマンの勧告等を受け入れて具体的な改善策がとられています。こうした調査・点検活動が医療現場における患者の権利を促進する上で積極的な役割を果たしていることは明白だと思います。

しかしながら、調査対象が基幹的な病院であるにもかかわらず、患者の権利の基本をなすところのインフォームド・コンセント原則や診療情報提供に関する義務違反等が調査事案の半数に近い割合を占めているということは、患者の権利に関する基本認識において、日本の医療界には未だ大きな課題が残されていることも示唆していると言えます。その意味において、患者の権利オンブズマンの苦情調査報告書を収録した『患者の権利オンブズマン勧告集』（明石書店）などを医学生・看護学生あるいは研修医等に対する患者の権利に関する生きたテキストとして活用することを提案していくことが必要です。

また、最近の調査事案においては、医療制度上の問題と関連して、患者の安全な医療を受ける権利が脅かされている事態が明白になったことも特筆される必要があります。その一つは、自己注射用のインスリン製剤の凍結事故に関する事案であり、他の一つは、在宅酸素療法に使用されている医療機器の安全性に関わる点検不備や欠陥の事案です。二〇〇七年四月に施行された改正医療法施行規則において、病院における医療事故発生の二大要因である医薬品と医療機器の安全管理を強化するために、それぞれの安全管理責任者を配置することが法律上義務づけられました。オンブズマンの調査・点検の結果、医薬品と医療機器が日々生み出しているリスクは、在宅療法においては医療従事者のコントロールを離れてダイレクトに患者を襲っているという恐るべき実態が浮き彫りにされました。したがって、こうした事態に対応するためには、院内における安全管理責任者が在宅療法処方箋に基づき使用されている医薬品や医療機器の安全管理に対しても注意することができるような人的・物的体制を組む必要があります。その費用については、当然のことながら医薬品や医療機器メーカーも相応の負担をすべきものでしょう。

5　裁判外苦情手続の公共政策化の進展とオンブズマンの新しい役割

この間、苦情手続を公共政策化させる歩みも前進してきました。その第一は、全国の都道府県において医療安全支援センターによる電話相談が始まったことです。患者の権利オンブズマンはその点を考慮し、電話による苦情相談をとりやめ、前述のように「自立支援」の理念に適合している面談方式による苦情相談のみに集中することとしました。その一方で、医療安全支援センター等で実施することが困難と思われる同行支援や記録検討支援など、患者・家族自身が苦情の相手方と直接対話する力を身につけるための支援活動の充実に努めて、裁判外苦情手続における当事者同士の対等かつ誠実な対話の促進を支援してきました。

第二に、医療事故の処理をめぐって、医療事故情報収集事業がスタートし、医療安全管理体制が医療法規に規定されたことに伴い、医療事故の原因究明と再発防止策の確立に向けた医療現場における作業が不可欠のものとして認識され始めたことです。患者の権利オンブズマンは、医療事故をめぐる紛争の処理を、事後救済と責任追及を役割とする司法手続に委ねてしまうのではなく、事故原因の究明と再発防止策の探求により医療の質自体を向上させていくことを目的とする裁判外苦情手続により解決していくための基本的な仕組みとなる医療事故調査活動を定着させるとともに、それを支援する活動を展開しました。具体的には、重大事故に関して不審を抱く患者家族に対しては、相手方医療機関に対して医療事故調査委員会の開催を求めるようアドバイスしました。

また、施設内医療事故調査委員会の公正な運営を担保するために、NPO法人として外部専門委員（弁護士）の派遣制度を創設するとともに、医療関係者における医療事故分析能力を抜本的に高めるために「医療事故防止・患者安全推進学会」の設立を呼びかけました。二〇〇六年十月に設立された同学会（代表理事・谷田憲俊山口大学医学部教授・当時）は公表されている医師会などの医療安全マニュアルや重大事案に関する医療事故調査報告書などの研究活動を行いながら、医療関係者を含む外部専門委員の研修養成活動を強化してきました。前述のとおり、増加の一途をたどってきた医療過誤訴訟件数が数年前にピークを迎え減少傾向を示し始めていますが、これも医療現場における原因究明活動の前進と無関係ではないだろうと思います。

第三に、個人情報保護法が制定施行され、医療情報もこの適用下におかれることとなり、「カルテ開示」の標語を掲げて患者から強く要求されてきた医療記録へのアクセス権の法制度化が進みました。NPO法人患者の権利オンブズマンは、個人情報保護法による厚生労働大臣の認定を受けた個人情報保護団体として、医療・介護・福祉の各分野における認定個人情報保護事業を展開することとしました。認定団体としては対象事業者に対する研修にとどまらず、多くの医療機関や福祉施設等に対して個人情報の適切な取扱いが周知徹底されるようにするために、カルテ開示状況についてのアンケート調査等を行いました。あわせて、未だに絶えない「カルテ不開示」に対する苦情については、調査申立を受けて法律専門相談員（弁護士）による調査を実施して、オンブズマン会議として速やかに勧告を発して開示を促すための新しい調査制度をつくりました。これまでに実施したカルテ不開示苦情調査は六件ですが、調査の結果、独立行政法人国立病院機構の病院や医師会立病院、その他少なくない基幹的病院においても個人情報保護法制定前の「自主的開示」時代における内規をそのまま残している実態が明らかになり、厚生労働大臣や日本医師会、全日本病院協会、さらに日本医療機能評価機構などに対する善処方を要望する活動を行いました。

6 「苦情から学ぶ医療」政策のいっそうの発展

国民皆保険制度と患者が医療機関を自由に選択して受診できる「フリーアクセス」により「世界に冠たる医療保障制度」と喧伝されてきた日本医療は、医療費抑制と規制緩和を主眼とした「医療制度改革」が強行される中、医療・福祉ニーズの高い高齢者や障害者をめぐる療養環境も急速に悪化してきており、現在は、「医療崩壊」という言葉がぴったりの事態に直面しています。そうした医療政策の推進を背景とする、医療現場における患者処遇方針の変化を反映して発生したと思われる苦情も増大しています。そうした中で、患者の権利オンブズマンとしても、患者の権利擁護と医療制度の改善を一体として促進するための国民的連帯を進める取組みに着手しました。「障害者自立支援法」や「後期高齢者医療制度」の見直しを始め、すべての患者が尊厳をもって処遇される国民医療保険制度の再構築に向けた歩みを進める必要があるでしょう。個別医療関係における患者の権利の尊重を軸にした医療改善という従前の獲得目標に加えて、「医療制度改革」のもとで病院経営と過剰労働の狭間に呻吟している医療機関・医療従事者と市民が連帯して、日本医療の今日の危機的局面を打開し、患者の権利を尊重し患者中心の医療を提供する医療構造を安定的につくり上げて行くために知恵を出し合い、共通の努力を進めようとするものです。

なお司法的な介入ではなく医療的な観点から医療の安全管理体制を強化するという視点で、「診療関連死」に関する届け出を受けて、事故原因の調査を行い、再発防止策を提言するための第三者機関を創設する「医療安全調査委員会法案」が準備されてきました。この法案では、病院側だけではなく遺族側からの申し出によっても解剖による事故原因究明の道が開かれています。NPO法人患者の権利オンブズマンが九州大学医学部法医学教室・池田典昭教授と提携して一九九九年に開始した「承諾解剖紹介支援制度」が、国の制度になろうとしているわけです。二〇〇九年の政権交替のもとで、前政権が整備した法案がそのままの形で国会に上程されることにはならないかもしれませんが、医療事故調査システムを各医療機関内においてはもとより社会的に確立することは日本医療の質を確保する上で不可欠の課題です。この法案が速やかに成立し、解剖医の増大も含めて調査体制を強化しつつ実施された場合には、医療事故から学んで患者安全を促進するための公共政策においても大きな前進がみられることに疑いはありません。

7　創立一〇周年を経て、新たな一〇年への展望――公共政策の質的転換のために――

日本社会における「貧困と格差」が急速に進行して低所得者（家庭）が急増しており、同時並行的に社会保障のセイフティネットが崩壊している中で、「すべて国民は、健康で文化的な最低限度の生活を営む権利を有する」と憲法二五条に定められている生存権が直接的に脅かされはじめています。しかしながら、他方において、人間としての社会的連帯のうねりが起こり、自立と連帯を共通認識としたネットワークも広がりつつあります。

そうした運動と市民の声を大きな背景として、二〇〇九年九月、社会保障費を毎年二、二〇〇億円削減することなどを従前の内容とした「経済財政運営の基本方針（骨太方針）」を廃止し、「医療費のGDP（国内総生産）比のOECD（経済協力開発機構）並みの確保を目指す」ことを政権合意とする新政権が発足しました。患者の権利の促進と権利擁護システムの公共政策化という課題も、新たな段階を迎えていることは間違いありません。私たちは、そうした展望のもとに、WHO宣言の序文において提起している「患者の権利の促進のための戦略」に関する以下の提案を今一度思い起こすことは有意義なことだと思います。

・患者、医療専門職員及び医療機関の権利、資格、責任を明らかにする法律または規則を定めること
・市民、患者、医療専門職員それぞれの代表と政策決定機関との間の共通した理解のもとにまとめられ、状況の変化に応じて定期的に改定される医師その他の専門職の行為準則、患者憲章、その他の規範的文章を定めること
・市民としての参加と利用者としての参加の区別を認識した患者グループと医療提供者グループの間のネットワーク及びそれぞれのグループ内のネットワークをつくること
・患者の権利の分野における非政府組織（NGO）の設立とその効果的な運営に対する政府の支援を実現すること
・当事者の理解を共通にし、それを促進するようにするための全国的な対話や会議をもつこと
・患者、利用者及びそれを代表する組織の権利及び責任について、公衆に情報を提供し、建設的な討議を喚起し、

絶えず注意を払わせることに、メディアを参加させること

・すべての当事者の立場と役割を更に深く理解できるようにするため、患者その他利用者のグループはもとより医療専門職員についてもそのコミュニケーションや権利擁護（advocacy）の技術をいっそう訓練すること

・各国の多様な状況化で採用された法律その他の規定及び様々な活動の効果を評価し、文書化する研究を促進すること

第五節　司法手続とは別個の裁判外苦情手続の必要性

1　ＷＨＯ宣言が定式化した「苦情調査申立権」と裁判外「苦情手続」――日本における有効性――

「苦情調査申立権」という日本語の権利概念は、患者の権利オンブズマンがＷＨＯ宣言に基づいて忠実に活動する中で生成してきたものですが、その内容は医療・福祉サービスの質を向上させる立場から規定しているもので、ＷＨＯ宣言自体が定めたものです。したがって、医療・福祉分野における国際的な規範としての機能を有しているものです。

患者の権利オンブズマンの組織と活動の基準はＷＨＯヨーロッパ会議が採択した『患者の権利の促進に関する宣言』に依拠するものです。

当時ＷＨＯに加盟していたヨーロッパ諸国三六ヵ国の政府関係者、医療関係者、法律関係者、患者団体などが一堂に集まって、ヨーロッパにおける患者の権利をいかに促進するか、その方策を議論し、共通の枠組みとしてこの宣言を採択しました。この宣言は、国際的に確立されてきた人権規範を基礎として、医療・福祉サービスの利用者としての患者の権利を定式化したものですから、ヨーロッパにとどまらず広く国際社会の共通基準としての役割を果たし得るものです。

ＷＨＯ宣言は、患者の権利を擁護し促進するために裁判外の苦情手続（Complaints Procedure）を確立することを提唱しており、そのシステムを日本にも導入しようということで患者の権利オンブズマンが発足しました。

各国における伝統的な紛争解決手段である裁判手続（司法手続）に加えて、WHOが何故に裁判外苦情手続を共通の枠組みとして提唱したのか。宣言は患者の権利とりわけ患者の人格的自律権を強化しなければいけないと指摘していますが、こうした課題に取り組むためには事後救済を主たる役割とする司法による裁判手続では対応できず、従前においてもヨーロッパの多くの国々が既にそれぞれの方法で裁判外手続を行ってきた経験を集約した結果、そのような結論に到達したからです。

WHO宣言は、「患者は自己の権利が尊重されていないと感じる場合には、苦情申立ができなければならない」「患者は自分の苦情について徹底的に公正に効果的に、そして迅速に調査され、処理され、その結果について情報を提供される権利を有する」として、つまり「苦情調査申立権」を規定しています。苦情調査を申し立てること自体を独立した患者の権利ととらえ、それに対応するものとして裁判外苦情手続を提唱しているのです。

裁判の役割は基本的には権利侵害の結果に対する救済であり、権利侵害が起こる前に差し止める、予防する、あるいは権利侵害や苦情から学んでサービスの質を向上させるという機能は持たないのです。これに対し苦情調査申立権に対応する苦情手続は、日常的に権利侵害を予防し、あるいは苦情の原因を調査して同種苦情の再発を防止することにより、患者の権利を促進させつつ医療・福祉サービスの質を向上させる、つまり「苦情から学ぶ」ためのシステムをつくるということです。

ところで、患者の苦情の中でもっとも深刻なものは医療事故に関する苦情であり、患者の権利オンブズマンに寄せられている苦情の中でも数的に極めて大きな比重を占めています。

医療事故をめぐる紛争は従前、医療過誤訴訟としてのみ争われてきました。医療事故被害者が医療過誤裁判をたたかっていくには被害者側が医療機関の過失責任を立証していく必要があり、精神的にも経済的にも大きな負担となります。この負担を小さくして迅速な被害者救済をすすめることも一つの重要な課題です。

しかし私達は、裁判では被害者に経済的負担や精神的負担が大きいからということを理由として裁判外苦情手続が必要だと主張しているのではありません。裁判はあくまでも法律上の責任追及であり、責任追及されている者に（過失）不注意等が存在するか否か、あればその過失（原因）と発生した損害（結果）との間に、相当な因果関係（蓋然性とも言われ、そのような原因があれば、そのような結果を生み出すことが七～八割の確率で存在する場合に、相当因果関係があると判断されています。）が存在するか否かなど、結果については、「損害」（法律上の責任を問うべき相当程度の被害）と評価し得るものかどうかなど、賠償責任の有無などを解明するのが司法の手続です。事故原因を究明して同種の事故が起こらないようにするための再発防止策をつくるという課題は、そもそも司法の役割ではなく、医療現場で、つまり裁判外手続によるしか方法がないのです。

ＷＨＯ宣言の中では、そのような裁判外苦情手続のシステムが構成すべきものとして、主に以下の三点を規定しています。

一番目は、患者が自分の権利が尊重されていないと思った場合、そのことについて相談をする相談窓口がいつでも提供されなければいけない。

二番目は、医療機関側がそれを受け止め、自ら苦情の原因を調査し、問題があればそれを除去して、その結果を迅速に患者に報告しなければいけない。そのような活動を行う独立した機構を施設内につくらなければいけない。

三番目は、そうした調査手続が公正・迅速に行われることを保障するために外部からチェックする独立した第三者機関をつくらなければいけない。

例えば、英国の場合、九〇年代のはじめから病院苦情法（Hospital Complaint Act）が施行されており、すべての病院に苦情窓口がつくられ、患者が苦情の申立をした場合は専任の苦情窓口担当者（Complaint Manager）が対応し、二週間以内に文書で回答しなければいけないことになっています。その回答に患者が満足しない場合には、病院内の苦情処理委員会を開かないといけません。この委員会は施設内の組織ですが独立した機構で、構成員は施設内の各部門の責任者と地域代表・患者代表等で構成されていますが、病院関係者が構成員の過半数を超えてはいけないとされています。

苦情処理委員会は、再審議と補充調査を行った上で結論を出しますが、その結論に患者が納得せず、解決しないときには、患者は第三者機関であるオンブズマン（Health Commissioner）に調査申立ができるという仕組みになっています。オンブズマンの調査結果はプレス発表されるだけでなく、国会にも報告されています。

患者の権利オンブズマンは、WHOが定式化したスキームや各国における実施状況を参考にしながら、患者が駆け込んで相談することができる場を提供する相談支援事業を確立しました。これをチームとして担っているのがボランティアの相談員です。この相談においては、基本的なアドバイスとして患者が病院に苦情を直接ぶつけて説明を求めることを勧めます。

また、患者が一人で説明を受ける自信がないという場合には、相談員（主として市民相談員）が病院での説明を求める場所に同席して話し合いを促進することもあります。

患者の権利オンブズマンが創立されてから一二年が経過しましたが、この間に取り扱った面談相談件数は二、七二八件に達しています。

多くの医療機関が苦情の訴えを受け入れざるを得ない重要な要因は、患者・家族自身が行動して自分の苦情を医療機関に直接伝えることをアドバイスの基本とし、患者の権利オンブズマンは患者の自立行動を支援する（自立支援）という立場を堅持している中で、多くの患者が積極的に行動を始めているということです。そうしたことで、医療機関側も患者の申立てに対応しなければいけないという姿勢に変わってきたということだと思います。

裁判外苦情手続で主として促進しようとする患者の権利の中心は、人格権的自律権です。そのためには、患者自らが自分の医療について選択をしていく自己決定能力が身につかないといけません。ですから、苦情があれば、患者自らそのことをきちんと申し立てることのできる仕組みをつくることが大切です。

更に重要なことは、苦情について説明を求めること、話し合いを促進するための重要な条件になっている診療情報の共有を保障するカルテ開示です。

患者の権利オンブズマンの相談に来る患者・家族がカルテを持参する割合は、オンブズマンを立ち上げた一～二年目はわずか四％だったのに対して、三年目一一％、四年目二四％、五年目三二％と急増しており、最近では半数を超える方が持参しており、カルテ情報をもとに相談支援活動を行って対等な対話の場を確保しつつ苦情解決の方策を探ることができます。二〇〇五年四月一日から「個人情報保護法」が施行されカルテ開示が医療機関の法的義務になりましたので、患者と医療側が裁判外においても対等に話し合い、問題点を是正していく基礎的な条件が日本でも整ってきたと言えます。

2　苦情手続において、施設の内外に独立した機構が何故必要なのか

前述したような苦情手続が、患者の権利を促進し、患者からも信頼されるように公正、迅速に進められ、施設の内外において苦情手続を促進するためには、手続を主宰する「独立した機構」を整備する必要があります。

ＷＨＯ宣言の裁判外苦情手続の規定では次のように書いています。「裁判所の救済手続に加えて、苦情を申し立て、仲裁し、裁定する手続を可能にするような、その施設内での、あるいはそれ以外のレベルでの独立した機構が形成されるべきである」。

裁判外苦情手続においては、医療機関自らが苦情原因を調査し、再発防止策をつくるというところに大きな意味があるわけです。苦情の原因を特定し、具体的で実効性のある再発防止策を確立することは、医療機関自らの真摯な取組みなしには充分な成果をあげることはできませんし、医療機関自らが誠実に努力することで患者の苦情も解決し、信頼関係も回復する可能性が高まります。そうしてこそ「苦情は宝」になるわけです。

したがって苦情から学ぶ手続は医療機関自ら主体的にやらなければなりません。実際に「患者を入浴介助中の看護師二名が、冬なのに患者にホースで水をかけて虐待した」という苦情申立を家族から受けた病院がありました。

そこでは、病院が自主的に定めている苦情手続に関する内規に従って、直ちに苦情調査委員会を設置し、調査委員会の構成としては、病院管理部門、診療部門、看護部門、介護部門、事務部門などの責任者、リスクマネジャー、ソーシャルワーカーと顧問弁護士だけではなく、第三者委員として利害関係のない弁護士も調査委員に委嘱して調査活動をしました。

調査の結果、「虐待された」という家族からの訴えは誤解に基づくものであることが客観的に裏付けられましたが、苦情発生の原因調査の過程において、驚くべき事実が判明しました。入浴介助に当たっていた看護師らの介助行為をそのまま続けていれば、近い将来、患者死亡につながりかねない重大な医療事故を発生していたであろうという具体的な危険性が迫っていたということです。勿論、調査委員会は、直ちに、介助方法の是正を病院当局に勧告したことはいうまでもありません。患者家族の苦情申立に誠実に対応して調査を行った結果、重大な医療事故の発生を未然に防止することができました。まさに「苦情は宝」だったのです。その際採択され申立人に交付された調査報告書を、苦情調査を行ったB病院の了解を得て巻末資料10として収録しています。

また医療事故（患者死亡）事案においても、大学病院を始め全国各地の基幹的な医療施設において、施設内に「医療事故調査委員会」を設置し、法律的な責任の存否を検討課題とせず、事故原因を究明して、同種医療事故の再発防止策を探求するための活動、その医療事故から学んで医療の質を向上させていくことを直接の目的とするシステムが構築されています。

このような医療事故調査委員会が提出する調査報告書は必ず公表されることが原則です。他施設においても同種の医療事故を発生させないための貴重な参考資料として供するための措置です。既に公表されている調査報告書の中で、そうした立場を堅持して作成されたことがよく示されている「A大学病院医療事故調査報告書」を巻末資料6として紹介しています。

3　苦情手続における施設外の独立した機構（第三者機関）の役割

施設内における独立した機構においては、病院からの「独立性」が十分に確保されていない構成になっていたり、苦情の内容によっては苦情の原因を調査するために求められる能力を有していないために「公正、迅速な」調査を実行できない恐れがあったり、調査手続自体に病院当局の影響を排除できなかったために、その結論の「公正性」に患者が信頼をおけず納得できないという事態を確実に排除できないこともあります。もちろん、施設内における独立した機構が、公正、迅速な活動を行うために努力することは極めて重要なことですが、施設内の独立した機構における前述した構造的な弱点を克服し、その活動を補完し、是正することが施設外の独立した機構が果たすべき役割です。

患者の権利オンブズマンにおいては、患者と医療機関の対話でも苦情を解決できない場合の第二の柱として、「オンブズマン会議」を設置して調査・点検事業を行っています。

オンブズマン会議が全員一致で採択した調査報告書は申立人と病院の双方に提出された後、氏名や病院名を匿名化した上で記者発表などにより公表されますが、これまでに提出した十数本の報告書のうち、二件以外は、遺憾ながらすべて患者の権利侵害があるという結論に基づき改善勧告を含むものでした。これに対しても相手方病院長から調査報告書を受け入れ具体的な改善策等を示す誠実な回答が寄せられています。

ところで、現在、厚労省が進めている医療安全推進体制における第三者機関設立との問題でいえば、私が文句なしにすぐつくるべきだと考えているのは「検死解剖制度」であり、それを迅速に推進する機構とシステムの整備です。米国や英国では検死裁判所や検死官制度があります。日本の監察医制度は極めて縮小され、地域的にも限定された役割しか果たしていませんし、司法解剖は刑事捜査目的（刑事上の法律的な責任追及目的）で行われるものです。現在、そのような「法律上の責任追及」を目的とせず、診療関連死において、その事故原因を究明し、再発防止策を模索するための解剖等を実施する「独立した第三者機関」の創設を準備するため全国数ヵ所で「モデル事業」（診療行為に関連した死亡の調査分析モデル事業）が実施されていますが、これは非常に意味があることなので、速やかに実施され、創設される必要があると思います。

なお、解剖は異状死体について客観的なデータを取っておくだけですから、本来、法律上の責任の有無の解明に直結するものではありません。しかし、客観的なデータを押さえておけば、事故原因を究明する上で（その原因究明過程で明らかになった事実経過等に基づいて後に法律的判断を行うことも）非常に容易になります。医療過誤事件（とりわけ死亡事故）が紛糾し、解決までの期間も長期化している背景としては、そういう客観的なデータや事実経過が押さえられていないという場合が多いからです。とりわけ、死亡事故においては解剖が実施されていないために事故原因の究明に困難をもたらすことも少なくありません。

なお、現在、法律的な責任追及を簡易迅速に実施するための第三者機関（ADR（Alternative Dispute Resolution）などの仲裁機関）の創設もADR法（裁判外紛争解決手続の利用の促進に関する法律）が成立したことを背景として全国的に進んでいます。これはいわゆる裁判外の手続における第三者機関としては位置づけられないもので、その法律上の性格としては「準司法手続」に属します。勿論、医療被害者の救済を簡易迅速に行っていくこと自体は社会的にも重要な意義があることですから、医療事故事案に法律的な紛争を公正迅速に解決するための第三者機関を創設していくことは当然のことで、促進されるべきことだと思います。

また、医療機関側の過失の有無を問わず損害賠償金や補償金を給付するための第三者機関や制度も国際的に創設されていますが、これも「準司法手続」のカテゴリーに属するものです。産科医療の分野において、そのような課題を解決するための制度が日本においても創設されました。

しかしながら注意しなければならないことは、救済の迅速な実行を直接的な目的として創設された制度においては、その活動における創意工夫を凝らしたとしても、苦情手続が目的とする「事故原因の究明と再発防止策の確立」という独立した課題を並行して遂行することは困難であるということです。

交通事故を例に考えてみると、交通事故の裁判は多くありますが、多くが示談となり、保険金が給付されることで解決しています。しかし交通事故の死亡者が減っているかというと、減っていないのです。これはこれで、交通事故の死亡被害を少なくするための独自の取組みをしない限り駄目なのです。ドイツでは、交通事故死を減らす対策をとりました。一つの対策として、アウトバーンで事故が起きたとき、ヘリコプターに医師を乗せ、現場で救命的な措置をし、数分以内に病院に運べるようにしました。また、自動車の構造も大きく改良しました。すると、アウトバーンなどの交通事故の数は減っていませんが、交通事故の死亡者数は激減しています。

したがって、医療事故を考えてみると、事故原因の究明、再発防止策というのは、それ自体を目的として実行する体制を整えない限り前進しませんし、それを行う責任は第一義的に医療機関にあるということが基本です。早期救済の問題とは別に、原因究明・再発防止策は医療機関自ら、速やかに徹底的に行うことが大切です。それによってこそ、医療機関の質を向上させることができるのです。

ところで、患者の権利オンブズマンにおいては、前記「モデル事業」が開始される前に、九州大学法医学教室と提携して「承諾解剖紹介支援」という制度をつくり、遺族の要望に基づいて遺体解剖し、報告も遺族が受けるというシステムをつくっています。本来なら公的に行われるべきものです。

また、当該施設内に設置された「医療事故調査委員会」の活動を補佐し支援するために、「外部専門委員」を派遣する制度を設けています。

4　患者の権利オンブズマンが行った勧告が示す医療現場における「患者の権利」の実状

① 日本の精神科医療における「患者の権利」状況の一端を示す事例（深刻な人権侵害状況が残存しているもの）としては一九九九年第一号事件として行った調査事案があります（巻末資料5）。

② 産科医療の分野における「安全な医療を受ける権利」の最近の実状の一端を示す事例としては、二〇一一年第一号として行った調査事案があります（巻末資料12）。

③ 緩和医療の分野における「尊厳をもって取り扱われる権利＝尊厳ある死を迎える権利」「苦痛を軽減される権利」に関する最近の実状の一端を示す事例としては、二〇一一年第二号として行った調査事案があります（巻末資料13）。

このような一〇年余の活動を通して、WHO宣言の裁判外苦情手続は日本においても有効な役割を果たすことが実証されました。

5 患者の権利オンブズマンにおける調査・点検活動の目的と手法

(1) 調査・点検活動における基準となる規範

WHO宣言が明記している「患者の諸権利」を例示する（以下は、筆者が整理したものであって、WHO宣言における記述の全部を、その順番にまとめたものではない）。

1 保健医療における人権と価値

1・1 すべて人は、人間として尊重される権利を有する。（わが国における法規範や他の国際的人権規範との関連性、以下同じ。日本国憲法一一条〈基本的人権の共有〉、一三条〈個人の尊重と公共の福祉〉）

1・2 すべて人は、自己決定の権利を有する。（憲法一三条）

1・3 すべて人は、身体及び精神の不可侵性の権利及び身体の安全を保障される権利を有する。（憲法一一条、一三条、一八条〈奴隷的拘束及び苦役からの自由〉）

1・4 すべて人は、プライバシーを尊重される権利を有する。（憲法一三条）

1・5　すべて人は、その道徳的及び文化的価値観、並びに宗教的及び思想的信条を尊重される権利を有する。〔憲法一三条、一九条〈思想及び良心の自由〉、二〇条〈信教の自由〉〕
1・6　すべて人は、疾病の予防及び保健医療に対する適切な措置によって健康を保持される権利、および、達成可能な最高水準の健康を追求する機会を持つ権利を有する。〔憲法二五条〈国民の生存権と国の社会的任務〉、九八条〈憲法の最高法規性及び国際法の遵守〉〕

2　情報

2・2　患者は、容体に関する医学的事実を含めた自己の健康状態、提案されている医療行為及びそれぞれの行為に伴いうる危険と利点、無治療の効果を含め提案されている行為に代わり得る方法、並びに診断、予後、治療の経過について、完全な情報を提供される権利を有する。

3　コンセント

3・1　患者によるインフォームド・コンセントは、あらゆる医療行為にあたって事前に必要とされる。
3・2　患者は、医療行為を拒否し、または中止させる権利を有する（以下略）。

4　秘密保持とプライバシー

4・4　患者は、自己の医療記録や専門記録及び自己に対する診断、治療及びケアに付随するその他のファイルや記録にアクセスし、自己自身のファイル及び記録あるいはその一部についてコピーを受領する権利を有する。第三者に関するデータはアクセスの対象から除外される。

5　ケアと治療

5・8　患者は、自己に対する診断、治療及びケアにおいて、尊厳をもって扱われる権利を有する。これは患者の文化や価値観を尊重してなされなければならない。
5・10　患者は、現在の知見に応じて、苦痛を軽減される権利を有する。

5―11　患者は、人間的なターミナルケアを受け、尊厳ある死を迎える権利を有する。

⑵　**苦情調査申立権が設定された意義と苦情調査・点検活動の目的**

①　WHO宣言の意義

宣言序文は、「この宣言は、市民及び患者の権利を、医療提供者及び医療サービス管理者の保健医療における協力関係を改善する中で、強化するものと解釈されるべきである。」と述べている。

宣言本文「はじめに」は、「医療保障制度がますます複雑になってしまっているということ、医療行為がますます危険で、多くのケースの場合では、しばしば官僚が関与することにより、より非人格的で人間性を欠くものとなっている事実、医療・保健の科学及び技術における少なからざる進歩などは、いずれも個人の自己決定権を新たに認めることの重要性及びしばしばその他の患者の権利について改めて明示的に規定することの必要性を強調するものであった」「この文書は、患者、保健医療に関わる消費者団体、医師その他の保健医療提供者による専門家団体、病院その他の保健医療施設の組織を含むすべての当事者にとって、直接に価値のあるものとなることが期待されている」と述べた上で、

(a)　「このテキストの意図は新たな権利を創設しようとするところにあるのではなく、既に知られている権利を、一貫した包括的な表現で、患者と保健医療の領域に適用しようとするもの」であり、「このテキストの基礎にある前提は、患者の権利を明文化することによって、人は、保健医療を求め、受け、提供するときに、自己の責任をより強く認識するようになるだろうということ、そしてそのことが相互の支援と相互の尊重によって特徴づけられる患者と保健医療提供者の関係を確かなものとするであろうということである。」（傍線引用者、以下同）

(b)　この文書の目的は「保健医療における基本的人権を再確認すること、そして特に個人の尊厳と不可侵性を保

護し、患者を人間として尊重するように促すこと」「患者と保健医療提供者の間の有益な関係を維持及び促進し、特に患者にもっと積極的な形での参加を勧めること」「患者組織、保健医療提供者、医療行政及び広範な利害関係者間の対話の機会を強化し、かつ新たな対話の機会を設けること」「子ども、精神病患者、高齢者や重篤な患者のようなもっとも傷つきやすい人々を含むあらゆる患者に対して基本的人権の擁護を保障し、彼らに対する援助を人間にふさわしいものにしていくこと」などにある。

② 苦情調査申立権と苦情調査手続の意義と目的

一般的には権利侵害に対しては、どの国においても司法による救済手続（侵害の予防を含む）が準備されている。WHO宣言が、従前の司法手続に加えて、それとは別個の苦情調査手続とそれを実施する独立した機構の創設を「共通のフレームワーク（枠組み）」として確認した理由は、前記の宣言の目的を実効的に実現するために他ならない。とすれば、苦情調査申立権に対応する患者の権利オンブズマンの活動もそうした目的を首尾よく実現することができるように運営される必要があり、苦情調査・点検活動を行うにあたっては、苦情の原因を明確化するとともに、それを除去して患者の権利を擁護するとともに、市民や医療提供者などすべての関係者が当該苦情から学んで、互いの責任に関する自覚を強めるとともに相互の関係をより強化して、医療・福祉サービスの質を向上させることに資するような、調査を実施し、かつ、調査報告書を作成する必要がある。

(3) 苦情に関する調査・点検活動の手法

・患者が申し立てる苦情自体を正確に整理して、それに対する相手方施設の弁明を聴取した上で、苦情を発生させた原因を特定するために、苦情発生前後の経過を「苦情発生に至る事実経過（診療経過）」として整理する。その際、申立人の訴える苦情内容や相手方施設の弁明内容に関わる事実（時間軸や患者が訴えた言葉や医療提供者が説明した言葉、その他の関連事実を含む）をより正確に記述する目的で、医療記録については詳細に検討し、（内容の評価は別論として、記載されているようなやりとりがあったこと等について）患者においても争いがないと思われる部分を適切に引用する。

・前記作業を行うに際して、当該分野の専門家からレクチャーを受けることがあるが、その際においても、当該苦情の適否や、相手方施設の措置の適否等について意見を求めるのではなく、当該苦情にかかわる医療措置等が行われる目的や実施方法について、その専門家の施設ではどのように行われているか、またそのことに関する学会等のガイドライン（指針）の有無を尋ね、あれば、それについての教示を受ける（文献があればそのコピーの提供を受ける）ものである。従って、オンブズマン会議のメンバーの中の専門家でそのような作業が可能な場合には、他の専門家からレクチャーを受ける必要はない。

・注意しなければならないことは、診療記録を検討する場合、患者の苦情から離れて、あるいは苦情発生原因を推測しながら、診療経過における問題点を探索するようなことは、苦情調査の目的に反しており、かつ原因調査を誤らせることにもつながりかねないので、してはならないということである。

　従って、相手方から弁明を聴取する場合にあらかじめ提出する文書での質問事項も、申立人が提起している苦情を整理した事項に限定する必要があり、調査にあたる者が申立人の苦情原因を推察してそれに関連すると思われる事項などを付け加えることは原則として避ける必要がある。なお、相手方が行う弁明の聴取に際しては、質問事項以外のことであっても制限することなくすべてを聴取し、記録しておく必要がある。

・NPO法人におけるオンブズマン会議においては、以上までの作業は事案毎に設置される調査小委員会が行い、調査小委員会は、調査の結果に関する概要をオンブズマン会議に報告する。

・オンブズマン会議（全体会議）は、調査小委員会から報告を受けた調査結果（の概要に関するレジメ）と証拠資料に基づいて議論し、苦情を発生させた原因（苦情発生の直接的契機となった医療関係者の措置に不適切なものがあった場合には、不適切な措置を将来した背景要因、あるいは不適切な措置を事故などに連動させることをブロックできなかった構造的要因～根本要因）を特定し、それらがどのような患者の権利に関わるものであるか、当該権利に関する侵害があると言えるかどうか。権利侵害があると認定できる場合には、権利侵害を速やかに除去するとともに、具体的かつ実現可能な再発防止策として実施を勧告すべき内容。仮に権利侵害を認定できない場合においても患者の権利オンブズマンとして、同種苦情の再発を防止するために医療機関あるいは福祉施設の責任に照らして実施することが望ましいと考えられる事項があればその内容。以上のことに関して全員で議論を尽くして、オンブズマン会議として全会一致の調査報告書を作成して理事会に提出する。なお、オンブズマン会議が最終報告書を作成するに際して、そこで予定している勧告や要望の内容の妥当性や実現可能性に関して、他の専門家の参考意見を求めることもできる。

第三章　自己決定権の確立に向けた歩み

第一節　インフォームド・コンセント法制度化に向けた歩みの現状と今後の課題（1）
――インフォームド・コンセント論の浸透過程――

（『患者の権利』九州大学出版会、一九九七年、改訂増補版）

1　国会での論議

インフォームド・コンセントに基づく医療の確立を求める市民の声は、国会をも巻き込んだ患者の権利の法制化をめぐる議論として新たな段階へと発展し、医療法改正を審議した第一二三国会において山下厚生大臣（当時）は「インフォームド・コンセントにつきましては、諸外国の例からいたしましても、やはり日本においても法的に義務づける時期というものは、私はだんだん熟して近づいてきているという感じはいたします。近いうちにそういう措置をとるべき時期が来るであろうということは、私も思っておるわけでございます」（一九九二年五月十三日、衆議院厚生委員会）と答弁しました。

衆議院厚生委員会は、議論の結果、政府から提出されていた医療法改正案を修正し、その付則として次の項目を付加しました。「第二条　政府は、医師、歯科医師、薬剤師、看護婦その他の医療の担い手と医療を受ける者との信頼関係をより促進するため、医療の担い手が、医療を提供するに当たり、適切な説明を行い、医療を受ける者の理解を得るよう配慮することに関し検討を加え、その結果に基づいて必要な措置を講ずるものとする」。

さらに参議院厚生委員会はインフォームド・コンセントに関する措置につき次のとおり付帯決議をしました。「医療の信頼性の向上を図り、患者の立場を尊重した医療を実現するため、医療における患者の説明を受ける権利、知る権利及び自己決定権の在り方を含め検討すること。なかんずく、インフォームド・コンセントの在り方については、付則第二条の趣旨を踏まえ、その手法、手続などについて問題の所在を明らかにしつつ、多面的な検討を加えること」(一九九二年六月十八日、参議院厚生委員会)。

日本においては、医療法はもとよりすべての医療関連法規において患者の権利を直接規定した条項は存在せず、そうした中でインフォームド・コンセントの法制化が実現すれば極めて大きな意義を有することになるでしょう。しかし、事はそれほど単純に進展しませんでした。

インフォームド・コンセントをめぐっては、欧米諸国を始め国際的に確立されてきた内容を忠実に受けとめる考え方と、いわば日本的なインフォームド・コンセントの理解を主張する考え方が対立し、第一二三国会でも医師会推薦の公述人を中心に強い立法反対論が展開されたからです。

医療界における立法反対の根拠としては、

① インフォームド・コンセントは「医の倫理」に基づくものであり法律で強制すべきものではない
② インフォームド・コンセントの立法化は医事紛争の増大をもたらす
③ インフォームド・コンセントは医療において当然のことであり、現在でも充分やっているから立法の必要性はない

などが述べられました。

2　諸外国の状況

一九八一年、第三五回世界医師会総会が採択した患者の権利に関するリスボン宣言は、第一条で「患者は自分の医師を自由に選ぶ権利を有する」と言い、第三条で「患者は十分な説明を受けた後に、治療を受け入れるか、または拒否する権利を有する」と宣言しています。

この考え方は広く各国の法律にも取り入れられています。たとえば一九八二年制定のスウェーデンの「ヘルスケ

ア及び医療法」三条は、医療は「患者の自己決定および不可侵性に対する尊重を基礎に」し、「可能な限り、患者との合意により形成され、かつ行われなければならない」と定めています。

なお既に一九七〇年代から州法によるインフォームド・コンセントの立法化が進んでいた米国において、一九八三年に出された大統領委員会報告書は、「1　インフォームド・コンセントの概念は、本来法律上のものであったが、倫理的な性格も持つ。2　倫理的に有効な同意とは相互の尊重と参加による意思決定を行う過程である。3　インフォームド・コンセントは一部の知識階級の患者にのみ当てはめられるものではなく、すべての患者について、また、いかなる医療の場面でも適応されるべき概念である」（厚生省健康政策局医事課編『生命と倫理に関する懇談報告』医学書院、二九五頁）と述べて、インフォームド・コンセントは法律的に強制されているから行うというのではなく、そもそも医療の倫理として自主的かつ全面的に実施されるべきものであることを確認しています。

以上の経過からも明らかなように、インフォームド・コンセントの法理性と倫理性は矛盾対立するものではありません。だからこそ、インフォームド・コンセントは、各国において採用に至る歴史的経緯には相違がありますが、多くの欧米諸国において日常医療における患者の権利を支える基本的な法理として法律において規定されるとともに、直接の法律上の規定を有しない国においても医療における倫理基準としてすべての医療分野において重要な地位を確立しているわけです。前述したように一九九一年十二月、国連総会が精神医療の分野においてもインフォームド・コンセントを全面的に導入する「精神病者の保護及び精神保健ケア改善のための原則」を採択したこともそうした流れを明瞭に示しています。

インフォームド・コンセントは、これまで医療の客体としてのみ考えられがちだった患者を医療に参加する主体として捉えるものですが、その考え方の基礎には、人類が市民革命の歴史を通じて獲得してきた人格の自由・平等の理念があります。前述した米国大統領委員会報告書の表現を借りれば「インフォームド・コンセントとは、自らの価値観と人生の目標に基づいて、患者は医療の内容を決める権利を有する」という考えですが、わが国で言えば日本国憲法一三条が謳う「個人の尊厳」や「幸福追求権」に基づく「人格的自律権」にその根拠を求めることができます。つまり憲法上の基礎を有する原則だということです。

日本において早くからこの問題に取り組まれた中川米造氏（故人）は次のように述べています。「医師は医療において個々の患者の価値観を尊重し、その患者にとって、もっとも望ましい選択を援助するのが任務であり、患者も個々の医師の価値観や知識・技能を介して、医療の能力と限界を知ることで、個人の責任において主体的な意思決定をしなければならない」（『医療と人権』中央法規出版、一〇八頁）。

3　わが国におけるインフォームド・コンセントの実践

わが国において、インフォームド・コンセントの本質的な内容を構成している患者の知る権利や自己決定権を市民の立場から初めて公然と主張したのは、医療過誤訴訟に取り組んでいた弁護士グループを中心とする全国起草委員会が一九八四年十月十四日に発表した「患者の権利宣言案」です。

その後、日本においても脳死・臓器移植問題や末期医療のあり方との関連もあり、一九九〇年一月日本医師会が「説明と同意」についての報告を採択したことを始め、九〇年代に入りインフォームド・コンセントに関する特集を組んでいない医療関係雑誌はないと思われるほどあらゆる医療分野で議論が進みました。

そうした中で一九九一年五月、協同組合形態で医療機関を経営している医療生協（日本生協連医療部会）は、数年間にわたる独自の国際的な調査や試行作業を踏まえ、知る権利や自己決定権を含む「患者の権利章典」を制定し、わが国における全国的な医療機関として初めて、かつ自らの医療実践の基準としてこれを導入しました。こうしてインフォームド・コンセントに基づく医療は日本の医療現場においても着実な歩みを始めており、そうした内外の動きが合流して前述のような第一二三国会での議論を生み出したと言えるでしょう。

ところで医療において「患者の権利」など法律上の権利義務関係をいたずらに強調することは、医療における人間的な信頼関係を破壊し、医療訴訟を増大させ、ひいては医療の質の低下すらまねくのではないかとの意見があります。

しかし、今日においては現実にインフォームド・コンセントが実践される中で、多くの場合、患者自身が主体的に病いに立ち向かう意欲をもって学習するようになり、医療提供者と患者間の意思疎通も図られ信頼関係が強化されるとともに、治療の効果をもあげていることが報告されています。慢性疾患のみならず外科的医療においても手術の必要性と危険性、検査や手術にともなう痛みや不快感、予後などについて事前に十分な情報を得て理解しておくことは術後の経過を大きく左右すると指摘されています。

また、専門的知識を持たない患者に平易な言葉で十分に説明しようとすれば、医療者自身に正確な知識の裏付けが必要であり、医療提供者の質の向上をもたらします。さらに患者の質問や訴えをよく聞くことによって、患者の状態をよりよく把握することが、誤診や医療事故の発生自体を未然に防止し安全な医療を前進させることにもなります。インフォームド・コンセントを中心とする患者の権利運動の発展において医療過誤訴訟が重要な役割を果たしてきたことは否定しがたいことですが、これは、患者の権利が尊重されていないことによる医療の歪みが医療過誤訴訟の中に端的に表れているからに他なりません。

一九九二年八月三十一日、東京地方裁判所は、東大病院における先天性の脳動静脈奇形（ＡＶＭ）の手術で死亡した事案につき、手術自体には過失はないと認定しつつ、「手術の危険性や保存的治療に委ねた場合の予後について十分な説明を尽くさず、その双方の危険性を対比して具体的に説明することもしなかった」、これは患者自身が「本件手術を受けるかどうかを判断するために十分な情報を与えられなかった」ものであり、「いずれかの治療法を選択する機会を奪われたもの」として、六〇〇万円の慰謝料支払を命じる判決を出しました。判決は医師の説明義務について患者の自己決定権との関連で次のように述べています。「治療行為にあたる医師は、緊急を要し時間的余裕がない等の格別の事情がない限り、患者において当該治療行為を受けるかどうかを判断決定する前提として、患者の現症状とその原因、当該治療行為を採用する理由、治療行為の内容、それによる危険性の程度、それを行った場合の改善の見込み、当該治療行為をしない場合の予後などについてできるだけ具体的に説明すべき義務がある」（『判例タイムズ』七九三号、二七五頁、一九九二年）。これは現行法の解釈としても治療法における患者の選択権、自己決定権を全面的に認めたものと言えるでしょう。

4　インフォームド・コンセントをめぐる日本の実情

総論としてはインフォームド・コンセントの必要性を認識しつつも、現実の医療状況下においては実現は困難であるとの意見があります。例えば、一九九〇年一月、日本医師会理事会が採択した「説明と同意」についての報告は次のように述べています。「我が国で『説明と同意』を励行する際の一つの隘路として医師には説明するだけの時間的余裕がないことが挙げられる。米国の医師に比較すると本来の診療以外の雑務に忙殺されているのが我が国の医師の現状である」。こうした見解は、一面では医療現場の実情を率直に反映したものであるとも言えるでしょう。

九州弁護士会連合会が一九九二年五月に実施した九州・沖縄地区の医師一、五〇〇名（回収率五〇・〇七%）、市民一、五〇〇名（回収率五二・一三%）に対するアンケートの調査結果は、今日におけるインフォームド・コンセントをめぐる実情を明らかにするとともに、その実施と定着に向けて今後解決されるべきいくつかの課題を浮きぼりにしています（九州弁護士会連合会『患者の人権』、八三頁）。

第一に、医師の側では、患者に対し病状や検査などにつき必ず説明していると答えている者が約八〇%に達しており、患者がその説明を理解していると思う者が七〇%を超えているのに対し、市民の側では、医師から受けた説明を不十分だと感じている者が八七%を超え、そのため不安を感じたことがあるという者が約七三%にのぼっており、現実になされている説明において満足度に大きなギャップが生じています。

また、患者において不安があっても医師に再度説明を求めることをためらう理由として、①医師が忙しそうで聞けない、②医師に説明を求めると気を悪くするのではないかと思うという二点があげられていますが、その理由は医師も一致して指摘しており、これらを心理的にも制度的にも克服する方法について検討する必要があるでしょう。

第二に、明らかに患者側と医師側において認識が異なっている点があります。即ちインフォームされる内容のうち、前述した東京地裁判決でも患者の自己決定に不可欠の情報とされている治療や検査における危険性や予後、あるいは代替手段の存否などについては、医師側は「説明をしている」と答えている者が七〇％以上であるのに対し、患者側は説明自体を受けていないとする者が五〇％を超えており、がんや難病の告知については、医師側で「原則として本人に知らせるのがよい」と答えたのはわずか一九・七一％にすぎません。

第三に、カルテの閲覧謄写に関しても患者側の「カルテを見せてほしい」との答えは七六・四四％にのぼっているのに対し、医師側で「原則として患者や家族からのカルテの閲覧請求の要求に応じる」と答えた者は二三・四四％にとどまっています。九弁連が同時に行った九州・沖縄八県医師会に対する文書照会の結果では、実に六県医師会が患者からのカルテ開示の要望が出されても裁判所の証拠保全決定がない限り応じるべきではないと指導していると回答しています。

第四に、わが国の医療保険制度においては、医師の説明を保障するような診療報酬が制度化されていないことが多くの医師から問題点として指摘されました。

このような諸課題の克服を単に医の倫理として医療側の自主性に任せたり、あるいは医療側の負担だけで解決しえないことは明らかでしょう。これらの課題が存在するからこそ、インフォームド・コンセントを患者の権利として確認する、つまりその実現を法律的に保障することが求められているわけです。

5 「説明と同意」の問題点

インフォームド・コンセントについては、「説明と同意」についての報告と題する日本医師会生命倫理懇談会の答申が一九九〇年一月九日付けで出され日本医師会理事会で採択されていますが、この報告では、インフォームド・コンセントを「説明と同意」と訳しています。しかし「説明と同意」という訳を使う場合にはインフォームド・コンセントについての新しい中身が抜け落ちてしまわないように注意する必要があります。

なぜならば、医療行為において患者側の同意が必要である、ということは別に最近始まったわけではありません。医療行為の多くは身体に対する侵襲でもありますから、もし患者が同意しないのに手術すれば傷害罪で刑事上の処罰を受けるわけです。投薬も、ある意味では「毒をもって毒を制する」ということですし、主たる効果だけでなく副作用という点から考えてみても、やはり患者の同意があって初めて合法性を確保できるということは当然のことです。その点では、日本の裁判所でも戦前から明確になっており、例えば一九三〇年（昭和五年）の長崎地裁佐世保支部の判決があります。子宮の近くにできものがある、これを摘出しましょうということで手術に入ったところが、周辺にも病変があるのではないかということで子宮も卵管も全部摘出してしまったという事件です。これについて判決は「原告の承諾に基づかざる全型子宮およびその附属器の摘出行為は適法なる診療行為の範囲を超越したるものと言うべし」として、損害賠償の請求を認めています。つまり、一般的に医療行為は危険な行為、身体に対する侵襲を伴う行為ですから、患者の同意が必要だというのは当然のことです。

次に「説明」という点ですが、患者の「同意」を得るためには、当然のことながらどういう治療をやろうとしているのかを説明しないといけませんから、いわゆる「説明義務」も以前から当然の原則といわれています。この説明が不十分なために誤解を招くようなものであって、そのために誤って同意をしたという場合には、これは真摯な同意ではないということで、同意はなかったとみなされるわけです。そういう点で、患者の同意を得るための説明ということも当然のことです。

さらに一般的な意味での「説明」は民法上も義務づけられている問題です。弁護士が依頼者から頼まれて仕事をすることを「委任契約」（民法六四三条）といいます。弁護士は主に法律的な事項について委託を受けて仕事をします。医師の場合は患者から依頼を受けて診察や治療という事実行為をする、つまり事務の委託を受けているわけですから、委任契約に準ずるということで民法上の準委任契約（民法六五六条）に該当すると考えられています。

準委任契約の場合、委託をするのは患者で、医師は受託者ということになりますが、受託者は善良な管理者としての注意をもってその事務を行うとともに受託事務に伴なっていろいろ起こったことについて委託者に対し説明や報告をするということが民法上義務づけられています（民法六四四条、六四五条）。そういう意味で言えば、報告をする、説明をするということは現行法においても受託者としての医師に義務づけられているわけで、何も新しいことではありません。

従ってインフォームド・コンセントを、従来から言われている「説明」だとか「同意」と同じようなものとして位置づけるということであれば、何も大袈裟に日本医師会が報告書を出す必要性もないでしょう。

6 「インフォームド」――情報提供の意義

従来の「説明」という枠だけで考えた場合は、当然医師が今からやろうとしている治療法の説明ということが主眼になりますが、その点はこれまでも殆どの医師が多かれ少なかれやってきていることと思います。

けれども、「インフォームド」を患者側の「知る権利」や「自己決定権」に対応する情報提供という観点から考えた場合には、これは医師が今からやろうとすることを、今までより丁寧にもっと分かり易く説明しさえすればいいという範疇にとどまらない、もっと多くの情報提供になります。とりわけ「自分は今からこういう治療をやろうと思っているけれども、この方法にはこんな危険性があります」とか「これと違う治療法もあります」と、治療の危険性や代替の治療法についても当然情報提供しなければいけません。その上で、それぞれのメリット、デメリットを比較検討していけるし、患者自身がそのことを考えることが可能になるというわけです。

『日経メディカル』が「市民意識調査にみるインフォームド・コンセント」ということで、四〇七名にアンケートを行った結果が一九八九年三月号に出ています。その中で、「医師の方から症状その他を説明してもらったか」という点では、以前は「ほとんど説明を受けていない」という回答が多かったのですが随分改善されてきています。忙しい中でもなるべく患者に分かり易く説明しようという最近の医師の姿勢を反映して、「医師の方から説明してくれた」という回答が七四・四%とかなり高率になっています。

ただその説明の中身としては「病気やけがの状況について」というのが六〇・八%と一番多いのですが、その次が「検査の結果について」三九・七%、「治療の方法について」が三九・二%、そして「薬の用法」が三六・二%と続いて、「別の治療法の有無」はわずか三・八%しか説明を受けていません。同じく「薬の副作用の説明を受けた」という者も九・三%しかありません。ここにも、「患者の知る権利」や「自己決定権」のための情報提供という点で不可欠とされている治療の危険性や代替手段についての情報は、通常の説明場面においては殆ど提供されていないという医療現場の実態が明白に示されています。

従って今からの情報提供の中身としては、「代替の治療法はあるのか」とか、「薬の副作用はどうか」など、治療の危険性と患者の選択肢に関する説明を強めていくことがポイントになってきます。なお、情報提供すべき項目については、日本医師会の報告書においても当然そういうものを含むとされています。

7 「コンセント」――自己決定の意義

既に日本でも世界でも、何十年も前から確立しているいわゆる「同意」というのは、これは「合法性の担保」といいますか、身体に侵襲を与える医療が合法であるというための手続として患者側の承諾が必要だということです。

ところが「コンセント」という場合には、そういったものを念頭に置いているに留まらず、さらに新しいものが付け加えられていることは、前述した米国大統領委員会でのインフォームド・コンセントに関する議論でも明白です。それは何かというと、医療における意思決定ということです。患者自身のメディカル・ディシジョン（medical decision＝医療上の決定）をどうつくり上げていくかということがインフォームド・コンセントの中身だということが明確に謳われています。

患者によるこの「自己決定」は、これまでの受け身の承諾・同意とは大きく異なるもので、医療における患者の主体性を尊重していくためのものになります。そうなると、これまでの医師による「裁量権」の考え方とか、医師による専門家としての助言や医療上の合理的な判断と、患者の判断や決定がくい違った場合の処置とかはどうなるのかということがまず問われてくるわけです。ここがまさにインフォームド・コンセントで一番議論されなければならないところです。

ところが、残念ながら日本医師会の「説明と同意」についての報告の中では、そういう点については「米国と日本は違うので日本の伝統的な文化やしきたりを尊重しながら、徐々に解決しなければいけない」という内容になっています。それだけでなく、「患者の同意」のところで「患者の同意とは、医師がとろうとする措置について患者が理解納得して承諾することである。それは患者の心身に対する直接および間接の侵襲について合法性を与えることにもなる」、この場合に「医師と患者とは対等ではなく、医師は専門的な知識と経験を有するものとしての指導性を持つべきものと考えられる」と述べています。そうなると患者にとっては従来の受身的な同意と殆ど変わらなくなると思います。

私は、医師の指導性が問われるのは「コンセント」のところではなく、むしろ「インフォームド」つまり、患者が「十分な情報を得て理解している」という状態をつくり上げるところだと考えています。例えば「検査データはこうです。治療方法はＡＢＣとあります。はい情報提供終わり。あとは自分で決めなさい」というのでは到底患者に「インフォームド」の状態が形成されているとは言えないでしょう。医師や医療集団が専門家の立場から適正に情報を整理し、患者側に分かり易く伝えるとともに、専門家としてその情報を評価し、場合によれば助言する。そういう面で大いに指導性が強調される必要があります。

しかし、「コンセント」というところで医師の指導性を強調していけば、結局は自分の治療について承諾をとるというだけで、従前の考え方に戻ってしまいます。

現実の医療における意思決定がどのようになされているかといえば、米国でも日本でもそんなに大きな違いがあるわけではなく、大部分はお互いに意見交換をしながら、特別の問題がない限り、医療集団の専門的なアドバイスが患者側に受け容れられ、それが患者自身の意思として決定されていくという、共同決定というのが実態だと思います。このことについては米国の大統領委員会のレポートでも、医療というのは「医師と患者の共同の決定だ」ということが明確に書いてあります。日本でも民医連（日本民主医療機関連合会）では、医療というのは患者と医療従事者の「共同の営み」であるという定義づけをしていますし、保団連（全国保険医団体連合会）の「開業医宣言」でも「共同の行為」と言っています。

そういう共同行為であるということを前提としつつ、最後のギリギリのところで意見が合わなくなったという時には、患者が決める、そして医療従事者も患者の決定を尊重する義務があるというのが患者の自己決定権です。従って、いわゆる「最終決定権」と言うこともできますが、これを認めるところにインフォームド・コンセントの意義があるわけです。この「自己決定」のところで、医師の優位を言うのであればパターナリズムそのものではないでしょうか。

日本医師会の報告では、そうした「コンセント」にかかわる基本的な思想に関してもっと議論を深め、従来型の考えとの違いを明確にしてほしかったと思います。インフォームド・コンセントが各地の医師会などでも研修会のテーマにあがっていますが、「説明と同意」についての報告の弱点が影響してか、要するに従前やっていた「ムンテラ」（ムント・テラピーの略語で、従前から医師が患者に対して行う説明のことを指し、「口頭での治療」という意味であるが「患者を適当に言いくるめる」というニュアンスも否定できない）の延長線上で考え、説明の仕方を上手にすればいいとか、後日紛争が起こらないために患者の同意をとる書式を準備すればよいとか、そういうレベルでの議論を払拭しきれない原因になっています。

8 「インフォームド・チョイス」へ

従前は患者の自己決定権を認めるとしても、医師が提案する治療に同意するか、拒否するかの二者択一として理解する向きも少なくありませんでしたが、現在ではコンセントには当然治療法の選択が含まれる――つまり「インフォームド・チョイス」とも表現されています。

何を自分にとって「最良の治療法」と考えるかは、まさに患者自身の人生観、世界観に関わるものです。また、ある病気の治療を受けると生活のどこかを犠牲にしなければならないということもしばしばです。それを受忍するか否かの判断も患者の価値観や生活感覚によることが大きいでしょう。医療従事者による一方的な判断による治療の押しつけは、そうした潜在的な可能性を殺してしまう恐れを伴っているのです。

インフォームド・コンセントの中心的意義を患者の自己決定、つまり医療の内容は患者が最終的に決めていくことだととらえれば、これは医療の質そのものに大きな影響を与えていくものになるでしょう。

例えば医療過誤裁判で、「この治療法をどうして選択したのか」「それは医師の裁量だ」、次に「医師の裁量は分かりました。どういう点を比較考慮してこれがいいと裁量したのですか」ときくと「それは私の裁量だ」と答える。要するに医師は専門家である、自分が「これがいい」と決定することが裁量権だと考えていると思われるようなやりとりも少なくありません。

「裁量」というのは厳密に言えば、仮にAとBという二つの手段があったときに、Aをとった場合のメリットとデメリット、Bをとった場合のメリットとデメリット、そして患者が置かれている状態、そういう状況を科学的に比較考量しながら「これだ」と判断したという専門家としての合理的な判断過程が必要なわけです。そういう判断過程と判断の基礎となった情報を示すことなしに、自分がいいと思ったことをそのまま実施することが「医師の裁量権だ」と主張する医師も少なくありませんが、そういう考え方はインフォームド・コンセント論においては原理的に排除されることになります。

患者側の自己決定ということは、弁護士から見れば当然のことです。なぜかというと弁護士は依頼者から「貴方を代理人として認めます」という委任状を貰って初めて自分が代理人として仕事ができ、その人に対してアドバイスができるわけです。もちろん弁護士がアドバイスして理解してもらえれば「分かりました。先生の言われるとおりにします」ということになりますが、最後の段階で「そういうことなら、お断りします」と解任されれば、その人にアドバイスする権限も消滅してしまうわけです。

つまり、もともと委託者である患者は、この病院にするか、あの医者にするかということを選んできているわけです。患者の選択・決定がなければそもそも診療契約も結ばれないわけですから、根本的に考えたときに、最後は誰が決めるのか、患者に「じゃ、先生さよなら」と言われればそれまでです。患者の自己決定・患者の選択を前提にした上で専門家としての裁量をどう発揮するかということであり、患者の自己決定権と対立するような裁量権はあるはずがないと私は考えています。

この点に関しては、胸椎椎間板ヘルニア摘出手術における説明義務違反を認定した仙台高裁判決は次のように述べています。

「医療は、手術をも含めて、医師の専門的知識に基づく広範な裁量行為によって初めてその目的を達するものであることはいうまでもないけれども、あくまで患者の自己決定権を基礎とするものでなければならない。そして、その前提として、患者には、手術の目的、方法および内容のみならず、手術の危険性、手術による後遺障害発生の危険性、手術に代わる治療手段の有無、手術をしない場合の予後の見通し等、承諾をするか否かを決めるにつき考慮の対象となるべき情報が与えられる必要がある」、「医師には、……当該手術が重大な危険性を伴うものである場合には、専門的見地から、可能な限りその危険性のみならず、その発生頻度を具体的に患者に説明した上で、患者の自己決定に委ねる義務がある」、「そうすれば、この説明を受けた患者は、その時期に当該手術を受けるか否かを決断し、手術を受けるにしても発生するかもしれない不幸な結果について或る程度の覚悟を決め、場合によっては別の医療機関で更に検査、診察を受けて手術の適応等について慎重に診断してもらい、その結果によっては同じ目的の手術を受けるにしても転院して他の医師により、更には他の方法によることを選択するという機会を得ることになるのである」（一九九四年十二月十五日、言渡・確定、『判例時報』一五三六号）

ところで日本医師会の報告書は「患者は医師に対して自分の希望を述べることはできるが積極的な指示をすることはできない。医師は自分が不適切と考える処置は拒否してよいのであり、その場合には患者は自分の望む処置をしてくれる別の医師を探さざるをえない」と述べています。これはある意味では当り前のことですが、その場合には医師は患者の望む治療を行ってくれる可能性のある医療機関を紹介する義務を負うこともあります。

しかし、医師は安易に患者の希望を不適切と考え拒否することはできません。自己決定権を患者の権利として承認する以上、医師は自分が好む治療法だけでなく広く医療界で行われている他の治療方法についても十分研究し、患者に対する適応について専門的、科学的な比較考察を行うなどして、可能な限り患者の決定に基づく処置を行う義務があるからです。

この点では、国際的に議論されてきたエホバの証人の宗教的信念に基づく輸血拒否に対する医療機関の対応の経過は極めて教訓的です。つまり、当初は多くの医療機関が輸血拒否を頭から不適切な判断と決めつけ非難してきました。が、現在では少なくない医療機関が患者の決定を尊重し無輸血治療の技術を発展させています。その結果、むしろ輸血合併症の危険性や従前の「輸血万能主義」の誤りが明らかとなり、今日ではすべての患者に対して輸血適応を厳格に考えるところとなり、開発されてきた自己血輸血などの技術も広く一般の患者に適用されるに至っています。個々の患者の自己決定権を尊重することが医療技術全般を前進させる契機となりうることを示した好例ともいえるでしょう。

9 「自己決定権」と「健康権」

厚生省の国民医療総合対策本部は一九八七年のいわゆる「中間報告」において「自己決定権」や「インフォームド・コンセント」という言葉も採用しつつ「成人病中心の時代にあっては、自らの健康は自分で守る、自分の病気は最終的には自らが治す、というセルフケアの観点を重視する方向で改革を行っていく必要がある」と述べて、いわゆる「健康や疾病についての自己責任論」を展開しています（莇昭三『医療学概論』、二二一頁以下）。

しかしインフォームド・コンセントや自己決定権はそれぞれの人生で各自が自由に幸福を追求していく、医療においても自分がどういうふうに病気に立ち向かっていくのか、健康を回復していくのかという点について、治療を拒否することも含めそれぞれの生き方に照らして決めていくという「人格的自律権」にこそ本質があり、健康を維持する責任や疾病を克服する責任を個人に負わせることとは論理的に全く関係はありません。それどころか、そうした考え方は健康や疾病を条件づける社会的要因に注目し、健康の維持を基本的人権として公的に保障しようとしてきた国際的な人権思想の発展にも真っ向から背を向けるものと言わざるを得ません。

日本国憲法では憲法二五条において国民の健康権に対する国の社会的使命として「国は、すべての生活部面について、社会福祉、社会保障及び公衆衛生の向上及び増進に努めなければならない」と明確に謳われているところです。そもそも人間が健康に生きていくことは一人の力ではできません。疾病や障害自体も社会的ないろんな変化、経済的な変化で内容も歴史的に変わってきているわけです。最近の「ジャパニーズ・カローシ（過労死）」問題などはそうした意味で典型的なことですが、そういう時に社会自体が、あるいは国や地方自治体が国民一人ひとりの健康を守っていくために、健康に生きる権利を擁護するための手立てを打たなければいけないということが憲法上の原則です。

これは世界人権宣言や国際人権規約でも確認されている現代世界の共通の考え方であり、「健康」とは「単に病気や虚弱の存在しないことではなく、身体的・精神的・社会的に良好な状態である」と定義し、「到達可能な限り、最高水準の健康を享有することは、人間の基本的権利の一つである」と宣言したWHOの「健康憲章」(一九四八年七月)からも明らかです。

一人ひとりが個人として幸福を追求していく権利、つまり自己決定権を持つと同時に、一人ひとりの健康権を社会的に支えていく、この二つは車の両輪であって、この二つを常に併せて問題をみておく必要があります。インフォームド・コンセントを形式的に強調し「自己決定による生活の結果」、病気になったのも患者の責任、あなたが好きでこうしたんでしょ、私たちは知りませんよという形で行政が公的責任を放棄し医療費を削減する根拠としてインフォームド・コンセントを使うということには到底同調できません。

厚生省の国民医療総合対策本部による中間報告(一九八七年六月二十六日)は、「第四　患者サービス等の向上」の節において、①情報提供機会の拡大、②医療機関と患者の関係、③病院給食の改善などを取り上げ、「医療機関と患者の関係」の項においては「インフォームド・コンセントという考え方を踏まえた医療機関による医療サービス指針の作成と普及方策の検討」を打ち出しました。その後「患者サービスのあり方に関する懇談会」の報告(一九八九年五月十三日)でも、「患者サービス」を、①患者・家族への情報提供、②患者の快適性や利便性に配慮したサービスの二側面から検討し「患者サービス・ガイドライン」を提案するとともに、「情報提供」に関しては日常的な健康情報、医療情報の提供とともに「検査・治療等に当たっては、その必要性や内容、薬の作用(副作用)などに関する情報を提供し、理解と納得を得ることが重要である」としてインフォームド・コンセントの考え方を強調しており(以上、『図説日本の医療』、一九一頁以下)、さらに前述した一九九二年の医療法改正付則を受け一九九三年七月「インフォームド・コンセントの在り方に関する検討会」を発足させました。

各種の患者アンケートにおいては説明不足に対する不満や要求は依然として大きく、これからの医療や看護の質の評価にあたって、インフォームド・コンセントが極めて重要な位置を占めるものであることは言うまでもありません。しかしこれを単に「患者サービス」の一環としてとらえたり、医療提供がスムーズになされるための手段としてのみとらえるとすれば、事の本質を見誤ることになるでしょう。

インフォームド・コンセントはまさに患者の「知る権利」と「自己決定権」を実質化し、患者を医療の主体として位置づけようとするものですし、患者にとって最善で、かつ、多様な医療の質を創造するキーワードです。

インフォームド・コンセントにおいて提供されるべき情報は、自己決定にかかわる情報——例えば治療方法の危険性については平均値のみならず自分の病院の具体的成績——を含むことが第一のポイントです。従って治療成績等の正確なデータの蓄積も必要となるでしょう。

インフォームド・コンセントの実践においては、真実の情報が共有されることが第二のポイントです。いわゆるがんや精神障害等、難治性疾患においても真実の病名を伝え、ごまかしのない医療関係がつくられねばなりません。カルテの開示システムも必要です。カルテの開示は患者が自己決定に先立ち他の医師の意見を聞いたりすること(セカンド・オピニオン)をも容易にします。

第三のポイントは、インフォームド・コンセントは患者に関わるすべての医療従事者との間でシステム化されることが重要です。患者に提供される治療計画、看護計画、リハビリ計画などの情報が確実に提供され、患者の意思を反映しつつ、統一的な調整がなされていくならば、患者に対して質の高い医療の提供が保障されるとともに、医療従事者のそれぞれの専門性を高め病院機能の総合力を強化することにも直結するでしょう。

第二節　インフォームド・コンセント法制度化に向けた歩みの現状と今後の課題（2）

――医療法改正付則により設置された検討会の報告とその後の展開――

（『患者の権利』九州大学出版会、一九九七年、改訂増補版）

一九九二年の第一二三国会の医療法改正付則に基づき厚生省のもとに設置された「インフォームド・コンセントの在り方に関する検討会」（座長柳田邦男）は一九九三年七月からほぼ二年にわたる検討を経て一九九五年六月報告書を公表しました。検討会は、公開審議を求める患者の権利法をつくる会など市民団体の強い要請にもかかわらず非公開で行われ、その構成においても医療従事者を中心とし患者団体代表を一人も含まないという偏頗なものでした。そうした基本的弱点を反映して、報告書は結論的に次のような理由でインフォームド・コンセントの法制化に消極的な姿勢を表明しました。

① インフォームド・コンセントを一律に法律上強制することについて

個々の患者と医療従事者との関係において成立するインフォームド・コンセントについて、画一性を本質とする法律のなかに適切な内容での規定を設けることは困難であり、また一律に法律上強制する場合には、責任回避のための形式的、画一的な説明や同意の確認に陥り、かえって信頼関係を損なったり、混乱させたりする恐れもあることから、適切ではない。

② インフォームド・コンセントを理念規定に位置づけることについて

本検討会では一致した見解をまとめることはできなかったが、医療法の医療提供の理念の中に、医療従事者の努力目標、努力規定として位置付けることについては、さらに幅広く関係者の意見を踏まえた上で一層の検討が行われることを期待している。

しかし他方で報告書は「(日本医療の大きな) 転機を推進するキーワードとしてインフォームド・コンセントがある」「インフォームド・コンセントとは、医療に制約を加えようとするものではなく、より良い医療と生き方を追求するのに必要な手段なのである。その意味で、インフォームド・コンセントとはもともと医療の中核をなすものとしてとらえるべきなのである」と述べるとともに、「患者も医療従事者もともに生きることへの元気の出るインフォームド・コンセントの定着こそ、この報告書の目指すところなのである」としてインフォームド・コンセントを具体的に普及するための詳細な提言を行っています。

加えて報告書は、インフォームド・コンセントに関して日本医師会が行ったような、いわゆる「説明と同意」などの不正確な訳語を採用することなく、インフォームド・コンセント (informed consent) という原語をそのまま用語として使用することとしました。これは極めて賢明な選択であり、実は私はこの点を検討会の最大の功績と考えています。

何故ならば、インフォームド・コンセントは、既に国際的な共通語として各種文書で使用されており、国連総会決議においても定義づけがなされていますので、たとえ現時点において、その捉え方に多様性があり、或いは大きな誤解すら存在していたとしても、原語を使って議論していればチャンネルは同一なのですから、必ず混迷を脱して共通の認識に到達するだろうと思うからです。

ところで報告書は単純にインフォームド・コンセントの法制化の是非を論ぜず「一律に」法律上強制することは適切でないというような表現を用い、あるいは「疾病や病状に応じたインフォームド・コンセントを普及・定着させる」というような表現も散見されます。もちろん患者のインフォームド・コンセントを得るためには、医療従事者は具体的な病状に応じて個別的な情報を提供しなければならず、その内容も臨床医学の発展に応じて異なっていくものですが、そのことは何ら、あらゆる医療行為が患者のインフォームド・コンセントに基づかなければならないこと、およびインフォームド・コンセントを得る際に提供されるべき共通の情報を類型化して定めることの障害になるものではありません。既に欧米諸国の多くが行っていることですから。

むしろ報告書自体が患者の権利としてのインフォームド・コンセントの意義を正確に捉え切れず、医療従事者が自ら行おうとする医療行為に関する説明を充実させること（それはもちろん患者がインフォームド・コンセントを行うに際し極めて重要な情報の一つですが）に重点を置いた「説明と同意」論や日本型信頼関係論に引きずられていることから、そうした表現になってしまったのではないかと思われます。

ところで検討会報告書が提起した医療法の理念規定への努力規定の導入に関する検討は、その後、医療審議会（会長浅田敏雄）において続行され一九九六年四月の医療法の見直しに関する同審議会の意見書の中に、医師の責務として「適切な説明を行い、患者の理解を得るよう努める」との努力規定を盛り込むことが謳われました。当初予定していた「説明と同意」が日本医師会の抵抗のため「説明と理解」まで後退したと報じられていますが、医療審議会の経過について日本医師会の村瀬会長は理事会で次のように発言しています。

「（医療審議会を担当している）石川常任理事にはずっと「インフォームド・コンセント」という言葉は絶対入れちゃいかんと言ってありますし、谷局長にも言っております。これは全然違う概念だから。日本医師会は「説明と同意」ということでやってきましたし、石川常任理事はさらにそれを「説明と理解」としております。「同意」というと患者側の合意が入るから、「理解」というような形でいこうということで法理論をされているような次第であります」（一九九六年一月二十三日、日本医師会理事会議事録、『日本医師会雑誌』平成八年四月十五日号）

こうした日本医師会の態度は一九九五年九月第四七回世界医師会総会が決議した「患者の権利に関する改訂リスボン宣言」の立場と真っ向から対立する異常なものです。

このような状況を踏まえて、当時の厚生省は二〇〇三年（平成十五年）九月「診療情報の提供等に関する指針」

（巻末資料7）を定めて事態を打解する方策をとりました。

第三節　総括的インフォームド・コンセント論

（的場恒孝編集、池永満ほか共同執筆『医療科学入門』南江堂、一九九七年）

1　はじめに

インフォームド・コンセントは、今日の医療において患者の権利を構成するもっとも基本的な概念の一つであるが、その形成過程は国際的な歴史と教訓に由来し、その内容も国際人権法において確立されてきたものである。また、患者の権利としてのインフォームド・コンセントは当然のことながら法律的概念として医療裁判などにおける規範（判断、評価、行為などのよるべき基準）としても機能しているものである。したがって、インフォームド・コンセントを自由に論ずる前提として、何よりもその概念を正確に認識することが極めて重要であると私は考えている。

同時に、患者によるインフォームド・コンセントは一連の医療過程においてなされ、インフォームド・コンセントに基づく医療行為も多くの場合、連続的なプロセスをなしている。また、インフォームド・コンセントを得るためになされる医療関係者による情報提供過程は、それ自体を医療行為の重要な要素としてとらえるべきものであり、そのプロセスの有り様は医療の質を左右するといっても過言ではなかろう。

したがって、プロセスとしてのインフォームド・コンセントにおいては、当然のことながら医療関係者における専門的な知識や経験と創意工夫が強く要請されてくると思う。

そうした観点から、まず患者の権利としてのインフォームド・コンセントの概念を明確にし、次にインフォームド・コンセントの内容の基本的要素をなす患者の自己決定権と情報に対する権利を論じ、最後にプロセスとしてのインフォームド・コンセントが医療過程において果たす役割を、医療の質や医師―患者関係に対する影響の側面から考えてみたい。

2　インフォームド・コンセントとは何か

(1)　インフォームド・コンセントの定義

国連総会決議である「精神病者の保護及び精神保健ケア改善のための原則」（一九九一年）は「治療は、患者のインフォームド・コンセントなしには与えられない」とした上で次のように述べている。

インフォームド・コンセントとは、威嚇または不適当な誘導なしに、患者が理解できる方法及び言語により、適当で理解できる以下の情報を患者に適切に説明した後に、自由に行われる同意をいう。

① 診断の評価
② 提案された治療の目的、方法、予想される期間及び期待される利益
③ より押しつけ的でないものを含む他の治療方法、及び、
④ 提案された治療で予想される苦痛または不快、危険及び副作用

日本弁護士連合会は、第三五回人権大会において「患者の権利の確立に関する宣言」（一九九二年）を採択しているが、そこでは国連総会決議に即してインフォームド・コンセントとは「患者が自己の病状、医療行為の目的、方法、危険性、代替的治療法などにつき正しい説明を受け、理解した上で、自主的に選択・同意・拒否できるという原則」であると簡明に定式化している。

つまりインフォームド・コンセントとは、患者が必要な情報を得た上で自分自身の主体的な意思に基づき医療上の決定を行うことを保障する手続的準則である。それゆえにインフォームド・コンセントは患者の権利の中核的部分を構成するものであるとともに、インフォームド・コンセントが付与された医療行為は患者の意思に沿うものとして倫理的にも法律的にも正当化される効果を有している。当然のことながらインフォームド・コンセントを行う主体は患者である。

(2) インフォームド・コンセントが内包する憲法的価値

インフォームド・コンセントを貫く基本的思想は、自分の生き方や幸せは他人から押しつけられるものではなく、十分な情報を得た上で自分自身で決めるものだというところにある。したがってインフォームド・コンセントの実質的内容を日本国憲法の規定に照らして考えれば「人格的自律権―自己決定権」（憲法一三条）と「知る権利―情報に対する権利」（憲法二一条）の二つの基本的人権により構成されているということができる。

いずれも現代市民社会、あるいは現代情報化社会において、国民や消費者が主権者として行動し民主主義を支えるために不可欠とされている基本的人権であり、現代社会における基軸的な二つの人権概念を結合し内包するインフォームド・コンセントの理念が、従来は専門家の手に委ねられてきた諸分野の運営や担い手（専門家）のあり方を根本から問い直すキーワードとなっていることは極めて興味深いところである。

そもそも医療には人体に対する侵襲性があり、本人の同意なしに行えば刑法上の傷害罪に該当する違法行為である。そうした基本認識に立てば医療における患者の自己決定権を承認することは理論上当然の帰結であろう。

しかし医療行為については、従前から人体実験や臨床試験と異なり当然患者の利益に資するものとされ、患者にとってもっとも利益と思われる治療方法の選択は、専門的な知識と経験を有する医師のパターナリズムに基づく裁量（自分の考えで任意に裁いて処理すること）に委ねられ、患者はただそれを承諾するだけの地位にとどめられてきた。つまり、医療の主体は医師であり、患者は医療の客体にすぎなかったのである。インフォームド・コンセントは、そうした医師―患者関係の転換を明確に要求するものである。

ＷＨＯ加盟のヨーロッパ三六ヵ国が参加したアムステルダム会議（一九九四年）は「ヨーロッパにおける患者の権利の促進に関する宣言」を採択している。このＷＨＯ宣言は、社会的背景を指摘した上で、ヨーロッパ諸国における「共通の体系」としてインフォームド・コンセントを中心的内容とする一連の「患者の権利」を宣言している。

世界医師会は、第四七回総会（一九九五年）において、患者の自己決定権を承認したリスボン宣言の全面改訂を決議したが、「患者の権利に関するリスボン宣言（一九九五年改訂）」で、とくに注目されるのは「情報に対する権利」を明記したことである。世界医師会においてもインフォームド・コンセントが内包する二つの人権的価値をいっそう明確に認識したことを示すものといえよう。

3　インフォームド・コンセントの権利――自己決定権の側面から――

(1)　インフォームド・コンセントが必要とされる範囲

ＷＨＯ宣言は「患者によるインフォームド・コンセントは、あらゆる医療行為にあたって事前に必要とされる」（宣言3「コンセント」3・1）と述べている。つまり、すべての医療行為において当該医療行為を実施するか否か、実施する場合の方法の選択などにつき事前に患者の自己決定を求める必要がある。

そのために医師は、自分が好む治療法だけでなく医療界で行われている他の治療方法についても十分研究し、患者に対する適応について専門的、科学的な比較考察を行った上で、自らが提案する治療方法の合理性を患者が理解できるように説明し、患者の質問に応じなければならない。互いに意見交換がなされる中で、特別な問題がなければ患者は専門的なアドバイスを受け入れ、それを自分自身の意思とする。つまり「共同決定」にいたることになる。

自己決定の範囲には治療拒否権も含まれる。「患者は、医療行為を拒否し、または中止させる権利を有する」（同

3・2）。医師からみれば患者の決定が医療上の合理的な判断とは思えない場合もあろう。したがって「そのような医療行為の拒否あるいは中止の結果生じうる事態については、患者に対し慎重な説明がなされなければならない」（同　3・2）。それにもかかわらず患者の意思が変わらないときには医師はそれを受け容れる義務がある。

また「人体組織の保存および利用」（同　3・8）、「臨床教育への参加」（同　3・9）、「科学的研究への参加」（同　3・10）などもすべての患者のインフォームド・コンセントに基づいて行われなければならない。

さらに、それ自体は医療行為ではないが、「患者個人の秘密にされるべき情報の第三者への開示」（同　4「秘密保持とプライバシー」4・2）、「患者の診療などに必要な範囲内における私生活及び家庭生活への干渉」（同　4・6）、「医療行為における必要な者以外の立ち会い」（同　4・7）などは、いずれもプライバシー保護の観点からインフォームド・コンセントを必要とする事項とされている。

(2) 自己決定能力を欠く場合のインフォームド・コンセント

インフォームド・コンセントは患者自身に意思能力があり、それを自ら行使できることを前提としている。その点で問題がある場合はどう考えればよいであろうか。WHO宣言は、次の三つに整理している。

① 緊急の必要性がある場合

1　患者に意思能力はあるが自己の意思を表明できない場合：コンセントがあると推定する。ただし、事前の意思表明でコンセントしないことが明らかな場合は推定できない。

2　患者に意思能力がなく法定代理人のコンセントが必要な場合であるが、即時に代理人のコンセントが取得できない場合：代理人のコンセントを推定する。

② 緊急性はなく、かつ、患者に意思能力がない場合

1　法定代理人がコンセントを拒否し、かつ医師らはその医療行為が利益になると考える場合：裁判所もしく

は何らかの仲裁機関の決定による。

2　法定代理人も、任意代理人もいない場合：推定される患者の希望を考慮しつつ代替の手続により意思決定を行う手段を講ずる。

3　上記いずれの場合でも、(未成年であると成年であるとを問わず)患者をその能力が許す限り意思決定過程に関与させることが必要である。

③　科学的研究への参加の場合

1　自己の意思を表明できないものに対しては実施しない。ただし、法定代理人のコンセントがあり当該患者の利益となる場合は可。

2　意思能力のない患者が何ら反対の意思を表明せず、研究による危険や負担が最小で、研究が重要な価値を持ち、かつ代替的研究手段がまったくないような場合には、観察的研究に関してのみ可。

こうしたWHO宣言の立場は、患者が意思能力を欠くことを理由とする安易な「患者の意思の推定」を否定し、あくまでも患者の自己決定権を前提とした解決方式を提起するものであり、わが国においても法制度上の整備を含めた検討が急務になっていると思われる。

4　インフォームド・コンセントの権利——情報に対する権利の側面から——

(1)　インフォームド・コンセントに不可欠な情報

WHO宣言は「患者は、容体に関する医学的事実を含めた自己の健康状態、提案されている医療行為及びそれぞれの行為に伴いうる危険と利点、無治療の効果を含め提案されている行為に代わり得る方法、並びに診断、予後、治療の経過について、完全な情報を提供される権利を有する」(同　2「情報」2・2)としている。

患者が有効な自己決定を行うためには当然のことながら真実の情報が正確に提供されなければならない。とりわけ危険性に関する情報と代替手段に関する情報は、インフォームド・コンセントにおいてもっとも重要な位置を占めるものである。これらの情報が提供されないまま得られた患者のコンセントあるいはチョイスは法律上は錯誤に基づく無効なものとみなされる。

以上の点に関しては、わが国においてもすでに裁判規範として導入されている。たとえば、先天性脳動静脈奇形の手術に関する医療過誤訴訟において東京地裁は、当該病院における手術実績に基づく死亡率など危険性に関する具体的な情報を提供しなかったのは自己決定権の侵害にあたるとして慰謝料の支払いを命じており（一九九二年、判決、『判例タイムズ』七九三号）、仙台高裁は胸椎椎間板ヘルニア摘出手術における説明義務違反を認定した（一九九四年、判決、確定『判例時報』一五三六号）。

(2) 医療記録に対するアクセス権

WHO宣言は「患者は、自己の医療記録や専門記録及び自己に対する診断、治療及びケアに付随するその他のファイルや記録にアクセスし、自己自身のファイル及び記録あるいはその一部についてコピーを受領する権利を有する」（同 4「秘密保護とプライバシー」4・4）とし、世界医師会の「リスボン宣言（一九九五年改訂）」も「情報に対する権利」の冒頭で「患者は自己のあらゆる医療記録に記録された自己に関する情報の提供を受ける権利を有する」として医療記録に対する患者のアクセス権を明記している。

これは現代情報化社会における情報処理に関する二つの原則（行政情報公開の原則、自己情報コントロール権）に基づき、個人情報に関する自己情報コントロール権を実現するためには、そこに集積された情報のほとんどが患者の個人情報である医療記録に対し、患者のアクセス権を保障することが不可欠となったという背景を有している。

同時に、医療記録の開示を促した、もう一つの重要かつ決定的な背景として、医療における基本理念がパターナリズムからインフォームド・コンセントへと転換したことがあることはいうまでもない。

「医療記録をみることで患者は、自分の医療に一歩踏み込み、よく知るようになる結果、自分自身のヘルスケアに対する関心が高まり、自己管理に努めるようになる。すると今度は医者と患者の関係が以前よりオープンで平等になり、よりよい関係が生れてくる。」

これは米国の消費者団体が発行した『Medical Records ; Getting Yours』（一九九二年）の一節である。

わが国においても一九八〇年ごろからカルテのコピーを診療のつど患者に交付してきた宮崎県日向市の井ノ口裕医師の実践につき九州・山口医療問題研究会が実施した患者アンケートの結果によれば、受け取ったカルテコピーを読んでいる患者は九五・六％にのぼり、カルテ開示により自己の病状が理解しやすくなった（八五・三％）、以前より医師の指示を遵守するようになった（六〇％）と答えており、カルテコピーの交付が情報提供の方法であるとともに、それ自体が一つの重要な医療用具になっていることを示している。

そうした中で、国際的には医療記録は患者が利用するものであることを前提とした法整備が進んでいる。例えば、スウェーデン患者記録法（一九八五年）第五条は「保健医療機関において作成される記録は、スウェーデン語によって明確に記録され、患者が理解しやすいように記載しなければならない」と定めており、韓国医療法も改正（一九九四年）で原則としてハングルあるいは漢字での記載を義務づけている。

しかし、残念ながらわが国においてはいまだに医療記録開示制度が確立していない。ＷＨＯ宣言に対応しうる国レベルでの医療記録開示制度の法制化が早急に求められているところである。

⑶「打撃的情報」の取扱い

一九九四年度の厚生省調査によれば、わが国におけるがん患者に対する病名の「告知率」はいまだ二〇％程度にとどまっている。がんなど悪性疾患に関する病名不告知の主要な背景には「患者は保護される客体」であり、「患者に不安を与えないこと」こそあるべき医療思想であるとしてきた医療パターナリズムの存在があることはいうまでもない。

現行医療法規においても、たとえば医師法二二条は処方箋交付義務を定めているが、そこには交付義務が免除される例外規定もあり、その二号として「処方箋を交付することが診療又は疾病の予後について患者に不安を与え、その疾病の治療を困難にする恐れがある場合」が例示されている。

ところで、がんは、コントロールできない末期の痛みゆえに多くの国民から恐れられてきたが、WHOにおけるモルヒネの経口用製剤を中心とした使用基準が確立され（「Cancer Pain Relief（がんの痛みからの解放）」レポート、一九八六年）、国際的にはがん末期の疼痛対策はすでに完成された状況にあることや、病名を伝えられた患者の方が病名を知らない患者よりもナースコールの回数が少なく、患者は一時的に気持ちが落ち込むことがあっても自分の真実の状態を理解した上で立ち直り、病気に立ち向かうエネルギーを作り出しているなど、がん治療の第一線で努力している医療現場からの報告が次々に出されており、悪性疾患における「病名告知」の問題状況も大きく変動しつつある。

WHO宣言は、「情報は、その提供による明らかな積極的効果が何ら期待できず、その情報が患者に深刻な危害をもたらすと信ずるに足る合理的な理由があるときのみ、例外的に、患者に提供しないことが許される」（同 2「情報」2・3）としており、悪性疾患であるという理由だけで「病名」を健康に重大な害を及ぼす情報に該当するとみなすような運用は国際的には殆どみられない。

なお、例外的に患者に対する情報不提供が許される場合は、その情報は患者が選任した代理人に対し提供されることになる（同 2「情報」2・6）。

5　プロセスとしてのインフォームド・コンセントが果たす役割

(1)　医療事故防止における情報の意義

わが国における医療過誤裁判の一年間の新受件数は五〇〇件を超えているが、これは医療事故紛争における氷山の一角にすぎない。提訴前に行われている日本医師会の損害賠償責任保険などの示談事件は裁判件数の数倍の規模に達しており、そこでの医療機関側の有責率（損害賠償責任があると認める率）は六〇％前後といわれている。

九州・山口医療問題研究会が一九八〇年九月から一九九三年八月までの一三年間に受けた医療事故相談は一、二〇〇件にのぼっており、対象医療機関は地域の開業医から総合病院、大学病院まですべての医療機関に及んでいる。医療事故相談の中では、患者や家族の訴えや疑問に耳を貸さないことから、とるべき措置を怠ったり、危険を回避する機会を失った事例も少なくない。「対話なき医療」が同種の医療事故を多く生み出している。

そうした中で、医療手段を妥当かつ適正に使用することは、医療事故を防止し医療の安全性を確保するうえで不可欠の課題となっているが、そのためにもインフォームド・コンセントに基づく医療を徹底することの重要性が注目され始めている。

本来、自己決定権を行使する手続であるインフォームド・コンセントが、同時に医療事故を回避し医療の安全性を高める有力な手段となりうるのはどうしてであろうか。私はそのメカニズムとして次の三点を指摘したい。

まず第一に、医師、薬剤師、看護師らが、予測される医療行為の効果のみならず副作用や合併症、使用禁忌、使用上の注意など、いわゆる危険性に関する情報を患者にそのつど詳しく説明することにより、その危険性に対する認識を自ら深め、より正しい適用や使用を行うようになる。

第二に、医師らによる危険性に関する情報の提供を受けた患者は、医師らが把握しえていない使用禁忌や使用上の注意に該当する自分自身の既往歴や現症状などがあれば直ちにそれを伝えて、その医療行為を速やかに回避したり使用方法の変更を要求することにより、未然に事故の発生を防止することができる。

第三に、危険性に関する情報を十分に提供した上で当該医療行為が行われる場合には、いずれにおいても危険回避の認識やその準備があるので、仮に副作用や合併症が発生しても医療側のみならず患者自身においても早期に異常に気づき、その医療行為を直ちに中止するとともに合併症の回避策を講じるなど、共同して被害の減少に努めることができる。

すなわち、インフォームド・コンセントは医療における患者自身の主体性を尊重することにその本質的意義があることはいうまでもないが、その不可欠なプロセスを通じて患者が得る認識の力や、逆に患者から提供される情報により多くの危険が早期に回避されることとなり、結果的には患者の力に依拠して医療側の不注意を減少させ事故発生の予防効果をもたらすという重要な役割を果たすものである。

以上のメカニズムを考えれば、医薬品の危険性情報などは最終利用者である患者本人に対して直接的、明示的に提供されることが必要であり、医薬品メーカーは患者が読んでよくわかる効能書なども添付することが重要である。

(2) インフォームド・コンセントと患者の医療参加

インフォームド・コンセントは、単に法律上の有効性のみを考えて行われるものではない。インフォームド・コンセントのプロセスは、それ自体、医療の倫理性を高めるとともに患者自身の納得と病に立ち向かうエネルギーを生み出すものであると思う。

人間の持っている生命力には非常に神秘的なものがあり、余命あと数ヵ月という診断を受けた患者が、いっさいの治療を拒否したにもかかわらず数年以上も通常の社会生活を送っていることもあり、医療従事者による一方的な判断による治療の押しつけは、そうした可能性を殺してしまう恐れも伴っていることを忘れてはなるまい。

ところで人の意思決定における思考過程や判断基準は必ずしも共通ではないし、その決定も医療上の観点からだけなされるものではない。その患者にとって最良の治療法であるかどうかは、まさに患者自身の人生観、世界観はもとより生活習慣などにも関わるし、その時点における患者や家族の全生活状況の中で判断されるものである。

したがって、医師が患者のインフォームド・コンセントを得るに際しては、単に医療行為に関する説明を行うにとどまらず、患者が自己決定に必要と思う事項につき患者自身からなされる質問に応じて十分な対話を行うことが極めて重要である。

また、患者には病気や障害のハンディがあるので、十分な情報提供と対話がなされたとしても、それだけでは自立的、主体的に行動することは困難であり、患者の側に立って患者の意思を実現する方策を考え、具体的な援助を行うシステムも不可欠である。

WHO宣言は「患者が、自己の権利が尊重されていないと感じる場合には、苦情申立ができなければならない」「必要な場合には、患者を援助し代理することが可能となるようなものにすべきである。患者は、自分の苦情について、徹底的に、公正に、効果的に、そして迅速に調査され、処理され、その結果について情報を提供される権利を有する」（同　6「適用」6・5）と述べている。

すでに、米国においては病院ごとに「患者の権利擁護官」が配置され、英国においては病院苦情処理手続法（一九八五年）に基づいて患者の苦情が制度的に処理されている。スウェーデンでは患者や家族代表を加えた「信頼委員会」が病院ごとに設けられ、フィンランドでは患者の地位と権利に関する法律（一九九二年）に基づき全国の病院に、患者の苦情に対応し患者を援助する「患者オンブズマン」を配置している。わが国においても、このような苦情処理や権利擁護システムを公共的な医療政策として準備しつつ、患者の医療参加を全面的に推進することが重要である。

＊池永満：インフォームド・コンセント②弁護士の立場から、医療科学入門（的場恒孝編）、一一三―一二二頁、一九九七、南江堂より許諾を得て再掲載。

第四節　臨床試験における被験者のインフォームド・コンセント手続

（『患者の権利』九州大学出版会、一九九七年、改訂増補版）

1　ICH・GCPガイドライン

日本・米国・欧州連合の三極間において医薬品開発における臨床データの相互受入れを促進するため「医薬品の臨床試験の実施に関する基準」（GCP : Good Clinical Practice）の統一を検討してきた医薬品規制ハーモナイゼーション国際会議（ICH : International Conference on Harmonization）は、一九九五年十一月の横浜会議などを経てICH・GCPのガイドラインについて合意に達し、三極のそれぞれで数年以内を期限として法制化することが約束されました。日本でも一九九六年三月の薬事法等の一部改正により法制化されたGCPをICH・GCPに適合させるための全面改訂作業が進行しました。

しかし、このガイドラインの序文では医薬品の臨床試験にとどまらず「人を対象とする治療的介入、または観察を伴う他の研究にも適用されるべきものである」と明記されていますので、単に薬事法の改正にとどまるのではなく、臓器移植法はもとより適用範囲を抜本的に拡大する法的措置がとられるべきと思います。

2　ガイドライン序文

医薬品の臨床試験の実施に関する基準（GCP）は、人を対象とする治験の計画、実施、記録及び報告に関し、その倫理的、科学的な質を確保するための国際的な基準である。本基準はヘルシンキ宣言に基づいている。本基準を遵守することによって、被験者の権利、福祉及び秘密の保護並びに治験データの信頼性が公に保証される。

本ＩＣＨ・ＧＣＰガイドラインは、三極間での臨床データの相互受入れを促進するため、日本、欧州連合（ＥＵ）及び米国に統一基準を提供することを目的としている。

本ガイドラインは、日本、欧州連合（ＥＵ）及び米国に加えてオーストラリア、カナダ、スカンジナビア諸国及びＷＨＯの現行ＧＣＰを考慮に入れて作成したものである。

本ガイドラインは、規制当局に提出する臨床試験データを作成する際に従うべきものである。

本ガイドラインに規定されている原則は、人を対象とする治療的介入または観察を伴う他の研究にも適用されるべきものである。

3　被験者のインフォームド・コンセント

⑴　治験責任医師は、インフォームド・コンセントを取得し、これを文書化する際には、適用される規制要件、ＧＣＰ及びヘルシンキ宣言に基づく倫理的原則を遵守するものとする。治験責任医師は、治験の開始前に、同意文書及び被験者への説明文書に関し治験審査委員会の承認を得なければならない。

⑵　被験者に関連し得る新たな情報が得られた場合には、同意文書及び被験者への説明文書を改訂し、治験審査委員会の承認を得るものとする。

⑶　治験責任医師または治験スタッフは、治験への参加又は参加の継続に関し、被験者に強制したりまたは不当な影響を及ぼしてはならない。

⑷　同意文書を含め、治験に関する口頭及び文書による情報には、被験者またはその法定代理人に法的権利を放棄させるかまたはそれを疑わせる語句、あるいは治験責任医師、治験実施医療機関、治験依頼者またはそれらの代理人の過失責任を免除するかまたはそれを疑わせる語句を含んではならない。

(5) 治験責任医師またはその指名する者は、被験者に治験について十分に説明するものとする。この説明は、治験審査委員会によって承認された説明文書の内容を含み、治験のあらゆる角度について行うものとする。被験者本人がインフォームド・コンセントを行うことができない場合には、被験者の法定代理人に対して同様の説明を行うものとする。

(6) 同意文書を含め、治験に関する口頭及び文書による情報は、被験者またはその法定代理人が理解可能でかつ非専門的な言語によるものでなければならない。

(7) 治験責任医師またはその指名する者は、インフォームド・コンセントを取得する前に、被験者またはその法定代理人が意志を決定するのに十分な時間と、治験の詳細について質問する機会を与えなければならない。治験責任医師またはその指名する者は、被験者またはその法定代理人が満足するように、治験に関するすべての質問に答えなければならない。

(8) 被験者が治験に参加する前に、被験者またはその法定代理人及びインフォームド・コンセント取得のための説明をした者が同意文書に署名し、各自日付を記入するものとする。

(9) 被験者またはその法定代理人が説明文書を読むことができない場合には、公正な立会人がインフォームド・コンセントの説明の全過程に立ち会わなければならない。被験者に対して同意文書が読み上げられ、被験者が口頭で同意し、さらに被験者（可能な場合）またはその法定代理人が同意文書に署名し、自ら日付を記入した後に、立会人も署名し、自ら日付の記入を行うことによって、インフォームド・コンセントが被験者またはその法定代理人の自由意志により与えられたものであることを証明するものとする。

(10) インフォームド・コンセントの説明及び同意文書には、以下の事項に関して明確な説明が含まれていなければならない。

(a) 当該治験が研究を伴うこと

(b) 当該治験の目的
(c) 当該治験において行われる処置内容
(d) 全ての侵襲的手順を含む、遵守すべき治験手順
(e) 被験者の責任
(f) 当該治験の実験的な側面
(g) 予期される危険または不便
(h) 予期される利益。もしも被験者にとって予期される利益がない場合には、被験者にそれを伝えねばならない。
(i) 被験者が受けることのできる他の治療並びにその治療法に関し予測される利益及び危険
(j) 治験に起因する健康被害が生じた場合、被験者が受けることのできる補償及び治療
(k) 被験者が治験参加を完遂できない場合等に、参加期間などを案分して金銭等が支払われる場合は、その案分の取決め
(l) 被験者が治験に参加するために費用負担をする必要がある場合は、その予定額
(m) 治験への参加は被験者の自由意志によるものであり、被験者は治験への参加を随時拒否または撤回することができること。また拒否・撤回によって、被験者が不利な扱いを受けたり、本来受けるべき利益を失うことがないこと
(n) モニター、監査担当者、治験審査委員会及び規制当局には、治験の手順及び（または）データを検証する目的で被験者の原医療記録を直接閲覧する権利が与えられていること。しかし、被験者の秘密は関連法規に定められた範囲内で保全されること。また、同意文書に署名することによって、被験者またはその法定代理人がこのような直接閲覧を認めたことになること

(o) 被験者の身元を明らかにする記録の秘密は保全され、関連法規等に定められた範囲内で公にされることはないこと

(p) 被験者の治験への参加に関連し得る情報が得られた場合には、適切な時期に被験者またはその法定代理人にそれを知らせること

(q) 被験者が、当該治験及び被験者の権利に関して更に情報が欲しい場合または治験に起因する健康被害が生じた場合に、連絡すべき担当者

(r) 被験者の同意を得ることなく、被験者の治験を終了させる条件

(s) 被験者の治験への参加予定期間

(t) 治験に参加する被験者の概数

(11) 被験者またはその法定代理人は、署名と日付が記入された同意文書及びその最新版の写し並びに被験者への説明文書及びその改訂版を受け取るものとする。

(12) 被験者が未成年であっても、インフォームド・コンセントの内容を理解し同意できる限りは本人が同意を行うものとし、本人が同意文書に署名することができる場合には、その法定代理人に加え、未成年者本人も署名し、自ら日付を記入するものとする。

(13) 非治療的治験（被験者に対する直接の臨床的な利益が予期されない治験）においては、同意は必ず被験者本人から得なければならず、同意文書には被験者本人から署名及び日付の記入を受けなければならない。

(14) 被験者による事前の同意が不可能な場合には、治験審査委員会に提出される治験実施計画書において、被験者の同意は不必要で、被験者の法定代理人が存在する場合にはその同意を得るべきことを規定することが許される。被験者の法定代理人が存在しない場合には、適用される規制要件を遵守して当該治験が実施されることを保証する他の方法を治験実施計画書に記載する。このような場合でも、被験者又はその法定代理人に対し、

できるだけ速やかに治験に関する説明を行い、同意を求めなければならない。

第五節　「認知症」患者におけるインフォームド・コンセント手続

インフォームド・コンセント手続や患者の自己決定権を議論するとき、医療者側からよく出される質問や意見の中で、インフォームド・コンセントは、判断能力や自己決定する力がある患者の場合には良いが、自己決定する能力のない患者や判断能力が不十分な場合、言い換えれば、医療者側からの説明を十分に理解できる力がない場合、つまりはインフォームド・コンセントが成り立たない患者の場合には、どうすればよいのかという問題が提起されることが少なくない。「判断能力が不十分な場合」の枕詞として、「認知症があって」と語られることもある。

法律上、患者に決定能力がないとみなされて、その代理人が設置される場合には、法律や裁判所において代理人が選任されている。これらを「法定代理人」と言い、患者が未成年の場合には両親が、成年ではあるが重度の認知症等で完全に判断能力が不十分、あるいは欠如していると裁判所が判断した場合はその成年のために法律行為を代理して行う者（成年後見人）を選任している。患者本人の判断能力には問題がないが、患者自身が自由意志に基づいて自分の代理人を選任している場合（任意代理人）もある。こうした場合は、患者に代わって自己決定権を行使する者は「代理人」であるから、インフォームド・コンセント手続において説明を受ける者や、治療方法などについて患者に代わって「同意」を得る者や「自己決定」を行う者が明確であるから問題は生じないが、そのような代理人が選任されていない場合には問題が多い。

仮に「認知症」があるとの診断書が医師により作成されている場合や、家族やその患者の療養を担当している医療者や介護者から、「認知症」があるとか、最近そのような「症状」が出ているると見なされているような場合に、

「自己決定能力」や「コンセント能力」がないものとして扱いを受けるとすれば、高齢化が急速に進行している日本においては、少なくない患者がインフォームド・コンセント手続から排除され、あるいは治療上の自己決定権を行使できないという事態が発生するからである。

このような意見や質問が出された時、私はそのような理由でインフォームド・コンセント手続における「コンセント」能力がないとみなすことはできないと回答し、必ず話していることがある。それは一九九一年十二月に国連総会が満場一致で採択した「精神医療改善原則」である。

この原則は、精神医療を改善し、精神を患っている患者に対する人権侵害を除去するために、精神病院における治療においても原則として「インフォームド・コンセント手続」を導入することとし、法律上異なる扱いをするとの規定がない限りは、患者のインフォームド・コンセントを得なければ、治療を行うことができないことを定めている。つまり、精神を患っているとして精神科病院において治療を受けている患者にも「コンセント能力」が存在しているということが前提とされているのである。今日、私たちが議論している「インフォームド・コンセント」の権利に関する内容を確定し、明確な定義づけをして、これを「国際的な人権規範」として確認したものも、この「原則」に他ならない。

日本では、精神を患って精神科病院での治療を受けている患者は、「認知症」と診断されている患者以上に、当然の如く「決定能力」や「コンセント能力」がない者と見なされ、医療者側からも家族からもそのような取扱いを受けている場合が少なくないが、これは国連原則に違反している。つまり国際的な人権規範に従っていないという重大な問題が、日本の精神医療には残されているのである。

精神科病院を退院し、通院治療を継続中の患者の申立により、患者の権利オンブズマンが実施した苦情調査手続においても、インフォームド・コンセント手続が行われず、つまり患者の自己決定権が事実上剝奪されている場合にどのような事態が起こりうるのかをよく示している（巻末資料5）。つまり、インフォームド・コンセント原則は、患者と医療者間における単なる「コミュニケーション」の問題ではなく、患者に対する重大な人権侵害を防止するためのものであって、法律上の根拠がないままに患者からインフォームド・コンセントの権利を奪うことは許されないのである。

第六節　裁判外苦情手続におけるインフォームド・コンセント論の展開状況

1　裁判外苦情手続におけるインフォームド・コンセント違反

裁判所における法的責任追及という場面においては、自己決定権侵害となる説明義務違反を認定している分野と情報の範囲は確実に増大している。

しかし、説明義務違反が認定される場合は、その情報を得ていた場合にはその治療方法を回避あるいは選択しなかったであろうと思われるような情報が説明されていない場合であって、かつ、その情報の内容は当該治療方法がもたらす副作用や合併症など、いわゆる危険性やリスクに関する情報が大部分を占めている。また、そのような情報であっても、損害賠償をさせる程度の説明義務違反であるかどうかという観点から、極めて稀な発生率の場合や当時の医療水準においては広く知られていなかったような場合には義務違反はなかったと判断されることがある。これは代替的治療方法についての情報に関する説明義務違反においても同様である。

これに対して、裁判外苦情手続として患者の権利オンブズマンが実施している調査・点検事業におけるインフォームド・コンセント違反の判断は、「あらゆる医療行為において、事前に患者のインフォームド・コンセントを必要とする」という原則（ＷＨＯ宣言やＷＭＡ宣言、人格権に基づく医療上の意思決定権）から出発しているので、その情報が危険性に関するものに限られておらず、治療方針を決定するにあたって必要な情報提供がなされて実質的に自己決定をする機会が保障されていたかどうかが基本的な判断基準になっており、その情報を得ていたならば医師が行った医療行為を回避し或いは同意していなかったかどうかと言うような絞り込みはなされていない。

これは、「医療上の倫理としてのインフォームド・コンセント原則の役割は、患者自身の人生観や生活感覚を反映させた医療を実現するところにある」（一九八二年、米国大統領委員会報告書）という点からも当然の帰結であろう。

以上の点において、わが国における医療裁判や法的責任追及においてインフォームド・コンセント原則（それに基づく説明義務違反）が果たしている役割と、患者の権利オンブズマンが調査・点検作業において援用しているところの、国際的に確立されてきた「患者の権利」におけるインフォームド・コンセント原則の機能と役割には基本的や相違があることが明らかである。

2　インフォームド・コンセント原則違反を指摘した事例

NPO法人患者の権利オンブズマンにおける調査・点検事業において、当該苦情発生の原因と同種苦情の再発防止策に関わるものとして、インフォームド・コンセント原則の適用が検討され、その違反が指摘された医療行為などについては、以下のような特徴がある。

① 第九九一号調査事件：精神医療における退院時処方の変更について、国連原則に基づきインフォームド・コンセント原則違反を指摘したもの

精神医療の分野は、患者本人に判断能力がないとして、今日においてもなおパターナリズム医療が支配しており、ブラックボックスになっている。そうした中で、退院時処方を一方的に変更して患者が病院に舞い戻るように仕向けるという重大な人権侵害行為が行われていた疑いがあるという事例である。

② 第〇〇一号調査事件：医療機関同士で、患者の頭越しに情報を提供して、検査を行い、検査結果に基づいて処方を変更していた事例で、医学的な精密検査などを行う場合や、従前の処方を変更する場合におけるインフォームド・コンセント原則違反を指摘したもの

医療機関同士にあっては、患者が開封することを禁じた上で（つまりその内容を患者に知らせないで）診療情報提供書に基づく情報提供がなされているのは、今日においても広く見られる慣行であるが、それにインフォームド・コンセント原則の立場からメスを入れた事例である。なお、自己情報コントロール権の立場からは、治療目的による情報の移転に関しては包括的な同意が与えられていると解されている。

③　第〇一〇一号調査事件：産婦人科における検査について、未経験の患者に対して検査方法などについて説明がないまま実施することについて、インフォームド・コンセント原則に照らし問題があると指摘したもの

従前、検査の方法などは医師の裁量の範囲或いは包括的に同意が与えられている範囲とされているものが多いが、本件検査は器具（プローブ）を体内（膣）に挿入して行うエコー検査であって、患者に一定の負担を強いるものであるから、インフォームド・コンセントを得るべきであったと判断した事例である。

④　第〇一〇二号調査事件：心療内科における患者の同意なしのモニターによる監視や患者の同意を得ないままの転院措置についてインフォームド・コンセント原則違反を指摘したもの

精神科や心療内科においては、自殺企図があったり「不穏行動」の多い患者の安全を図るために必要であるとしてモニターによる監視が多用されている。また、転院など新たな処遇方針を採用するにあたり、その理由を患者に告げること自体が心的反応を引き起こすとして、理由を告げないまま実施されることが少なくないが、これに対してモニター監視の有効性の観点とプライバシー権の観点を加えてインフォームド・コンセント原則に基づいてメスを入れた事例である。

⑤　第〇三〇一号調査事件：脳外科において症状のない解離性大動脈瘤の存在が判明した事例で、患者の不安感を募らせたまま手術を行うことの同意がとられ実施されたこと、保存的療法については的確な情報提供がなかったことなどが「威嚇または不適当な誘導なしに」、患者に理解できる方法で、提案する治療方法や代替的治療方法などのメリットやデメリットなどを適切に説明した上で、自由な意思に基づくコンセントを得るという

インフォームド・コンセント原則に違反していることを指摘したもの

PET検査などにより症状のない脳動脈瘤が発見された場合に、将来破裂した場合の恐れが強調され、手術が実施され、重篤な合併症を引き起こす事例も少なくないが、そのような場合にとられるべきインフォームド・コンセント原則に基づく手続について注意を喚起した事例である。

⑥ 第〇六〇二号調査事件：同一病院において複数の診療科にまたがって治療が行われる場合におけるインフォームド・コンセント手続、並びに医療措置後に予期せぬ結果が発生したため、その対応のために新たな医療措置（検査を含む）を行う場合において、それぞれインフォームド・コンセント原則違反があったと指摘したもの

今日においては、大学病院や総合病院における複数診療科、あるいは、外来診療所と病院の機能分化をしている医療機関などにおいて、連続的に治療を行うことが少なくない。そのような場合は、後の診療科においては当初の診療科における診断結果を前提として、外科的な措置等が行われることがあり、その場合においては医療措置に対する患者の同意を得るために提供される情報も限定的なものであることが少なくない。

また、医療措置がとられた結果、予期せぬ事態が発生した場合には、患者に発生した事態を説明しないままに（事態の拡大を防止するための緊急性などを理由として）患者のコンセントを得ないままに新たな医療措置がなされる場合も少なくない。本件においては、病理検査依頼のために第三者に情報移転が行われた。そのような場合においてもインフォームド・コンセント原則に基づく手続が履行されなければならないことについて注意を喚起した事例である。

⑦ 第〇八〇一号調査事件：急性骨髄性白血病の治療において、一九歳の患者本人に対して診断の結果や予後の見通しなどについて正確な情報を提供せず、家族に対しても「移植しなければ死ぬ」と伝えた上で、臍帯血移植療法の同意を取り付けていること、治療途中に発生した合併症であるＧＶＨＤ（移植片対宿主病）やステロ

イドの副作用に関する正確な情報を伝えないままに治療を継続したことなどについて、いずれもインフォームド・コンセント原則違反があることを指摘したもの

がん治療の分野にあっては、患者に対する打撃を避けるためにという理由から、患者本人に正確な診断結果などに関する情報を告げないままに治療を開始する場合が少なくない。とりわけ患者が未成年の場合やステージが進行しており非常に早い転帰が予想される場合においては、情報提供をしないことが当然であるかのように取り扱われることが多い。そうした場合には、本来であれば法定代理人や家族（日本においては未成年者以外に法定代理人や医療上の任意代理人が選定されていることが稀であるので、そのような場合においてインフォームド・コンセント手続を行うとすれば家族）に対して正確な情報提供を行って、その意思決定を求めることが必要となるが、実際には家族に対する情報提供も極めてアバウトな場合が少なくない。

本件は、一九歳という年齢からしても、また、実際にも判断能力を有していることが明確な患者本人からインフォームド・コンセントを得なかったことが、患者本人に精神的不安や混乱、葛藤など重大な医療上の結果をもたらしたこと、患者と医療側の信頼関係も破壊され、医療従事者にも大きな徒労感をもたらしたことなどを指摘した上で、悪性疾患におけるインフォームド・コンセント原則履践の重要性を確認した事例である。

⑧　第一〇〇一号調査事件：眼科の白内障手術（水晶体再建術）において、患者本人の手術目的に照らして、どのような眼内レンズを採用するかに関する利害得失、手術に伴い予測される合併症の内容等に関する情報提供の仕方に関して、インフォームド・コンセント原則違反を指摘したもの

白内障手術は後戻りできない手術であるから、白内障手術を行うかどうか、あるいは行うとして、どのような眼内レンズを採用するかは、白内障の程度や他疾患の存否に関する診断や患者本人が考えている生活スタイルに照らして、施術に伴い予想される合併症の内容や手術で得られるであろう効果などに関する適確な情報提供に基づいて、本人自身が、その利害得失について十分に利益衡量をした上で決定することが極めて重要であ

るが、手術の効果についてのみ説明され、その他の情報提供については不十分なまま手術が実施される場合が少なくない。本件は、白内障手術の結果、本人が想定していた生活の質がまったく確保できなくなったために、深刻なトラブルに至ったことについて、インフォームド・コンセント手続の履践と記録化の重要性を指摘した事例である。

⑨　第一一〇二号調査事件：がんの終末期にある患者に対する緩和ケアにおける治療方針の策定や、その実施方法においてインフォームド・コンセント原則違反を指摘するとともに、同種苦情の再発を防止するためにも、当該病院において残存しているパターナリズム医療を脱却してインフォームド・コンセント原則に基づく医療システムに転換するよう勧告したもの

緩和ケアほど患者本人の意向に基づくケア計画が立てられ、専門的かつ人間的な支援が求められるものはない。ところが、わが国においては、依然としてその予後等に関する正確な情報が患者本人に対して適切な形で伝えられていないことが少なからずあり、本人の意向とは無関係に医療側の判断だけで治療の方針が決められることも少なくない。本件は、そうしたパターナリズムに基づく医療行為が苦情を発生させた原因であると認定するとともに、病院自体がその医療理念に関する基本方針としてパターナリズム医療を容認していることがその背景にあり、あるいは苦情原因を生み出した根本要因をなしていることを指摘して、その是正を求めた事例である。

以上を総括すれば、患者の権利オンブズマンにおいて実施される調査・点検作業が、実際に発生した苦情の原因を究明することにあることから、リアルタイムで現在の医療現場の実態と問題状況に肉迫できるものになっていることをご理解いただけると思う。検討の対象となっている医療措置等の多くが従前より慣行的に実施されているものであり、医療従事者においては何ら問題がないものと認識して実施されているものが多いこと、再発防止策を提

案する作業を伴っていることから、個別的な医療措置や担当医師らのインフォームド・コンセント違反を指摘するにとどまらず、そのような違反行為を生み出した病院のシステム上の問題を含む根本要因の解明がなされて、それを是正して医療の質を向上させる方向での具体的な勧告があわせて提起されていること等に大きな特徴があるということができる。

3　インフォームド・コンセントの権利を保障する法律を

患者の権利オンブズマンの調査・点検活動におけるインフォームド・コンセント原則の適用は、医療現場における患者の自己決定権の確立と促進を直接的に求める機能と役割を意識したものになっている。

これに比して、裁判上のインフォームド・コンセント原則の適用例の増大、あるいは説明義務違反の判例の積み上げは、必ずしも医療現場におけるインフォームド・コンセント原則を前進させるという機能を有していない。もっとも、重要な医療措置に関連して患者の同意書を得ることが医療機関において急速に進んだことは、説明義務違反を認定した裁判例の増大が医療現場に対して与えた直接的な効果、あるいは影響の一つと考えることができるものであり、それ自体は患者に対する説明の機会を従前に比して増大させ、あるいは増大させることにつながり得るものであるから、積極的に評価できるものであろう。しかしながら、医療機関が同意書を得る主たる動機は法的責任追及に対する対応にあって、必ずしも患者を医療の主体として、その意思決定権を重視していくというベクトルは有していないものである。

これは、裁判所が行う司法手続と裁判外苦情調査手続が有している機能、あるいは役割には明確な相違があることを端的に示しているものであり、医療現場における患者の自己決定権の確立を促進する課題を考えた場合においては、医療現場に直接的な働きかけをなし得る患者の権利オンブズマンの調査・点検作業が果たすべき役割は極めて大きいと言わなければなるまい。

インフォームド・コンセント原則が裁判規範としては二〇年前から確立していながら、医療現場においてはパターナリズム医療が厳然として残存し、かつ制度的或いは慣行的に実施され続けている事態が許容されている背景として、わが国においては患者の自己決定権やインフォームド・コンセントの権利を保障する法律が存在していないという実情にあるということを認識することが極めて重要である。

即ち、現行医療法は、医療提供の理念としては、「医療は、生命の尊重と個人の尊厳の保持を旨とし」（第一条二）「医療を受ける者の意向を十分に尊重し」（同条二項）て提供されなければならないと規定しながら、具体的な医療提供の前提条件としてインフォームド・コンセント原則を定めることはせず、「医師、歯科医師、薬剤師、看護師その他の医療の担い手は、医療を提供するにあたり、適切な説明を行い、医療を受ける者の理解を得るよう努めなければならない」（第一条の四の二項）（傍線引用者）と規定するにとどまっている。つまり、医療行為に対する患者の同意を得ることすら、医療提供の要件とされていないのである。

従って、わが国においては、医療現場において患者の意思にかかわらず治療方針が決定されても、あるいは、患者の同意を得ないままに医療行為を実施しても、直ちに「違法」であるとは評価されない。それが、裁判手続にのった場合にだけ、違法判断を受け損害賠償を命じられる場合があるというような法的状況にある。

医療現場において、全面的にインフォームド・コンセント原則に基づく医療システムを確立していくためには、患者の権利法の制定、もしくは、医療法の上記規定を改正してインフォームド・コンセント原則を明確に規定させることが重要かつ喫緊の課題となっていることを指摘しておきたい。

第七節　当面の法制度化に関する私の提案

インフォームド・コンセント原則を、未だ日本の医療界が全体としては承認していないという社会情勢の中で、診療情報提供場面については、医療法にもとづく権限にもとづいて厚生労働省が策定した「診療情報の提供等に関する指針」により、一定の範囲で事実上の法的根拠を持つものとなり、この指針が全体として、その後立法された「個人情報保護法」により付与された厚生労働大臣による法執行の基準として出された厚生労働省の「医療・介護関係事業者における個人情報の適切な取り扱いのためのガイドライン」（法令の一部として位置づけられる）に包摂され一体化したことにより、個人情報保護法令が直接適用される事業所で、かつ、生存個人に対する情報提供場面（提供すべき診療情報の内容や方法等）については、間接的ではあるが法制度化したものと評価できる。

また、個人情報保護法が直接適用されない場面（具体的には、小規模事業所と、遺族に対する情報提供場面）とともに、個人情報保護法令とは別の法規制を受けている事業所など（具体的には、国、地方自治体、独立行政法人などが運営する医療・介護施設やサービス）においても、前記ガイドラインにおいて同様の診療情報の提供を実施することが勧奨されていることから、間接的かつインフォームド・コンセント原則の一部分（診療情報提供場面）についてではあるが、全体として法的規制を受けていると評価しうる複雑な局面となっている。

ところで「診療情報提供指針」には、インフォームド・コンセント手続において、その情報提供が不可欠と思われる情報と同一内容について「診療中の診療情報の提供」という項目において述べた上で、その内容の医療記録への記載を求めている。なお「診療情報提供指針」は、すべての医療・介護施設などに適用されるところの『医療法』上の権限に基づいて厚生労働大臣が策定したものであり、かつこの指針については日本医師会も賛同しているので、それを法令化することについては賛同せざるを得ないのではないかと思われる。

従って、この指針と同一内容を、医療法の政令等に採用することにより、インフォームド・コンセント手続を法的な規制下におくという手法によって、その法制化を進めるということが私の提案である。

具体的には、以下の方法で法制度化する。

1　医療法第一条の二（医療提供の理念）において「医療は、生命の尊重と個の尊厳の保持を旨とし」（同条一項）「医療を受ける者の意向を充分に尊重し」（同条二項）て提供されなければならないとの規定はそのまま維持する。

2　医療法第一条の四の二項の「医師、歯科医師、薬剤師、看護師その他の医療の担い手は、医療を提供するにあたり、適切な説明を行い、「医療を受ける者の理解を得るよう努めなければならない」という部分を、「医療を受ける者の同意を得なければならない」と改正する。（傍線引用者、以下同）

3　医療法施行令において、医療法第一条の四の二項を実施するための条文を新設し、次のようなことを規定する。

「1、医師、歯科医師、薬剤師、看護師その他の医療の担い手は、医療法第一条の四の二項に規定する「同意」を得る前に、下記事項を説明するものとする。（以下に、「診療情報提供指針」の、「診療中における診療情報の提供」の規定において、提供すべき情報内容の記述をそのまま援用する。）

①　現在の症状及び診断病名

②　予後

③　処置及び治療の方針

④　処方する薬剤について、薬剤名、服用方法、効能及び特に注意を要する副作用
⑤　代替的治療法がある場合には、その内容及び利害得失（患者が負担すべき費用が大きく異なる場合には、それぞれの場合の費用を含む。）
⑥　手術や侵襲的な検査を行う場合には、その概要（執刀者及び助手の氏名を含む。）、危険性、実施しない場合の危険性及び合併症の有無
⑦　治療目的以外に、臨床試験や研究などの他の目的も有する場合には、その旨及び目的の内容」

2、（同指針に規定されている次の内容を、単独の条項として次のように援用する。）
「患者が未成年者などで判断能力がない場合には、前項の診療情報の提供は親権者など、正当な代理権限を有する者に対して行うものとする」

第四章　情報に対する患者の権利とカルテ開示

第一節　法制化までの歩みの概略

1　カルテ非開示、証拠保全方式確立の時代（一九八〇年代）

私が弁護士登録をした一九七七年のことだが、医療問題弁護団（東京）が結成されたことを皮切りに全国の主要都市・地域で患者側弁護団や研究会の組織化が進行し、毎年一回全国交流集会が開催されるようになった。その頃の全国の弁護団の課題は、訴訟提起前におけるカルテの確保、つまり証拠保全をめぐる課題であった。

患者側で専門的に医療事件を取り組む弁護団が組織される前の医療過誤訴訟においては、医療過誤訴訟が提起された後で、原告側が文書提出命令の申立を行い、医療側が任意にカルテを裁判所に提出するという方法が一般的であった。しかし、これでは診療経過の詳細を確認できないままに過失構成等を考えて訴状を書かねばならず、仮定的な主張を展開せざるを得ないため争点が極めて多くなり、訴訟の長期化も避けられなかった。

もちろんカルテを一般的に患者に開示する手続はなく、むしろ医療側においては国際的にもカルテは患者に見せてはいけない、積極的に秘匿されるべきものとされていた。そうした中で訴訟前にカルテを入手する方法としては、民事訴訟法に基づく「証拠保全」手続を活用する以外にないということが私たちの到達した結論だったが、民事訴訟法に定める証拠保全制度は、将来提起される訴訟のために使用されるべき不可欠の証拠の散逸や改ざんを防ぐためのものであったから、証拠探索的な利用は法律上の要件を欠くことになる。

従って、法律上の保存期間（医師法では五年）が迫っている場合を除けば、そのまま放置した場合には医療側による改ざんや隠匿が行われる恐れがあることを疎明した上で、保全決定をとる必要があった。事前にカルテのコピー請求をして拒否された場合には具体的に改ざんの恐れが顕在化しているといえるが、改ざん行為を促進しないために事前請求をしないで、なおかつ改ざんの恐れがあることを認定させるために、例えば、基本的なミスであること、重大な事故であること、事故原因の説明をしてくれないこと、説明内容が変転していること等々、改ざんの恐れの存在を推認しうる事実の類型化を進めて証拠保全申立の根拠とすることとし、多くの医療機関や医師達が実際にそのような態度をとっていたため、殆どの証拠保全申立が自動的に認容されるところとなった。医療過誤訴訟の提起を考えている医療被害者においては、カルテの入手は証拠保全方式で殆どの場合可能となったので、その限りにおいては原告側弁護団においても医療側による任意のカルテ開示制度を強く要求する方向には動かなかったわけである。

しかし、医療被害者の要望である迅速な事実の解明と適切な被害救済という視点で考えた場合、証拠保全手続は実際上、弁護士に依頼することになるため、それだけで最低三〇万円程度の費用を要するにもかかわらず、訴訟提起が保証されていないこと（各地の弁護団の報告によれば、証拠保全された事案のうち、その後示談交渉や訴訟として立件されたものは三分の一から四分の一にすぎなかった。）、証拠保全されたカルテの中にも相当数の改ざん例が存在しており、証拠保全方式はカルテの改ざん防止の効果を上げていないこと等、多くの課題を残していた。

2　患者の権利法案におけるカルテ開示の位置づけ（一九九〇年代）

こうした中で、一九九一年七月に提唱された「患者の権利法要綱案」においては、医療における患者の基本権として、「医療に対する参加権」「知る権利と学習権」「最善の医療を受ける権利」「平等な医療を受ける権利」「医療における自己決定権」を掲げ（二〇〇一年に「安全な医療を受ける権利」を追加）、知る権利における重要な内容として「カルテに対するアクセス権」が盛り込まれた。但し、医師会側が権利法案自体を患者側において医療過誤訴訟を有利に進めるための道具ではないかという警戒感を強く持っていたこと、特にカルテ開示に対しては医師会が強く反対していること（一九九五年に世界医師会総会が患者のカルテへのアクセス権を認める改訂リスボン宣言を採択したが、当時副会長を出していた日本医師会はその点に強く反発して宣言の採択に賛成せず棄権した。）、医療被害者においては、前述の証拠保全方式でカルテの入手が可能であったことなどを考慮し、患者の権利法をつくる会としては、インフォームド・コンセント原則の法制化を当面の最重要課題として取り組むこととした。

丁度その頃、日本医師会は『「説明と同意」に関する報告書』（一九九〇年）を発表したが、報告書の内容は「informed consent」を「説明と同意」と訳して、患者自身が医療上の決定をどのようにつくり上げていくかというインフォームド・コンセント原則において最も重要とされている部分を曖昧にし「医師が説明して同意を取り付ける」という従来型の専門家による保護と支配の構造を温存する危険性が強いものであった。

患者の権利法をつくる会は、全国各地で地元の医療人を含めた大規模なシンポジウムを開催し、あるいはマスコミや関係団体でも積極的に発言を行い、informed consent の日本語訳をどうするかではなく、歴史的・国際的に生成されてきたインフォームド・コンセント原則の豊かな内容を正確につかむという観点からインフォームド・コンセント論争を巻き起こしていった。そうした中で日本弁護士連合会人権擁護大会（一九九二年十一月）は、インフォームド・コンセントの定義を含む『患者の権利の確立に関する宣言』を満場一致で採択した。

「医療において患者の主体的な意思が尊重される権利は基本的人権に由来し、国際人権法もこれを認めるところである。この権利の中核は、患者が自己の病状、医療行為の目的、方法、危険性、代替的治療法などにつき正しい説明を受け理解した上で、自主的に選択、同意、拒否できるというインフォームド・コンセントの原則であり、適切な医療を受ける権利と並んで、医療において必要不可欠なものである。」

日弁連人権擁護大会の定義は、その後、多くの医療過誤裁判においても採用され、今日においても最も簡明かつ正確な定義として広く用いられている。そして、インフォームド・コンセント原則に違反する医療行為は患者の人格権や自己決定権を侵害するものとして損害賠償の支払いを命じる判決も九〇年代の当初から相次いで出され、日本においても強い法規範性を有するものとなった。

その頃、厚生省のもとに設置された『インフォームド・コンセントの在り方に関する検討会』(柳田邦男座長)は、インフォームド・コンセントの法制化は時期尚早であるが、これからの医療はインフォームド・コンセントを基調とするものでなければならず、「元気の出るインフォームド・コンセント」を合い言葉に進めるべしという趣旨の報告書を提出した。

患者の権利法をつくる会は、検討会が法制化に消極的だったことを非難するより、インフォームド・コンセントに基づく医療を実現するためには診療情報の共有が不可欠であるという視点から、「医療記録法要綱案」(一九九九年採択)の提唱を準備するとともに、既に先駆的にカルテ開示を実践していた全国の三名の医師を含んで「医療記録の開示をすすめる医師の会」(事務局・大阪市)の結成を呼びかけた。世界医師会総会決議に基づく、医師らによるカルテ開示の実践については日本医師会も反対することはできず、医療界においても大きなインパクトを与えるものになった。さらに、国際的には、個人情報の取扱いが大きく変わりつつあり、情報化社会が進展する中で、OECDが確立した自己情報コントロール権の下にすべての個人情報が取り扱われることになるであろうことを私たちは意識的に紹介していった。

3 厚生省検討会と自主的ガイドラインによる開示時代の幕開け(二〇〇〇年〜)

一九九八年六月、当時の厚生省の下に設置されていた『カルテ等の診療情報の活用に関する検討会』(森島昭夫座長)は、「法律上の開示請求権および開示義務を定めることには大きな意義があり、今後これを実現する方向で進むべきである」という画期的な報告書を提出した。ここでは国際的にはインフォームド・コンセント論と自己情報コントロール権がカルテ開示法制化の根拠とされているが、日本では自己情報コントロール権の考え方が未だ普及していないということでインフォームド・コンセント論に基づく法制化が提唱された。これを受けて厚生省の医療審議会は、カルテ開示を法制化するための医療法改正の検討を開始したが、日本医師会は当時、全国の開業医等が作成している診療記録は開示に耐えるものではないこと等を理由として即時の法制化に強く反対し、三年程度の準備期間を要求したため法制化は見送られた。その際、日本医師会は即時の法制化見送りの見返りとして二〇〇〇年一月一日より自主的開示を始めることを宣言し、その翌年四月には「診療情報の提供に関する指針」を定めて、全国的に説明会を開始した。日本医師会の動きと連動して国公立病院や大学病院などでもカルテの開示のための指針を相次いで作成し、診療情報の患者に対する開示は法制化の如何にかかわらず、事実上の社会的流れとなった。医療生協は、「患者の権利章典」を発展させるという観点から「カルテ開示」に向けた準備を積極的に開始した。

法制化を求める検討会の答申が、日本医師会を除く他の医療界の代表すべてが賛成して出されたこと、長年にわたる医療過誤原告の会や医療の透明性を求める国民的な要求を踏まえたものであったことなどもあり、日本医師会も「カルテ開示は悪」という態度からカルテ開示は善であり、その違反は医の倫理に反したものとして制裁に値するというように、カルテ開示に対する姿勢を一八〇度転回せざるを得なかったのである。三年後の見直し検討会に対して、NPO法人患者の権利オンブズマンは法制化を求める意見書を提出した（巻末資料8）。

そうした中で、二〇〇三年厚生労働省は「診療情報の提供等に関する指針の策定について」（平成十五年九月十二日医政発第〇九一二〇〇一号）を都道府県知事に通知した。

4　個人情報保護法令により法制度化されたカルテ開示制度

二〇〇三年に個人情報保護法が成立し、二〇〇五年四月一日から全面施行されることとなった。個人情報保護法について私たちは、一九八〇年ＯＥＣＤで確認され、国際的に実行されている自己情報コントロール権を明確にして立法化すべきだと主張したが、従前から、パターナリズム的な立場でやってきたいろんな機関が自分たちの都合の好いように自由に使えるシステムをなるべく維持しようということがあり、成立した個人情報保護法は自己情報コントロール権を原理原則としては導入したが多くの例外を設けており、非常に複雑な法律になった。

個人情報保護法は五、〇〇〇件以上のデータや個人情報を保有するすべての事業所が対象で、従前はコンピューター上で保管されているデータだけが対象だったが、個人情報保護法の規定ではコンピューターに入っていない情報であっても、検索できる形で整理されているものは全部対象になる。医療・介護関係事業者が有する個人情報の取扱いは個人情報保護法令に基づいて行われることとなり、その結果としてカルテ開示も法制度化されることとなった。

厚生労働省は個人情報保護法第六条及び第八条の規定に基づき、「法の対象となる病院、診療所、薬局、介護関係事業者（介護保険法に基づいて事業を行う者、老人福祉法に基づいて事業を行う者を含む）」における個人情報の適正な取扱いを確保するために厚生労働大臣が法を執行する際の基準として「医療・介護関係事業者における個人情報の適切な取扱いのためのガイドライン」（平成十六年十二月二十四日付け）を定めた。個人情報保護に関する他の法律や条例が適用される国、地方公共団体、独立行政法人等が行う事業においても、「医療・介護分野における個人情報保護の精神は同一であることから、これらの事業者も本ガイドラインに十分配慮することが望ましい」としている。

第二節　カルテの取扱いはこれで良いのか（1）

――一九九六年第二六回医事法学会総会研究大会「医療情報と患者の人権」への報告――

（日本評論社『年報医事法学』十二巻、一九九七年）

1　証拠保全を原則とせざるをえないことへの疑問

私は一九八〇年に結成された医療問題研究会（その後、九州・山口医療問題研究会と改称）の一員として医療過誤事件に取り組み始めて以来、事案の調査にあたりカルテを始めとする医療記録の入手を原則的に裁判所の証拠保全手続により行わざるをえないことについて強い違和感を持ち続けている。

裁判所は、とりわけ医療事故紛争のような場合には現行法の解釈としても、例えば準委任契約たる診療契約に基づく結果報告義務の一環としてカルテの提示やコピーの交付を医療機関に義務づけることも決して不可能ではないし、有力な学説も存在するにもかかわらず、今日までそうした態度を示していない。それのみならず、現在の証拠保全手続は保全の必要性を不可欠の要件としているため、カルテの保存期間が間近に迫っている場合を除き原則として「改ざんの恐れ」が存することを認定した上で保全決定をなすのが一般的である。大学病院や国公立病院に対する証拠保全決定も例外ではない。

これに対し医療界も、「改ざんの恐れあり」との不名誉な決定を避けるために患者側から要求があれば自ら提供するというような態度をとらず、例えば一九九二年に九州弁護士会連合会が行った照会に対し多くの医師会が「証拠保全決定が出されない限りカルテの任意提供をするなと指導している」と回答しているように、医療機関が医療記録を改ざんする恐れが存すると認定されることはやむをえない事象であるかの如き態度をとり続けている。そして、現にカルテ改ざんの事実が認められるケースも少なくない。

最近の医療過誤裁判の新規係属件数は年間五〇〇件を超えており、証拠保全後、提訴に至らないケースもあるので、全国の裁判所で「改ざんの恐れあり」として証拠保全決定が出されている医療機関は恐らく毎年千数百件にのぼるであろう。果たしてこれで良いのだろうか？

2　情報の非開示と密室医療は何を温存してきたか

医療事故紛争の時のみならず、わが国の多くの医療機関は日常医療においてもカルテは患者に見せてはいけないものとして取り扱っている。しかし、こうした情報の非開示と密室医療は医療界自身に大きな負の遺産をつくり出している。

その第一は、言うまでもなく記録の改ざんが絶えないということである。人の生命という最も個人の尊厳にかかわる業務に従事する医療従事者において、何よりも大切と思われる人間としての誠実さをスポイルする悪の誘惑がほほえんでいる。

第二は、患者に見せない、患者からチェックを受けないという「安心」の中で、カルテを単なる手控えや作業帳とみなす意識がいまだに温存され、極めてずさんなカルテが横行していることである。ずさんな記録は、診療活動の絶えざる検証を困難にするとともに、患者の訴えに十分耳を傾けるという最も基本的な診療態度をもスポイルし、不適切な診療や医療事故多発の要因ともなっている。

第三に、医療界においてこうした事態を自ら解決する姿勢が示されないこととあいまって、市民の中に大きな医療不信がつくり出されていることである。医療不信は、徹底した情報提供と患者の自発的協力なしには安定的な実施が保障されない臨床試験や先端的医療、或いは脳死・臓器移植問題などにおける国民的支持や社会的合意の形成を阻害する要因ともなっている。

3　医療情報に対する患者の権利確立の動向

近時、医療情報の取扱いをめぐる大きな変動が内外で進行している。

一九九四年三月、WHOヨーロッパ会議は「ヨーロッパにおける患者の権利の促進に関する宣言」を採択し、医療保障制度の相違に影響されない「共通の体系」としての「患者の権利」を確認している。一九九五年九月、世界医師会は第四七回総会において、一九八一年の「患者の権利に関するリスボン宣言」を全面改訂し、WHO宣言とほとんど同旨の内容を含む「改訂リスボン宣言」を採択した。

二つの宣言に共通する重要な特徴は、インフォームド・コンセントの権利を再確認するとともに患者の医療情報に対する権利を独立項目とし、その中心的な内容として医療記録に対する患者のアクセス権を位置づけていることである。

そうした国際的背景もあり、医療記録の開示を求める患者・市民の動きは日本においても急速に高まっており、この数年、個人情報保護条例或いは情報公開条例における個人情報開示制度を有している地方自治体において、カルテや診療報酬明細書（レセプト）の開示請求が行われ、開示例も全国的な広がりをみせつつある。

（補注：一九九九年十一月患者の権利法をつくる会は医療記録法要綱案を提唱した。）

4　自己情報コントロール権とインフォームド・コンセントの権利

医療情報の本人開示を促進している主要な権利概念は、言うまでもなく市民が有している「知る権利」と「自己決定権」である。

第一に、現代情報化社会における知る権利は、一方において行政情報の公開を要求するとともに、他方において個人情報に対する自己情報コントロール権の確立を不可欠の課題として展開している。医療情報とりわけ医療記録に記載された情報の殆どが患者個人に関わる個人情報であることは論をまたない。そうであれば、その情報が誰によって記載されたか、あるいは誰によって保管されているかにかかわらず、その内容は患者自身のコントロールの下におかれなければならない。諸外国における医療記録アクセス法の立法例に、ほとんど例外なく本人からの訂正請求権が盛り込まれていることもその現れと言える。

第二に、現代市民社会における人格的自律権（自己決定権）は、従前専門家の裁量に委ねられてきたサービス分野においても急速に発展しつつあり、とりわけ危険性や不確実性の高い医療分野においては、結果として危険を負担する患者自身の十分な情報を得た上での自己決定が不可欠の要件となってきた。いわゆるインフォームド・コンセントの権利である。

なお、両者が要求する情報の範囲は必ずしも重ならない。自己決定のために必要な情報は、個人情報の範囲を超える医療情報（例えば医学的に認識されている治療効果や危険性、代替手段などに関する一般情報）を含むし、また、個人情報であっても当該患者が具体的な自己決定を行う場面において何ら考慮されない情報もあろう。また、インフォームド・コンセントの前提としての情報提供義務の履行は、当然のことながら事後的なものではなく患者の自己決定の前に履行されなければならないが、自己情報コントロール権に基づく情報開示請求は診療関係の終了後を含む任意の時期になされ、また、患者のコントロール権は単に情報の開示のみならず収集方法や収集された情報の利用方法（第三者への開示など）の規制にまで及ぶものである。

ところで、自分の健康状態に関する正確な情報や既に実施された医療措置とその効果などは、新たな医療上の自己決定においても不可欠なものであり、それらが連続的かつ包括的に記載されている医療記録は、医療従事者の医学的な判断事項も含め一体として、すべてインフォームド・コンセントのために必要不可欠な情報と考えるべきであろう。

5　医療用具としてのカルテ

患者の権利を背景として医療記録の開示が国際的に進行する中で、医療における医療記録の役割自体が大きく転換しつつあることも注目すべきことであろう。

八〇年代に精神医療の分野においてカルテ開示の効果を実証的に研究した米国の医療機関の多くから、カルテ開示が患者の自己認識力と闘病意欲を高めるとともに患者と医療従事者の信頼関係を向上させ、その後の診療関係を良好なものにしたとの報告がなされている。日本においても十数年前からすべての患者にコンピュータで作成したカルテのコピーをその都度交付している、宮崎の日向医院（井ノ口裕医師）における先駆的実践に関して、一九九二年に実施した九州・山口医療問題研究会の患者意識調査は全く同様の結果を示している。

つまり、患者に開示されたカルテは、もはや単なる記録にとどまらず、それ自体が重要な医療用具の役割を果たしているのである。まさに「情報は力」である。こうした側面に注目したものと思われるが、一九八五年に立法されたスウェーデンの患者記録法第五条は「保健・医療機関において作成される記録はスウェーデン語によって明確に記録され、患者が理解しやすいように記載されなければならない」と定めているし、韓国も一九九四年の医療法改正において原則としてハングルもしくは漢字で記載するよう義務づける規定（第二一条）を導入している。

日本においても、単に医療機関や医療従事者間における医療記録活用の利便性に着目した電算化などの研究にとどまらず、患者の権利に立脚し、患者に開示され、患者に理解できる、つまり医療用具としての力を発揮しうる医療記録を作成するため、日本語での正確かつ効率的な記載方法につきコンピュータ化を含めた実践的研究をすすめることが緊急の課題になっていると思う。

6　医療記録開示制度をめぐる若干の論点と開示システムについての考察

今日、総論的に医療記録の開示を否定する見解は少なくなりつつあるが、各論的には未だ多くの消極論が主張されている。

その第一は、患者には専門的な医療記録は理解できないし、医療従事者には患者が誤解することなく正しく理解できるようなカルテを記載する時間的余裕も保障もないという主張である。しかし、患者が理解できるような情報提供を行うことこそ、インフォームド・コンセントに基づく今日の医療に従事する者の基本的な義務であろう。もとより安定的な情報提供システムを確立するためには経済的保障も不可欠であるが、一九九五年三月に結成された「医療記録の開示をすすめる医師の会」においては、現在の記録のままでも診療時にカルテを示して口頭の説明を加えた上でコピーを渡せば、患者の理解が飛躍的に前進することや、前述した井ノ口医師のようにコンピュータの導入によりかえって効率的な医療提供が生み出せたとの経験も報告されている。さらに一九九六年四月から一部診療項目についてではあるが文書による情報提供に対して診療報酬の加算も始まっており、この主張の論拠も失われつつある。

第二の主張は、医療記録には患者にとって「不利益な情報」も記載されており、そのまま開示すれば患者に打撃を与えかねないというものである。この主張は、医師は絶対的に患者を保護すべきであるというヒポクラテス以来の「医の倫理」に基づく本質的なもので、国際的にも医療界が譲れぬ一線としているところである。

しかし、患者がインフォームド・コンセントを行う上で不可欠な情報の筆頭に挙げられるものが、自分の健康状態や提案されている治療方法などに関する危険性情報であるから、単にその情報が患者に「不利益」であるとか一時的に「打撃を与える」という理由のみで情報が開示されなければ、ほとんどの場合有効なインフォームド・コンセントを取得できず、結局治療自体が行えないことになろう。

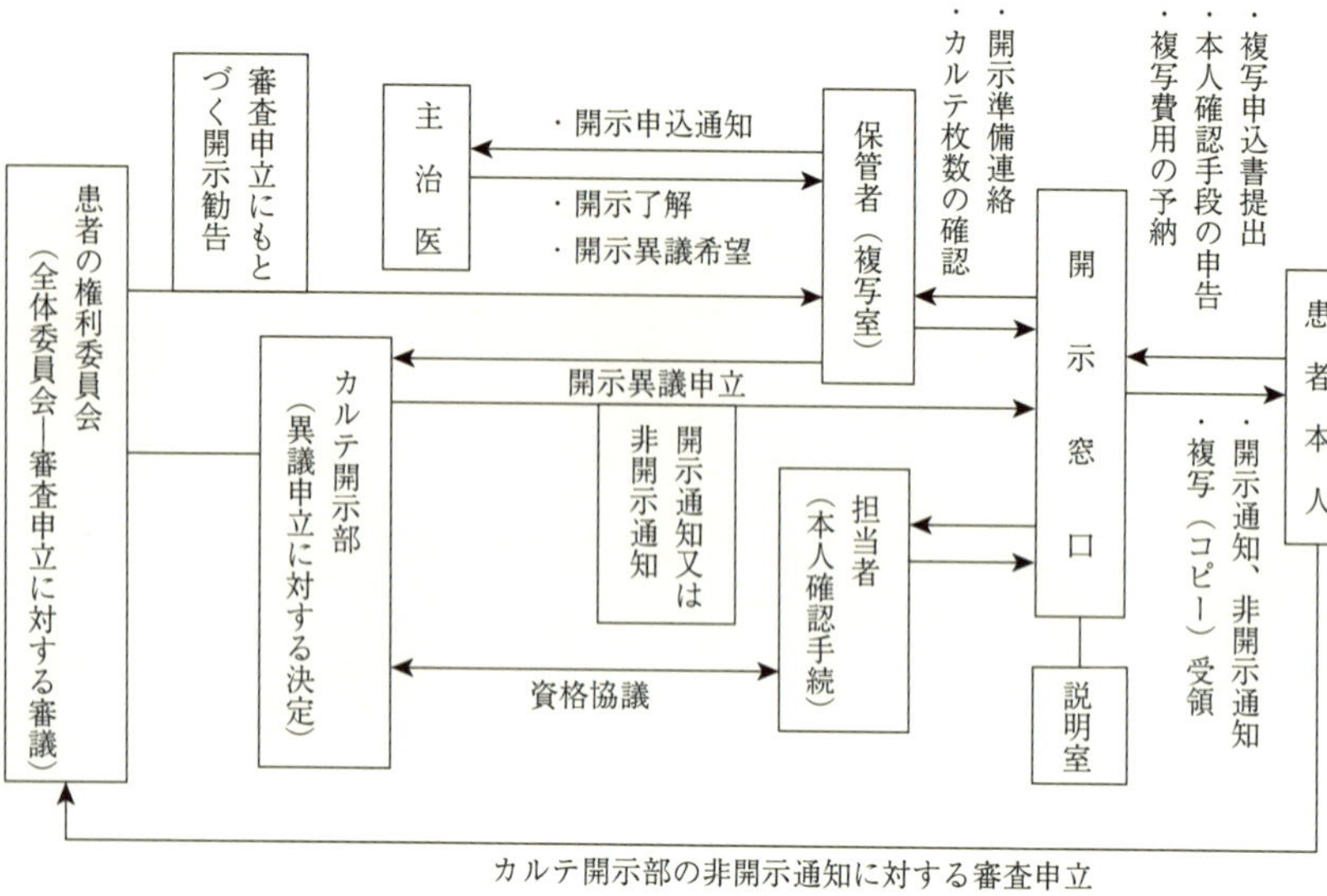

図1

また、そもそも危険性情報は、危険を回避し、あるいは危険に立ち向かうためにも危険が発生する可能性のある者、つまり患者本人に対して、直接的かつ生きた情報として提供されるべきものである。さらに危険性情報を含む真実の情報提供こそが、結局は患者自身の責任ある自己決定を可能にし、患者のエネルギーを引き出すとともに、患者と医療従事者の信頼関係を強化すること、あるいは医療事故の減少につながることなど、さまざまな法律上、医療上の効果が確認され始めている。

そうした国際的経験を踏まえてＷＨＯ宣言も「情報は、その提供による明らかな積極的効果が何ら期待できず、その情報が患者に深刻な危害をもたらすと信ずるに足る合理的な理由があるときのみ、例外的に、患者に提供しないことが許される」と極めて限定的に規定しているところである。

図1は、私もその一員であった福岡市内の民間総合病院（五四九床・当時）の患者の権利章典起草委員会が制定する患者の権利章典の一内容として、カルテ開示制度を提案するに際し作成されたフローチャートである。

この開示システム案は、開示に伴いカルテ記載の不備や誤解などから混乱が起こるのではないかという同病院医局の議論で出された不安などを考慮しつつ作成されたものであるが、記録開示に際し必要な場合は口頭による医師の説明を付加する機会をセットしていることや、例外的に病院が非開示を決定した場合における患者側の異議申立を審議する患者代表を加えた審査会の設置を想定していることなどに大きな特徴がある。同病院ではそうした人的物的体制の検討もあり未だ実践段階に入っていないが、この議論を経て個々の主治医によるカルテ開示が始まっている。

医療機関が自ら目的意識的に患者との医療情報の共有を前進させていくことは、文字どおり医療を患者と医療従事者の共同の営みとして発展させていく重要な契機となり、かつその本質的基盤を築くものとなるであろう。当然のことながら医療事故紛争の解決方法も信頼関係を基礎とし安全な医療の確立に向けた建設的な論議と教訓を生み出す機会へと変貌するであろう。

二一世紀を目前にして、日本医療が全体として密室医療から脱却し、開かれた医療への歴史的転換を果たすため、医療記録開示制度の確立に大きな一歩を踏み出すことが強く期待されている。

第三節　カルテの取扱いはこれで良いのか（2）

――一九九六年第二六回医事法学会総会研究大会シンポジウム「医療情報と患者の人権」における討論から――

（日本評論社『年報医事法学』十二巻、一九九七年）

私が主に自己情報コントロール権の観点から医療情報の開示のことをお話しした段階で時間切れになり、インフォームド・コンセント論に基づく医療記録の開示についてはあまり触れなかったので、その関連についてのご質問をいくつか頂いています。順番にお答えしたいと思います。

Q：まずA先生から理論の立て方の問題で、医療情報については、患者のカルテ開示請求の問題、自己の健康などの個人情報の開示、同意を得るための情報提供の説明、その他の医療情報、例えばその病院の特定手術の成功例のパーセンテージの開示の問題など、問題点を整理して議論を進めるのが適当ではないかというご指摘を頂いています。

A：私も厳密には情報の性質によって整理すべきではないかと思います。私がインフォームド・コンセントを得るための情報提供という言い方をしたのは、これは国際的にも日本においてもいろいろな医療実践の中で定式化されてきており、患者が自己決定をするためにどのような情報が必要なのかという点では大方の合意も得られています。特に九〇年代の日本の裁判所の判例でもほぼ確定してきているので、その限りにおいては「自己決定をするために必要な情報」は整理されているのではないかと考えたからです。そして、そうした情報が包括的に記載されているのが医療記録ではないかと思います。

例えば胸椎椎間板ヘルニアの摘出手術について自己決定権侵害があったとした仙台高裁の判決（一九九四年十二月十五日言渡し確定）は、医療は医師の専門的知識に基づく裁量行為によって目的を達するものであるが、「あくまでも患者の自己決定権を基礎とするものでなければいけない」という前置きをした上で、患者の自己決定権に基づく判断をしてもらうためには、患者には手術の目的、方法および内容のみならず、手術の危険性、手術による後遺障害発生の危険性、手術に代わる治療手段の有無、手術をしない場合の予後の見通しなど、承諾をするか否かを決めるにつき考慮の対象となるべき情報が与えられる必要があると明確に述べています。

さらに、「医師には……当該手術が重大な危険性を伴うものである場合には、専門的見地から可能な限り、その危険性のみならず、その発生頻度を具体的に患者に説明したうえで、患者の自己決定に委ねる義務がある。」「そうすれば、この説明を受けた患者はその時期に当該手術を受けるか否かを決断し、手術を受けるにしても、発生するかもしれない不幸な結果についてある程度の覚悟を決め、場合によっては別の医療機関で更に検査・診療を受けて手術適応等について慎重に診断してもらい、その結果によっては同じ目的の手術を受けるにしても、転院して他の医師により、更には他の方法によることを選択するという機会を得ることにもなるのである」と判示しています。

つまりインフォームド・コンセントの権利には当然、セカンド・オピニオンを得る権利も含まれているわけです。そういう点からすれば、先ほどの議論ですが、たとえば価値判断情報、その医師が検査の結果どういう診断をしたのかは当然患者に伝えられなければいけないわけで、その診断が妥当かどうかも含めてセカンド・オピニオンを患者が得た上で、最終的にインフォームド・コンセントをするということになります。したがって、自己決定をするための情報というかたちで一つに類型化できるのではないかと思います。

その意味で、いわゆる打撃的な情報についてどうなのかという議論については、私も常々疑問に思っています。これは国連総会の決議にもあり、WHO宣言にも書いていますが、非常に厳格に、その判断に合理性が認められる場合に限定されています。

例えば英国で医療記録アクセス法ができたときにも例外事項や打撃的情報については開示しないことができるという項目があって、その適用がどうなっているのかを調べに行ったことがあるのですが、それによって非開示になった例は殆どありませんでした。それから価値判断情報といっても、病名とか医学的な情報は当然記載されなければいけないし、伝えられなければいけないわけです。先ほど出ていたように、「この患者は文句が多い」こういう内容はそもそも医療記録に記載されるべき情報なのか。具体的に患者がどういう発言をしたのか、行動したのかを客観的に記載すればいいのであって、文句が多いかどうかは余事記載のようなもので、医療記録としての適格性も欠いているのではないかということが、むしろ議論されていると聞いています。

インフォームド・コンセントがあらゆる医療行為において事前に必要だと確認する以上は、その危険性情報、病気の診断情報を伝えることなしに、患者の自己決定は得られないのではないかと思います。

Q：もう一つB先生からご質問を頂きました。診療所でカルテ内容を開示しながら説明しなければならないということにすれば、カルテ開示の段階で大騒ぎにならないような医療機関側の意識形成がなされるのではないでしょうか。つまり診療の段階で内容の重要な部分をすでに知らせるべきだということにすれば、カルテ開示について抵抗も少なくなるのではないかというご指摘を頂いています。

A：私もまったくそのとおりだと思います。先ほど紹介したカルテ開示の問題を議論した医療機関では、最終的なシステムについて合意ができなかったので、実際に診療行為の中でカルテを見せながら説明して、患者にアドバイスをしたり、治療計画を説明するというふうになってきて、事実上、カルテ開示についての医師側の心理的抵抗はほとんどなくなってきている状況があります。

ただ問題は、それならばカルテを開示しなくていいのかというと、そうではなくてインフォームド・コンセントを得るための手段としてのカルテ開示という場合には、診療録が一つの医療の用具になっており、それ自体が医療手段になっている面を注目する必要があるのではないか。つまり医療情報が患者の力、エネルギーを生み出すものになってきているので、医療従事者だけではなくて患者も含めて、全体がカルテの情報を利用できるというものにしていく必要があると思います。

その点では、いま医療従事者がチーム医療を円滑にやるために、カルテの記載内容を大幅に改善しようという動きも強まっていますが、それを患者も含めて利用していくという観点から、医療記録の開示を視野に入れて考える必要があるのではないか。そうすると記載の問題についても、保管の仕方についても、ずいぶんいろいろな点で新しい光があてられるのではないかという気がします。

Q：C先生から、診療録とレセプトの同一性をどのように把握しているかという質問です。

A：私は診療録と診療報酬の明細書の控えであるレセプトは必ずしも同一なものとは思っていません。ただ、一つの診療行為に関連して作成された文書という点ではまったく同一です。レセプトは医療機関の医療従事者が診療の報酬を請求するために作成するものではありますが、それが患者の診療行為に関係してつくられた患者の個人情報であることには間違いないし、そこには病名とか診断された病気に対する検査、治療、措置の内容も書かれています。

しかし、インフォームド・コンセントのための情報かという点では、日本の場合は医療保険制度があるので、必ずしも費用の点が自己決定のための重要なファクターにはなっていないと思います。医療保険制度がない米国においては医療費自体が自己決定をするための重要なファクターになっているということもありますので、そういう点では違いが若干あるかもしれませんが、少なくとも医療情報の開示という点においては同一の扱いをしていいのではないかと思います。

Q：医療記録を開示すれば、とりわけインフォームド・コンセントの問題が解決するのかという質問ですが、すべて解決するとは私自身も思っていません。

A：報告のときに紹介した大学病院の事例は、広範囲な熱傷患者の緑膿菌感染を防ぐために、バラマイシン軟膏とか硫酸フラジオマイシン系統の抗生物質を大量に使って、それによって患者が聴力を喪失してしまったという事例ですが、カルテには使用した事実は記載されていますが、その危険性については何も書かれていません。しかし、硫酸フラジオマイシンやコリマイホーム、バラマイシン軟膏などの効能書には、「広範囲の熱傷患者に対して長期連用してはいけない」「耳毒性がある」ということが一番最初の注意事項で書いてあるのです。しかし、これを使用している医師や医療従事者はほとんど意識していませんでした。外用薬では、そういう副作用は起こらないだろうと判断して、ずっと使ったのです。その間、患者・家族側からは耳の様子がどうもおかしいと言われていたのですが、それを手術後の疲れだろうということで無視して、気がついたときには手遅れとなっていました。

したがって、医療情報、医薬品情報をめぐる現状は、医療機関の方は知っていて、これを患者に直接提供したら打撃を与えるので良くないというので配慮しているというよりも、実態としては、自分が使っている医薬品や医療手段について、その危険性について殆ど認識しておらず、その情報が患者に伝えられていない。逆に言えば、患者の力も借りて、事前に危険を防止するとか、なるべく被害が大きくならないように回避するというシステムがつくられていないというところに非常に大きな問題があります。つまり危険性情報が情報として生かされていないわけです。

情報を活かすための一つの突破口として、医療記録の開示を始め文書による情報提供を推進する必要があります。そうすると医療記録の内容の充実はもとより、その記載の不足を補うためにも効能書など既に文書化されている危険性情報を必ず伝えなければいけなくなり、伝えることによって、医療従事者自身があらためて危険性を認識することになります。いまは伝えられていない、開示されていないので、認識していないことも暴露されていないという実情にあるのではないかという気がしています。

私は、そういう点も含めて、医療に関する情報は基本的には不利益な情報だし、危険性に関する情報ですから、危険がふりかかる可能性がある患者に直接伝えられるべきだということを、医療側としても議論してほしいと考えています。

第四節　カルテの取扱いはこれで良いのか（3）

――患者は真実を知りたがっている（一九九二年日弁連アンケート調査結果より）――

（日弁連第三十五回人権擁護大会・シンポジウム第一分科会基調報告書『患者の人権』）

日弁連が人権大会で『患者の権利の確立に関する宣言』を採択する前提として、一九九二年五月に全国各地の病院で実状調査をしました。千鳥橋病院もその調査対象病院として協力しました。この時の調査は全国七つの病院で実施され回収総数二、七四六名というかなり大規模な調査ですが、このうち千鳥橋病院関係では患者三七〇名、医師三一名、看護師二〇〇名がこのアンケートに応じています。

現実に、日本の患者が自分の身体について、どれだけ知りたいと考えているか、変わってきているかということが各種のアンケートにあらわれています。表1は全国的な動向とほぼ同時期に実施された福岡市の千鳥橋病院との比較がわかるもので、がんの「告知」とカルテの開示の問題をピックアップしたものです。

がんの「告知」を望む患者は全国集計で五二％、千鳥橋病院では五四％が「がんの場合は本人に知らせるのがよい」という答えです。現在多くの病院で行われている「家族に知らせているやり方がよい」としたのが、全国平均で八％、千鳥橋病院でも一〇％にすぎません。意外に思ったのは、看護師に「医師の判断で決めるのがよい」という回答が非常に多いことでした。医師では「本人に知らせるのがよい」が三割前後という状況でした。ここでも明らかに、患者の要求と医師・医療従事者の態度に大きなギャップがあるということがはっきりしています。

カルテ開示については、「患者がカルテを見ても、わかりっこないんだし、医者を信用していれば見る必要もないだろう」という意見もかなりありますが、明確に「自分のカルテを見せてほしい」と回答した人が全国で二七％、千鳥橋病院二八％となっています。しかも、「病気や病状によっては見せてほしい」という人が三割を超しており、

表1　1992年5月実施（日弁連）患者（外来中心）370，医師31，看護婦200

がん告知について

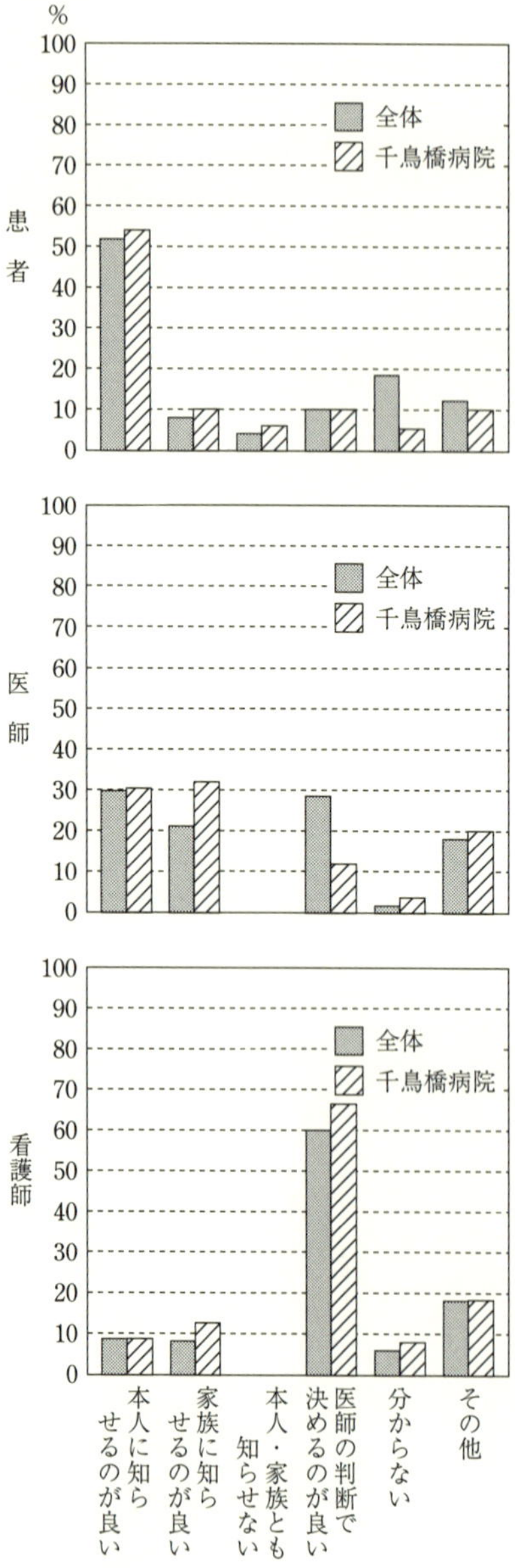

カルテの閲覧

患者：自分のカルテを見せてほしいと思いますか？

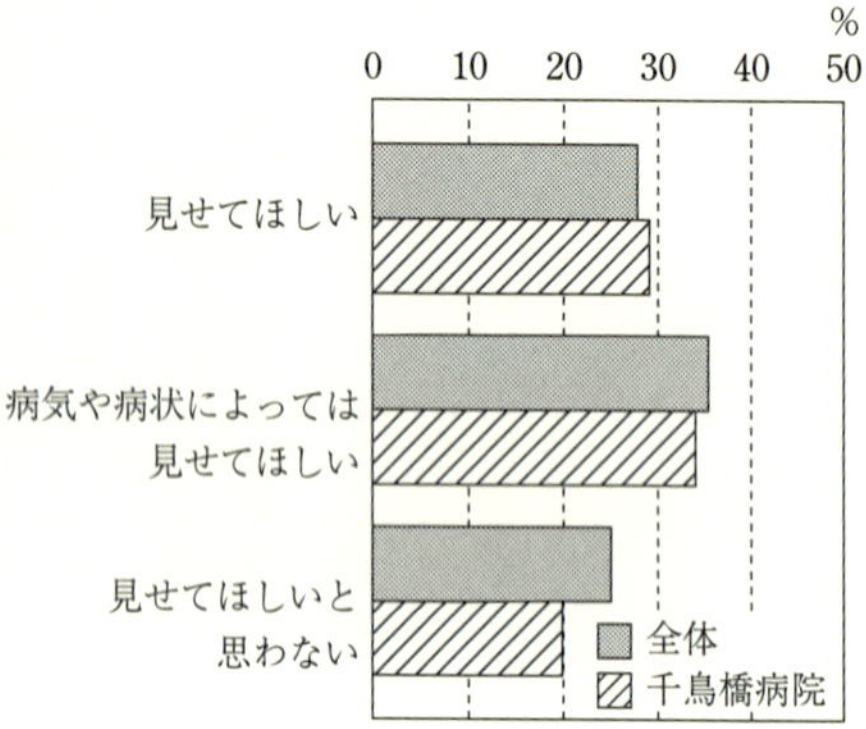

医師：患者や家族から閲覧を求められたら？
　　　閲覧権については？

閲覧を求められたら？

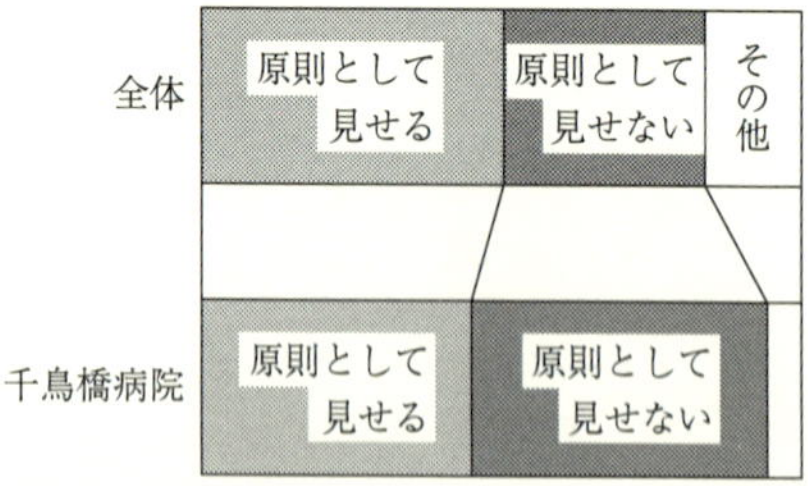

閲覧権への意見は？

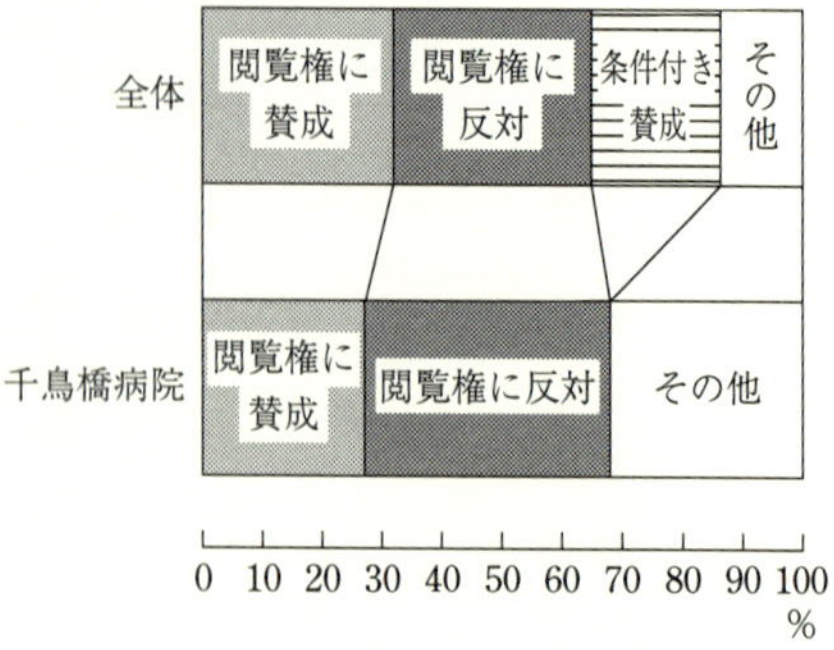

表2　1994年5月実施（病院看護局）患者数527名（入院237名，外来290名）

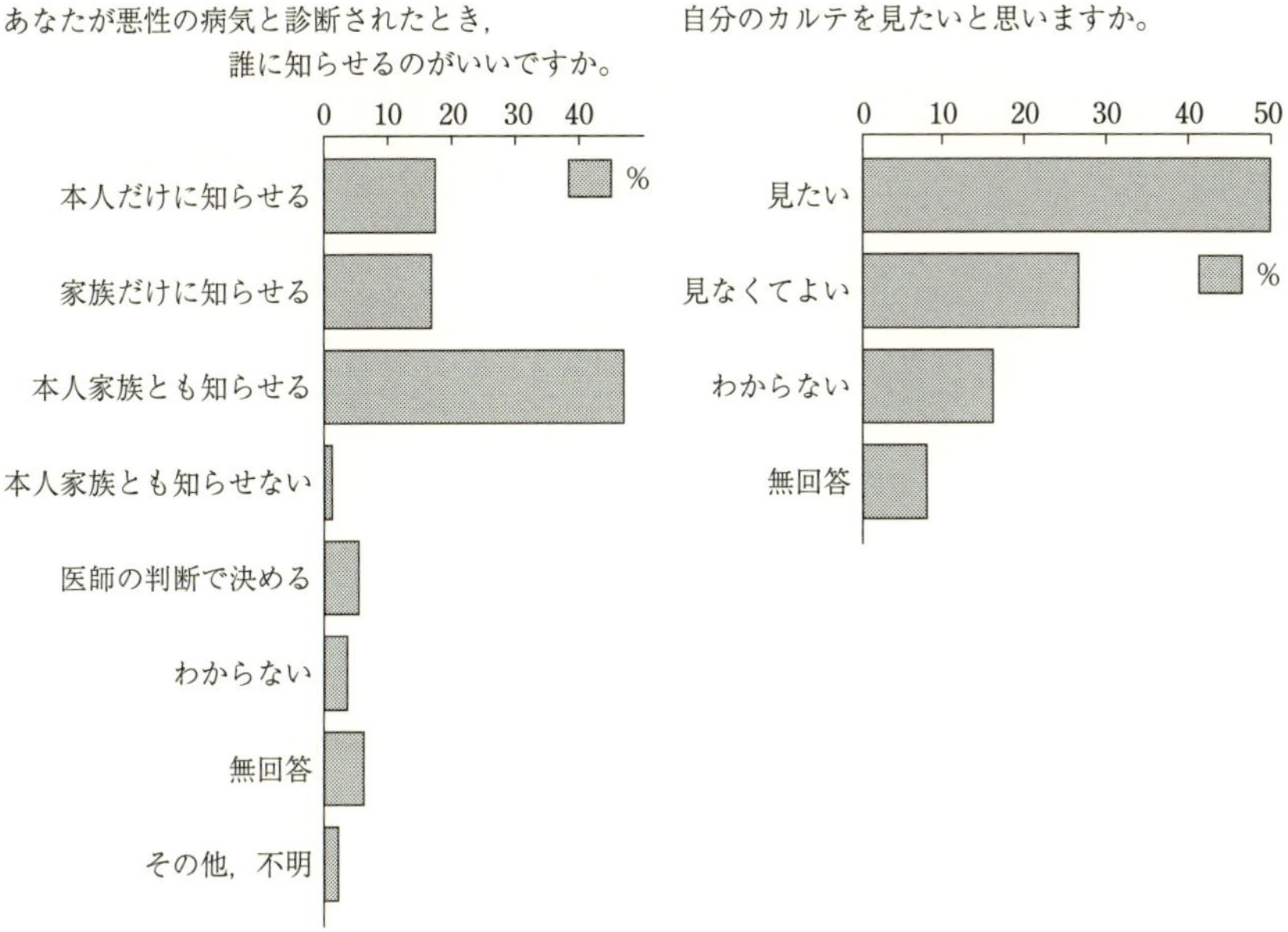

両方をあわせれば六割以上の人が自分のカルテを見たいと回答しているわけです。これに対して医師側はどういう態度かといえば、「要求があれば見せてもいいですよ」という人は結構いるのですが、「患者にはカルテを見る権利がある。閲覧権がある。」ということに賛成する医師は非常に少なく三割以下で、むしろ閲覧権に反対するほうが多い。ここで注目して欲しいのは、全国の集計よりも千鳥橋病院の方がはるかにカルテの閲覧権に反対する医師が多かったということです。こういう中で、カルテの開示を含む『患者の権利章典』の議論が始まったというところがまた面白いと思います。他のアンケート調査も見て思うのですが、医師の意識は民医連であれ一般の病院であれ、また医療生協でも基本的にはあまり変わらず、むしろ民医連の方がパターナリズムが強いということもあります。

『患者の権利章典』の議論をしているかたわらで千鳥橋病院の看護局が独自に調査を始めました。どうも、医師に任せていては進まないと、こういう認識に到達したんです。最初はそうではなかったのですが、いろんな議論の中でそうなったのです。入院患者と外来患者あわせて五二七名というかなりの規模で回答がありました。それが表2です。日弁連とほぼ同じ内容で調査していますが、聞き方が違うので単純には比較できませんが、「あなたが悪性の病気と診断されたとき、誰に知らせるのがいいですか?」という質問に対し「本人だけに知らせる」という答が一七%、「家族だけに知らせる」が一六%。これだけ見るとあまり差はないのですが、「本人・家族ともに知らせる」というのが一番多く四五%です。「本人・家族ともに知らせる」と「本人だけに知らせる」を加えると六割を超しています。知らせ方としては、本人だけよりも家族と一緒にというのが患者の希望としてかなり強いということがはっきりしてきました。現在、少なくない医師や看護師の意見である「医師の判断で決める」に賛成する患者は六%にすぎません。

日本医師会の『説明と同意に関する報告』では、がんの病名を「告知」するについてはいろんな問題があるからケースバイケースでいきましょうとなっており、それを誰が判断するのかといえば医師が判断するというわけですが、それを支持する患者は、少なくとも千鳥橋病院では六%しかいないということです。その後、日本医師会も理論的には態度を変えました。一九九二年に出した『末期医療に臨む医師の在り方についての報告』では、「末期がんの病名については、原則として患者本人に告知すべきものと考える。この問題は、その後の治療方法を考えあわせればインフォームド・コンセントの問題の一部である。」こういう認識を示しています。

「自分のカルテを見たいと思いますか?」という問いに対して、「見たい」というのが五一%、「見なくてもよい」というのが二六%、「わからない」は一五%です。自分の病気のこと、がんであっても、あるいは自分に対する治療の真実が記載されていると思われるカルテを自分の目で見たい、知りたいという声が調査の結果六割近くになっているわけですから、カルテ開示を拒否している現状は、医療機関としては患者の要求や知る権利に応えきれていないという認識をする必要があります。

いろいろな例外事項をあげて、「こういうときはどうするんだ」という議論もあるのですが、少なくとも「見たい」という患者に「見せていない」という現状を医療側としてどのように考えるのかが、今日のテーマなのです。

表3　1994年１月（病院病棟看護部）入院患者26名（男17名，女９名）

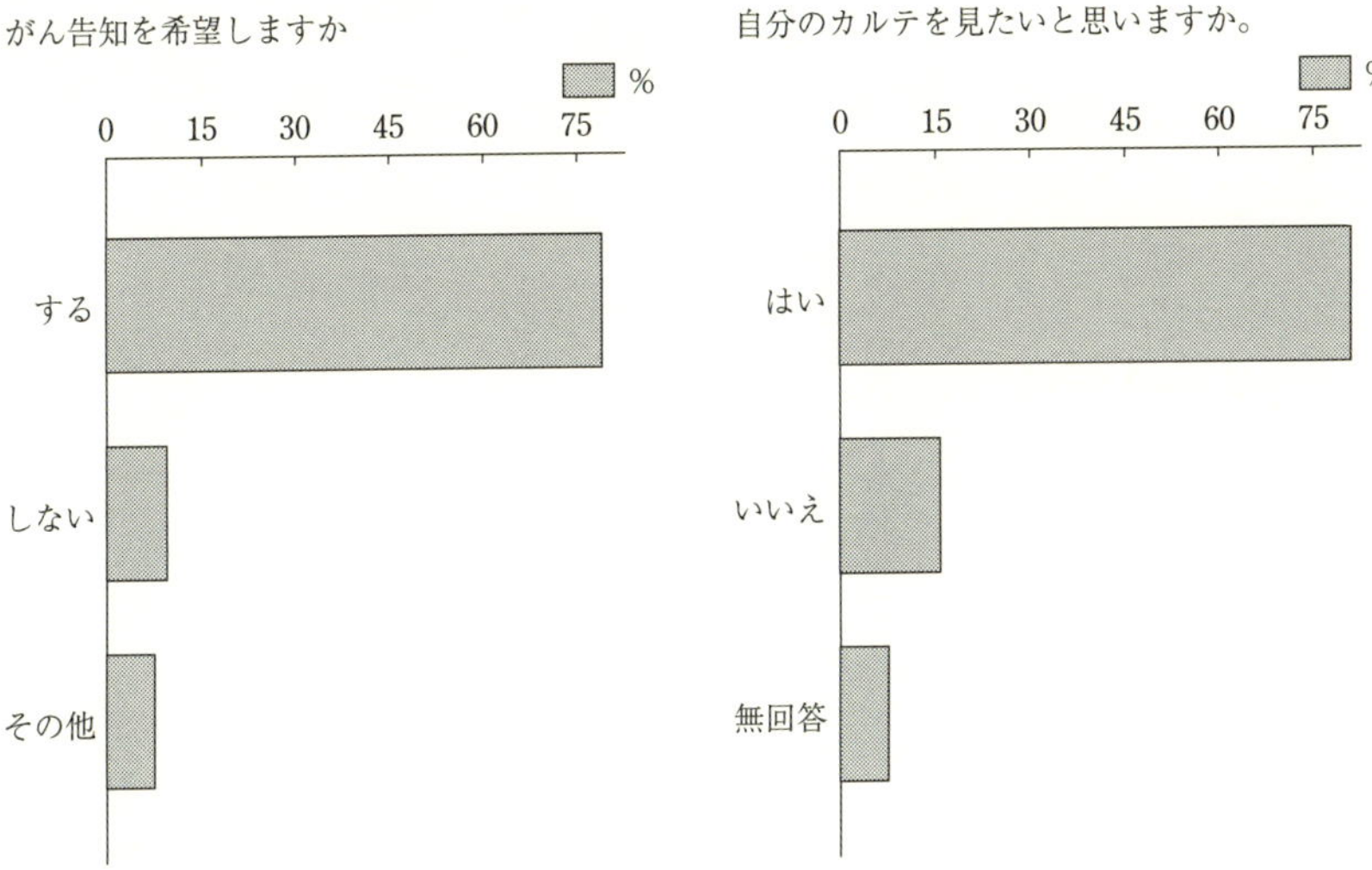

もうひとつアンケート結果を紹介します。今まで紹介したアンケートは、外来患者やいろんな診療科の患者が混っているものですが、一九九四年一月に、千鳥橋病院のひとつの病棟に入院している患者だけを対象にしたアンケート調査が行われました。表3がその結果ですが、この病棟にはがん患者も相当数おり、病名を伝えられている人も、伝えられていない人もいます。この結果には、私も非常にびっくりしました。

「がん告知を希望しますか?」に対して「する」八〇%、「しない」一一%。「がん告知を希望する」と答えた人の自由意見を見せてもらいましたら、「残された人生を有意義に過ごしたい」という記載がありました。「自分のカルテを見たいと思いますか?」に対しては「はい」が七六%、「いいえ」と答えた方は一五%です。

つまり、症状が重くて現実にがんやがんの不安と闘っている患者ほど、知りたい要求が強いということです。カルテについて「いいえ」と答えた方の自由意見を見てみますと、「見てもわからないから」という人もいます。したがって、もしカルテが見てわかるようなものであれば、「見たい」という人はもっと増えるだろうと思います。

第五節　診療記録開示の意義と法制度の必要性

――厚生労働省二〇〇三年「診療に関する情報提供等の在り方に関する検討会」における参考人陳述――

1　患者の権利オンブズマンに寄せられている苦情事例と情報不足

ＮＰＯ法人患者の権利オンブズマンが一九九九年七月から患者・家族からの苦情相談をやっている中で、医療記録の取扱い、とりわけカルテ開示をめぐる苦情事例などがたくさんありました。いろいろな医療行為に対する不審についても、患者・家族と当該医療機関との話し合いの中でその苦情を解決していくということを基本にしているわけです。そういう話し合いを促進するためにも、医療記録の提供ということが非常に重要な役割を果たしていますので、この「検討会」に対して意見書を取りまとめようと準備していました。そういうときに直接、意見陳述をする機会を与えていただきありがとうございます。

本日の意見陳述のために一月二十三日付けのＮＰＯ法人患者の権利オンブズマンとしての『意見書』（巻末資料8）を用意いたしました。これは三年間の実際の苦情相談の中で、特にカルテ開示をめぐる問題状況について、検討会に提出することにした意見書です。

なお、患者の権利オンブズマンの三年間の苦情事例のすべてについて取りまとめた『患者の権利オンブズマン青書Vol.１』が、委員の皆様のお手許に配布されています。ここには、苦情相談の全事例と、当事者間の話し合いで解決しなかったために、オンブズマン会議が第三者的な視点で調査した事例があります。これを調査・点検事業と言っていますが、その調査報告書五件が載っています。

患者の権利オンブズマンでは、苦情事案を正確に把握する意味でも面談相談を重視しています。『青書』には、この三年間になされた約六〇〇件の面談事例の概要がすべて収録されています。どのような苦情が寄せられているかについては、『青書』の目次を見ていただければわかります。これは苦情類型ごとに分けてあり、数の多い順番に第一節から並べています。

約六〇〇件の苦情の七割以上が、医療行為そのものに対する苦情です。一番多いのは、薬の処方なども含めた治療に対する不審で一八二件。その後順番に、手術への不審が一二〇件。治療がうまくいってないということで、治療費の返還などをしてもらいたいということも含む補償請求が六〇件。診断などへの不審が四二件。患者対応、接遇への不満が三九件。死亡原因への不審が三九件。医療記録の取扱いに対する不満（非開示を含む）が一九件あります。

患者・家族からの医療福祉サービスに対する苦情相談があったときに、その苦情を直接、当該医療従事者あるいは医療機関にぶつけて、対話の中で、その苦情の原因についてお互いに探る。問題があれば、それを除去してもらう。その中できちんとした信頼関係を回復する。その際に、カルテのコピーなどをもらって、それに基づいてきちんと説明してもらうということをアドバイスの基本にしています。二〇〇〇年一月から、日本医師会の自主的なガイドラインによる診療情報の提供が行われたという方針を積極的に生かして、医師あるいは医療側と患者側との情報の共有化、これを促進することを狙いとしているわけです。

実際問題として、多くの苦情を生み出している原因として「情報提供不足」があるわけです。したがって、苦情類型は多岐に渡りますけれども、それぞれの中で不審が生じています。不審というのは「おやっ」という疑問だとか、そういう段階なのですが、こういう不審を生じてくる共通の背景として情報提供が不足しているということがあります。したがって、この不審を解く一つの大きな手段が情報の追加的な提供ということになるわけですけれども、その際、記録されたカルテ情報が追加されることが非常に有効な役割を果たすわけです。

例えば『オンブズマン青書』には、苦情類型として一番多い「治療への不審」に関する事例が載っています。その中の一例を紹介します。

これは、父親がバリウムを飲んで検査をしたときに、むせたけれども、何もしてもらえなかった。それ以来非常に体調が悪くて、その後よその病院に移ったところ、胸の中にバリウムが残っていたという事案です。結局、肺気腫で亡くなられたのですけれども、そのことが相談者（娘）にとって非常な不満として残っているわけです。その娘さんとしては、古い話なのにどうしてもこの不満をぬぐえない、気持ちが治まらないということでした。そこで、その病院に率直にそのことを話して、当時の記録も見せてもらったらどうですか、というアドバイスをしました。

娘さんは病院に行きました。何年も前の記録でしたが、病院は丁寧に倉庫から探し出して、それを開示し、レントゲンフィルムを見ながら説明しました。「確かに肺にバリウムが残っていました。申し訳なかったです」。当時の担当医は既にいなかったのですが、診療責任者や事務局責任者が記録を確認した上でお詫びをしました。その結果、娘さんは、レントゲンのコピーなどを出してくれたという病院の対応に大きな誠意と満足を感じたというのです。これで自分の胸のつかえは下りたので終わりにしたいと、後日連絡をいただきました。

これは一つの事例です。この全体を見ていただければわかりますが、現在の医療におけるいろいろな苦情の背景にある情報不足、これをきちんと解決していくという点で、事後的であってもカルテなど医療記録の開示が非常に大きな効果を持っているということが言えるだろうと思います。

ところが、実際にそういう対応をすべての医療機関がしているのかといいますと、必ずしもそうではないということが残念なところです。苦情の中にもたくさん出てきますけれども、実際のところ、カルテ開示を拒否されたということで新たな苦情として上がってきているものが、『青書』に載っています。

患者さんが自分のカルテを見たい、あるいは亡くなった子どものカルテを見たいという気持ちには、それぞれの動機があり、それに対して診療情報が理由を問わず原則的に提供されるということになっているはずなのですが、実際上、かなりのケースでカルテの開示が安直に拒否されているということが、この苦情事例でおわかりいただけるだろうと思います。

次に患者の権利オンブズマンの『意見書』をご覧ください。私どもに寄せられるいろいろな苦情の中で、情報提供不足の類型について少し書いております。一言で言いますと、本来であれば、治療行為に入る前に十分な情報が提供されて、そして、患者のインフォームド・コンセントを得るということが十分なされていないことが大きな原因だと思います。その結果、患者からカルテ開示などの申入れが出る、それは絶好のチャンスなのです。不足している情報を提供することによって不審を解消する。事後的にそれを補正する機会が与えられた。信頼関係を取り戻す絶好のチャンスなのですが、それが拒絶されているというのがこの類型に該当します。

一人の患者が一つの問題でいくつかの苦情を抱えていることがあります。『青書』では、そのときの分類としては、相談者においていちばん主たる苦情で分類しております。したがって、例えば「手術に対する不審」という所で、別にカルテ開示の要求がないわけではありませんが、手術の結果がおかしいではないかということが主たる苦情の場合は、そこに分類してありますので、医療記録の取扱い自体が主たる苦情である場合のみを整理している類型8には入っていません。つまりカルテ開示に関する苦情は類型八の事例だけではないということに留意していただければと思います。

2　カルテ不開示等に対する苦情事例——日医指針の問題点——

類型八だけを見た場合、つまり医療記録の取扱い自体が主たる不満という事例が一九件で、二一回面談相談されていますが、その中で、カルテ開示を拒否されたという苦情が一一件あります。一一件のうち二件は、遺族だから開示しないというものでした。従前はそういう指針を持っている医療機関が殆どだったわけですが、そういう一一件の拒否事例の中で、遺族だからと理由が明確に示されたものを除く九件については、理由を言わないで拒否されているのが実状です。

どういうものが拒否されているのかは、一覧表で見ていただければわかると思いますが、どうしてこんな事案で拒否するのだろうかと思うものがあります。

例えば、ある民間の精神病院では、法律の根拠、法律上の義務がないから開示しない、こういうことを病院長さんが言われました。そこで県医師会の苦情窓口に苦情を申し立てるようにアドバイスしました。「法律上の義務がないから開示しない」と言われたら、日本医師会としては立場がないと思うのです。もちろん、県医師会の苦情窓口も、直ちにこれについて開示を指導して、若干の曲折があったのですが、最終的には開示されました。

こういうふうに、理由が合理的かどうかは別としても、不開示の具体的な理由が付けられた場合には、対処の仕方があるのですが、ほとんどの場合、何の理由も言わないで、とにかく開示できないという態度をとっているのが実状です。

それでもなおカルテコピーが欲しいならば、裁判所の証拠保全決定を持ってきなさいという、まさに従来の態度がそのまま示されており、それを直接告げられた患者・家族は少なくありません。

私どもがこの検討会に意見書を出そうと思った契機の一つになった非常に重要な事例が最近ありました。これは私立大学附属病院のケースです。この患者は現在もその大学病院に入院されています。当然、今後の治療などにつきましても、その見通しなどにつきましても患者に十分な情報を提供する必要があります。精神状態も身体状態も非常にダメージを受けている状態で、患者自身はほとんど身動きがとれない状況ですので、周りで支えている家族の方々にも十分な情報提供をして医療を続けて行かなければいけない。こういう客観的な状況にある患者なのですが、実は、その治療経過の中で不満があったことにつき説明を求め、カルテを開示してもらいたいという申し入れが拒否されました。

「血管芽腫のため二〇〇〇年一月十一日に、相手方病院において延髄の腫瘍の摘出手術を受けた。腫瘍は摘出されたが、意識障害等を生じ、その後、四肢麻痺の後遺症が発生した。同年七月、胃瘻《ろう》造設手術を受けたが、形成不全となり、その後、腹膜炎を生じた。これらについて納得のいく説明が得られない。現在も相手方病院に入院治療中」。

いろいろな治療経過の中で、予期せぬ、あるいは当初の見通しと違う結果が起こってきたときに、当然、患者は非常に不満がありますし、不安が起こります。そういうことについてきちんとした情報が提供されないまま転院の話が出されたので家族としては大変困惑していました。そのことについて話し合いをしたいという希望がありまして、患者の権利オンブズマンへ苦情として持ってこられました。

相談者からの要請に基づいて、患者の権利オンブズマンの相談員が当事者間の話し合いの場に同席する、代理をするわけでなく対話がスムーズにいくよう立会う「同行支援」を行っています。市民相談員や法律専門相談員がその場に同席するのですが、このケースでは同行支援をしました。

患者・家族は、その前からカルテ開示を請求していたわけですが、長い治療期間があり、問題にしているエピソードも複数の問題があります。したがって同行支援の際に短時間に説明を十分理解するためにも、それに関連するカルテのコピーをもらって説明を受けたいと申し出ていたのです。

しかし、この四年間に及ぶ入院生活を続けている患者に対して、そのとき示されたのは、わずか二頁分のカルテです。しかもコピーは渡さない。これではとても、きちんとした理解ができないではないかということで、どうしてカルテを開示しないのかただしたところ、病院は、既に紛争状態になっているからカルテコピーを渡せないと言うわけです。

日本医師会の指針では、「裁判問題」が前提にある場合はこれを適用しないという項目がありますが、それを拡大解釈したのでしょうか、「紛争状態」になっているという新しい理屈を持ち出しての開示拒否でした。

患者の権利オンブズマンは裁判外の苦情解決システムですから、裁判や法律的な責任追及を直接支援するようなことは一切していません。そういう手続が事案としてふさわしい場合は、それを支援できる窓口や弁護団を紹介するということで、私どもの支援は終わるわけです。ところがオンブズマンに苦情相談をしているということ自体が紛争状態にある、だからカルテは開示しないと言うわけです。

国立大学附属病院の場合は、国立大学附属病院長会議が定めたガイドラインに基づいて、各大学が自主的な指針を定めているわけですが、私立大学病院では独自のガイドラインを定めていない所もたくさんあります。そういうところは、日本医師会の指針に準拠するということを表明している病院が多く、この問題になっている大学病院も、日本医師会の指針に基づいてやりますということをずっと表明してきたところです。しかし日本医師会の指針でも、単に紛争状態ということでその指針の適用外というようなことはあり得ない話だと思います。

そういうことで、早速その点について、県医師会の苦情窓口に苦情申立をすることをアドバイスしました。県医師会の苦情窓口担当理事は、すぐ病院に対してカルテを開示するようにという指導をされました。そのため、病院からは、カルテを開示するという返事がありました。ただ、膨大な記録なので何が欲しいのかを特定して欲しいとのことでした。複写の費用の問題もありますので、いちばん知りたいところを特定する作業をしましょうということで準備していたら、一週間ぐらい後になって、県医師会の担当理事からまた電話があり、実は、病院は一旦はカルテを開示すると言っていたのに、その後、病院長が主催する会議が開かれて、診療担当医局長が強く開示に反対したので開示しないことに決定されました。申し訳ないけれど、必要であれば証拠保全決定で取ってくれませんかということでした。

日本医師会の指針は、もちろん日本医師会会員以外には適用されないので、そういう点での実効性は当初から危惧されていたのですが、大学病院のメンバーですから少なくとも日本医師会や県医師会などの役員も出している、そういう病院でこれが実行されないということは、よもや想定されていなかったと思うのです。内容的には最小限基準であっても、それはそれとして守られるということが前提になっていたと思うのですが、それが守られなかった。しかも指針に基づいて県医師会の苦情窓口が開示を指導したにもかかわらず、これが公然と拒否されるという事態が起きたということですから、私としても非常に残念でした。

ＮＰＯ法人患者の権利オンブズマンは一九九九年七月から福岡を拠点に活動していますので、その周辺の県医師会の窓口の理事は、非常に誠実に努力をしていただいているのです。そういう中でこういう事態が起こっているということは、やはり冷静に分析せざるを得ないと思います。

3　各種ガイドラインの問題状況と国際基準

患者の権利オンブズマンの調査事案に関連して、この検討会で十分な検討をしていただきたいと思っていることがあります。日本医師会のガイドラインは「最小限基準」だと自ら言っておりますので、これについては何とも言い様がありません。むしろ、逆に、最小限基準だと正直に言っているわけですから、この検討会として、今後カルテ開示のあり方について最小限基準も維持できていないという問題をどう是正するのか。そういう点では課題は非常に明確だと思うのです。

最小限基準とは言っていない基準もたくさんあるわけです。国立大学附属病院長会議の基準がそうだと思います。その国立大学病院長会議のガイドラインに基づいて各大学で作成されている基準自体が、実は国際的な基準に照らし、非常に大きな乖離があるということをはっきりと見ておく必要があると思います。

患者の権利オンブズマンでは、以前全国の大学病院や基幹的な病院などについて、ガイドラインを送っていただき分析をしました。本日添付している資料は九州法学会などで報告したもので、早い段階での大学病院全体について分析をした結果を示しているものです。

全国の大学病院が制定している基準は、医師会と同じように、遺族を対象にする方向での改訂が進んでいますけれども、基本的に一番問題なのは、国際的な基準に照らして見て、非開示事由が多すぎるということです。世界医師会総会の改訂リスボン宣言やＷＨＯの宣言は、いわゆるカルテに対する患者のアクセス権、自己情報コントロール権を正面から認めています。例外になる事項は、ＷＨＯ宣言によれば、原則として、第三者の秘密に関する事実、第三者の個人情報だけです。改訂リスボン宣言は、それに若干付け加えていますけれども、その情報を開示すれば、その患者に直接的で打撃的な被害を与えるもの、打撃的情報、危害情報、これだけを除去するということになっているにもかかわらず、国立大学附属病院長会議のガイドラインは、日本医師会の指針ほどではありませんが、非常に幅広くその除外事由を持っています。

この点について私どもは、自主的なガイドラインが実行されているから良しとするのではなく、今後の日本におけるカルテ開示のレベル、少なくとも国際的な常識として通用するようなレベルのものを整備しないと、日本の医療の前進という点からもまずいだろうと思います。現在、国会では個人情報保護法の制定が目前になっているわけで、この個人情報保護法との整合性から考えてみても、患者の自己情報コントロール権を正面から見据えて、カルテ開示の法制化を考える時機が到来しており、この際、自主的なガイドラインの内容も吟味する必要があると思います。

その他いくつか、法制化をめぐって、この三年間の経過をどう見るのかということとの関係がありますが、重要なことは、日本医師会を始めとして、これまで日本の医療界が示してきたカルテは一切秘匿する、特に患者に対しては秘匿するという態度を捨てて、原則として開示するというふうに大きな転換を図られたことについて、歴史的な変化として私は評価したわけです。

現在の時点で相当数が開示されてきているわけですが、それらは要するに病院の判断、医療機関の判断で、これを開示しても差し支えないというものだけが開示されているのが現状ではないでしょうか。本来、どんな理由であれ、患者が自分の権利として自分の記録にアクセスできる、その権利が保障されなければいけないわけですが、自主的なガイドラインによる場合は、病院側の都合や判断、病院の差し支えない範囲でだけ開示する、これではカルテ開示制度、診療情報の開示制度としてはほとんど機能できないのではないだろうかという気がします。

　とりわけ日本医師会の指針の中での裁判問題を前提とする場合は適用しない、という付則の規定は、カルテ開示制度を考えるときに、極めて問題があると思います。

　もともと証拠保全というのは、将来裁判を起こす準備のために、カルテが改ざんされると証拠価値がなくなるので、そういう証拠を保全しようということなのです。インフォームド・コンセント原則に基づく医療を推進する、あるいは患者自身の自己情報コントロール権を保障するためにカルテへのアクセス権を保障する、こういう「医療の質」を高めていくことを目的とするカルテ開示制度とは本来的に役割が異なるわけです。したがって、カルテ開示制度の一部を証拠保全で代替させようということ自体、無理があると思います。

　実務的に言いましても、証拠保全というのは将来の裁判を前提とするわけですので、裁判所の決定を得なければいけないということで非常に手間暇がかかりますし、弁護士費用などもかかります。自分のカルテを見るために、なぜあえて高い費用をかけなければならないのか。

　しかも、医療機関にとってみれば、裁判所の証拠保全決定がどういう理由で出されているのかということを理解しないといけないのです。裁判所が証拠保全決定を出すときには、そのまま置いておけば証拠が改ざんされる恐れがあるということを裁判所が認定して、証拠保全決定を出しているのです。

　毎月のように、国立大学附属病院も含めて、あらゆる医療機関に対して証拠保全決定が出されています。そのままにしておけば医療機関が証拠を改ざんする恐れがあるということを裁判所が認定して決定しているのです。こんな不名誉な事態でいいのでしょうか。そういうことをきちんとわきまえて、開示請求の理由を問わず、原則として開示していくシステムをどうしても作っていく必要があると思っています。

4 「自主的開示」の実情をどう評価するか

カルテ開示で患者の権利を保障するという場合には、どうしてもその制度としての安定性というのが必要ではないかと思うのです。安定性の中で一番重要なものは何かといえば、「開示制度」ということですから、場合によれば例外的に開示しないということもあり得るわけです。その判断基準は何なのか、これが非常に明確になっていること、その判断に不服がある場合にはそれに対して不服を申し立て、第三者的な立場で審査されるという不服申立制度がなければいけません。実はもうすでに日本でも法律的な裏付けを持ったカルテ開示制度が実施されています。それは自治体病院です。情報公開条例に基づく個人情報開示制度を持っている自治体、あるいは個人情報保護条例を持っている自治体、いずれにしても、その自治体が運営している病院のカルテについては、自治体の法律に基づいて開示されているわけです。しかも、そこでは混乱が起こっているような状況はなく、非常に安定した信頼できるカルテ開示制度として運用されています。

当初は、自治体の本庁舎の情報公開室とか、市民情報室等で開示手続が行われていたものですから非常に不便でしたが、この三年の間に多くの自治体が病院の窓口で、条例上の開示請求ができるように変えました。都立病院もそうです。そのことによって患者は容易に、かつ安定して、自治体の法律に基づく開示請求ができています。ごく一部非開示がありますが、それについては不服申立ができる条例上の審査会もありますし、あるいはそれにも不服の場合は、もちろん司法審査を受けることもできるわけです。いずれにしても、ほとんどの場合は開示されているようですが、そのために何か新しい問題や紛争が起こったという話は全然聞いていません。

日本でもすでに法律的な裏付けを持った安定した開示制度が経験としてあるわけです。医師会の方では、以前はほとんどカルテを開示していなかったときに、カルテ開示したらどうなるだろうかという心配等があったと思いますが、その点についてはすでに日本の経験でも特に大きな問題はないし、むしろ逆にカルテ開示を積極的に進めることにより信頼を強めている民間病院や公立病院での経験などを見る必要があると思います。

もう一つ、医師会が当初三年間、経過を見るということにしていた理由は、日本のカルテがいかにも杜撰だということ、非常に読みづらい、書いた本人しかわからない、あるいは本人もあとで自分が書いたことを読めない。こういうことがしばしば指摘されてきましたし、私自身もそういうカルテをたくさん見てきました。

これについては例えば千葉大学附属病院では、患者が理解できるように診療記録をきちんと日本語で記録する、つまり患者も含めて第三者が読んでもわかるようなものにしなければ、学問的にも価値がないということで、医療記録の作成方法などについて医学教育の中に取り入れ始めています。さらに看護協会を始め、あらゆる医療団体や分野で、本当に開示に耐える、客観的な診療事項、看護事項、観察した結果をきちんと記録していくということを中心とした取組みが、この三年間で相当進んできていると思います。私には弁護士業務上で実際に患者が持参するカルテ等のコピーを見る機会がたくさんあるので、ずいぶん変わってきていると思います。

また逆に、この三年間でそれを変えられなかった医師や医療機関については、やはり法律上の開示義務を課さない限りは、その記録内容が前進することはないと考えたほうが良いのではないでしょうか。

付け加えさせていただきますと、先ほど、私は、病院側の都合で開示するかどうかを決めているのではないかという疑問を述べましたが、それは患者の権利オンブズマンの苦情相談の体験からだけで言っているわけではありません。この第一回の検討会のときに配布された「調査報告書」の参考資料に開示された事例が報告されております。これらの開示事例について面白いのが、開示請求された申請書に基づいて担当医師に問合せを行い、担当医師が診療録の再度検読を行う。その結果医学的な問題はないと担当医師が委員会に報告すると、それであれば開示決定だという判断経緯が正直に記載されています。ここでは二〇ケース位あがっていますが、殆どが「医学上の問題はない」あるいは「過失はない」から開示するということが、開示か非開示かの実際の判断基準になっているわけです。これは、本来のカルテ開示制度の趣旨と全く違うのではないかと思うのです。現実問題として、開示がどんどん進んできているということは非常に良いことなのですが、開示されている内容のものは、そういう検討を経た上でなされているのです。本来は医学的に問題があるか否かにかかわらず、患者の自己情報に対するアクセス権に基づき、自分の記録のコピーの提供を受けるというのが開示制度ですので、この点では恣意的な判断基準が入らないような形での仕組みは、自治体の条例と同じように国もやはり法律に基づいてやることが必要です。

5　医療記録特別法か、個人情報保護法の適用か

カルテの開示の問題もそうですが、日本における開示制度を進めていくためにも、医療記録そのものの法的な位置づけについて、やはりきちんとした形にする必要があります。例えば看護記録等についても位置づけが不明確だと思います。

したがって、「医療記録法」と言いますか、そういう法律をきちんと作って、その中に開示の問題についても入れ込むという形が、現在の時点ではいちばんふさわしいと思っていますが、とりあえず個人情報保護法の原則的な適用ということでもやれると私は考えています。

医療記録法としての立法提案は、今日配布されている資料の「患者の権利法をつくる会」が出している「医療記録法要綱案」というものが準備されております。この作成には私も関与いたしました。日本の場合は保存期間の問題でも、五年というのはいかにも短い。特定機能病院、あるいは臨床研修指定病院等は実際上は永久保存としているのですが、法律的な裏付けが全然ないのです。

オランダでは大学関連病院等のカルテは医療契約法で一五〇年という保存期間が明記されておりますし、また英国でも大学関連病院などは永久保存が多いのですが、八年くらい経ったものから順次マイクロフィルム化しています。つまり、きちんとした保存と容易に開示ができる仕組みがセットされており、医療記録というのはもちろん個人情報なのですが、医療全体の中でも宝ですので、それにふさわしい管理体制が組まれている、そういう位置づけ

もはっきりさせる必要があると思います。

さらに、個人情報の収集の状況から考えてみても、これまでの医療記録の中には、患者とかかわりなく、まちまちな所から収集した情報が記載されているという問題などもありますので、その点につきましても、やはり全体的に個人情報の収集、利用、そして管理、転移あるいは廃棄ということまで含めた一貫した法的な整備をするために財政的な手立てを取る必要もあります。

インフォームド・コンセント原則についても法制化がまだ不十分ですが、医療法で努力義務が決められるだけでも、情報提供のための経済的な裏付けが少しずつ進んでいるということもありますので、医療記録についても、開示を含めた法的規制をすることによって、より質の高い医療記録をつくり、利用・管理する、そして患者自身のコントロール下におく、こういう形が望ましいかと思います。

6　開示手続と第三者機関のあり方

開示請求権を認めるという前提に立った場合、権利があるにもかかわらず開示しないというのは例外的な扱いになりますので、そういう場合にだけ審査の対象になるというのが原則だと思います。

例えば一九八五年の段階でスウェーデンの保健記録法ができていますし、ヨーロッパでいちばん遅かった法制化は一九九〇年の英国の保健記録アクセス法ですが、非開示についての不服審査手続を保障する考え方が採られています。したがって、最初から開示するかどうかについて第三者の意見を聞くことは、通常のシステムとしてはないと思います。

フランスの場合、これは特殊な経過を辿りましたが、背景に専門家主導ということがありまして、以前から患者本人ではなくて、医師が患者の代理人として前医や医療機関に対してカルテのコピーを請求して開示を受ける方法が実施されていました。フランスの場合は専門家の役割や責任が大きく、市民からの信頼というものには日本とは大変な違いがあります。そういう意味では、良い意味でのパターナリズムがありますが、権利保障としての法制度を作る場合の仕組みとしては、そういう例外的に制約される事項についてのみ第三者審査を用意するというのが原則です。

もう一つ法制化の時期的な問題もありますが、精神病院の患者、あるいは元患者であったものは、自分の保健記録にアクセスできるという権利が、国連総会で決議されたのが一九九一年の十二月で、もう一〇年以上も前のことです。もちろん国連総会決議は条約ではありませんから、それ自体に直接の法的拘束力はないのですが、こういう国連総会や国際機関で確認された人権規定については、仮にそれを制約しようとする場合には法律によらなければいけない、こういう考え方が基本です。そういう点から考えてみても、開示するかどうかを最初に第三者に答申するということは、まずあり得ないのです。

ところで、WHOが提唱している裁判外苦情手続の場合は、原則として施設内において窓口や委員会を作るということになっております。かなりの国で苦情が申し立てられた場合は、施設内において議論をする。その際は、患者側代表、住民側代表が過半数を占めるような形での施設内委員会になっています。

そこでも解決できない場合には、オンブズマンなどの完全な第三者機関、独立機関による調査に進むという形になっており、いきなり第三者機関には行けないのが普通です。ただしカルテ開示に関する独自の審査機関を作るとすれば、それはあり得ない話ではないと思います。

例えば開示、非開示について医療機関自らでは判断ができないという場合に、そういう第三者的な委員会を設定するということは、あり得ない話ではないと思いますが、この場合は患者の申立もないのに第三者が個人情報に触れるということになります。さらに、その判断についても患者側も納得がいくような構成体のもとで行われる必要があるでしょうから、その点について、やり方がかなり難しい面があるという気がします。

なぜかと言いますと、カルテを開示しないという例外的な事由としては、いわゆる「危害情報」に該当するか否かという判断になります。したがって、その点についてはかなり専門的に患者の状態などについての判断が必要になります。日本の現在のガイドラインはそういうことと無関係に広範囲に非開示事由を定めていますので、これは全然話が違うのです。法律をつくる以上は、国際基準に反するようなことはできないので、そういう点では非開示事由も極めて限定されてくると思います。その場合に判断するのに、第三者的な機関に直接持っていくのが果して適当かどうか。やはりそれは診療を直接担当している所で判断して、その判断に患者が不服がある場合にだけ、その判断が正しいかどうかを第三者機関がチェックするという仕組みの方が良いのではないかと考えます。

第六節　個人情報保護法の制定と診療記録を適用下においた意義と今後の課題

――羽生正宗さんとの対談（二〇〇四年）――

1　個人情報保護法の立法理念は自己情報コントロール権

羽生　今般、民間事業者が保有する個人データの取扱いを規定する「個人情報保護法（以下、単に「保護法」と言います）が制定・施行されることになりましたが、保護法第三条において「基本理念」として「個人情報は、個人の人格尊重の理念の下に慎重に取り扱われるべきものであることに鑑み、その適正な取り扱いが図られなければならない」とあります。どのように取り扱うことが「適正な取り扱い」となるのかについては具体的に書かれておりませんが、池永さんは保護法の立法理念をどのようなものと理解されていますか？

池永　「個人の人格尊重の理念の下に」という以上は、日本国憲法が保障する「人格的自律権」の構成要素と考えられている「自己情報コントロール権」を立法理念としていると考えることができると思います。民主主義社会での情報に関する管理のシステムにおいては、個人の尊厳を基本において、個人情報をいかに保護し、流通させるかという考え方が一般論として当然の認識になっていますが、日本はOECD加盟国としては最後に、情報公開や個人情報開示に関する法整備を実現しました。

そうした立法経過から今回の保護法はOECD八原則を前提とするもの、つまりは自己情報コントロール権の考え方を立法理念としていると考えるのが正解だと思います。

この点に関しては、医療・介護・福祉分野における主務官庁である厚労省が、保護法の定めに基づき策定した

「個人情報の適切な取り扱いのためのガイドライン」の中に、「法はＯＥＣＤ八原則の趣旨を踏まえ」という記述もありますので、私が勝手に推測しているものではありません。

市民社会としての成熟は、民主主義の一般論で決着がつくものではなく、社会全体といいますか、市民自身の意識の前進も不可欠の要素、土台となります。日本では、非民主的な情報の管理体制をなるべく維持したいという、これまで情報を独占的に把握していた行政官庁とか専門家集団にそういう思想が根強く残存しています。マスコミもそうですが、マスコミは第四の権力と言われており、いろんな情報を収集して、そういう情報を基盤にして事業展開しているわけです。いろんな形で収集した情報を可能な限り自分たちだけでコントロールしていたいと考える勢力の中には、市民の自己情報コントロール権を強化する流れに抵抗する者も少なくありません。そのため立法に至る経過の中ではいろんな大義名分を掲げて、最初から自分たちが関わっている分野を丸ごと保護法の適用対象から外すことを求める、そういう強力な動きがありました。

ある意味では妥協の産物として保護法が制定されたわけです。日本では透明性のある社会をつくるために、行政情報等を広く市民に公開することを定めるための「情報公開法」も数年前にようやく制定施行されたという経過もあります。今回の保護法の制定は、情報公開とは異なり、個人情報に関するデータの主体のコントロールの下に取り扱うということですから、すべての情報を独占してきた勢力としては最後の砦まで市民の監視の目が届くことになるわけで、それに対する抵抗感も大きいものがあったと思います。

そのような実情の中で、保護法の制定がＯＥＣＤ加盟国の中で最後になったわけですが、そのような保護法の制定過程自体が保護法の中に弱点を含まざるを得なかったと思います。国際的には個人情報の取扱いを定める法律は、立法上の理念としては自己情報コントロール権を基本とするべきであることは誰でも認めているのですが、わが国の保護法では、自己情報コントロール権ということを明確に法律の条文で謳っておりません。これを謳っていないということは、個人情報の主権者である市民自身のコントロールから除外する取扱いを、かなり大幅に容認するということになっていると思います。EUなどから仲間外れにされるという外圧が強まる中で、自己情報コントロール権を尊重しようという社会的な合意形成が成熟しないままに制定に至ったという中で、そのことを明記できないままの法制化ということになりました。

羽生　そのために法律解釈上もすっきりしない点が少なくないということですか。

池永　そうです。例えば法律の文言上要求される「同意」も、必ずしも内容についてのコントロールを意味しないで使われている場合が多いわけです。社会的な実態としても同意しなければ、検査や治療も受けられない。第三者提供の同意をしなければ、行政からの給付も保険金支払いも受けられない。従って、データ内容の検討もできないまま、「同意」せざるをえないという場合もたくさん残っています。

ただし、自己情報コントロール権を立法理念としているかどうかの基本的なメルクマールとして、私は、その法律の中に流通する個人データの正確性を担保するための手段として、本人による「訂正請求権」が盛り込まれているか否かにかかっていると考えています。わが国の保護法は明確に訂正請求権を規定していますので、基本的には自己情報コントロール権を立法理念としていると位置づけることができるのです。

個人情報の取扱いというのは国際的な流れで、日本一国でどうこうするという問題ではありません。個人情報は当該データをデータ主体のコントロールの下に取り扱おうというのは今や国際的な流れになっていますし、これをやらなければ、EUは個人情報にかかわる情報を一切日本に出さず、日本からも受け容れないという最後通牒をつきつけてきたのです。そんなことをされたら日本経済は破壊されてしまいますから、どんなことがあっても作らなければいけないということで成立した法律です。個人情報の保護と流通は、国際的・地球的規模で進められていきますので、近い将来、こういう原則的な取扱いが明確化され共通化されると思います。

そのような弱点を持っているとしても、曲がりなりにもOECD八原則、つまり自己情報コントロール権を立法趣旨とする保護法が制定施行されたこと自体は大変大きな意義を持っていると私は考えていますが、市民がその発展を支えなければ「仏作って魂入れず」の状態にいつでも転化する恐れがあることも、充分認識しておく必要があります。

日本国憲法も「この憲法が国民に保障する自由及び権利は、国民の普段の努力によって保持しなければならない」（第一二条）と規定していますが、法律で認められることになった権利も同様だと思います。

つまり、患者さんが自分のカルテ等に対して自由にアクセスできるということは、自分の病気について従前以上に正確に認識できるというにとどまらず、その中身の適正さを確認できる、誤りがあれば訂正請求できる、そういうことを積極的に実行していくことが重要だと思います。

2 「自己情報コントロール権」とは

羽生　「自己情報コントロール権」という言葉自体も日本社会であまり知られていませんね。それはどのような権利内容を含むものですか。プライバシー保護との関係はどのように理解すれば良いのですか。

池永　学説的には広義の意味と狭義の意味がありますが、立法理念として使用される場合は、インターネット社会において個人データを利用し、流通させる場合の手続的権利ということで、学説的には狭義の意味で使われているものです。つまり、自己情報コントロール権は、膨大な個人情報がコンピュータに蓄積され、インターネットにより瞬時に全世界を駆け巡る現代情報化社会におけるプライバシー保護に不可欠の人権として登場してきたものと考えています。自己情報コントロール権の内容は、市民的権利としてデータ主体に対するアクセス権を認めるものです。

その根拠の第一は、プライバシーの保護にあります。コンピュータ社会にあっては、個人情報が取得された目的や法律関係を離れて、まったく無関係の第三者にも広範に流通する可能性が高まり、誤った個人情報の流通により、不利益を受ける危険性も高まっています。こうした中で、プライバシーを保護するためには、個人情報を当該個人のコントロール下におくことが不可欠となっています。

自己情報コントロール権に基づく個人データの取扱いについて、国際的機関として早い段階で原則的ルールに関するガイドラインを定め、今日においても最も有効に機能しているものが、ＯＥＣＤ八原則と呼ばれているもので、①収集制限の原則、②データ内容の原則、③目的明確化の原則、④利用制限の原則、⑤安全保護の原則、⑥公開の原則、⑦個人参加（関与）の原則、⑧責任の原則からなります。前項のうち「利用制限の原則」については、データ主体の同意があれば制限が解除されうるものとして構成されています。

ここで採用されているデータ主体によるコントロールの仕方が自己情報コントロール権に基づくものとされているものです。

そのような点に着目してのことだと思いますが、この分野に詳しく患者の権利法をつくる会の常任世話人でもあり、現在は政府の内閣府情報公開・個人情報保護審査会常勤委員に就任している森田明弁護士は、自己情報コントロール権の内容を構成するポイントとして、八原則の中から次の四原則を掲げています。

① 収集制限の原則

個人の情報を収集するについては一定の目的のために必要な事項に限って原則として本人から直接収集すること

② 利用制限の原則

原則として当初の目的の範囲内でのみ利用できるものとすること

③ 個人関与（参加）の原則

本人が収集された情報の内容を確認し、誤りがあれば訂正でき、目的外利用がされようとするときは中止を請求できること

④ 情報収集の仕組みは広く公開されること

つまり、恣意的な個人情報の収集や利用を許さず、情報の主体自身がコントロールできるような制度的な保障が

求められているわけです（森田明『新医療』一九九六年一月号）。

羽生　お話を伺っていると、自己情報コントロール権における個人関与（参加）の原則は、自分に関する情報が集積されている個人データの取扱いについて、インフォームド・コンセントを与える権利のようにも思えるのですが、コンセント能力がない場合にはどうなりますか？

池永　ご指摘の通りです。インフォームド・コンセントの権利も自己情報コントロール権も、共にプライバシーを含む個人の尊厳を支える「人格的自律権」「自己決定権」を現代情報化社会のもとで具体的に保障し、支えるための手続的な権利であり、この点では車の両輪として位置づけることができると思います。従って、法律的評価に基づいて本当に本人にコンセント（コントロール）能力が存在しない場合は、本人に代わる法律上の代理人のコントロールの下におかれるというのが、原則的取扱いになると思います。

羽生　もう一つ、後から話題にする家族への報告に関係しますが、自己情報コントロール権ということから言えば、患者本人への説明が原則になると思いますが、現状では特に悪性疾患や高齢者患者の場合には、家族に説明するということを優先することが実態だと思います。そのあたりは保護法の観点からすると、いかがですか。

池永　これも、また非常に重大な問題ですね。特に日常的な点では、医療のあり方と医療情報の提供の仕方というのは一体のものなんです。したがって保護法の理念である自己情報コントロール権ということから言えば、医療自体が情報主体である患者を主人公にする医療でない場合は、ちぐはぐしてうまくいきません。特に日本の場合は、重大な病気や悪性疾患の場合には、病名なんかにしても患者本人に伝えていない。社会では会社の社長さんとか大学の先生とかいうことで積極的な役割を果たしている人も、病気になって患者として入院した途端に子ども扱いされます。医療費の支払いからいろんな打合せから、全部家族がやっています。配偶者がやる場合もありますし、その家の長男がやる場合もあります。お父さんは病気だから何もしないで、おとなしくしてください、お医者さんの言うことをきちんと聞きなさいというやり方をしています。

実際に医療機関もまだまだそれを脱却していないわけです。最近少しずつ、患者自身に情報を提供していかないといけないということで、事前に正しい診断名が伝えられなかったがんの患者が、そのことで医療機関を訴え、裁判をして慰謝料請求するということになった場合、そういう裁判になれば、当然それはおかしいということで医療機関は慰謝料を支払えという判決が出て、それが確定してきているわけです。家族のほうも、自分の配偶者は非常に気が小さいから、そんなことを言わないでくれ、自殺するかもしれないから、家族だけに言ってくれと、こういう問題が起こっています。実際にその家族の方が本当に誠心誠意、患者さんと一体になって看護に当たっている場合が多いのですが、中には遠方にいる子どもが、突然、もしお父さんやお母さんが亡くなったときには遺産はどうなるんだろうかとか、そういう経済的な関心だけで考えて、両親をお互いが取り合うとかいうことも稀ではないのです。

ですから、家族だからといって、すぐ患者の情報を提供するということはおかしく、あるいはトラブルが起こるということにもなります。現在の医療活動のあり方から考えてみて、保護法の趣旨に沿った診療情報の提供をしていくということは、日常的な医療構造自体を変えていかないといけないものですから、いろいろ大変です。家族と患者は一体であるという考え方はすっきりとしていると思いますが、患者自身が、たとえ配偶者であれ、子ども、親子であっても知らせたくないという情報もあります。あるいは、悪性疾患であるということが分かっても、それは自分だけが知って、病気に対する対処法は自分だけで決めるということで、その後は、家族に対して自分の意思で伝える、あるいは伝えないということもありますので、そういうことについては、きちんと守っていくという方向に基本的には進むだろうと思います。

実際に米国でも一九五〇年代には、がんの患者の場合にはその診断の結果について、患者本人に知らせずに、家族に知らせていたという時代があるのです。それが患者の尊厳とかプライバシーをないがしろにすることだということで、公民権運動とかいろんなことが起こった中で、一九六〇年代に大きく逆転して、消費者の知る権利が確立しました。ケネディ大統領の時代です。一九六〇年代の後半には、悪性疾患の場合でも全部患者に伝えるようになり、家族に伝えるかどうかは患者自身が決めるという方向に一〇年ぐらいで変わったわけです。いわゆる患者のインフォームド・コンセントに基づく医療構造に変化したわけですが、日本も今そういう大きな変わり目にあると思います。だから、患者にきちんと真実を伝えることができているところでは、診療記録の取扱いも非常に厳格で、家族から開示請求があった場合でも、患者が了解するかどうかで決めていくことになっています。まだそういう切り替えができていないところは、家族に対しても同じように、カルテを提供せざるを得ないということです。

医療的なことでは、日常的な情報では全部家族に言っていても、患者本人にはほとんど伝えていない。ところが、カルテの開示請求があったら、あなたは家族だから出せませんと、こういうおかしな医療機関もまだあるわけです。その点が非常に問題です。こうしたことは、患者本人の意識がしっかりしていることが前提ですが、患者の意識がしっかりしていない場合は別問題です。患者が子どもとか幼児の場合は両親が法定代理人で、治療方法を決めてぃく上で両親の力が法律上認められているわけですから、当然両親が情報の受け手になります。成人で患者本人の意識がない場合は、法的な代理人としては成年後見人などのシステムがあります。そういう手続ができている場合は、法定代理権を持っている人に提供することになります。そういう手続が全然できていない場合には、家族の中でそういう役割を果たしている人にどう伝えるかということだと思います。診療情報を秘密にしたままでは次の医療行為に進めないわけですから、患者本人に伝えることが大事なわけで、患者本人に伝えるすべがない場合にはどうするのかということで、国際的には、患者に意識がある場合でもそうですが、自分に代わって医療情報を受け取る代理人を決めることができるというのが世界的な基準です。

日本では患者自身が代理人として弁護士を頼んだと言っても、医療機関が弁護士は家族じゃないから開示できないと言ったり、あるいは家族が開示請求したら、あなたは代理人じゃないからだめだとか、とにかく見せない方向、出さない方向でやろうとするのは、保護法ができていない時代にしか通用しないことです。

羽生　これは、極めて難しい問題ですね。しかし保護法ができたので考え方としては、整理しやすい時代になったと言えるのでしょうね。

3　診療記録（カルテ）が個人情報保護法の適用下におかれる意義

羽生　従前は患者本人にも開示されず、カルテを管理している医療機関や医療従事者の中だけで自由に利用・管理されてきた診療記録が、患者本人のコントロールの下におかれるということは、開示を含めて、その取扱い方法が異なってくるわけですが、医療機関としても診療記録（カルテ）の取扱いや管理方法を大きく変化させる必要が出てくるでしょうね。

池永　そうだと思います。診療記録に記載されている内容は、ほぼ一〇〇%患者の個人データです。その患者が医師や看護師らに訴えたり伝えたりした症状に関する説明内容はもとより、患者に実施した諸々の検査の結果や、治療内容とその結果、他の専門的機関への照会結果、担当医師の診断内容などを記録している「診療記録」は従前から患者のプライバシー保護のために、これらを取り扱う者に対して法律上の「守秘義務」を課すことにより「反射的利益」として患者のプライバシーが守られるということが期待されていたわけです。これらのデータの主体である患者本人の直接のコントロール下におくこと、権利として日常的に患者が自分の診療記録にアクセスできる権利を認めるということは、患者のプライバシーを保護する方法において質的な転換をもたらすことになることは間違いありません。診療内容がほとんど記載されていない杜撰なカルテはなくなるのみならず、それは当然のことながら診療内容自体の充実にも繋がるものですが、記述内容の充実化を促進するとともに、記載内容の正確性を確実に担保することにも繋がると思います。

昔から「情報は力」と言われていますが、情報は流通して初めて力になるわけです。医療情報の場合は、医療側に集積された患者の検査結果とか実施された治療結果に関する情報、担当医師らの診断内容などが従前以上に充実して記録された情報として適正に記録され集約されることにより、患者の治療にあたっている医療従事者チームにおける患者の病状把握に関する認識の共有も強化されるでしょうし、そのデータが広く流通することにより、単に当該個人における治療関係に利用するという理念を超えて、医療システムの改善や治療方法を発展させる力にもなるという意味で、医学・医療全体を前進させる可能性を持つことにもなるわけです。

もっとも従前は、主治医や診療記録の管理者が、自分の判断で、患者にも知らせないままに学会への症例報告や出版物への掲載などが行われてきていましたが、今後はそのようなことは許されなくなります。しかし患者の同意さえ得ることができれば、従前以上に大げさにいえば地球的規模の流通が可能となるわけで、医学・医療の前進のためには以前と比較できないほど効果を発揮すると思われます。

保護法令上、医療機関として整備しなければならないことは、自分の医療機関は個人情報の取扱いについてこういう方針をもって臨みますよという「プライバシーポリシー」や取扱いに関する規則（その中には患者の同意を得る手続や患者等からの開示請求に応える手続等を含む必要がある）を定めて、対外的に公表することです。

羽生　医療機関の場合には、他の事業とは異なる取扱いが求められる場面もいくつかありますね。

池永　保護法は医療機関だけを念頭においているわけでなく、すべての民間事業者を対象としているため、実務上過去半年以内に五、〇〇〇件以上の個人データや個人情報を保有する事業所のみを直接の対象としています。コンピュータに入っていない情報であっても、検索できる形で整理されている個人情報は全部対象になりますので、手書きのカルテも件数に入れる必要があります。開設されたばかりの診療所や小規模な病院等の場合には五、〇〇〇件にならない場合もあるでしょうが、ある病院の個人情報が五、〇〇〇件未満なのか五、〇〇〇件以上なのか、そこを利用する患者には分かりません。

そこで、医療分野の主務官庁である厚労省が法律上の権限に基づいて出しているガイドラインは、小規模施設、つまり五、〇〇〇件のデータを保存していない施設においても、保護法令の趣旨に基づいて個人情報を取り扱うように努めることを求めています。

4　自己情報コントロール権と遺族・家族へのカルテ開示をめぐって

羽生　保護法は生存している個人が自分のプライバシーや自分の情報をコントロールするということですから、生存者を前提としています。医療機関の場合は、患者が死亡することも多いわけですから、患者が亡くなった後の情報、いわゆる「死者の情報」はどのような取扱いになるのか、また患者が亡くなった後に遺族がどういう診療経過だったのか聞いてきたときはどうなるのかという問題が起きてきますよね。さらに自己情報コントロール権ということを強調すれば、第三者提供の制限ということから厳密に言えば、家族に対する情報提供をどうするのかという問題も生じてきます。その点はいかがでしょうか。

池永　保護法はご指摘の通り「生存個人に関する個人情報」を直接の対象にしており、死者の情報については全く触れていません。

実は医療情報だけでなく、保護法を立法化するときに、死者の情報はどうするのかという問題は国会でも議論されていました。なぜかといいますと、膨大な死者に関する情報が、行政機関には集積されているわけです。医療機関でも、現在の生きている生存個人の患者情報は、近い将来、自動的に死者の情報になるわけです。しかし、行政とか研究者とか、あるいは専門機関に集積された死者の個人情報を誰がコントロールするのかということについては、保護法は全く方向性を示していません。なるべく出したくない、自分達だけで、集めた側だけで利用したいという考え方がありますが、それはおかしいと思います。原則として、それを承継する遺族なりが集積されている個人データについてチェックできるようにすべきだと思います。死者にもプライバシーがあるといいますが、その死者のプライバシーを本当に守る立場に立つ人は誰なのか、それは果して行政機関や専門家なんだろうかということです。

司法解剖の問題もあります。遺族に対して司法解剖の結果を開示していない、そういう問題を少しずつ全体的に見直さなければいけないと思います。自己情報コントロール権というのは、本来は個人の尊厳を出発点にしているわけです。インフォームド・コンセント原則もそうですし、自己情報コントロール権も、個人の尊厳、個人のコントロールの下で情報を扱うということですので、そういう意味では、死者の情報についても、原則として遺族なり相続人がコントロールする、そういう機会をつくるべきです。そして、公益上の必要がある場合にだけ例外的に開示が妨げられる、そういうことをヒントに日本の法律体系を変えないといけないと思います。現在の時点では、死者に関する情報の取扱いを規制する法律は全く未整備です。

羽生　先ほど死者の情報が膨大になってくるという話がありましたが、医療機関においてはカルテの保存期間という問題にも関係してきますよね。

池永　その通りだと思います。現在のような紙媒体の保存であれば保管場所という物理的な壁が当然あるわけです。しかし、ＩＴ化が進んでデータ保存になれば全く障害はなくなります。例えば英国では、紙媒体のカルテについても永久保存しているのですが、技術的には八年ぐらいたったら、診療記録のうち主要なものをマイクロフィルムに転換して残すというやり方をしています。一つの病院で三〇万人分のカルテを保存しているところもあります。オランダではほとんどＩＴ化が進み、保存についてはキャパシティの問題は起こらないと言っています。日本でも二〇〇八年度中に、主要な医療機関については全部ＩＴ化するという方針が実施されてきていますので、現時点では保存キャパシティのことを理由として診療記録の保存期間の長期化に反対するのは根拠がないと思います。

それでなくても医師法上五年間の保存期間というのは、世界的にみても非常に短いものです。ＩＴ化の進展にあわせて保存期間を長期化するという方向が出ています。ＩＴ化が進めば検索も非常に容易ですから、そういう点では保存と検索の幅が急速に拡大しますから、膨大な数に及ぶ亡くなった患者情報が生かされる機会も当然増大することになりますし、それを誰がコントロールするのかということも早く法律的に明確化する必要性が強くなってくると考えています。今まではアナログで、保存するには倉庫に預けなければいけないので、なかなか大変だったんです。

診療情報については、とりわけこの問題は重大な意味を持っています。患者の診療経過を知りたいと思う遺族に対して、それを説明しない、報告できないのでは医療の透明性も信頼性も確保できないからです。遺族からの開示請求にどう対応すべきかについても、先ほどの小規模診療所の場合と同じく、保護法令の直接対象になっていない問題を含めて原則的として全部同じルールにのせるということを確認したのが、前述したガイドラインにより一体化されることとなった厚生労働省の「診療情報の提供等に関する指針」です。

遺族からの請求というのは自己情報コントロール権との関係でいうと、ストレートに遺族に移行するわけではありません。なぜかというと死者にもプライバシーがあります。例えば、患者が配偶者にも絶対言わないで欲しいということもあるし、子孫に対してもこのことは絶対伝えたくないということもあります。誰にも言ってはいけないということを、患者本人が生前明確に意思表示しているような場合には、遺族、相続人だからといって医療機関がそのまま開示できるわけではありません。

しかし自己情報コントロール権という理屈だけで、ストレートに遺族に対する開示請求を否定できるわけではありません。患者が亡くなった場合に、遺族に対して医療記録の請求権を認める必要性については、「指針」は別の理由で根拠づけています。

厚生労働省の「指針」では、遺族に対する診療情報の提供ということで、「医療従事者等は、患者が死亡した際には遅滞なく、遺族に対して、死亡に至るまでの診療経過、死亡原因等についての診療情報を提供しなければならない」と書いています。そして、保護法令に基づくガイドラインでは、「診療情報の提供等に関する指針」を準用することになっていますので、遺族に対する情報提供についても原則として患者本人に対すると同一の対応をすることになります。

遺族に対する診療情報の提供にあたっては、生存個人である患者に対する情報提供の項目に書いている内容を準用し、遺族の範囲は法定相続人とする。ただし、遺族に対する診療情報の提供にあたっては、患者本人の生前の意思、名誉等を十分に尊重することが必要で、もし患者がこれは誰にも言うなということを明確に言っている場合は、そのことについて考慮した上での対処をしないといけない。こういう三段構えになっています。法律上の根拠としては民法の六四五条において、委任契約においては（診療契約は民法上の準委任契約とみなされ委任契約の規定が適用されます）委任者（患者）はいつでも、受任者（医療機関）に対して委任事務の処理の状況につき報告を求めることができます。従って医療機関は患者の求めがあれば必ず説明をしなければいけないという義務があります。

更に、委任契約が終了した場合、受任者は遅滞なく事の顛末を委任者に報告しなければいけないと規定されています。患者が良くなって退院する場合には患者本人に対し報告すれば良いのですが、患者が死んで診療関係が終了した場合はどうするかというと、「お気の毒さまでした」と言ってさよならというわけにはいかないのです。「患者さんはこういう状況で、自分たちはこう処置をしましたが残念ながらこうなりました」ということ、仮に医療事故があったのなら、実はこういう事故があってこうだったという事の顛末を速やかに報告しないといけないということが法律上決められているわけです。委任者である患者が死亡して診療契約が終了した場合には、医療機関が報告を行うべき相手は患者の相続人である遺族になります。従って「指針」は、遺族に対しても原則として患者本人に対するのと同様に報告することを求めたわけです。報告するとなれば口頭での報告だけでなく、診療情報の提供として診療記録の開示も含めてやりましょうということも確認したわけです。

つまり、これは自己情報コントロール権とは違う法律上の根拠に基づき、遺族に対しても全面的に準用するということです。その点をしっかり押さえておくことが重要です。

家族に対する病状説明などについてもガイドラインの中に規定されています。形式的には第三者提供にあたりますが、通常は「患者の治療目的」に属しているものとして、同意を必要としない場合に該当することが多いという位置づけをガイドラインでは行っています。医療機関においては、患者の身体の状態について検査や診断をして、必要な治療方法を確定し実施するに際しては家族の協力が不可欠な場合も少なくないので、家族に対する病状説明は医療目的を達成するためという直接の利用目的の中に入る場合が多いので、いちいち本人の同意を求める必要もないのではないかという考え方です。また、患者本人の意識がない場合や判断能力に問題がある場合における家族に対する報告についてもガイドラインで規定されています。

5　医療機関における包括的同意の取扱いについて

羽生　個人情報が収集される直接の利用目的の範疇には入らないけれども、利用目的を円滑に実現する上で、それに資することが明らかな場合には、利用制限の解除や第三者提供の制限を解除する場合において、患者本人の個別同意があればもちろん問題はありませんが、いわゆる「包括的同意」で良いとされる場合がありますね。医療関係者においてはその範囲や包括的同意の仕方についてはどのように整理されていると思われますか。

池永　前述のような直接の利用目的に入らないが、それに準じた取扱いをしなければ利用目的が首尾よく達成できないという場合にはあらかじめ患者から包括的な同意を取得しておくという場面があります。例えば、直接治療関係にはない者も含めてカンファレンスをやったり、専門的な検査を第三者に委託することなども日常的に行われていることです。

その点では、いちいち個別同意を取らなくて包括的同意を取っておく方が、患者本人においても不都合が生じないわけです。いわゆる包括的な同意の対象になるものもきちんとしないといけませんし、包括的同意であっても少なくとも同意を取らなければいけないわけですから、そういう手続を完全に省略するというやり方はできません。あなたの個人情報については、このような利用目的外で利用したいと思いますので、包括的に同意していただけますかということを明確に尋ねる必要があります。

医療機関の場合、通常どういう利用目的であれば包括的な同意が認められるのか。ＴＰＯに関するものがそれに該当すると言われています。Ｔ（トリートメント、治療）を円滑に進めるために必要なもの、Ｐ（ペイメント、経費等の支払い。支払いをするために使用する場合、医師損害賠償保険に利用の可否を検討するために保険会社に提供することも含まれます。）、Ｏ（オペレーション、管理運営）患者の治療や検査の計画を立て、入退院のための病室管理等のために利用する。そういうＴＰＯに関する項目については包括的な同意でいいと言われています。

ところが日本医師会が作成した一般開業医が一律に使うポスターでは、学会への研究報告とか、日頃その開業医ではやっていないのではないかと思われるようなものまで全部書いてあり、そのような利用についてご了解願いますとのみ記載しているのです。これでは「包括的同意」を取ったことにもなりません。日常的にそういう利用が予測される大学病院や研究機関の場合は包括的な同意の中に入れることは可能だとは思いますが、その場合も同意書を取る必要があります。開業医であっても症例を学会に報告することはあるでしょうが、その場合には個別同意を取ることが原則となります。

羽生　今まではパターナリズムで、情報というのは、圧倒的に医療者側にあったというところからしますと、この保護法の導入により、どういう権利が新たに与えられたのかというところが、まだ認識されていないと思います。そこで、私が意識調査をしてみたのですが、医療者側と患者のギャップ分析の中で、カルテを開示する必要があるということは、医療者側は圧倒的に知っているのですが、一番驚いたのは、患者がカルテの開示を請求できることを知っている割合が非常に少なかったことです。五〇％を切っているような状況です。医療機関側が形式だけでポスター化するというのも問題ですけれども、患者サイドにもう少し周知して自分の情報だという認識を持ってもらいたいと思います。

池永　双方に認識の違いがあると思います。検査結果としてのデータ、レントゲンや血液検査の結果、ＭＲＩの結果については、専門家がそれを記録しているものですから、その情報の主人公は患者である自分だという意識がなくて、その情報を作成し記録した医療者の情報じゃないかと、双方が誤解をしているわけです。医療従事者も、看護記録などは自分が作成した情報だと思って、患者個人に関するデータであるということを忘れています。

これは長い間の医療構造のあり方を反映しています。

患者は素人だから、医療のことについては何も分からないので、専門家に任せればいい。専門家は患者本人から得た情報に基づく診断についても、場合によれば、それをそのまま告げなくてもいい。患者に告げなくても、専門家自身で判断して、結論だけを示せばいい。その理由については言わなくていいんだ。

そういうことが許されてきたことが構造的にまだ残っているものですから、そういう患者情報についても、患者側と医療側の双方が誤った認識に立っているのです。非常に限定された患者の名前、住所、電話番号など、患者が提供した秘密にかかわる事項だけが守られなければいけない、それがプライバシーの保護だという大きな誤解があると思います。

どういう治療をするかについても専門家に任せて、患者はそれに従うという従前のパターナリズムに基づく医療構造でなく、患者自身が検査の結果とか自分の病状について詳しい情報を得て、それを理解し、納得して治療方法を選んでいくという手続、つまりインフォームド・コンセント原則に基づく治療となった場合に初めて、検査結果とか医師や看護師の判断や方針についても、それは全部患者自身の情報として記録されているものであるということを正確に認識することができると思います。

羽生　意識の転換が必要ですね。双方にそういうことが言えると思います。私は、病院に審査に行ったりすることがあるのですが、実はカルテが紛失した例が幾つもありました。看護部長や看護師長が紛失したカルテを探したときに、どこに一番多くあったかというと、医局です。医師にとっては、カルテは学会発表や研究材料の一つだという認識が非常にあり、自分が診た患者の情報は自分の研究の材料にしか過ぎないという意識がどこかに残っているのだろうと思います。今後は医療者側や医師にもこうした姿勢を改めていただきたいと思います。

別の問題ですが、保護法の中でやっかいな問題が第三者への提供です。保護法が施行されたすぐ後に、JR福知山線の脱線事故がありました。電車に乗っていた乗客が大けがを負い、死者もたくさん出たということで、安否を気遣う家族、あるいは学校や職場関係者は、どの病院に入っているんだろうか、どこに収容されているんだろうかということで確認をとったのですが、病院は保護法の関係で患者名を開示しないということが問題になりました。第三者提供という点では、どのように整理すれば良いと考えていますか。

池永　第三者提供という前に、「第三者」のとらえ方が、これもやっぱり混乱しています。一つは先ほど言ったように第三者であるかどうかというのは、そのデータを誰が作成・記録したかとは関係ないことです。当該個人のデータの内容との関係で第三者にあたるか否かが判断されるわけです。日本の場合は、情報を作成をした人、データとして記録した人がその情報の主人公であるかのような錯覚に陥っています。

例えば、日本医師会は、診療記録の中には医師自身が自分の思考過程や診断の根拠を記載している場合もあり、この部分は患者の個人データであるとともに医師自身のデータでもあるというような、全く誤解に基づく主張を公然と展開しています。そのような主張のために不都合な取扱いがなされるものの一つに、診療情報提供書（紹介状）がありました。患者がカルテの開示請求をした場合に、カルテの中に他院が作成した診療情報提供書が挟まれていることが少なくありません。これは患者と診療関係のない第三者の医療機関がつくったものだから、その開示に同意するかどうかを、まず作成した医療機関に確認した上で、同意があれば開示しますというように、第三者という意味を取り違えた扱いをしている医療機関がありました。この点については、厚労省の検討会において私自身も参考人として陳述して、「診療情報の提供等に関する指針」では、「紹介状」も個人データの中に入るということを明示する形に是正されました。医療機関の中には現在でも例外的な取扱いをしているところが少なくありません。

羽生　その情報は患者さんのものであるという視点をしっかり持てということですね。

池永　そうです。データを記録した人の情報ではなくて、その情報データの内容が患者Aさんの診療関係に関わるものであれば、それはすべてＡさんの個人データであり、当該患者のコントロールの下に置かねばならないのです。診療記録に記載されている内容、例えば検査にあたった医師や技師、看護師等の氏名も含めて原則として、すべてＡさんの個人データだということ、ここが非常に大切だと思います。

そういう観点を前提として、「第三者」であるか否かを厳密に区分する基準としては、その情報の主人公である当該個人の診療関係に直接関わっていない者や、治療目的の円滑な実現に資する業務つまり前述したＴＰＯに直接関わっていない者に提供する場合には、原則として個別同意を必要とする場合の制限解除に際しては「第三者提供」にあたります。その場合、一番問題になるのは医療機関の中でもＡさんの治療に全く関わっていない医師とか看護師も一般論としては第三者の範疇に入ります。通常その診療関係に関わっている者は直接その情報提供を受けた者ですし、検査とか診療費の計算とか、もともと当初からその患者の個人情報に接している医療関係のあるグループの場合は前述しましたが、例えば院長は法律上の管理責任と権限に基づいて診療記録を管理しているわけですけれども、その診療記録に記載されている情報についての管理権限を持っているわけではありません。だから特定の患者の病気について特別興味があってカルテを勝手に見るということは、同意を得ていない第三者の利用になります。

羽生　組織の外に出ていく「第三者提供」に関する意識はあるのですが、組織内部は一緒のものという意識が非常にありますよね。

池永　そこで先ほどの事故にあった方が当該病院に入院しているかどうかの問い合わせへの対応への問題です。一般的な問い合わせの場合と、事故にあった方が入院しているかの問い合わせは、別個に考える必要があると思います。事故の場合は、家族にとっては安否の確認ということですし、事故にあった誰それはどこの病院に収容されているということをマスコミが報道すること、家族のみならず広く関係者に伝えることは公益的な意味を持っています。

特に問題になるのは、病院に対する入院患者の問い合わせです。そういうことも一律に教えないということでは、社会的に非難される事態になることは当然だと思います。いずれにしても、これらの問題は保護法の問題ではなく、プライバシー保護に関するものです。つまり、患者のプライバシーをどう守るかという別の問題だということを、しっかりと認識する必要があります。そういう対処であれば、これまでいわゆるVIPが入院したときに安易に外部からの問い合わせには答えないということはやってきたことだと思います。そのような不都合が生じない患者について、むしろ問い合わせに応える方が公益的な意味があると考える場合において、いきなりすべての患者をVIP待遇にしようとしても不都合なことが発生することが多いに決まっています。

羽生　私が一番気になっているのは学校の児童の緊急連絡網です。緊急連絡網の本来の意味からすると、緊急性を要するので連絡をしなければいけない。そういうものが廃止になるということです。これも大変な過剰反応という感じがしますけれども、歪みが出てきているという感じもします。ここでもプライバシー保護の一般的な問題と保護法の問題が混乱しているのでしょうね。

池永　そうですね。個人情報といったら、名前、住所、電話番号とか、それのみが個人情報だという誤解したとらえ方をしているところがあります。もちろん名前も個人に関する情報の一つですけれども、この部分は、どこの誰それさんということを表示するものですから、AさんとBさんを識別し特定するための情報、これを「識別情報」といっています。識別情報はむしろ誰もが知っているからこそ識別機能を持つわけですから、原則としてこれを秘密にすること自体がナンセンスとも言えます。従前においてもプライバシーとして一律に保護すべき情報の対象として認められてきたものは、いわゆるプライバシーに関わるようなセンシティブな情報、例えば思想・信条、患者の病状など、むやみやたらと第三者に情報を流してほしくない、第三者から干渉されたくないという情報だったのです。

個人データをどう取り扱うかということが今度の保護法の主要な趣旨ですが、特定個人を識別する情報、名前自体を隠すか隠さないかとかということが議論されています。保護法を実施する官庁自体がそういうことをやっているものですから、世間もみんなそうなのかと考えるのです。例えば、医師国家試験の合格者発表の際、名前が出なくなりました。同じく、これは法務省の管轄ですけれども、司法試験の合格者発表においても名前を出さなくなったのです。発表するのは受験番号だけです。これらは公益情報ですから、後日法律の規定により官報にはフルネームで掲載されるのですが、そういう国家により特別な許可を得て特別な業務に就く人たち、そういう資格を得た人はこういう人たちですと示すことは公益的な意味があるわけです。

これについて名前を出してはいけないかのごとく、それが保護法の要請であるかのごとく政府のほうが率先してやるというのはおかしいです。もし保護法を理由にして氏名についても厳格な取扱いをしようと思うのであれば、名前の公表について本人から事前の同意を得ればいいのです。「あなたが合格したときは名前を出していいですか」ということを聞く欄を受験票に設けておけばいいわけです。ほとんどの受験生は合格したときは自分の名前を出してくれと言うと思います。保護法に基づいてそういう手続をやれば全部名前が出せるわけです。

重大事故で搬入された患者の場合にも厳密にやろうと思えば、入院の際に意識のある患者に、あなたが搬入されたことを家族や関係者の問い合わせがあった場合に応えていいかということを聞いておけば良かったのです。本人の意見も確認しないまま一律に答えないという対応自体が、本人の意思を無視した措置であるということになると思います。

6　医療機関における取組みの進展状況について

池永　患者の権利オンブズマンの活動に協力しながら自らの苦情対応システムをつくり上げようという趣旨で登録されている医療機関の中で、かなりＩＴ化が進んでいる医療機関も含めて羽生さんに審査を担当していただきましたが、その結果や感想をお聞かせ願いますか。

羽生　やはり、審査をされる側からすると審査をされるという意識がまずありますから、対応していても、取り組んだ姿勢というのはやっぱり見えてくるんです。さすがに何もしないで審査を受けるということは、心情的に許されないのかな、というところがあります。ただ、入口の段階で、同意を取るということはある程度徹底されていたのではないかと思います。それから、診療録をどういう書き方をしているかなど、その内容まで審査の対象としています。従いまして、内容の確認をする上での一番の問題点は、カルテがきちんと書かれていないということです。象形文字のような字を書いて中身が分からないというようなこともありますので、やはり患者さんに説明するのですから、カルテの書き方も、重要な問題のひとつであると思います。

池永　データ自体を適正なものにしていくということは、保護法の課題としても謳われていますね。

羽生　ええ、そこは非常に重要ではないかなと思います。患者本人や第三者に見られるという意識があれば、きちんと書こうとするでしょうが、どうしても医療者側には自分さえ分かればいいという観点が強くありましたから、それが残っているのですね。

池永　その情報が患者個人の情報で、患者に常に提供されなければいけないという認識が今までなかったので、どうしてもデータの記載自体が雑になる、そういう面があるのでしょうね。

羽生　多いですね。第三者の目というか、見られるということは、モニタリングですから、誰でもそうだと思います。ちゃんと書かなければという意識が出てくると思いますし、こういう視点というのは医療機関側には重要であると思いますね。それから、同意を得た中では、利用する個人情報の保護と利用のバランスというのが一番重要になってきます。その点からみても、情報が私物化されているということは、今後、改めていかないといけないと思います。教育段階というところでお話をされていましたが、やはりそのへんもきちんと認識を持ってほしいですし、私が審査させていただいた医療機関では、個人情報に対応する教育、患者中心・患者主体の中で、どう応えていくかという視点の中で構築をされ、組み立てられていたので、それに関しては新しい取組みをされていると感じました。

池永　以前にカルテ開示についての議論があったときに、カルテ開示が一番お金がかからず、医療の質を向上させるツールではないかということを私は提起したのです。

羽生　そうでしょうね。やっぱりそうだと思いますね。そこが重要な視点じゃないでしょうかね。患者の権利オンブズマンとして、審査を行う準備を兼ねてチェックリストを作成したわけですが、それもインフォームド・コンセントに基づく医療活動を反映した診療記録になっているかという観点からつくられたものです（このチェックリストはNPO法人患者の権利オンブズマン発行の「医療機関における個人情報の取扱いに関する手引き」に収載されています）。

7　法律の名称が誤解を促進し、施行時の混乱の一因に

羽生　個人情報保護法の施行後の病院の対応として施行時に一番過剰反応になったことが、患者の名前の問題です。極端に言いますと患者の名前を病院の中から消してしまおうという状況も実際出てきました。病院側としても対応に大変苦慮しており、過剰の反応をしているわけです。まず患者の名前を呼ぶことがどうなのか、それから、表示することがどうなのかという問題です。保護法をしっかり理解していればこのような問題はすぐにでも解決されるのですが、そのあたりどのようにお考えでしょうか。

池永　個人情報「保護」法という法律の名称をつけたために、これまで以上に個人情報を秘匿することが求められると、国民の誰もが誤解したのですね。何より、法律を主管する政府自身がそうした誤解に基づく措置をとったものですから、国中がパニックになったわけです。

自己情報コントロール権は、むしろ個人データを保護しつつ「流通」させることに狙いがあるのに、その面が吹き飛んでしまいました。しかも、そのような取扱いを受ける対象は単なる「個人情報」ではなく、個人に関するデ

ータ、つまり記録され検索可能なものに限定されているのに、個人情報＝氏名などの識別情報という誤解を進めてしまったのです。この点が一番の問題です。

以前、患者の取り違い事故をなくすため、お互いに名前で呼びましょうとチラシに書いたり、ステッカーを張っていたところも、それを外してこそっと小さな声で呼ぼうということになった医療機関も一部あるようですし、病室の患者の名前プレートをなくしてしまうということもあります。個人情報保護法はそういうことを求めているわけではないのですが、個人情報保護法が施行されたからこうしましたと説明しているわけですね。ナースステーションの窓口に置いていた見舞客の受付名簿を廃止して、誰が見舞いにきたのかも記録されない病院も出てきました。これでは患者の安全確保という点からも、新たな問題が生じる恐れもあります。

そういう患者本人の意向を一切聞かないで、とにかく名前を出さないということが保護法の趣旨に反する運用を行っているのです。医療機関で診療関係に入る最初に記載してもらう受付票に、つまり個人情報を初めて取得し記録することになる収集段階で、その個人情報をどのように利用するかについて明示し、本人の同意を得ることが原則なのです。

ある医学会では、学会で症例報告するときに診療記録を使用する場合には、患者を特定できる名前や住所だけをマスキングすれば、個人情報でなくなるから自由に学会で発表していいということを学会の連名で通知を出していいます。これも非常に大きな誤解ですね。学会に報告されるような症例は特殊な症例も少なくありません。そのような場合には特定できる個人の名前や住所、電話番号を外しても、カルテ番号を初めとして、そこの病院関係者が記述内容などの他の情報と照合した場合には、誰それさんのものということも容易に特定できるわけです。従って、症例を発表するには、原則として、その患者の同意が必要です。これは重大な問題を投げかけていると思います。

8　現状をどう見るか

池永　保護法が制定されてから一定の時間が経過しましたが、羽生さんは現在の状況をどのようにとらえていますか。一部には空洞化現象も見られるように思いますが。

羽生　今、医療機関も様々な問題を抱えておりまして、特に診療報酬のマイナス改定等、医療を取り巻く環境は極めて厳しくなってきております。この保護法も最初のうちは熱が入った取組みがされていたのですが、だんだん、医療機関も経営のほうに重点がおかれて、看護師の募集など、むしろそちらのほうにウエイトがかかり、ないがしろになってきそうな感じです。まさに患者の視点というところを、もう一度改めて問い直し、医療情報が混乱することなく適正な対応をするというのが、今一番医療機関に求められているところであります。

同意の取り方も最初の保護法施行時は、基本的には個別同意を取ったり、それから包括的同意であったり、そういう意識はあったのですが、最近はますます形骸化してきて掲示していたポスターさえもどこに行ってしまったのか。片隅に置かれて甚だしいところではポスターを撤去してしまっているんですね。そうなると、利用する側も意識がほとんどなくなって名前さえ出なければいいじゃないかということになってしまいます。今一度認識を新たにしなければなりません。

池永　そうですね。その点では、診療情報を患者さんと共有することの意義を、両面からもう一回見直してみる必要があると思います。インフォームド・コンセント原則に基づく医療がいかに力強いかというと、患者自身にきちんとした情報が提供されることによって、病に立ち向かっていく、障害を克服していく、そのエネルギーを生み出していくということです。もちろん、情報提供を受けた患者側と提供者側の信頼関係も強化されていく、そのことによって医療効果自体が上がっていくのです。ある経済学者によれば、医療労働の効率化が非常に進むということが言われています。非常に過密な労働が強いられている中で、医療従事者の過労が問題視されていますけれども、医療労働を効率化していくためにも、患者に適正な情報を提供する中で、医療効果を上げていく、あるいは間違いを少なくしていく、医療事故防止のためにも情報提供が非常に意味があるということが言われています。そういう点がきちんと位置づけられる必要があります。

そういうことを考えた場合、情報管理の関係でＩＴ化することを医療経営上の効率化だけでとらえるのでなく、医療の質の向上という面からもとらえ直す。その情報の内容を共有する患者からのチェックを受けて適正で最新なものにし、緊急措置が必要となった場合にも瞬時に正確な情報を集約して必要な措置が間違いなく実施されていくということが非常に大事だと思います。

情報を共有する、ＩＴ化することによって、患者にそういう力を与えるという側面だけでなく、医療の質も向上させることができる。医療というのは、患者と医療従事者の共同の営みですから、患者から医療従事者が力を得て二人三脚で医療は成り立つわけです。非常に厳しい中での医療経営を、患者と力を合わせて克服していくために、患者から見ても透明性のある医療構造を作り上げるとともに、医療内容においても本当に患者中心の医療を作っていくという本来的な課題を前進させるためにも、そういう観点で考えることが大事ではないかなと思います。非常に忙しい中で、こんなことはしていられないと思っているかもしれませんが、忙しい状況だからこそなおさら、患者の力を借りないといけない。患者の力を借りる最大の確実な手段が実は情報の共有だと思います。

羽生　ＮＰＯ法人患者の権利オンブズマンは、保護法において事業者が個人情報を適切に取り扱うように助言したり、苦情処理を行うなど重要な役割を担う「認定個人情報保護団体」として厚生労働大臣から認定されていますね。その事業の一環として、前述した審査も行われたものであります。私も責任者として参加しましたが、前述したチェックリストは患者の権利オンブズマン独自のもので、今までのチェックリストと全く違うものです。従前は俗に言いますと、個人情報と言えば、まず安全管理の対応をどうしていくか。つまりそれは今までずっとやってきた守秘義務の観点だけをとらえていたというものでしたが、今回のチェックリストは、その点が大きく改善されたものです。

今回、患者の権利オンブズマンで作ったチェックリストは、自己情報コントロール権という立場、そして、インフォームド・コンセントの権利という視点から情報の内容の確認をどうしていくかという視点で作成されています。これは今までに例がなかったことです。患者中心の医療を作っていくという視点を抜きにしては、本当に守秘義務だけになってしまう。そうすると名前を隠そうとか、病院内から識別情報だけを外に出さないということになりかねない、それを解決したものがこのチェックリストです。

池永　保護法が施行されるときには、医療従事者に全部誓約書を出させて、これで終わりというところもありましたね。

羽生　そうです。第三者に提供する内容を契約という形でガードをしたのです。外注先と守秘義務について契約も結んだので、これで安心だ、みたいなところですね。

池永　そういう点では、患者の権利オンブズマン自身も、個人情報の関係についての規約をつくったときに、ただ個人情報の「保護」に関する規約ではなくて、個人情報の「取扱い」に関する規約としたわけで、そういう意味があります。

羽生　患者の権利オンブズマンも相談者の情報を預かるわけで、相談者の個人情報の取り扱いについて自らが襟を正すという意味でも、その情報についてきちんとした対応をすることが大切です。そのため詳細な管理規定を策定致しました。その作成には私も関与させていただきましたが、ボランティアの皆さんが日々努力する中で、きちっと適正に順守され、実施したことについてはチェックがかけられ改善する仕組みができています。これは素晴らしいことです。理事長としては、いかがですか。

池永　患者の権利オンブズマンに、本当に悩んで相談に来られた患者・家族の苦情を解決するために、お手伝いができることがあれば一緒に考えていく、その相談の成果を他の患者にも、他の医療機関にも学んでもらいたい、伝えていきたいと思っていますので、相談事例データとしてきちんと集約をして、ホームページなどにも発表することについて了解いただけますかということを、データ化した事例なども示して、書面にて同意をもらい、その上で相談を始めるというやり方をしています。

更に、相談から約二ヵ月後になりますが、あなたの苦情相談内容については、こういう形でまとめました、これを公表させていただきますということで送付をします。それに対して、相談者がこの点は自分が言った趣旨と違うという場合は、患者の権利オンブズマンの取扱い規約の中に訂正請求権があるので、訂正の申出がなされたケースもあります。その場合は、個人情報管理委員会などで議論をして中身を検討した上で、より適正な記載に改め、相談者に通知をします。

一つ一つ患者の記録を確実に適正に記録すると同時に、多くの人に学んでもらうために、適正化・最新化した情報として流通させていくという努力もやっております。きちんと趣旨を伝え、患者の権利オンブズマンが果たそうとしている役割や、ボランティアの相談員が患者一人ひとりの苦情相談に応じて、患者の苦情から学ぶ本当に良い医療をつくっていこうという目的を理解してもらえば、ほとんどの相談者がそのようなデータの取扱いに同意していただけます。

より積極的な情報提供ができるということで、一つの苦情事例からたくさんの方が広範に教訓を学ぶことができるわけです。

羽生　これからまた、努力を重ねていきましょう。

＊羽生正宗（はにゅう・まさむね）：山口大学大学院経済学研究科教授・情報セキュリティ管理ＩＳＭＳ主任審査員

第七節　診療情報の提供・開示・共有が生み出すもの

――二〇〇八年「理学療法学会」における教育講演――

1　はじめに

個人情報保護法が二〇〇三年に制定され、二〇〇五年四月に全面施行されてから既に三年が経過した。個人情報保護法はすべての民間事業者を対象とするものであったから施行前後、全国の書店で個人情報保護のマニュアル本が積み上げられ、医療業界も対応に大わらわであったが、今では、そんな嵐も過ぎ去り遠い昔のことのように落ち着いている。制度が定着したのであれば良いことだが、患者の権利オンブズマンに寄せられる相談の中には今でもカルテの開示が受けられなかったという苦情が含まれている。

そこでNPO法人患者の権利オンブズマンでは、二〇〇八年三月、福岡県下で日本医療機能評価機構から認定を受けている全病院（一六〇施設）を対象に、診療情報提供システムの現状につきアンケート調査を実施し九〇施設から回答を得た。

今回の調査は、法施行から三年が経過した段階で、運用上改善を図るべき事項も発生しているのではないかという問題意識から行われたものだったが、各施設から提供を受けた診療記録開示規則は個人情報保護法令や厚労省ガイドラインの基準に達していないものがほとんどで、制度自体が未だ確立していないという実情が浮き彫りになった。回答施設の中には大学病院はもとより国公立病院や医師会病院、民間大病院など地域の基幹的な病院のほとんどが含まれているので、単に福岡県だけの現象ではなく全国的なものであろう。

そこで最新の調査データも紹介しながら、技術的な運用論ではなく診療記録提供システムをめぐる現状と課題という制度論を主として述べたいと思う。

なお個人情報保護法は民間事業者において適正な個人情報の取扱いを促進するための第三者機関として「認定個人情報保護団体」という仕組みを作っており、二〇〇八年三月末の段階で日本病院協会やＮＰＯ法人患者の権利オンブズマンなど四団体が医療・介護事業分野で（オンブズマンは福祉事業分野も）厚生労働大臣の認定を受けているが、日本医師会はまだ認定されていない。

2　個人情報保護法制下における医療情報の取扱い

(1)　前史――自主的開示のはじまり

一九九八年六月、患者や市民運動の要求を背景として当時の厚生省のもとに設置されていた「カルテなど診療情報の活用に関する検討会」（森島昭夫座長）がインフォームド・コンセント原則に基づく医療を前進させる観点から「開示請求権及び開示義務」の法制化を提言したことを契機として、法制化に反対していた日本医師会は従前からのカルテ秘匿政策の転換を余儀なくされ、一九九九年四月に会員の倫理規範として「診療情報の提供に関する指針」を策定し二〇〇〇年一月から実施した。国立大学附属病院長会議も「国立大学附属病院における診療情報の提供に関する指針」（一九九九年二月）を採択し、同年六月には大阪大学が最初に実施するなど、その頃相次いで全国的医療団体によるガイドラインの制定施行が進み、いわゆる「自主的開示」の時代が始まったのである。

但し、インフォームド・コンセント原則や患者との「信頼関係の強化」などを自主的に開示する第一の理由に掲げたこともあり、遺族からの請求や紛争事案における請求を除外したり、非開示とする事由を「開示が相当でない場合」等と広範に定めるなど、「開示制度」としてははなはだ不十分なものであった。

(2) 個人情報保護法令と厚労省ガイドラインによる診療情報の取扱い

ちょうどその頃、国際的にも待ったなしの形で個人情報保護法制の整備が要求され、国を挙げての立法化に向けた検討が開始された。そうした中で、診療情報の取扱いに関して特別法を制定するのか、それとも個人情報保護法制の下に組み込むのかという選択が必要になった。厚労省のもとに設置された「診療に関する情報提供の在り方に関する検討会」における議論等を経て、診療記録を特別法ではなく個人情報保護法制の下におくこととなり、その場合に法の直接適用の網から外れる場合を厚労省ガイドラインで手当てすることになった。

そうして策定されたものが「診療情報の提供等に関する指針」(二〇〇三年九月)である。ここでは、個人情報保護法の直接対象である五、〇〇〇件を超える個人データを保有している事業者に該当しない医療機関においても対象事業者と同様の取扱いが求められ、また患者が死亡して形式的には同法が直接対象とする「生存個人に関する情報」ではなくなった場合には遺族に患者本人と同様の開示請求資格が認められている。

なお個人情報保護法の全面施行を前にして、同法を実施する所管庁としての立場から新たに「医療・介護関係事業者における個人情報の適切な取扱いのためのガイドライン」(二〇〇四年十二月)が制定されているが、患者などに対する診療情報の提供に関しては前記「指針」を全面的に準用することとされている。

(3) 診療記録の取扱いを支える二つの規範

ところで個人情報保護法制のバックボーンにある理念は個人に関する情報は当該個人の同意の下に取り扱うことを原則とするという、いわゆる「自己情報コントロール権」という考え方であり、当該情報の提供が治療上の意思決定に必要かどうかというようなインフォームド・コンセント原則とは直接的関わりがないものである。

従って、今日における診療記録の取扱いに関する規範としては、自己情報コントロール権とインフォームド・コンセント原則という二つの基本理念が横たわっていることを常に考えておく必要がある。

なお診療記録が二つの理念のもとに取り扱われているのは国際的にも同様であり、決してわが国だけの特異な現象ではない。さらに言えば、この二つの原則はいずれも患者のプライバシーと人格的自律権を維持するためのものであり、日本国憲法で言えば一三条（幸福追求権）を根拠とするものであるから、両方が相まって個人の尊厳が守られるという関係にある。

3　診療記録情報の提供とインフォームド・コンセント原則

今日においてはインフォームド・コンセント原則に基づいて医療をすすめるという理念は国際的な常識になっている（「あらゆる医療行為において、事前に、患者のインフォームド・コンセントを得ることが必要である」WHO宣言）。ところで、インフォームド・コンセント原則に資するために、つまりは患者が十分な情報を得て理解した状態（インフォームドの状態）を生み出すために診療記録情報を利用するためには、診療記録情報を患者が理解しうるものにする必要がある。この点ではスウェーデン保健記録法が「スウェーデンにおける保健記録はスウェーデン語で記載され、患者が理解できるように記録しなければならない」と定めたのが一九八六年のことである。

また患者のインフォームド・コンセントを得るために提供されるべき診療情報が、すべて記録される必要がある。メリットだけでなくリスクに関するもの、つまり提供されようとしている医療行為や代替的治療方法に伴うデメリット（副作用や合併症）など危険性情報はもちろん不可欠の要素である。

二〇〇三年の厚労省指針は「医療従事者は、原則として、診療中の患者に対して、次に掲げる事項等について丁寧に説明しなければならない」として、「①現在の症状及び診断病名　②予後　③処置及び治療の方針　④処方する薬剤について、薬剤名、服用方法、効能及び特に注意を要する副作用　⑤代替的治療法がある場合には、その内容及び利害得失（患者が負担すべき費用が大きく異なる場合には、それぞれの場合の費用を含む）⑥手術や侵襲的な検査を行う場合には、その概要（執刀者及び助手の氏名を含む、危険性、実施しない場合の危険性及び合併症の有無）⑦治療目的以外に、臨床試験や研究等の他の目的も有する場合には、その旨及び目的の内容」を掲げている。こうした情報を提供した上で得られた患者の同意のみが「インフォームド・コンセント」と評価されるものであり、そうした内容もすべて記録される必要がある。

4　診療記録情報の開示と患者の自己情報コントロール権

個人情報保護法二五条は、「個人情報取扱事業者は、本人から、当該本人が識別される保有個人データの開示を求められたときは、本人に対し、政令で定める方法により、遅滞なく、当該保有個人データを開示しなければならない」と定めている。

診療記録を個人情報保護法制の下で取り扱うこととなったのは、診療記録に記載されている情報のほとんどすべてが当該患者の個人データに該当するからに他ならない。なお二〇〇三年厚労省指針は「診療記録」とは「診療録、処方せん、手術記録、看護記録、検査所見記録、エックス線写真、紹介状、退院した患者に係る入院期間中の診療経過の要約その他の診療の過程で患者の身体状況、病状、治療等について作成、記録又は保存された書類、画像等の記録をいう」と定めているので、現に保存している診療記録の一切が開示対象になる。

この点で、今回施設側から患者の権利オンブズマンに提供された開示規則の中には、診療記録の中から一部の文書を開示対象から除外する規定を定めているものがあった。一番多かったのが「第三者が作成提供した文書」あるいは「紹介状」である。紹介状については発行医療機関の同意がある場合には開示するといった条件を付けているものもある。紹介状には患者本人に知らせていない情報も記載するというパターナリズム医療時代に生み出された悪しき習慣が残存していることの反映かもしれない。

しかし、そもそも診療記録の作成は患者以外の医療従事者が行っているものであり（各種検査結果の報告書は委託先の検査機関が作成しているものもある）、記録されている情報の中身が当該患者の身体状況などに関するものである以上はすべて患者の「個人データ」に含まれるものであり、「保有個人データ」である以上は、作成者や提供者に関わらず開示対象になる。

また、文書の法定保存期間（診療記録は五年）や開示請求を行う時期（患者死亡から半年以内）などによって対象文書から外す規定もある。しかし、法令においては現に保存している限りすべての診療記録が開示対象となる。最近、中国地方の独立行政法人国立病院機構に属する病院の元患者が三〇年前のカルテを請求したところ、「診療が終了して五年以上前のカルテは開示できない」という内規を理由に門前払いされたということで苦情が出され、患者の権利オンブズマンで不開示苦情調査した事例があった。自主的開示の時代につくられた内規がそのまま使用されていたものであることが判明し、カルテを永久保存していた病院もそれに気づき、直ちに内規を改正してカルテも開示された。

なお二〇〇三年厚労省指針は、「診療記録の開示」とは「診療記録を閲覧に供すること又は診療記録の写しを交付することをいう」としているが、その後制定された個人情報保護法施行令六条では「政令で定める（開示の）方法は、書面の交付による方法（開示の求めを行った者が同意した方法があるときは当該方法）とする」と定めているので開示の方法としては写しの交付が原則的な形態である。今回提供された開示規則の中で、閲覧だけでコピーを禁止するものが二施設あったが、これは違法である。

さらに、法令に規定がある場合しか許されない非開示事由（「本人又は第三者の生命、身体、財産その他の権利利益を害する恐れがある場合」など）を、法令や指針の定めを越えて自由に設定しているもの（例えば「治療に悪影響を与える」とか「開示が相当でないとき」など）、施行令八条により開示請求などを行うことが認められている代理人（①未成年者又は成年被後見人の法定代理人　②開示等の求めをすることにつき本人が委任した代理人）による請求を否定または限定するものなどがあり、いずれも単に法令などの基準を満たしていないというにとどまらず、個人情報保護法令や国際的な人権規範として認められている診療情報にアクセスする患者の権利（自己情報コントロール権）の直接的な侵害になる恐れが強いものばかりである。

5　診療情報の共有を促進し、情報を力とするために

二〇〇四年十二月の厚労省ガイドラインでは、医療・介護関係事業者は、保有個人データの開示手順を定めた規定その他個人情報保護に関する規定を整備し、苦情への対応を行う体制も含めて、院内や事業所内等への掲示やホームページへの掲載を行うなど、患者・利用者等に対して周知徹底を図るとされている。

今回の調査では、ほとんど（九七・八％）の施設が開示手続に関する規約を定め、開示請求のための窓口を設置し（九二・二％）、開示請求用紙等を準備している（九七・八％）が、開示手続の説明を掲示している施設は六施設（六七・八％）にとどまり、二五施設（二七・八％）が掲示をしていない。また、法令上の義務となっている苦情窓口を設置している医療機関が六二施設（六八・九％）にとどまり、四分の一を超える二三施設は設置していない（二五・六％）。

また二〇〇三年の指針では、患者等の自由な申立を阻害しないため、申立の理由の記載を要求することは不適切であるとしているが、七四施設（八二・二％）が請求の理由を尋ねており、申請書に記載させているものが五一施設（五六・七％）に及んでいる。

開示費用についてはコピーの交付に関しては一施設を除きすべて有料で行われており、閲覧については無料とする施設が多いのだが（六四施設七一・一％）、閲覧だけでも手数料を徴する施設がある（二六施設、二八・九％）。さらにカルテ開示を医師の説明とセットでのみ認めるもの（一〇施設、一一・一％）があるが、患者からの要求がない場合でも医師の説明をセットにすることは、客観的にはバリアを設定することになり適当ではない。

なお九〇施設が、過去一年間に開示請求を受けた件数の合計は一、〇〇四件、一施設あたりの平均は一一件強にとどまっているが、一〇〇件以上開示している施設もある一方で、年間一件の開示請求も受けていない施設が十数

施設ある。

これらの調査結果を概覧すれば、残念ながらカルテ開示を積極的に押し進める体制にはなっていない施設が大半であるように思われる。

しかしながら、情報は流通し、共有されてこそ力になる。

私が医療事故調査委員会の外部委員として関わった事例（大腸ファイバー検査時におけるS状結腸穿孔事故）では、検査前に看護師が行った問診で得られた情報が記録される仕組みになっていなかった。患者が前日三八度の熱を出し、前日の朝食から絶食していたこと等の情報が検査担当の医師に伝わらなかったため、脱水状態にあることを見落としたまま検査に着手し、腸内でのファイバーの滑りが悪かったことが、穿孔をもたらした大きな要因になったと思われるものだった。安全な医療をつくり上げるためにも、確実な情報の伝達と共有を確保することが不可欠であることを教えられた事例である。

6　さいごに

全国の医療機関の中には、患者のベッドサイドに毎日カルテを配付して患者自身の閲覧に供し、医師などの回診時に質問や意見の交換を行うなど、診療記録を媒体にして診療情報の共有を進めるところもある。ここでは、診療記録は単なる記録ではなく、生きた医療手段の役割を果たしているわけである。診療記録を生きた医療手段にするためには、患者が理解しやすいように記載される必要がある。また診療記録のＩＴ化が進む中で、個人データを保護するためのセキュリティシステムを確立することは当然だが、患者自身が端末やインターネットを通じて自己のカルテにアクセスできるシステムや、患者にとっても医療従事者にとっても読みやすいように印刷できるようなプログラムの工夫も求められている。

第八節　不開示苦情調査事例が示したカルテ開示制度化の現状と新たな展開

ＮＰＯ法人患者の権利オンブズマンにおいては、個人情報保護法の制定効果を最大限援用して、自己のカルテに対する患者のアクセス権をより強固に前進させるために、新たに診療記録不開示に対する簡易で迅速な調査勧告事業と相談支援事業を二〇〇七年四月から開始することにした。それが、「診療記録不開示苦情調査手続」である。調査手続は、以下の要領で実施されている。

1　実施要領

① 診療記録（カルテ）不開示に関して苦情相談があった場合（患者の権利オンブズマンの面談相談で受けたアドバイスに従い開示請求をしたが、全部または一部の診療記録が開示されなかった場合も含む）、開示請求者（患者本人、家族・代理人、遺族を含む）の希望に基づき「診療記録不開示苦情調査申立」（略称「不開示調査」）を受け付ける。

② 「不開示調査」の実施方法は、

(1) 調査員（法律専門相談員）が、請求者に同行して当該医療機関などに赴き、診療記録不開示の事実および不開示に至った経緯や理由などを確認し、オンブズマン会議（常任運営委員会）に報告する。

(2) オンブズマン会議（常任運営委員会）は、調査員（法律専門相談員）の報告に基づき、診療記録不開示につき特段の正当事由が存在すると判断される場合を除き、速やかに当該医療機関などに対し文書により開示勧告を行うものとする。

③　ＮＰＯ法人患者の権利オンブズマン理事会は、不開示調査の結果オンブズマン会議が開示勧告を行った場合においては、当該医療機関等に対応する監督官庁など（厚生労働省、都道府県知事、医師会、日本病院協会、日本医療機能評価機構の認定医療機関にあっては同機構も含む）に対し開示勧告を行った事実を通報する。

④　オンブズマン会議の開示勧告にもかかわらず二週間以内に診療記録を開示しなかった医療機関などについては、「違法・不当に診療記録不開示を行っている医療機関など」として、ＮＰＯ法人患者の権利オンブズマン理事会において当該医療機関等の名称、代表者氏名、所在地などを記者発表などにより公表する。

⑤　オンブズマン会議による開示勧告にもかかわらず、当該医療機関などから診療記録の全部または一部が開示されなかった場合、開示請求者が希望する場合には、法律上の診療記録等開示請求手続（証拠保全を含む）を実行するため訴訟代理人（弁護士）の紹介支援を行う（「開示請求訴訟代理人紹介支援」と呼称する）。

⑥　当該医療機関等における診療記録不開示が不法行為（民法七〇九条）を構成すると判断される場合には、開示請求訴訟代理人紹介支援に際し、開示請求手続に要する費用（弁護士費用を含む）や慰謝料を含む損害賠償等もあわせて当該医療機関などに訴求することを助言するものとする。

2　不開示調査が示しているカルテ開示の現状

⑴　二〇〇八年第一号診療記録不開示苦情調査報告書（二〇〇九年二月十七日採択）

①　申立事項

申立者　　A　患者との関係　夫

患者　　B　女性　年齢五七歳（享年）

医療機関の名称　　C　病院

開示請求年月日　　二〇〇八年十二月三日
開示されなかった診療記録　　診療録、処方せん
記録の範囲　　平成十八年五月三十日〜平成十九年十一月十日

② 調査経過

調査日　　二〇〇八年十二月一日（申立人立会）
医療機関側当事者　　院長他四名
特記事項　下記のとおり、申立人が病院側規定にある文書による開示請求を行っていなかったため、改めて文書による開示請求を行うよう申立人に助言しました。

③ 医療機関側の主張する不開示理由

調査に際して、請求人が文書による申し出を行っていないため、規定した手続に則った正式な「開示請求」を受けていないと認識していると回答しました。

さらに、病院からは、「『診療記録の閲覧と説明』もしくは『要約の作成と交付』が診療記録の『開示』にあたると考えているため、そもそもカルテ等すべてのコピーなどというものは想定していない。また、文書による正式な申し出がなされていない段階での請求人からの口頭による開示の申し出に対して、『カルテ等の写しは交付しないが、閲覧と説明はする』と伝えている」との見解が示されました。

また、仮に正式な申し出があったとすればという前提で、記録開示の可否を問うたところ、本件請求について以下のとおりの回答がありました。

ア・診療情報の提供に関する指針（日本医師会）の3-8（1）号「対象となる診療情報の提供、診療記録などの開示が、第三者の利益を害する恐れがあるとき」にあたると考える。

（理由）病院職員の個人名、他の入院患者の氏名などが記載されており、かかる第三者の利益を害する恐れが

ある。

イ・同項（3）号「前二号の他、診療情報の提供、診療記録などの開示を不適当とする相当な事由が存するとき」にあたると考える。

（理由）

1・「より良い信頼関係を築くこと」という診療情報開示指針の目的が達成できない。

請求人が正式な手続を採らないのに、「病院側が不当に診療記録を開示しない」という事実無根な主張を市や県などの行政機関に苦情として申し出たため、それに関する調査を受けた。かかる行為をされては、医師会指針における目的「より良い信頼関係を築くこと」が達成できず、診療記録の開示は不適当であると考える。

2・開示記録が、病院側に事実上不利益に扱われる恐れがある。

上記の行動にも現れているが、思い込んだら人の話を聞かず、そのために理解力に問題がある請求人の特性から、説明せずにカルテを開示した場合、カルテの記載を用いて、病院側に事実上不利益な行動をされる恐れがある。

3・請求人の心身に悪影響を与える恐れがある。

請求人が電話で開示請求をなした際、毎日毎日電話をかけてきては、病院側の話は聞かずに、通話の中で興奮することが度々であった。精神疾患を患っている請求人の心身の状況に鑑みれば、カルテの開示が請求人自身に悪影響を与えると考えている。
④　調査後の経過
十二月三日：申立人より文書による開示請求がなされました。
十二月八日：相手方病院は同日付文書を申立人に送付し、家族または公正な第三者の立会いの下で、請求された診療記録を開示する旨回答しました。

十二月十二日：申立人より患者の権利オンブズマン事務局へ上記回答書コピーが送付され、第三者として開示に立ち会う弁護士の紹介を要請されました。

十二月二十二日：申立人に対して、患者の権利オンブズマン事務局は、立会人として法律専門相談員である弁護士を紹介しました。

十二月二十六日：弁護士が立会い、請求した診療情報のコピーが申立人に渡されました。

⑤　結論

NPO法人患者の権利オンブズマンのオンブズマン会議は本件について、病院側の規定した文書による開示請求がなされていないことを直接の理由とする不開示であると説明されたこと、申立人からの文書による開示請求に対しては、第三者の立会いを求めた上で診療情報が提供されたという経緯に鑑み、病院に対する開示勧告は不要であると判断しました。

しかしながら、相手方病院が当初開示を拒否する根拠として示していた、日本医師会の指針を採用している同病院の「個人情報取扱い規定」（二〇〇六年十一月改定）は、その改定以前に制定されている個人情報保護法令（二〇〇五年四月全面施行　以下、法令）、及び法令の運用規定である厚生労働省「医療・介護関係事業者における個人情報の適切な取扱いのためのガイドライン（二〇〇四年十二月）」（以下、厚労省ガイドライン）、ならびにカルテ開示を含む「診療情報の提供等に関する指針（二〇〇三年九月）」（以下、厚労省指針）に違背する箇所が多く、適正でないと判断しました。

以上の結果、オンブズマン会議は全員一致の結論に基づいて、相手方病院に対し、同病院における個人情報取扱いに関する規定を法令などの基準に合致するように改正を勧告致します。

⑥　規定改正を勧告する理由

(1)　本件開示請求がなされた情報の性質と法令上の基準

本件における開示請求は、次の性格を有しています。

ⓐ　患者本人死亡後に、遺族からなされた開示請求です。

ⓑ　患者本人死亡後、一年余を経過した時点での開示請求です。

ⓒ　精神科疾患に関する診療情報です。

これらの情報の性質に関して、個人情報保護法令および厚労省ガイドラインあるいは厚労省指針が示す情報提供のあり方は以下のとおりです。

(i)　個人情報保護法令は生存個人に関する情報を対象としていますので、遺族による開示請求については直接の適用は対象ではありません。しかしながら、厚労省ガイドライン「8・遺族への診療情報の提供の取扱い」は、患者遺族からの診療情報の開示請求について、厚労省指針の9「遺族に対する診療情報の提供」に基づき、情報提供を行うものと定めており、同指針は「医療従事者等は、患者が死亡した際には遅滞なく遺族に対して、死亡に至るまでの診療経過、死亡原因等についての診療情報を提供しなければならない。」「遺族に対する診療情報の提供に当たっては、患者本人らに対する規定を準用する。」「(遺族として) 診療記録の開示を求め得る者の範囲は、患者の配偶者、子、父母及びこれに準ずる者とする。」と規定しています。また同指針は、患者本人の生前の意思、名誉等を十分に尊重することを求めていますが、その他の制限は認めていません。

(ii)　法二五条は、保有個人データの開示を求められたときは、「遅滞なく、当該保有個人データを開示しなければならない」と規定しており、厚労省指針も現に「保管中のすべての診療記録が開示の対象となる。」と明記しています。従って「法定保存期間が経過している」ことなども不開示の理由にはなりません。

(iii)　診療情報の開示は法令上の義務ですから、法令により非開示が認められている事項に該当しない限り開示しないことは違法です。厚労省指針は8「診療情報の提供を拒みうる場合」として①診療情報の提供が、第三者の利益を害するおそれがあるとき、②診療情報の提供が、患者本人の心身の状況を著しく損なうおそれがあるとき」、の二点のみを規定しています。

なお、ここでいう第三者の情報には、当該患者の診療関係に関わった医療従事者名などは含まれません。それらは患者に関する個人情報と評価されます。また、仮に医師などが自己の意見や個人情報を患者の診療記録などに記載している場合においても、厚労省ガイドラインは、その「Ⅲ　医療・介護関係事業者の義務等　7．本人からの求めによる保有個人データの開示」に【法の規定により遵守すべき事項など】として、「例えば診療録の情報の中には、患者の保有個人データであって、当該診療録を作成した医師の保有個人データでもあるという二面性を持つ部分が含まれるものの、そもそも診療録全体が患者の保有個人データであることから、患者本人から開示の求めがある場合に、その二面性があることを理由に全部又は一部を開示しないことはできない。」と規定しています。

さらに「患者本人の心身の状況を著しく損なうおそれ」とは、患者本人の権利利益を保護する観点からであって、本件のように既に患者が死亡しているような場合には、そもそも適用されません。また、仮に患者本人が請求する場合においても、開示請求権を制限するに足りる具体的かつ合理的な根拠が求められるときだけであり、当該患者本人が精神科疾患などの状態にある事実のみをもって直ちに非開示を正当化できるものではありません。

(2)　改善を要すると思われる事項

厚労省ガイドラインおよび厚労省指針は、個人情報保護法に規定された主務大臣の責務として発令されたものであり、同法令の施行基準として（具体的には法六条および八条を根拠として）定められました。したがって、相手方病院におかれては、同病院の個人情報取扱い規定である『個人情報の取扱いについて』第二項「診療情報の開示の提供を希望する方へお願い」（以下、開示規定という。）を、個人情報保護法令および厚労省ガイドラインならびに厚労省指針に準拠するよう改訂して、患者及び家族の自己情報コントロール権を尊重した実践をされるよう勧告します。

ⓐ 開示規定「2　診療情報提供を求めることができる時期」に、「治療中止後の診療情報の開示はできません」としている開示請求期間の制限は、法令違反であるため撤廃し、患者はいつの時点においても請求できるものとすること。

ⓑ 開示規定「3　情報提供の方法」に規定された「診療録等には、医療従事者側の主観的情報が含まれていますので、その部分の閲覧、謄写は行いません。」の項は、上記(1)に明示したとおり、厚労省ガイドラインに違反するので削除すること。

ⓒ 開示規定「3　情報提供の方法」では、開示の方法を原則として「口頭説明や要約書等」としていますが、厚労省ガイドラインは、診療情報を、「診療録、処方せん、手術記録、助産録、看護記録、検査所見記録、X線写真、紹介状、サマリー、調剤録等」と規定した上で、「書面の交付による方法等」を求めているものであり、口頭説明や要約書等による情報説明を一義的にあげた開示規定の表現は適切でないため、表現を変更すること。

ところで、相手方病院の規定において、このような表現がされている背景には、病院側の説明にある「診療記録の閲覧と説明、もしくは要約の作成と交付が診療記録の開示にあたると考えているため、そもそもカルテ等すべてのコピーなどというものは想定していない。」との認識があることは明白ですが、このような認識自体が上記ガイドラインばかりか、個人情報保護法令に違反するものです。

個人情報保護法施行令六条は「開示の方法は書面の交付による方法とする。」と規定しており、閲覧や口頭の説明だけでコピーを交付しないことや、要約書の交付で開示に代替することは、請求者が同意しない限り違法な取扱いとなります。従って、相手方病院におかれては、こうした違法状態を早急に是正されるとともに、法令により要求されている個人情報の適切な取扱いについての研修を実施されることを要望します。

ⓓ　開示規定「4　次のような場合には、診療情報提供をお断りさせていただきます」には、

(1)　診療情報の提供が、患者様本人の心身の状況を著しく損なう恐れのあるとき

(2)　対象となる診療情報の提供が、第三者の利益を害するおそれのあるとき

(3)　上記(1)(2)のほか、診療情報の提供や開示を不適当とする相当の事由があるとき

(4)　訴訟等を前提とするときは目的に反しますので、診療情報提供はいたしません。

の四項があげられていますが、(3)(4)の二項は、前述のとおり、厚労省ガイドラインに規定された不開示要件に該当せず、削除すべきです。

厚労省指針は、開示請求手続に関して、「申立ての方式は書面による申立てとすることが望ましいが、患者等の自由な申立てを阻害しないため、申立ての理由の記載を要求することは不適切である。」と規定して、申立人側の理由による開示制限を厳に戒めています。

相手方病院においては、診療情報開示の「目的」を患者の治療と信頼関係の構築に限定していますが、法令は、すべての国民の自己情報コントロール権を保護するものであり、事業者において特定の目的を設定して診療情報開示を制限すること自体が、法令の意義に反するものであって不当です。

ⓔ　開示規定「5　平成十二年一月一日（実施日）以前の情報開示は対象外です。」の規定は削除すること。上記(1)に示した通り、法令は現存するすべての個人保有データの開示を求めています。

ⓕ　開示規定は書面による請求手続を規定していますが、患者・家族が誰でも請求手続を利用できるよう、手続の周知徹底を図るための対策を講じて下さい。

法令は当該事業者における個人情報の取扱いに関する手続や規定を、利用者に広く周知することを求め

ています。

⑵ 二〇〇八年第二号診療記録不開示苦情調査報告書（二〇〇九年四月五日採択）

① 申立事項
申立者氏名　A
患者氏名　A　男性　年齢七五歳
医療機関の名称　医療法人社団　BOOCSクリニック福岡
代表者氏名　藤野武彦
住所　福岡市博多区店屋町六―一八　ランダムスクエアー六階
開示請求年月日　二〇〇九年二月十二日
開示されなかった診療記録　診療録
不開示記録の範囲　二〇〇三年十月初診〜二〇〇七年八月終診

② 調査経過
調査日　二〇〇九年三月二十五日（申立人・申立人妻・申立人娘が立会い）
医療機関側当事者　医師、弁護士
請求に対する対応　上記開示請求日いずれも不開示

③ 医療機関側の主張する不開示理由
謄写交付請求の趣旨が、損害賠償請求訴訟提起を含むクレームをつける目的であると推察されるため、不当なクレームから自己を防御する権利を有すると考えるので、謄写の交付は認められない。また、後医への提出が謄写請求目的であるなら、診療情報提供書の作成、及び後医が相手方医療機関に赴いて申立人の診療記録を閲覧すること

は認めるので、全診療記録の謄写によらなくとも、目的は達成できる。

④ 不開示理由の正当性に関する判断

個人情報保護法施行令六条は「開示の方法は書面の交付による方法とする。」と規定しており、閲覧や口頭の説明あるいは要約書の交付だけでコピーを交付しないことは、請求者が同意しない限り違法となる。また診療情報の提供に関する厚労省指針は、個人情報保護法（法六条および八条）に規定された主務大臣の責務として発令されたものであるが、同指針は、開示申立に際して「患者等の自由な申立てを阻害しないため、申立ての理由の記載を要求することは不適切である。」として、開示請求において請求理由を問うこと自体を不当としている。以上のことより、相手方医療機関の主張する不開示理由は、個人情報保護法および同法の施行基準に違反するものであって、不当である。

⑤ 勧告

A氏より申立のあった当該医療機関における診療記録の不開示につき専門的かつ客観的立場から調査を実施した結果、不開示に特段の正当事由がないと判断された。

当該医療機関におかれては、A氏に対し、速やかに請求された診療記録を開示するよう勧告する。もし二週間経過しても開示がなされない場合は、「違法・不当に診療記録不開示を行っている医療機関等」として、当該医療機関の名称、代表者氏名、所在地を記者発表などにより公表するものとする。

（補注：二週間を経過しても開示されなかったため、医療機関名などを公表した。）

(3) 二〇〇九年第一号診療記録不開示苦情調査報告書（二〇〇九年八月二十八日採択）

① 申立事項

申立者氏名　　　A

患者氏名　　Aの夫（男性）　年齢八六歳（享年）
相手方の名称　　B介護老人保健施設
開示請求年月日　　二〇〇九年四月頃
開示されなかった診療記録　診療録、処方せん、看護記録、検査所見記録、紹介状、ケア記録の全部
不開示記録の範囲　二〇〇五年十月二十一日～二〇〇五年十二月

② 調査経過
調査日　　二〇〇九年六月二十四日
医療機関側当事者　　施設長他三名
特記事項　調査時点で、正式な開示請求がなかったと説明され、請求があれば開示するとの回答も得たため、調査後ただちに申立人が開示請求書類を作成し、請求した。

③ 医療機関側の主張する不開示理由
規約に則った正式な開示請求がなかったためとしている。

二〇〇八年九月二十四日、文書による開示請求を受けたが、その後申立人が家族とともに施設を訪れて話し合いの結果、薬の処方に関する開示請求のみでその他の請求を取り下げられたため（同年十月七日付）、十月九日申立人の弟に交付した。その後、弟から開示請求の取下書を作成したとの連絡があり、申立人の署名・捺印のある取下書を弟宅にて受理した。その後、本件について開示請求されていない。

④ 判断
非開示の経過について、申立人が面談相談時に述べた説明と異なる部分も存在するが、二〇〇八年に申立人から相手方へ対して行われた開示請求に対しては、薬剤の処方に関する文書を作成し交付していること、その後当初の開示請求をいったん取り下げ、改めて書面による開示請求をしていないことは事実として認定される。

⑤　調査後の経過

二〇〇九年七月十五日、申立人へ開示されたことが確認された。

(4) 二〇〇九年第二号診療記録不開示苦情調査報告書（二〇〇九年八月二十八日採択）

①　申立事項

申立者氏名　　A

患者氏名　　Aの夫（男性）　年齢八六歳（享年）

相手方の名称　　B病院

開示請求年月日　　二〇〇九年四月頃

開示されなかった診療記録　診療録、処方せん、看護記録、検査所見記録、紹介状の全部

不開示記録の範囲　　二〇〇五年十月二十一日〜二〇〇五年十二月

②　調査経過

調査日　　二〇〇九年六月十九日

医療機関側当事者　　院長他四名

特記事項　調査時点で、正式な開示請求がなかったと説明され、請求があれば開示するとの回答も得たため、

　調査後ただちに申立人が開示請求書類を作成し、請求した。

③　医療機関側の主張する不開示理由

規約に則った正式な開示請求がなかったためとしている。本件請求以前に、薬の処方に関する記録の開示請求を受けたので、開示の手続を説明し、請求書類に記載してもらって処方に関する記録を開示した。本件請求については、申立人がカルテ開示請求を口頭で行った際、開示手続につき説明し、理事長の許可がいると言ったところ、申

立人が書面で請求をしなかった。

④　判断

非開示の経過について、申立人が面談相談時に述べた説明と異なる部分も存在するが、二〇〇八年に申立人から相手方へ対して行われた開示請求に対しては、薬剤の処方に関する文書を作成し交付していること、その後書面による正規の開示請求をしていないことは、事実として認定される。

⑤　調査後の経過

二〇〇九年七月十五日、申立人へ開示されたことが確認された。

(5)　二〇〇九年第三号診療記録不開示苦情調査報告書（二〇〇九年十二月六日採択）

①　申立事項

申立者氏名　　A

患者氏名　　A（男性）　年齢六五歳

医療機関の名称　　B医院

開示請求年月日　　二〇〇九年九月九日

開示されなかった診療記録　　診療録、検査所見記録

不開示記録の範囲　　二〇〇五年八月三十一日～二〇〇六年四月十三日

②　調査経過

調査日　　二〇〇九年十月十三日

医療機関側当事者　　看護師、院長の妻

開示請求に対するその後の対応　当初、申立人が弁護士・役所に相談しているとの言があったため、医療機

関側は弁護士か再治療する他院の医師からの請求があれば開示に応じると回答してきた。もっとも、八月四日には、申立人から他の医院を利用するとの申し出があり、レントゲン写真の原本を貸し出し、後に申立人本人が返却した。

九月三十日に患者の権利オンブズマンから調査の手紙が医療機関へ郵送されてきたために、医師会に対応を相談し、開示請求に対する解釈に関する文書（調査当日調査員に提示）とともに医師会所定の開示請求書を入手した。

調査当日に医師会所定の開示請求書による開示請求がなされ、開示が行われた。

③　医療機関側の主張する不開示理由

医院を開設して一度もこのような事態になったことがなかったために、対応がよく判らなかった。

④　判断

不開示調査を契機に、申立人の請求した診療記録が医療機関より開示されたため、医療機関に対する勧告は不要であると判断された。なお、医療機関が本件申立に関連して相談をした医師会から提供されたとされる文書（本件調査日に、医療機関よりコピーが提示された）は、個人情報保護法ならびに厚生労働省ガイドラインに抵触する以下の文言があるため、関係機関に対し、情報提供を行った。

同文書中、法令などに抵触する文言は次の通り。

「カルテをはじめ、診察に関する書類、諸検査結果等の開示は、法的には医師の裁量権に委ねられており、患者本人から提示を求められた場合でも〝正当な事由〟がない場合には開示する必要はなく、カルテ、検査データを見ながら相手が納得するよう、懇切丁寧に説明すれば事足りる。」「証拠保全ではなく、法定代理人または単に患者側の弁護士からのカルテ及び関係書類の提出要請に対しては、要点だけを文書または口頭で報告すれば良く、コピーでさえも渡す義務はない。」

補注：二〇〇九年第三号不開示報告書に対して、県医師会会長から二〇一〇年一月二十一日付けで「診療記録不開示苦情調査報告書について（回答）」が届きました。

「本資料の文章を法令などに添った内容に訂正して、各医師会を通じて会員に周知致しました」、「今後とも医師会では、患者さんとの信頼関係に支えられた医療提供に取り組んで参ります。」

⑹ 二〇一一年第一号診療記録不開示苦情調査報告書（二〇一一年十一月七日採択）

① 申立事項

患者　　A（女性）　年齢　二七歳

医療機関の名称　　B　婦人科クリニック

開示請求年月日　　二〇一一年九月九日

開示されなかった診療記録（申立時点）　全ての診療記録

② 調査経過

調査日　　二〇一一年十月十七日

医療機関側担当者　　院長

調査における対応　　その場ですべて開示された。

③ オンブマン会議としての判断

調査担当者の報告書の内容は相当であると判断し、既に相手方医院により申立人に対して診療録が任意に開示されるに至った本件については、開示勧告をしないことに決定する。

(7) 二〇一一年第二号診療記録不開示苦情調査報告書（二〇一二年四月八日採択）

① 申立事項

患者　　A（女性）年齢六八歳（死亡時）

申立人　　B（男性、三七歳）患者との関係（子）

医療機関の名称　　C病院

開示請求年月日　　二〇一一年十一月二十一日

開示されなかった診療記録（申立時点）医療記録一式

② 調査経過

調査日　　二〇一二年二月二十日

医療機関側担当者　　カルテ開示担当者（氏名不明）

調査における対応　　不開示

③ 調査方法及び不開示理由

二〇一二年（平成二十四年）二月二十日、調査員が訪問日程の調整目的で相手方医療機関に架電したところ、カルテ開示担当者が対応し「当病院は遺族からのカルテ開示請求に応じているものの、本件においては、診療契約を行ったのは患者の娘であること、相談者からカルテ開示請求を受けた際に患者の娘の了承を得ているか尋ねたところ、『了承は得ていない、妹との間でトラブルになっている』旨の回答を得ていること、当病院が民事不介入の立場をとっていることなどを理由に、開示には応じかねる」との回答であった。また、調査員が面会を求めたが、多忙を理由に拒絶された。

④ 正当理由の有無について

個人情報保護法による保護対象は生存個人であり同法では遺族の開示請求権は保障されてはいないが、厚生労働省「診療情報の提供等に関する指針」では遺族による開示請求にも原則として応じる義務があることが規定されている。ただし、第三者の利益を害する恐れのある場合等、拒絶できる特段の事情がある場合には拒否できる旨の規定がある。

この点、本件では遺族のうち一人が開示請求をしているものの、同じく遺族である娘（診療契約者）の了解がなく、開示によるトラブルも予想されるとのことであった。

カルテの開示請求に関して共同相続人間の意見の不一致が存在することについては双方に争いがなく、かつ不一致の理由や背景事情については、何ら情報を得ていない。このような状況の中では、相手方医療機関が、厚労省ガイドラインにおける不開示正当事由に該当すると判断をしていることについて、誤りであると断定することも出来ない。

以上のような状況下にあっては、診療記録の不開示について合理的な理由が存在しないと断ずることも出来ないので、開示勧告をすることは差し控えることが妥当である。

よって、本件については医療機関に対する開示勧告は実施しない。

3　不開示調査手続の有効性

不開示調査手続が、カルテに対する患者のアクセス権を強化促進する上で一定の有効性を持っていることを示す事例が生まれている。つまりカルテ開示の法制度化における新たな展開が促進しつつあることを示している。

前記(2)の不開示調査については、氏名等公表にもかかわらず相手方医療機関はカルテ開示に応じなかったため、訴訟手続に移行することとなり、当事者からオンブズマンに対して開示請求訴訟代理人紹介支援が要請されたため、相談支援事業の一環としてこれに応じることとした。

その結果、福岡地方裁判所において医療機関に三〇万円の慰謝料支払いを命じる判決（平成二十三年十二月二十日）が出され、確定した。このケースの具体的な経過と判決に対する評価は以下の通りである。

① 医療法人社団ブックス（理事長藤野武彦医師）が福岡市内に開設している「ブックスクリニック福岡」の患者であったAさんは、クリニック受診期間中（平成十五年十月から平成十九年八月まで）の薬剤の処方などに疑問を抱き、他の医師にセカンド・オピニオンを求めるため、平成二十年七月以来三回にわたってクリニックに診療記録の開示を求めたにもかかわらず拒否されたため、平成二十一年二月患者の権利オンブズマンに対して診療記録の不開示に関する苦情調査を申し立てました。患者の権利オンブズマンは不開示調査を実施し、「クリニックの診療記録の不開示には正当事由がない」として同年四月十五日付けで「開示勧告」をしましたが、開示されませんでした。

その後、Aさんは、患者の権利オンブズマン・タイアップ代理人弁護士の支援を受けて裁判所に証拠保全申立をし、平成二十一年八月五日、裁判所による検証が行われましたが、クリニックは一、検証の目的物は電子カルテであり改ざんする余地はない、二、開示すればTさんに悪用されるので謄写させない、などと主張して裁判所の提示命令も拒否したため検証は不能となりました。

② 以上の経過の後、Aさんは診療記録の開示請求や損害賠償を求める訴訟提起をしたいとして改めて患者の権利オンブズマンに対して支援を要請しました。患者の権利オンブズマンにおいても引き続き支援することを決定してタイアップ代理人弁護士らにより提訴された事件（平成二十三年（ワ）第一一九三号診療記録開示等請求事件）の判決が出されたものです。

ところで本件提訴後まもなくして、被告（クリニック）は原告（Aさん）の診療記録の写しを原告代理人弁護士に送付してきて、第一回弁論期日で診療記録の開示請求については「請求の認諾」をしました。（被告は、請求を認諾するに至った理由について、当初原告から開示請求がなされた頃は被告クリニックにおける個人データを保有する患者の数が五、〇〇〇名に満たなかったが、その後五、〇〇〇名を超えて個人情報保護法二条三項の個人情報取扱事業者となったため、個人情報取扱事業者になった後でなされた本件提訴による請求を認諾して「開示義務を履行する」ことにしたと説明しています。）

診療記録の開示請求自体については任意の履行と請求の認諾により訴訟が終結したため、以後の裁判は診療記録の開示を拒否してきたことに対する損害賠償請求事件として継続されてきました。

原告側は、被告に診療記録の開示義務が存在する法律的根拠として、一、診療契約の付随義務として診療記録を開示する義務がある、二、診療契約上の説明・報告義務の一環として診療記録の開示義務がある、三、個人情報保護法に基づく個人情報開示請求権に対応して診療記録の開示義務がある、との三点を主張し、被告におけるこれらの義務違反はいずれも債務不履行責任あるいは不法行為責任を構成するものであって、原告が被告による診療記録の不開示により被った精神的苦痛に対する慰謝料として金一〇〇万円の支払いと四〇万円の弁護士費用を請求しました。

今回の判決で、裁判所は原告が主張した開示義務の法的根拠のうち前述の、「診療契約上の説明・報告義務の一環としての診療記録の開示義務」を認定して、要旨、以下のように判示しました。

③　診療契約は、患者が医師や医療機関に対して適切な診療を求め、医師などがこれに承諾することにより成立する準委任契約であり、受任者である医師等は、患者に対し、診療が終了したときは、その結果を報告する義務を負う（民法六五五条、六四五条）。

医療行為の内容、経過、結果などは、患者にとってその生命、身体などに関わる当然に重大な関心を有する事項であり、患者の自己決定の前提となる自己情報コントロール権の尊重の観点をも合わせ考慮すると、医師などは、報告義務の一環として、少なくとも患者が請求した場合には、その時期に報告するのが相当とはいえないなどの特段の事情がない限り、患者に対して医療行為の内容、経過、結果などについて説明及び報告すべき義務（てん末報

告義務）を負う。（傍線引用者、以下同じ）

この医師などの負うてん末報告義務においては、医師などの患者に対する説明及び報告の内容、方法などによっては患者の生命、身体に重大な影響を与える可能性があることから、医師などに説明及び報告の内容、方法などに一定の裁量が認められる。しかしながら、診療録などの診療記録は、診療が行われたときに遅滞なく診療に関する事項などを記載して作成されるものであり（医師法二四条一項）、診療の内容、経過などにかかる記録として客観性、信頼性の高いものであり、患者にとっては診療録などの診療記録の開示を受ける利益が大きいということができる一方で、医師などにとっては、事務の負担、自己に対する責任追及の可能性の観点を除くと、診療録などの診療記録を開示することの不利益は直ちに想定し難い。

そうすると、患者が医師などに対して上記の説明及び報告として診療録などの診療記録の開示を求めた場合には、患者の自己情報コントロール権を尊重する観点からも、医師などは、そのような方法により説明及び報告することが求められているといい得る。

従って、医師などの説明の内容や方法、診療録などの診療記録の記載の内容等の事情を考慮して、医師などの（患者からの開示請求に応えずに）患者に対する説明及び報告（を行うこと）が合理的であるといえない限り、医師などが（診療記録を開示しないことは）てん末報告義務違反であるとの評価を免れない。

④　判決は、上記認定に続いて、被告の診療記録不開示に合理性があるかという点について論を進め、患者の権利オンブズマンによる開示勧告を受けても交付しなかったなどの被告が開示拒否を続けてきた事実経過を認定した上で、「診療記録の開示請求については、これに応じるべき明白な法令上の根拠がなかったこと、これに応じると原告が根拠のないクレームを出すなど、不当な行為を助長または誘発することになりかねないと考えた」とする被告の主張に対して「被告が主張する不開示の理由については、原告の身体などへの影響に対する配慮などに基づくものではなく、それが直ちに不開示の合理的な理由になるとはいえない」として排斥し、被告の診療記録不開示は

「診療契約上のてん末報告義務違反として債務不履行責任を負う」と断じました。

その上で、「原告は、被告に対し平成二十年七月に診療記録の写しの交付を求めたものの、被告が原告代理人に写しを送付するまでの約三年弱の間、被告から診療記録の写しの交付を受けることができなかった結果、被告クリニックにおける診療の内容、経過、結果等について十分に認識することができず、患者の権利オンブズマンに対する苦情の申立てなどの手続をとることを余儀なくされるなど、原告が自己の身体に対する不安などを抱き、また、相当程度の労力、費用を要したことは容易に想定しうるところである」として原告が被告の債務不履行により被った精神的苦痛に対する慰謝料として金三〇万円の支払いを命じたものです。

なお、被告はてん末報告義務違反による債務不履行責任を負うものの、不法行為責任を負うとまでは認められないとして弁護士費用の賠償については認めませんでした。また個人情報保護法に基づく請求については、被告が個人情報取扱事業者になって以降に診療記録を開示していることから不法行為責任を負わないと判示しました。

⑤　今回の判決の意義は、診療契約の終了に伴って受任者（医師など）が委任者（患者）に対して法律（民法）の規定に基づいて行うべき「てん末報告義務」を履行する方法や内容については受任者に裁量が認められるが、患者が診療記録の開示を求めた場合には、不開示とすることに関して特段の合理的理由がない限りてん末報告義務の履行方法として診療記録を開示する義務があるということ、てん末報告義務の履行方法に関して医師らに裁量が認められる根拠は「患者の生命、身体に重大な影響を与える可能性がある」ことに基づくものであって、自己に対する責任追及の可能性等があることは不開示の合理的理由にならないということなどを明確に判示したところにあると思います。

実は、診療記録の開示に関して生存個人に関する個人情報を対象としている個人情報保護法を適用する場合、遺族からの開示請求には法律が直接適用されないので、これを解決するために私たちが主張してきたのが医師らにはてん末報告義務があり、委任者（患者本人）が死亡している場合には遺族に対して報告すべきものであるから、その義務の履行として診療記録を開示すべきであるということでした。厚労省の「診療情報の提供等に関する指針」はそうした患者側の主張を受け入れ、遺族に対しても患者本人に準じて診療記録を原則として開示することが望ましいと定めました。

今回の判決は、患者本人に対する「てん末報告義務」の一環として原則的に診療記録の開示義務を認めるとともに、裁量により診療記録を開示しない合理的理由となりうるものとして「患者の生命、身体に重大な影響を与える可能性」に限定しており、患者が死亡している場合には「患者の生命、身体等への影響」の考慮は不要ですので、遺族に対するてん末報告義務の履行に際して診療記録の開示を拒否する合理的理由は全く存在しないということにもなります。

その点で、今回の判決自体は診療契約に基づく説明・報告義務（てん末報告義務）の一環として原則的に患者本人に対する診療記録の開示義務を認めたものですが、遺族に対する法律上の開示義務を認める論理を内包している点でも積極的な意義があるといえるでしょう。

第五章　安全な医療を受ける患者の権利

第一節　「安全な医療を受ける権利」確立への歩みと展開過程

――安全な医療と事故防止のために～共同の営みと患者の権利の視点から――

（全国保険医団体連合会『月刊保団連』二〇〇一年七月号、七一三号）

1　安全性の確保は医療の生命線

安全性の確保は医療における本質的な要請であり、「医療の質」の基底を構成する、いわば医療の生命線ともいうべきものです。したがって医療事故の発生を防止し安全な医療サービスを提供するために全力を傾注することは医療機関や医療従事者における本来的責務であり、患者の立場からいえば「安全な医療を受ける権利」は医療における自己決定権などと並ぶ最重要の基本的権利でもあります。

加えて近時の医療事故報道は、医療事故が決して「偶発的」なものでも、あるいは「レベルの低い」医師や医療機関だけが引き起こしているわけでもなく、この国の医療構造の本質的欠陥に深く関わっていることを示しています。

したがって医療事故の発生過程を分析しその防止策を考えるに際しては構造的な視点での解明を加えることが不可欠であり、従来型の事故発生時における個別対応体制や「医事紛争対策」的方策を強化することによっては、安全な医療を求める患者の権利に誠実に対応し、広汎な国民的要求となった今日の事態に応えることもできません。

2　過失（不注意）の存否と事故原因の構造的解明

医療事故の中には発生過程において医療従事者の過失（不注意）が関わっている、いわゆる「医療過誤」も少なくありません。一歩間違えば患者の生命の危殆に直結する危険性に満ちている医療サービスにおいて、可能な限り過失に基づく医療事故を減少させることの重要性は言うまでもないことです。

しかし構造的な事故原因の究明という視点から考える場合には、単に過失の存否とその内容を明確にするだけでは不十分です。何故なら、人は過ちを犯すものであり、いかに精神力を集中し専門性を高めるにしても限界があり、人間の過失をゼロにすることはできないからです。

したがって当該事故に過失が介在していると判断された場合には、過失を生み出し、あるいは過失を誘発した直接的、間接的要因にまで遡って構造上の原因を明確にし、それらを除去し、あるいは是正する必要があります。過失が医療構造にかかわっている場合には構造自体の改革をすすめることによって、同種過失の発生を抜本的に減少させることができるでしょう。

また、発生した過失をチェックしブロックすることができず、事故発生を阻止できなかったこと自体を「医療システム上の欠陥」と位置づけて、これらを是正しなければなりません。自分自身やチーム医療を構成する他の医療従事者相互によるダブルチェックシステムの確立は言うまでもありませんが、注意力喚起の強調だけでは不十分なことは形式的な「ダブルチェック」をくぐり抜けて発生した多くの医療事故の存在が示しています。

経管栄養チューブを誤って注射器や輸液ラインと接合しようとしても形態的に接続できないタイプにして人為的過失を物理的にブロックするような、たとえ過失が発生しても事故には直結しない、つまり過失の発生を前提とした「事故回避システム」を構築することも、安全医療システムにおける基本的課題として位置づけられる必要があります。

たまたま発覚した医療事故について、医療従事者に過失があったか否か、つまり法律上の責任の有無という観点からだけ事故を振り返り、ともすれば「無過失」や「不可抗力」を強弁して事態の沈静化をはかることに主眼を置いてきた「医事紛争対策」的発想ときっぱり決別し、すべての医療機関が喫緊の社会問題となっている「医療事故防止システム」構築の課題に正面から全力でアプローチすることが求められています。

3　歴史的転換を始めた医療事故防止政策

医療事故を防止するためには、まず第一に現実に発生した事故から学ばなければなりません。従来は事故自体を隠してきましたから学びようがありませんでした。この点を率直に認め、今後は事故を隠さず患者・家族にも直ちに通報して、自ら事故原因の究明と再発防止に当たるべきであるとの態度を打ち出したのが、国立大学医学部附属病院長会議の「医療事故防止のための安全管理体制の確立について（中間報告）」（二〇〇〇年五月）です。中間報告は言います。

「およそ病院において故意にミスを犯そうとする者がいるはずはない。しかし、ミスを隠す行為をとることは可能であり、ミスを犯した後、直接の当事者のみならず、事実が伝わっていく各段階において、ミスの秘匿・隠蔽という形での『故意』が、対応に忍び寄る余地が存在する。

しかし、故意は過失よりも厳しく処断されることを忘れてはならない。『事故隠し』が発覚した後に悔いても最早手遅れである。このような意味において、医療事故の発生を見た際には、当事者は自己の保身を考慮すべきでないし、幹部職員は病院（あるいは病院内の部門）の評判が傷つくことを考慮してはいけない。常に患者や家族・遺族に対する誠実さ、社会に対する誠実さ（事実の公表や警察への届出）を第一に対応することが必要である。」

「医療事故の防止は、単に事故の発生をいかに防ぐかということにのみ終始する問題ではなく、『医療全体の質の向上』という、より大きな視点で捉え直すことが必要である。」

そうした観点から国立大学医学部附属病院長会議は最終報告である「医療事故防止のための安全管理体制の確立に向けて（提言）」（二〇〇一年六月、以下単に「最終報告」と言う。）において、医療事故発生時における患者・家族に対する「誠実で速やかな事実の説明」とともに「診療記録の開示」を実施すべき不可欠の課題として打ち出しました。患者が死亡した場合にはこれらは当然患者の「遺族」に対して行われることになります。

また、「重大な医療事故についてはすすんで事実を公表する」としていた中間報告を一歩進め、「極めて重大なものに限らず」、「明白な過誤」や「後日過誤が判明した場合」「広く社会に対して警鐘をならす意義が特に大きいと考える場合」なども「自主的公表」の対象としました。さらに医療事故を報告したり公表する目的の一つとして、「速やかに原因を調査分析し、再発防止に向けて万全の措置を講ずる」ことがあるとし、患者・家族をはじめ他の大学病院や第三者を含む「外部調査委員会」などで幅広く事故情報を共有していくことの重要な意義についても確認しています。

最終報告は、さらにカルテ開示に関して、医療事故との関わりからは「端的に、診療行為が適切だったかどうか、あるいは過誤と結果とに因果関係があるかどうか、などの点が主たる関心事項になると考えられることから、こうした点について検証することを目的とした開示申請も（他の医療機関に「セカンド・オピニオン」を求めるために原資料の謄写を求めることも含めて）、適切なものと認めることを付言したい」として、従前の診療情報提供指針における開示申請理由を拡大することを提言しています。また、要約文（サマリー）ではなく「求めがあれば原資料を開示すべきである」とするとともに、「過誤が明白な場合については、申請手続や費用負担等に関して、社会常識に照らして適切と考えられる範囲で、申請者に便宜を図ることも必要であろう」として、医療被害の迅速な救済の立場からも、カルテ開示手続の便宜を図るべきであるとの態度を打ち出しました。

こうした政策が取られることにより、患者・家族の同意のもとに客観的で正確な医療事故情報が流通し、医療サービスの提供側の視点からだけでなく、患者・家族の視点や第三者的立場からも事故原因の分析と再発防止策の探究が可能となるでしょう。そうした立場で「事故から学ぶ」努力を強めることこそ医療事故被害に遭遇した患者・家族に対する人間としての誠実さでもあります。今回の最終報告に示された新しい政策は患者・市民の強い怒りや要求を背景として出されたという側面も強いものですが、医療事故政策における歴史的転換の始まりを告げるものと言って良いでしょう。

4　始まった医療事故情報収集事業と医療事故調査活動

医療法施行規則一部改正省令一部施行により二〇〇四年十月一日より「事故等事案の収集事業」が開始されました。これは国立病院、大学病院、特定機能病院などに対して事故情報を二週間以内に報告することを義務づけるものであり、日本医療機能評価機構が報告先に指定されています。報告内容には「当該事案に関し必要な情報」として「(事故の）発生要因、患者側の要因（心身状態）、緊急に行った処置、事故原因、事故の検証状況、改善策」などが掲げられており、「改善策や事故原因等の記述情報の一部については、二週間の提出期限時点で判明あるいは検討出来ている内容で暫定的に記載、提出することとし、それ以降改善策や事故原因などの内容が確定するまで随時情報を追加提出することとする」とされています。

これとは別に、日本医療機能評価機構は認定病院に対して、重大事故においては四五日以内に事故調査を終えて再発防止策などの報告をすることを求めており、そうした体制が整っていない場合には認定を取り消すこともあり得るとされています。

医療事故情報収集事業において追加報告も含め提供が求められている事故原因の究明や再発防止策などの正確な情報を取りまとめるためには、当然のことながら医療事故調査委員会などを開催して、組織的、系統的な作業を行うことが不可欠になります。

ところで、そもそも医療事故調査活動は、医療機関自身の本来的責務であったと思います。医療事故調査は医療上の事故原因を究明して特定し、その原因を是正あるいは除去して同種事故の再発を防止することにより、医療の安全性を向上させようとするものですから、法律上の過失の有無にかかわりなくすべての医療事故、とりわけ死亡などの重大事故については発生とともに直ちに行うべきものです。

また、事故から学んで安全な医療をつくり上げることが医療機関の責務であるとすれば、医療事故調査委員会の活動はまさに事故から学ぶ過程そのものであるので、事故調査は医療機関自らが主体的に行うべき課題であると思います。仮に医療事故調査を丸ごと第三者機関に依存してしまうとすれば、患者を犠牲にして得られた貴重な教訓に痛恨の思いで接し、二度と同じ誤りを繰り返してはならないという道義的な責任感覚を体得する機会を失することにもつながります。

もとより施設内の委員会が主体的に事故調査を行う場合、調査の公正や透明性、迅速性などを担保するために、第一に患者（家族）の参加を得て、第二に外部の専門員などを加えて第三者的視点を確保し、第三に患者の同意を得て調査報告書を公表して調査結果自体も第三者からの批判と点検にさらすことが重要です。

いずれにしても、医療機関における調査体制と調査能力が向上し、それに加えて第三者機関に重大事故事例が集約され分析されるようになれば、日本における医療事故発生の構造的メカニズムが解明され、再発防止策の確立においても大きな効果を期待できることは疑いありません。そのためにも報告対象医療機関を大幅に拡大すること、それらの事故情報と分析の結果を広く患者・市民や医療機関・医療従事者にフィードバックすることが求められており、事故情報収集機関となっている医療機能評価機構が果たすべき責任は大きなものがあります。

5　「医療事故防止マニュアル」の問題点

ところで厚生労働省は、ここ数年来「医療事故防止対策の推進」について医療関係団体や都道府県に対する緊急要請を発しており、その第一の柱にすえられているものが『事故防止マニュアルの作成および周知徹底』です。国立病院の「リスクマネージメント・スタンダードマニュアル」も発表され（二〇〇〇年八月）、その後、「事故防止マニュアル」づくりが全国規模で進行しました。

しかし、これまでに公表されている「事故防止マニュアル」では「医療事故を隠さない」という共通の方向性は出ていますが、患者や警察へ「通報」することに力点があり、事故情報を患者と共有して原因究明や再発防止策を共同して探究するという視点は必ずしも示されていません。「ヒヤリ・ハット」情報を集積するインシデント・レポートについても、ほとんどのマニュアルが同一医療機関内における医療従事者による検討だけが想定されていますし、活用方法も医療従事者に対して「注意を喚起する」ことに主眼が置かれ、構造的な欠陥をただす方向性が必ずしも明確になっていません。

これらのマニュアルに共通する基本的な弱点は、日常医療において患者と危険性情報を共有し、患者と共同して危険をコントロールするという発想がないところです。医療を患者と医療従事者による「共同の営み」としてとらえた場合、「医療の質」の向上に関わる作業も共同の営みの不可欠の構成部分として理解される必要があることは言うまでもありません。とりわけ「医療事故防止」という課題においては死活的な利害関係を有している患者とともに、医療手段自体に随伴している危険性のコントロールに共同して取り組むなど、患者の力に依拠した方策を創造する必要があります。

さらに残念なことは、すべてのマニュアルが「患者中心の医療を推進する」という基本的命題を掲げ、あるいは「インフォームド・コンセント」の重要性に触れていながら、「すべての医療行為は患者による事前のインフォームド・コンセントにもとづいて行われなければならない」とするWHO宣言に示されているような国際的共通基準にもとづく医療提供システムをつくり上げるという明確な立場を確立しきれていないことです。

「医療事故防止対策」あるいは危機管理の手法は事故が発生した時に慌てて動き出すものではありません。日常的な医療サービスにおいて、ヒューマン・エラーのみならず、医薬品の副作用や多様な侵襲行為に伴う合併症など、医療行為に必然的に伴っている危険性に関する情報が、常に患者と共有され、管理され、被害発生を予知して速やかに回避される体制を確立しておくことが必要です。

医療被害に遭うのはほとんどの場合、患者自身ですから、事故を防止し被害を回避する気持ちは誰よりも真剣であり、危険性情報を患者が認識することは、医療事故を未然に防止し、あるいは小さな事故の段階で発見し大きな事故への発展をくい止めていく上で、患者自身の力を借りるという発想に立つことが重要でしょう。医薬品の危険性情報に関しては、最終消費者である患者自身の理解力を高めるために、医薬品メーカーにおける患者向け説明書も準備される必要があります。

6 医療事故防止とインフォームド・コンセント

医療事故防止に関わる情報を含め危険性情報の共有は、患者のインフォームド・コンセントに基づく医療構造をつくり上げるだけで、相当部分が実現しうるものです。

何故なら、患者のインフォームド・コンセントを得るために事前に提供されなければならない不可欠の情報こそ、これらの危険性情報に他ならないからです。したがって、インフォームド・コンセントを得るための情報提供の場は、それ自体が医療行為に伴う危険性情報の共有をすすめるプロセスでもあり、それは医療従事者自身における危険性情報の再認識と合併症などへの備えをつくり出す過程ともなるでしょう。

「本来、自己決定権を行使する手続であるインフォームド・コンセントが、同時に医療事故を回避し医療の安全性を高める有力な手段となりうるのはどうしてであろうか。

私はそのメカニズムとして次の三点を指摘したい。

まず第一に、医師、薬剤師、看護師らが、予測される医療行為の効果のみならず副作用や合併症、使用禁忌、使用上の注意など、いわゆる危険性に関する情報を患者にそのつど詳しく説明することにより、その危険性に対する認識を自ら深め、より正しい適用や使用を行うようになる。

第二に、医師らによる危険性に関する情報の提供を受けた患者は、医師らが把握し得ていない使用禁忌や使用上の注意に該当する自分自身の既往歴や現症状などがあれば直ちにそれを伝えて、その医療行為を速やかに回避したり使用方法の変更を要求することにより、未然に事故の発生を防止することができる。

第三に、危険性に関する情報を十分に提供した上で当該医療行為が行われる場合には、いずれにおいても危険回避の認識やその準備があるので、仮に副作用や合併症が発生しても医療側のみならず患者自身においても早期に異常に気づき、その医療行為を直ちに中止するとともに合併症の回避策を講じるなど、共同して被害の減少に努めることが出来る。」(的場恒孝編集、池永満ほか共同執筆『医療科学入門』南江堂、一一九―一二〇頁、一九九七年)

7　インフォームド・コンセント原則の法制化と共同の営み

そもそもインフォームド・コンセント原則は、胸椎椎間板ヘルニア摘出手術における説明義務違反の存否が争われた事案に関する仙台高裁判決(一九九四年十二月十五日言渡確定、『判例時報』一五三六号)などわが国の医療事故裁判において既に確定した法規範として機能しているものです。

したがって、インフォームド・コンセント原則を遵守した医療行為を行うことにより、初めてその医療行為の合法性を主張できる、正当化しうることは言うまでもありませんが、それにとどまるのではなく前述のようにインフォームド・コンセント原則の実践が医療事故防止につながり、かつ患者の自己決定権を尊重する中で病識と意欲が高まり医療効果をもたらすことができるとすれば、正に一石三鳥の方策と言えるのではないでしょうか。

ところで、すべての医療行為をインフォームド・コンセント原則に基づいて実施する視点に立脚する場合には、医療事故発生後における緊急措置を行うにあたっても、緊急措置に関する患者本人、もしくは(患者において判断能力がなく自らコンセントを与えることが不可能な事態にある時には)法定代理人などからインフォームド・コンセントを得る必要がありますので、その前提としても事故発生にかかる情報は、本来、直ちに患者もしくは家族に対し説明されるべきものです。

従前の「事故隠し」が倫理的にも許されないものであることは言うまでもありませんが、「事故隠し」を許容し、今日に至るまで「事故から学ぶ」条件を創出し得なかった最大の制度的要因は、大学病院においても未だに患者のインフォームド・コンセントを得ないままに平然と医療行為を遂行する、パターナリズムに基づく医療構造が存在していたからに他なりません。

とりわけ日本における医療過誤事件では、医薬品の効能書に記載された使用上の注意や副作用情報などを全く無視した治療行為が行われ、重大な医療事故を発生させている事例が後を断たないことは極めて残念なことです。

そうした観点から、前述した最終報告が、「患者中心の医療（Patient-centered approach）」の考え方を打ち出すとともに、医療行為における基本的原則であるインフォームド・コンセント原則の重要性に触れ、「インフォームド・コンセントの主体は、『患者』であって『医師』ではないことを今一度確認し、重要と思われる点をここにまとめる」として、今日なお日本の多くの医療専門誌においてインフォームド・コンセントの主体が医師であるかのごとき明白な誤謬に基づく論文やレポートが残存していることを意識した指摘を行うとともに、インフォームド・コンセントを得るために提供されるべき情報の内容を国際的な定義に基づき改めて確認したことは極めて重要です。

さらに最終報告は、高度医療や治療法の開発においては特に国際的な倫理規範として確立している「ヘルシンキ宣言」やインフォームド・コンセント法理を厳格に遵守することが重要であることを強調していますが、旧態然とした医療構造が大学病院において広く残存している現状においては、単なるお題目ではなく極めて実践的な意義のあるものと言わなければなりません。

したがって、日常的に患者の権利に立脚した医療を確立していくためにも、この際、医療法第一条の四（医師等の責務）第二項における「医師、歯科医師、薬剤師、看護師その他の医療の担い手は、医療を提供するに当たり、適切な説明を行い、医療を受ける者の理解を得るよう努めなければならない」というような曖昧な規定を改め、裁判所が既に法規範として採用している内容に基づいてインフォームド・コンセント原則を法制化することが必要です。

さらに、患者の権利や医の倫理の視点からも日常的にインフォームド・コンセント原則への違反行為に対する厳しい社会的批判を加えるとともに、患者・家族自身が医療現場において医療従事者から徹底した情報提供を受けインフォームド・コンセント原則違反を決して許さない取組みを展開することが、医療事故防止のための共同の営みを発展させるカギであり、安全な医療システムをつくり上げる上でも最大の援軍となることが理解されるべきでしょう。

8 「安全な医療を受ける権利」の確立に向けて

医療機関と医療従事者は、医療手段自体に備わっている危険性を認識した上で、それを患者とともに的確にコントロールしつつ適用して安全な医療を提供することにより、患者が自分自身に差し迫っている病気や障害による大きな危機を克服し、あるいは首尾よく回避することを支援することを基本的な責務とする専門的機関でありプロフェッションなのです。

したがって、自らの過失（注意義務違反）により医療手段の危険性コントロールに失敗して事故を惹起する、いわゆる医療過誤を減少させるために全力を尽くすことはもとよりですが、必ずしも法律上の過失と判断されない事案においても、医療事故を減少させることに真剣に取り組む本来的な責務があると考えるべきです。

とすれば、医療機関にあっては過失の有無を問わず自ら事故発生率を限りなくゼロに近づけていく取組みが求められており、国や自治体においても「事故防止マニュアル」の制定を呼びかけるにとどまらず、日常的に「患者中心の医療」を推進しつつ、安全な医療体制を抜本的に確立するための人的物的体制の充実を指導するとともに、それを保証する財政上の手当て等を行うことが不可欠になっています。

同時に、患者を犠牲にした悲惨な医療事故から何らの教訓も学ばず、同種の重大事故を繰り返すような医療機関や医療従事者に対しては、個別事案に関する民事上あるいは刑事上の過失判断とは別に、患者が有する「安全な医療を受ける権利」に対応した責務を果たしていないものとして、保険医療機関あるいは保険担当医としての承認を取り消すなどの行政上の責任を明確にする必要もあるでしょう。

医療事故防止の活動を、以上のごとき観点でやり遂げることができるならば、日本における医療構造が患者を主体とするものに改革されるとともに医療の質は確実に高まり、患者・家族から寄せられる医療に対する信頼が回復されるだけでなく、文字どおり「共同の営み」としての医療を発展させるレールを敷くことになると私は確信しています。

第二節　医療事故防止の課題と医療従事者の役割（1）

――二〇〇三年日本医労連「安全・安心の医療実現に向けた医療労働者交流集会」における記念講演――

（日本医療労働組合連合会『医療労働』四五〇号、二〇〇三年）

1　医療事故への対応の変化

今日は、従前の「医療事故対策」ではなく、本当に患者が安心できる安全な医療システムを日本につくり上げていくために、どのように医療構造を転換しなければいけないのかという観点からお話しします。

医療事故自体をどうとらえるのかについてですが、これまで長い間、医療事故は、主として法律上の責任があるかないかという形で、医療側からの対応がなされてきたわけです。医療被害が起こった場合でも、過失や法律上の責任が明確な場合にだけ謝る。過失が明白でない、法律上の責任がなければ、不可抗力だったと、問答無用の対応です。

実際に、医療被害にあった患者側は、何故こうしたことが起こったのか、事実経過や原因を第一に知りたいのに、医療側はとにかく「いや、自分のところには責任ありません」という形でのみ対応し真剣な原因究明にはほとんど手をつけない。それだけではありません。多くの場合は、そうした対応すらなく、事故が発生したこと自体も隠されて、「お気の毒様」と葬られてきたのが実際です。

しかし、本来このような医療側の対応自体が問題だったのではないでしょうか。そもそも医療は、人間の生命や健康、安全を確保し発展させるために、その障害になっている病気を克服していく、あるいは障害を負いながらも、生活をきちんと維持していくことを手伝い、支援することが目的だと思います。そうした中でさらに新しい被害が起こることは、あってはならないことであり、誰も望んでいるわけではありません。

しかし残念ながら、そもそも病気については、それを克服していく過程の人間の身体のしくみ、それ自体についてまだ十分に解明できておらず、病気を除去して回復させるためにとられている医療手段自体も不確実なものです。にもかかわらず、医療効果は、非常に強いもの、より劇的なものが追い求められてきているわけですから、もし使い方を間違えれば、大きな副作用や合併症が起こってくるのは当然です。

人間に襲いかかってくる危険性を除去し克服していく医療活動の中で、本来生命の安全を守る目的で提供されている医療手段自体が、不完全な故に非常に危険を伴うわけですから、医療を安全に行う、医療手段などの危険性を適切にコントロールしながら、より大きな患者の危険と立ち向かっていくことが、そもそもの医療の本質的な課題だと思うのです。

したがって医療における危険性をコントロールすることがまさに医療従事者の本来の仕事なのです。何か、一方に医療活動や看護活動があって、たまたま事故が発生したので、これではいけないと安全性を注意し、別途にリスクマネージしないといけないというものではないのです。医療活動そのものが、常に危険性をどうコントロールしながら人間の生命や安全を維持していくのかという課題なのです。

法律上の責任があるかどうか、法律上の不注意、過失として評価されるかどうか、仮にそうした評価がされなければそれで済むというものではありません。医療においての安全性とは、まさに生命線なのです。これまでの過失の有無だけで主たる問いかけをする対応には医療事故の認識において根本的な欠陥があったということです。

もう一つは、医療事故が発生する過程には種々のエラーが介在していることも少なくありませんが、過失や不注意を完全になくす、ゼロにすることはできません。それなら、どうすればいいのでしょうか。不注意や誤りから学んで、同じ誤りを犯さないようにする、同種の事故の再発を防いでいく以外にないわけです。事故から学んで同種事故の発生を防ぎ、少しずつより安全なものにしていくのです。誤りをゼロにはできませんが、同じ誤りをくり返さないことは人間の営みとしてできるはずで、それはシステム化される必要があります。これがまさにすべての医療従事者と医療機関の基本的な責務であり、また患者には、そうしたシステムに基礎づけられた安全な医療を受ける基本的な権利があるのだというとらえ方になっていると思います。

これまで医療事故についてこのような考え方や安全性向上のシステムが構築できなかった原因ははっきりしています。要するに事故を隠していたからです。隠していれば、その事故が何を原因として起こったのか究明できるはずがありません。たまたま事件が発覚したときには、結局誰が悪かったのか、犯人を突き出して「とんでもないミスを犯した。申し訳ない」という形で終了するわけです。

したがって、法律上の責任の有無は別として、事故から学んで、少しでも同種事故を防いでいくためには、まず事故を隠すのをやめ、患者にもきちんと報告する。その上で、必要であれば外部調査員も入れて、事故の原因を徹底的に解明し、原因がはっきりすれば、原因を除去して同じ事故を起こさないようにする。これを絶えず繰り返すことによって、より安全な医療体制がつくられるという考え方です。

この考え方は、様々な分野で起こってきていたのですが、日本の医療でもこれを実行することを公式に確認したのは、国立大学附属病院長会議の報告書で、「医療事故防止のための安全管理体制の確立に向けて」という二〇〇一年六月の提言が最初だと思います。

遅まきながら、日本の医療事故に対する取組み方の基本的な姿勢は、こうした形で始まろうとしています。事故を隠さずに、とにかく事故原因を徹底的に分析し、そして同種事故の再発を防ごうという、基本的な手法にたどり着いたのだと思います。

こうした点から見た場合、従前の医療事故対策は根本から排除されることになるのですが、実際の現場では、なかなかそうなっていません。

2　最も大事な事故原因の解明

次に事故原因を解明するとはどういうことかという問題です。私が個人的に、事故から学ぶことが非常に大事だと思ったのも、この国立大学附属病院長会議の報告書が出されるようになったきっかけも、あるいは今日、厚労省や国民世論を挙げて、医療の安全を求めるきっかけになったのも、横浜市立大学病院における患者取り違え事件にあると思います。

私が医療過誤事件に本格的に取り組み始めたのは一九八〇年頃ですが、その頃、福岡の基幹病院で患者取り違え事件がありました。同じ名字の患者さんが二人産婦人科に来ていまして、一人は中絶後の検診に来ている患者さんで、もう一人は、それまで二回流産を繰り返していて、三回目の妊娠で今度は産まなければという期待をもってきている患者さんでした。名字だけが呼ばれて診察室に入った患者さんのカルテに受付で「産後健診」のゴム印が押されました。入った患者さんは妊娠初期だったわけですが、ドクターはゴム印を見るなり内診を始め、産後にしては子宮が大きいなということで、直ちにバイオプシーを施行し、それが原因で流産してしまったというケースでした。ほとんど時を同じくして、新潟市民病院でも患者取り違え事件がありました。二〇年以上前にそうした悲惨な事故があったのです。

その個別的な責任追及の裁判ではもちろん責任が明確になりましたが、それだけでは二〇年経ったあとも、結局同じような事故が他の医療機関で繰り返されたわけです。私はこれにすごい衝撃を受けました。医療過誤訴訟は今でも課題がたくさんありますし、それはそれとして迅速化を進める必要がありますが、いくら訴訟で責任が解明されたとしても、発生した被害の事後的な救済であり、事故の減少にはつながらないのです。日常的に事故から学ぶというシステムを医療の中で確立しない限りは、こうした悲惨な事故は繰り返されます。横浜市大事件は、私が英国での二年間の滞在から帰国した翌月のことでしたが、この衝撃で時差ボケも吹っ飛び、全国から協力を受けて、日常的に患者の苦情から学ぶ医療をつくろうと患者の権利オンブズマンを福岡で立ち上げることになったわけです。

事故原因の解明においては「誰の不注意で起こったか、犯人探し（who）や責任論ではなく、何がどういう経過でおこったのか徹底した事実経過の解明を行い、当該事故を避けることができなかった原因は何か（why）という観点で、具体的な事故原因の究明をやりきること」が極めて重要です。ところで「犯人探しや責任論ではなく」とは、「責任論で終わるのではなく」という意味です。けっして責任が不明確でいいということではありません。過失があったのかなかったのかということが、不明確でいいということではありません。

もしそれを不明確にすれば、その人は同じ過ちを繰り返す可能性があります。もしその事故に不注意が介在しているとすれば、そのことは明確に解明しないといけませんが、ただ法律上の損害賠償責任を医療機関が実行したからといって、その医療機関における医療の安全性は少しも向上しないわけです。

したがって、不注意や法律上の責任問題があれば、当然解明しなければいけないが、そこで終わってはダメなのだという意味です。もしそこに不注意が介在しているとすれば、その不注意を誘発した原因はなにかを明確にしないといけない。実際に、ラインの取りつけ方を間違って、ＩＶＨのルートに食道に流すべきラインをつないで、静脈にそれが流れ込んで一瞬のうちに亡くなった事故を、私自身が二件担当しています。明らかに不注意です。

しかし、そういう不注意を誘発したものは何なのか。仮にそうした不注意が避けられないとすれば、そのような不注意があっても、事故につながらない、被害が起こらないようにブロックすることはできなかったのか。これはできるわけです。それは本来食道に流すべきものが、静脈に行かないようにすればいいわけで、異なるルートが物理的に連結できないように器具を変えればいいのです。今そうした器具の使用が広がっています。

不注意を誘発した原因まで解明して除去する。仮にその不注意がまた同じように起こったとしても、それが事故につながらないシステムをつくる。そうして初めて医療全体の安全なシステム、同種事故を確実に防止するシステムができ、少し前進する。また他のところで起こるかもしれないが、それはそれで原因を徹底的に解明して、真の原因を除去していく。つまり、そうした繰り返しの中で安全な医療システムがつくられるのだという考え方なのです。

3　危険性情報は患者とも共有して

医療事故をどう減少させていくのかは、原因解明が非常に大事ですが、残念ながら、これまで日本では医療事故を隠してきましたから、原因解明の手法をほとんど誰も知りません。今からつくり出していく以外にないのです。基本的には医療現場にいる人たちがそれをつくり出さないといけませんが、やはりどうしても責任問題との関連も出てきますから、外部の目、第三者の目も入れるという形が重要で、既に国立大学附属病院などでも重大事故においては始まっています。これは日本の医療にとってはかなり画期的なことです。

実際、国立大学附属病院長会議がこの間、日本を五ブロックくらいに分けて巡回を始めています。それだけでもお互いにとってものすごい刺激のようですが、やはり外部の目を入れてやった場合、これまでの医療構造で自分では何気なく当たり前にやっていたことが、これは自分の医療機関だけのやり方だった、あるいは自分の出身大学の講座だけのやり方だったということがたくさん出てくると思います。

事故から学ぶときに、これまでの手法で問題があるのは、いわゆるハインリッヒの法則の関係で、一つの重大な事故の周りには、その一〇倍から三〇倍の「ヒヤリ・ハット」（誤った医療行為が患者に実施される前に発見された事例や、誤った医療行為が実施されたが結果として患者に影響を及ぼすに至らなかった事例をいう）などのインシデントがいろいろあり、そこをつぶしていかなければいけないということで、ヒヤリ・ハット情報の集積・分析・報告は相当以前から様々な医療機関で取り組まれてきましたが、ヒヤリ・ハットの情報分析には限界がありま す。

事故の背景の中には、みなさん方もずっと主張されていますし、私もその通りだと思うのですが、いろいろなマンパワー不足やシステムの欠陥があるわけです。現実には、非人間的で不規則な看護労働や研修医が過労死するような状況の中で医療活動が担われています。こういう状況の中でも、なおかつ「点滴間違っているよ」とか「これは他人のものですよ」とか他の医療従事者や患者・家族からの指摘で気がついて、事故につながらなかったのが「ヒヤリ・ハット」です。

そうしたことがたくさんあっても困るのですが、今の状況の中で、なんとか事故にはつながらずにブロックされた情報ばかり集めても、それだけでは事故の防止にはつながりません。注射の間違いなどは、かなりの場合、患者さん自身が気がついて、「はっ、そうだった」とわかるのはまだいいのです。今の状況の中で、いくつものバリアをすーっと通り越して、大きな被害が起こってしまった、つまり医療事故になった事例から徹底的に学ぶことが大切です。それをどうしてブロックできなかったのかを考えていかないと、医療事故の再発防止にはつながらないと思います。

したがって、そうした点について本当に真剣にやらないといけません。実際に被害が起こり、ブロックできなかったわけですから、その中にヒューマンエラーも相当の割合で関わっていることは当然あり得ることです。その問題についての法律上の責任の検討も、当然個別にきちんとやらなければいけないということです。

問題は、そうした危険と隣り合わせの医療の世界の中で、しかも危険性がともなう医療手段をどうコントロールするのかです。さらに言えば、危険性情報を患者ともきちんと共有して共同してコントロールする以外にないのです。

それを日常的な医療活動と別個にやろうとしても無理があります。私はその点で、日本で起こっている医療事故のかなりの部分は、こうした危険性情報が患者と共有できていないところに相当の背景があると考えています。もちろん、それがすべてではないのですが。

実は日常医療の中で、これまでいろいろな危険性情報が患者側に提供されていないわけです。これまでの医療は、パターナリズムに基づく医療ですから、医療側が患者を全部保護する形です。しかし、今世界の医療の大勢はインフォームド・コンセントに基づく医療です。インフォームド・コンセントに基づく医療とは、いろいろな医療情報、とりわけ危険性情報も含めて徹底的に患者側に提供されて、患者がそのことを了解した上で、医療がなされるわけです。したがって予め患者自身が、その薬を使う場合の副作用の問題とか、治療方法の危険性の問題についてもよく認識します。

また、重大な危険性を認識しただけではインフォームド・コンセントを与えたとは言えません。

例えば「胃カメラ検査のために喉の麻酔をします。この中にはリドカインが入っています。麻酔ですからまれにはショックで死ぬ恐れもありますが、よろしいですか」と医師が説明すると、患者は「待ってください。私は定期検査にきただけで、まれにではあっても死ぬなんて言われたら、そんな恐ろしいことはやめます」と言うでしょう。これではインフォームド・コンセントをとれません。しかし、WHO宣言では、あらゆる医療行為、医的侵襲行為については、患者のインフォームド・コンセントを事前に得ることなしには行えないとしています。それは検査であっても同様ですので、したがってそうした場合もインフォームド・コンセントを得なければいけないのです。そのためには、そうした医療的侵襲行為がもたらしうる合併症に関する情報も隠すことなく提供しなければいけません。

それで「リドカインなどによるショックは、基本的にはアナフィラキシーショックで、これは抗原抗体反応です。したがって、その麻酔剤が投与された場合、どういう状況で起こるか。これは瞬間的に起こります。注射などでは即時に起きます。粘膜からの場合には一～二分くらいで吸収されます。したがって数分間、まあ五分間待って起こらなければ、アナフィラキシーショックの危険性は非常に少なくなります。待機中に仮にそういうショックが起こった場合には、ステロイドを投与します。それによってこの抗原抗体反応は消滅させることができます。それでもそれが効くまでの時差がありますから、そのときのために、ここにアンビュバックも用意しています。血管も確保します。したがって大事に至ることはないと思います。どうでしょうか」と説明する必要があります。そう説明すれば、「ああ、それならけっこうです。やってください」ということで医師は胃カメラ検査をできるわけです。つまり、提供する危険性情報について、それがまれにではあっても非常に大きな被害をもたらす危険がある場合に、それについてきちんと備えをしておく必要があるのです。

しかし日本ではそれをやっていない。あるいは待機しているのだけれども、待機している理由がわからない。次のベッドが空かないから待機しているのだろうなと思ったりします。それで突然ショックが起こるとあわてて、アンビュバックはどこだと探しても、間に合わない。今でも日本では毎年何例も内視鏡検査による死亡が報告されています。

インフォームド・コンセントを得てのみ行える医療構造とは、危険性情報が事前に伝えられない限りは行えない、つまり危険性情報の共存と基本的な備えを不可欠なものとする医療構造でもあるわけです。危険性情報を伝えてなおかつ患者のコンセントを得るためには、それに対する備えがないといけません。医療従事者、医療サービスを提供する側も、それを受ける患者側も、その危険性情報について十分な認識をしているわけです。

これは非常に大事なことです。たとえば、交通事故で、突然車が対向車線に入って、正面衝突して死んだ事件などでは、その薬を飲むと睡魔が襲ってくることを知らずに薬を飲んで事故を起こしているケースがかなり含まれているのではないかとも言われています。

医療の被害者はほとんどの場合患者です。時には医療従事者にも被害が起こりますが、多くの場合は患者です。その被害が起こる時に人間は敏感に五感を働かせて、その危機について対処しようとします。非常に多い注射事故などでも、かなり未然に食い止められているのは、患者自身の「これは違うのではないか」という反応ですので、被害の発生を防ぐには、被害者になりうる人の力を借りなければいけないのです。

昔から「医療は共同の営み」と言われていますが、共同の営みであれば、医療がそもそも持っている危険性をコントロールしていく、これも共同の営みで行わなければいけないのです。患者の力を借りなければいけない。患者の力を借りるには、本当に医療のありのままの、現在の不完全さも含めた危険性情報を提供し、それに対してお互いが備えていく仕組みをつくっていくことが大事なのです。

4　インフォームド・コンセントに基づく医療

日常的に患者の権利と、インフォームド・コンセントの権利を保障する医療を行うことが、危険性をコントロールしていくための患者側の大きな力を引き出しますし、また医療従事者も絶えずそのことを認識します。絶えず備えがあるので、危険な副作用が出ても、すぐそれに対して手が打てます。

それがないと、「ここは何分間待機させる」というマニュアルになっていても、新しい職員が年々入ってきて、何のために待機するのかもわかりません。そういう取組みをまずしなければいけないということで、前述した国立大学附属病院長会議の提言でも、個別医療事故の原因を解明するという問題だけではなく、より根本的に安全な医療をつくるためにも、インフォームド・コンセント原則に基づく患者中心の医療をつくるということが不可欠だと提起されています。

もう一つ、医療事故との関係でいいますと、これは危険性情報だけではなく、そもそも医療情報自体が基本的には危険性情報といってもいいのですが、情報の誤った伝達、あるいは情報の中断、これが事故を引き起こしていくケースが多いのです。これも私が実際に体験したものです。消化管の出血を止めるために、予防的に飲ませるトロンビンという薬があるのですが、それを静脈に入れてしまった事故がありました。その薬は止血剤ですから、そのまま患者さんは亡くなりました。その若い看護師にどうして間違ったのか聞きましたら、カルテに「IV」と書いてあったので静注と思って注射したわけです。ドクターは、「1V（バイアル）」つまり1本という意味で書いていたのです。

こういう間違いはアメリカなどでもたくさんあって、日本で0・5mgと書くところを、アメリカなどでは「0」を省略して、「・5」と書く人が多いそうです。すると、小数点が見えずに5mgと勘違いして、一〇倍量の薬が投与されたのです。情報の誤達です。

最近、入院中の患者さんが病院の中から抜け出して、近くの列車の線路に上って轢かれて死んだという事件がありました。この病院は大変まじめに自分たちの問題点を解明したいと徹底的に調査して、遺族へも謝罪しました。事故調査の中では、本来ならば閉鎖されるべき病室から、その患者さんがたまたま離脱して、病院の外へ出て行ったのだから、それを目撃していながら患者を止めなかった看護師のミスということで、原因分析が行われました。さらに、看護師の交替時間で、担当看護師の数が少なくなるとともに患者さんが部屋から出ていったこともわかりました。そうならば再発防止のためには交替時間のシステムや、交替者が来なかった場合にどうするのか、勤務体制や様々の見直しを考える必要があります。その看護師の不注意を責めるだけでは同じことが起こるのです。

その後、全職種の関係者の参加のもとに議論をしていると実に大事なことがわかりました。その患者さんはもともと痴呆があってかなり徘徊するので、よその病院で大量の抗精神薬を与えられ、完全に行動力を落とされていた状態で転院してきた方でした。病院の医師は、抑制廃止という基本的なこともあり、こんな薬の使い方はいかんということで、その薬をすべて中断したのです。中断してもナースステーション横の閉鎖病室に入院させているから大丈夫と思ったのでしょうが、そうした情報が看護師に確実に伝わっていませんでした。

薬を止めていますから行動力がどんどん出てくるのですが、看護師は、それを回復してきていると見たわけです。看護師が他の患者さんの食事介助をやっているときに、患者さんが出ていくのに、「あなたちょっと待っていて」と言うものの、本来はそれ以上病室から出ていくのを止めなければいけないところを、徘徊だと思わないので、そのまま見過ごしてしまった。廊下にいる患者さんを見かけた看護師もそれを止める必要があると認識せず、結局患者さんは病院の外へ出て死んでしまったのです。

問題は何か。たしかに患者が出ていくのを見ていて看護師が止めなかったのはもちろん不注意です。しかし、医師から「薬を止めているからこういう状態になります。だから、こういう特別の監視が必要です」という情報がきちんと伝えられていないと同じことがまた起こりうるのです。そうしてこの病院では、その事故の真の原因は何かを調査して、その後、「患者に対する医療情報の伝達と徹底をどうするか」という検討も行っているわけです。

結局、日常医療のあり方、情報伝達の方法、こうした根本的で基本的な部分での見直しが、安全な医療をつくっていくための、事故防止に向けた大きな枠組みをつくるのではないだろうかと思うのです。

実は様々な事故の中で、引き継ぎのミスのトラブルをなくすにはどうするか、結局思い切ってカルテを全部電子化した病院があります。その内容は『医療事故・カルテ開示・患者の権利』（NPO法人患者の権利オンブズマン編集、明石書店）に収載しています。福岡県内の一四〇床の整形外科の病院です。ナースステーションもペーパーレスになっており、看護師がコンピュータの端末を持って患者さんのベッドサイドに行って、そこで処理したものを入力するだけで、全部コンピュータに入るわけです。病院の中は全部LANでつながれています。実際に、引き継ぎも必要ないのです。夕方五時で勤務あけとなれば、それでもう帰られる。次の看護師はパソコンを開ければ、この患者に対してこの処置は何時何分に終わった、これはまだ終わっていないなどの全体の一覧表が出ますのでそれに基づいて作業ができます。

実際にそれは引き継ぎ上のミスを減らすだけではなく、緊急手術などもたくさんありますから、患者が担ぎ込まれた場合でも、その患者に関する情報は一瞬のうちに手元のパソコンに入るわけです。

看護師がベッドサイドで患者に話をします。「明日こういう検査があります。」「いや、明日は急に東京から親戚が見舞いに来るので、検査の時間を変えてもらえないか」「そうですか」と言って、「明日は親戚の人が来るので検査の時間を変えてほしいと患者さんが言っています」と入力します。それで確実に伝わるわけです。

従前は、カルテの記載や引き継ぎなど事務的な作業で時間をとられて、しかも情報の誤達が起こっていましたが、そうしたことが一瞬にしてなくなり、看護師は本当にベッドサイドでの看護に専念できます。これは民間病院ですが、こうした取組みを行っている所が実際にあるのです。大変な費用がかかるのではないかと思ったら、今まで引き継ぎ時間の間、カルテが全部ナースステーションに集められ、医師も全部待機する、こうしたことが全部不要となり、残業代の支払いもないので、コンピュータにかかる費用が賄われ、しかも事故も減っているとのことです。

一番注目すべきことは、その病院は、自分たちの医療チームのためだけに情報を共有するという発想でこのシステムをつくってはいないのです。患者と情報を共有しなければいけないという発想で、患者はパスワードを与えられ自宅でも病院のホームページにアクセスすれば自分のカルテにアクセスできます。パスワードは患者が自由に変えられます。つまりカルテ開示も含めて、患者側との情報を共有し、医療チームでも共有し、しかもそれは正確に伝達され、さらに患者がその病院から退院して地域の医療機関にかかっても、その地域の開業医が、インターネットをつなげていれば、患者が自分のパスワードを知らせることによって、その病院の情報を瞬時に引き出すことができ、継続的な治療が可能となります。こうした形の病診連携の取組みが現在の診療報酬制度のもとでも実現されているのです。

つまり医療事故防止、安全な医療の対策というやり方から出発して、実はカルテに対する患者のアクセス権なども全部確保するという、患者の権利を中心とする考え方に達する。これからの新しい医療の中では、こうした形で患者の権利を実現していかなければいけません。そうした医療構造、日常の医療の提供の仕方、情報の管理の仕方、これを根本的に改める中で、事故防止も安全な医療の推進も同時に行われます。本来はそういうものではないでしょうか。

なにか医療活動とは別に看護活動があって、これはこれで一生懸命でもう大変クタクタ。その次にまた、事故を起こしてはいけないということで、リスクマネージメントやら別のことがあって、やれ報告しなさいと言われる。そういうものではなく、安全な医療をつくっていくときに、医療の構造を、もう一回全部見直してみることが必要ではないでしょうか。

もちろん、それですべての医療事故を防ぐことができるということではないのですが、そうした中で、なおかつ起こってくる事故については、徹底的に原因を分析し、それを除去する、こうした作業が合わせて必要なのです。

現在、医療構造が大きく変わってきているときに、医療の提供の仕方、あるいは医療労働の仕方、これを従前と同じ形でやっていて、医療事故防止対策に取り組もうとしても、かなり無理があるし、再発防止につながる保証もないということです。

カルテ開示の関係でも、これは国際的に立証されているわけですが、精神病院においてカルテが患者さんに開示されて、その結果どうだったかを、一九八〇年代にアメリカでもヨーロッパでも研究をしています。その結果、患者さん自身が自分の病状についてきちんと知った中で、「自分は治療が必要なのだ。そうか、自分は急性期の時はこんな状態だったのか」ということを認識して、医師はウソを言っていなかったと気がつき、そのことで医師との信頼関係が良くなり治療関係も良くなるということがありました。

こうした医療上の効果を確認するまでもなく、実際に今の日本の医療の中で、患者が市民として声を大にして成長してきており、これは市民社会の成熟なのです。医療や法律などの専門家の世界での、従前型の「私にまかせなさい」式のやり方では無理があります。つまり、患者自身が医療を選択していく、自分の生き方を決めていくという時代になって来ているのです。そうしたこととの関連で、この課題を考えていく必要があります。

5　事故の原因は人手不足だけか

医療事故防止の関係で、これまでよく「人的な体制をどうするのか」という問題が提起されてきました。医療事故の原因究明と再発防止という場合に、やはり事故には一つひとつの顔があると言いますか、これをきちんと分析しないと、本当の説得力ある対策として患者側に理解されないということがあります。

例えば京都大学病院で人工心肺機器に、蒸留水と間違ってエタノールを入れたため、患者さんがエタノール中毒で亡くなった事件がありました。確かに非人間的な勤務状況の中で起こっているのですが、何人もの看護師が関わっていてもその間違いが発見されておらず、そのことについて非難されているわけです。私たち外部の人間から見たときに、古い機械を使っていたことはともかく、液体を注射器状のもので取り出して人工心肺機器に入れるのであれば、エタノールと蒸留水とでは臭いが違うのではないか。何人もの人が関わっていて、何日もどうして気がつかないのかと不思議でした。聞くと多くの看護師はマスクをしていたようです。

だいたい人間が危険を感知するには五感を働かせないとダメなのですが、どうしてマスクをしたままで作業をするのかという問題もあるのです。マスクをはずしていたら家族との世間話や話し合いなどもしないといけないが、そんな余裕もないので、マスクをして会話をしなくていい状態で行っているという話も聞きました。

さらに不思議だったのは、それにしても最初に保管場所から運んでくる際に、どうして蒸留水とエタノールを間違ったのかです。これが実は、同じ色、同じ形のポリタンクに入れていたというのですから、それなら間違うはずです。エタノールについては真っ赤なポリタンク、蒸留水の場合は白いポリタンクにするとか、タンクの色や置く場所を何故区別しないのか。そこを変えないと、また同じミスがくり返されるのです。

もちろん、いちいち手作業ではなく、正確に自動的に補塡できる方式の新しい機器にすればいいわけですが、一度に飛躍して回答を得ようとするのではなくて、現実にその事故が起こった原因を追及して、その不注意を誘発した原因は何なのか、それはどうして防げなかったのかをよく見たときに、実は非常に単純な問題に気がつくわけです。医薬品や医薬部外品の保管のしかたが根本的に問題ではないか。事故が起こりやすいような、過失を誘発する状況ではないのかということです。

筋弛緩剤を間違って注射したために死亡した例もあります。外科学会が徹底的に分析した結果、ほとんどの医療機関で危険な薬品を他の医薬品と同じ棚などに置いていることが判明しました。もちろん、その薬剤を間違って渡したわけですから不注意ですが、それを確認しないまま医師が打ったので、これも不注意なのです。しかし、やはり元を正せばそうした間違いやすい保管の仕方をしていたことが原因なので、今後は筋弛緩剤や劇薬、抗がん剤の類を今後一切完全に別の棚に保管する、あるいは抗がん剤などの場合には、必ず薬剤師が立ち会って投与する、こうしたやり方を確認して通知したのです。それだけで同種事故は激減していました。

そうしたことを行うためには、人員が必要です。間違いや事故があったので、これを防ぐために、こうした体制で、ここに人間を補充しようではないかと具体的に検討する必要があります。事故の教訓から学ぶことなしには、本当に事故を減少する対策としての人員増についても、患者側の理解を得られることはありません。むしろ「人手不足を主張して弁明しているのではないか」とか、自分の子どもが死んだことについて、医師・看護師は本当に真剣に考えているのかという感情的なギャップが出てくるのです。

したがって、私たちは徹底的に原因を分析し、事故の原因をなくす。場合によっては、本当にマンパワーの問題ではなく、明らかに不注意があったことも、たくさんの事故の中にはあるわけです。それを無視するというわけにはいかない。

ところで、NPO法人患者の権利オンブズマンに寄せられている苦情相談は創立からこれまで約二、〇〇〇件くらいです。実際に面談をしたのが七〇〇回、六〇〇件です。その中の七割以上が医療行為そのものに対する苦情です。接遇への苦情や医療費への苦情は、それほど多いわけではありません。医療行為そのものの質を問う苦情です。その苦情の背景には、ほとんど情報提供不足が横たわっています。苦情の内の約三分の一が医療事故ではないか、ミスではないかという相談です。非常に深刻なものだと思います。

事故ではないか、ミスではないかということも含め、患者の苦情ときちんと誠実に向かい合う。そしてその苦情がもたらしている原因を徹底的に分析する。仮にそれが誤解に基づくものなら、それについてきちんと説明をして誤解を解く。患者が苦情を言うのは当たり前だ、疑いを抱くのは当たり前だということであれば、その問題点を解明してそれを除去する。こうしたことを日常的にやっていくことが必要なのではないでしょうか。

医労連の資料によくあるのですが、日本で起こっている看護事故や注射事故は人員が足りないからだとして、アメリカとの対比をしています。しかし、アメリカも医療事故がたくさん起こっていて、大統領選挙の課題にもなっているのです。単純に人間を増やせば事故が減るという問題ではなく、やはり実際の有効な対策は独自に考えなければいけない。

インフォームド・コンセントの原則を確実にやれば、事故がゼロになるのかというと、もちろんそうではありません。したがって、総合的な基本原則を明確にしつつ、しかし個別的には実際に事故から学んでいく。つまり患者の苦情から学んで、一つひとつシステムを前進させていく、その質を上げていくというやり方をとる必要があるのです。

そうしたときに労働組合としてはどういう立場で、WHOが提案している「苦情から学ぶ」システムに関わっていくのかが、今後の新しい課題ではないかと思います。労働組合から出されている「個別的な関わりの責任追及」の問題と、働く者の権利という問題をどうするのかということもありますが、基本的な方向としてはこうした枠組みで医療事故を減少させ、安全な医療をつくり出していく、これがまさに医療労働者の基本的な責任だと思います。そうした基本の中で危険性情報を徹底的に患者側とも共有しながら、患者の力も借りて危険をコントロールしていくために、日本の医療構造と日常的な医療労働のあり方を変えなければいけないのかが問われているのです。

インフォームド・コンセントの原則について理解していない医師や医療従事者がたくさんいますし、情報を共有するための手段として、患者が要求しているカルテ開示制度の根拠である患者のプライバシー権、自己情報コントロール権について、理解していない医療関係者も少なくありません。そうした状況を変革し、患者側の信頼も得ながら、安全な医療をつくり上げていく。そして働く者としての生活や権利も守っていく、こうした連帯を広げていく手法を、私たちは試行錯誤しながら考えていく必要があると思います。

6　インフォームド・コンセント原則の地位

インフォームド・コンセント原則は、その危険性情報を共有することで、事実上事故防止においても大きな役割を果たしうることを強調しました。同時にインフォームド・コンセント原則に基づく医療は、患者の意欲を引き出す意味でも、医療労働の効率化にもつながります。ただ注意すべきことは、インフォームド・コンセントの原則や権利は、そうした効果を目的として確立されてきたものではないということです。

インフォームド・コンセント原則は、第二次世界大戦中のナチスのヒットラーによる非人道的な人体実験を裁いたニュルンベルグ裁判で、人類が二度とこうした悲劇を生まないために考えられたニュルンベルグ綱領に端を発すると言われています。人体に対する実験については、その目的や危険性を包み隠さず伝えて、それを知った上で自由な意思による同意が被験者によって与えられて初めて行えると定めています。医学的な目的であっても、そうしたことを知った上での「自由な意思による被験者の同意」がない限り一切行えないのです。この原則が、一九六四年の世界医師会総会で人を対象とする臨床試験などの原則として確認された「ヘルシンキ宣言」で、「インフォームド・コンセント」という言葉として定義されました。

人権侵害や蹂躙を許さないための原則としてインフォームド・コンセント原則が生まれてきたのです。この「ヘルシンキ宣言」の内容は今日においても有効で、現在、医薬品の開発のための臨床試験の際、そうした目的や危険性なども含めて全部提供した上で、なおかつ、被験者のインフォームド・コンセントを得ない限りは、治験はできないという扱いになっているのです。このようなインフォームド・コンセント原則が生まれてきた背景をしっかりと押さえておく必要があります。

皆さんの医療現場はどういう状況にあるか。インフォームド・コンセントを得ないままでの医療が、日本においてまだまだ多く横行しています。それは広範な人権侵害の発生を容認する医療が、日本に残存していることを意味しています。その一つの現れが、多くの人命を軽視するような医療事故の頻発や、患者の意思を全く埒外にした安楽死事件の続発であり、それゆえに、この問題に真剣に取り組む必要があるということです。

諸外国ではインフォームド・コンセント原則の理念がきっちり押さえられており、同僚の中で、インフォームド・コンセント原則＝患者の自己決定権を蹂躙する行為があった場合は、医師は直ちに告発しなければいけないことになっています。職業裁判でも医師が患者のインフォームド・コンセントの権利を侵害するということは、最大の倫理違反と位置づけられています。日本においてもそうした意識改革が進み、インフォームド・コンセント原則を確立し、それが事故防止にもつながるならば、どんなにすばらしいことでしょう。

7　患者の要求と自己情報コントロール権

「自分の医療記録に対する患者からの開示要求が九〇%を超す」というアンケート結果は初めてだと思います。私たちが一〇年以上前に行った段階では、ほぼ七〜八割でした。いずれにしても患者の要求は非常に強いものです。

この要求のとらえ方として、先程の報告では「患者のプライバシーに配慮しながら診療録開示を法制化させる」という表現があるのですが、実は、カルテ開示自体が患者のプライバシーを保護するために制度化されてきたことを正確にとらえる必要があります。

従前はプライバシーというのは、私生活の自由を確保するという考え方でした。そうしたプライバシーを反映している個人情報については、その提供を受ける専門家が第三者に勝手に漏らせば、「守秘義務違反」で制裁することによって、プライバシーは保護されるという考え方でした。

しかし、今やそうしたことでは、患者のプライバシーは守れません。例えば私の依頼者の様々な秘密やデータは私の頭の中だけにとどまらず、今やコンピュータに入っています。さらに事務所のすべてのコンピューターはLANでつながっていますし、全世界とインターネットで結ばれていますから、操作を間違えば、一瞬のうちに全世界を駆けめぐります。つまり、個人情報を取得して記録している人間が守秘義務に基づき第三者に漏らさないということでは、プライバシーを守れない事態となっているのです。

もう一つは、情報は力であるということです。根源は個人情報であっても、治療の経過の個人情報が分析され、統計化される中で、より大きく医学的技術が発展していきます。人間の体の仕組みについての医学知識は医療システムを前進させていく情報になりうるわけです。そうして初めて大きな力になり、その患者から得た教訓が、他の患者の治療に生かされるのです。したがって、個人情報はきちんと保護されなければいけないと同時に、きちんと流通させなければシステムの質を向上させる力にならないのです。

では、どういうルールを作るのか。一九八〇年ＯＥＣＤが確認した「個人情報の保護と流通に関する原則」に、個人情報の八原則があります。個人情報についてはその当該個人のコントロールの下に置く。個人情報の収集においても、個人の了解の下で収集する。勝手にどこからか情報を得てくることはしない。あるいはそれを収集するについても、利用についてもその検査のために、あるいはその必要な治療のためだけに個人情報を使う。また患者さんの情報を第三者に開示する場合でも患者の同意の下に行う。このように収集・利用・管理から、最後の廃棄まで、すべてその当該個人のコントロールの下に置こうというのが、「自己情報コントロール権」です。今日におけるプライバシー保護を全うするためのものです。

医療記録に書かれている情報の九九％は患者個人の情報です。したがって患者は、情報を常に自分のコントロール下に置かなければいけません。そうではあっても中味が何かも全然わからないままでは意味がありません。常にコントロール下に置くためには、自分の集積情報にいつでもアクセスでき、中味をチェックできなければいけません。間違いがあればその訂正請求ができます。こうして今日カルテ開示制度が国際的に法制化されているのです。

この情報開示というのは個人のコントロールの下にあります。本人の同意があれば第三者に開示されますが、原則として第三者には開示されません。これはシステム情報が広く「情報公開」されることと大きく違うところです。

個人情報はその当該個人に対してだけ開示され、システム情報は広く市民に公開される、こうした考え方です。

8　医療事故における法律上の責任

横浜市立大学病院事件の裁判の目的は事故防止ではありません。裁判によって事故防止の方策を見つけ出すということには無理があります。裁判はあくまで法律的な責任を追及する、解明する手立てですから、事故防止策をつくり上げることにつながる原因究明ではありません。

民事上の責任でいえば、ある出来事が不注意で起こった場合、危険をどう負担させるか、損害の公平な分担というかたちで法律で決まっています。被害が起これればすべて負担せよということではありません。こうした原因があった場合に、通常こうした損害が発生するだろうと、こういう原因と結果に相当因果がある部分について責任を負いなさいとか、通常ではこうした不注意はしないのに、この人はそれを著しく逸脱して注意義務に違反した。その場合は損害賠償しなさいと、法律上の責任について追及するのが民事裁判です。

刑事裁判は全然違います。刑事裁判は法秩序に違反した人を刑務所に入れるかどうか、罰金を科するかどうかだけが目的の手続です。こうした場合、原則として刑事責任は行為者自身を問うわけです。医療機関が刑事責任を問われることは原則としてありません。刑事裁判で病院が責任を問われないというのは、ある意味では当然で、そもそもそうした目的ではありません。仮に病院の管理責任があるとしても、それは情状酌量のために使う。つまりこの人は不注意で悪いことを行ったが、その背景にはこうした問題点が病院にあったのだから、少し罪を減じましょうという程度のもので、本質的な刑事裁判の目的とは少し違うのです。

民事上の責任を追及する場合には、医療機関が債務不履行責任を問われ、そこに働く医療従事者は医療機関が負っている患者との診療契約債務を履行するのを補助する人員ですから、その医療機関そのものが民事上の責任を問われます。もちろん医療従事者の責任を問うこともあるのですが、それは故意または過失により相手方の生命財産を傷つけた場合は損害賠償責任を負うという、自動車事故の場合と同じ不法行為の理屈です。医療従事者が過失で患者さんの生命身体財産を傷つければ、個人が損害賠償責任を負うのは当然です。多くの場合、医療機関が診療契約上の債務、安全に配慮した上で医療契約をやることを怠った結果、医療機関は責任を問われる。これは民事裁判です。

関連でもう一つ、いわゆる病院の管理責任の場合です。病院の管理責任が民事上の損害賠償責任という意味で問われるなら、本当の原因解明になりません。事故原因を究明する意味でも、この事件でどの点で病院側に管理責任があったのか、どの点がまずかったのか《具体的な問題点、注意義務違反》まで解明して、これについて今後この点を改めれば、少なくとも同じ事故は起こらない、システム的には安定するという再発防止策をつくる上での個別・具体的な解明が必要だと思います。

私は横浜市立大学病院の件については刑事判決しか見ていませんので、民事判決の事実認定が妥当かどうかよくわかりませんが、いずれにしても横浜市立大学病院事件は、関係した一人ひとりの行為について、その行為と起こった結果との因果関係、その寄与度を考えた上での責任だと思います。

そのときに、医師と看護師のバランスを欠いているかいないか、そうした問題意識はあまりありません。なぜかというと、刑事裁判での追及は、医療の専門職としての実際の役割分担よりも、「市民としての責任」、刑事責任が問われているわけです。市民として、危険行為が認められているものについて注意を払ったか払わなかったかという問われ方です。これを一つの契機として、看護師も医師も、それからチームとして患者の命に関わることを許されている、免許を与えられている者の問題点として、考えたらいいと思います。

9　事故情報も患者のもの

現在行われているヒヤリ・ハット収集が無意味だとは思いませんが、問題はいかにして患者の力を引き出すのか、危険性のコントロールのために医療従事者だけではなく、患者側の力も引き出すかです。被害者になりうる患者側の方が敏感に危険性に反応してくれるわけですから、そう考えたときにヒヤリ・ハット情報を集積して、内部の者だけに返していく形では役立たないのです。三ヵ月あるいは半年ごとに、患者さんに全部生の形で出したらどうでしょうか。そうしたら患者さんは驚きますよね。「これは正直に報告している」と思う人もいるかもしれませんが、もちろん中には患者さんが逃げていくかもしれない。これでは病院が倒れます。皆さん方も責任が持てません。

ですから、これについては、「こうした改善措置をとりましたので、今後はこうしたことがないと思いますが、患者の皆さん方に念のためにお知らせいたします。もし何かお気づきの点がありましたら、また教えてください」という形で改善措置も分析に含めて提起するということが必要です。

そうすると、病院としてもただヒヤリ・ハット情報を集めて、「あなたたち注意しなさい」と職員に返していくだけではすまされない。必ず改善させる、改善措置がとれない場合は、患者側から「何しているのだ」と言われます。それで患者の力を借りるのです。

事故情報についても、これは第一に患者さんの個人情報です。したがって医療事故が起こったときにまっさきに患者さんに報告しなければいけない。そして第三者の目も入れて事故を分析する場合には、患者さんに「この点について原因をもっと徹底的に究明したい」「自分たちだけではなく、第三者も入れて調査委員会も開いて検討したいと思うが、いいでしょうか」と尋ね、了解を得ることで分析できる、本来こうしたものなのです。事故情報をどう取り扱うかということについて厚労省でも議論されていますが、基本的には自己情報コントロール権や、国際的な基準での方策を考えなければいけません。

第三節　医療事故防止の課題と医療従事者の役割（2）

――二〇〇三年日本医労連「安全・安心の医療実現に向けた医療労働者交流集会」における参加者との意見交換――

（日本医療労働組合連合会『医療労働』四五〇号、二〇〇三年）

1　関係機関への対応と事故情報の取扱い

医療事故が起こった際の関係機関への届け出や情報公開の範囲についてです。

これについてはよく議論され、また現在かなりの現場で混乱が起きています。医療事故情報をどうするのか。原則でいえば、これは自己情報コントロール権に基づく患者の個人情報です。したがって患者にまず報告をし、保健所などに届け出る、あるいは記者会見で発表することについて患者の了解を求める必要があります。個人情報の保護と流通に関しては、個人情報を生のままで流通させて良いわけではありません。患者の名前や特定できる情報は当然はずすにしても、本人の同意がいるというのが大原則です。

ただし、この個人情報についても法律的な規制が別にあり、自己情報コントロール権だから、すべてその下に従わなければいけないわけではありません。医療情報の場合、とくにカルテ情報については単に自己情報コントロール権に資するためだけではなく、患者のインフォームド・コンセントの権利に資するためにも提供されますし、同時に医療というのはどこの国でも公共的な政策として行われますから、当然それに対するチェックや報告、診療費の支払いの報告もあり、そうした証拠書類となる側面としても捉える必要があります。

もっと法律的な視点でいえば、医療記録は、例えば人間の出生や死亡、保険金の支払いなど、様々な法律行為を証明する原本でもありますから、医療記録や患者の個人情報について、患者だけではコントロールできない面もあります。

例えば、現在の医師法においては、異状死体については届出義務があり、様々な法律的な規制があって、それらに基づいて報告することも当然並列的にあり得るわけです。

一番問題なのは、そもそも死亡事故が起こった時には、民法上は診療契約が終わったときにあたり、日本の法律上、事の顚末を速やかに報告しなければならない義務があるにもかかわらず、日本の医療界はそれを実行してこなかっただけではなく隠してきました。このことに対する多くの非難があるわけです。

そこに不注意や過失が介在しているとすれば、民事上・刑事上・行政上の責任が発生し、そうした危険行為や不注意をくり返すような者に対して、資格を与えるべきかどうかという当然問われるべき問題が、ほとんど問われてこなかったのです。そうした中で結局、善意であっても、客観的には人権侵害の状態が蓄積されてきましたし、中にはひどい事件を起こす人もいます。

誰でも車を運転していて事故を起こせば、民事上の責任や刑事上の責任が問われ、運転免許も取り消されます。それなのに、医療の世界ではそれがほとんど行われない。そのことに対する患者・家族の怒りが、警察に届けるという形になってきています。そして警視庁の下に医療捜査班が初めてつくられたわけです。こうした事態は決してよいことではないのです。警察に届けたからといって、誰も医療が変わるとは思っていないのですから。

ある大学病院の事件に関してひどい調査報告書が出ました。私たちから見れば最も悪いと思える医者が隠されて、新人の医者が最も大きなミスをして患者が死んだかの如くの報告書になっています。ですから、そうした構造自体が問われている中で、警察への届け出や様々なことが要求されているわけです。

実際問題として、過失などは殆ど問題ないと医療者側が思っていても、死亡事故の場合は、「とにかくこういう事態になりました、原因についてこちらでも解明しますが、その点についてはっきりしないこともあるので、できましたら解剖させていただけませんか」と遺族に申し出るべきです。あるいは、もしこちらで解剖するのに支障があるならば、患者の権利オンブズマンの『承諾解剖紹介支援』の手続もありますし、あるいはそちらで了解されれば警察に連絡して司法解剖という方法もありますが、どうでしょうかという問題提起もしております。

とにかく徹底的に、真摯に原因解明を尽くすことです。責任があるかないかはその調査の結果はっきりすることなので、責任があればきちんと対応すればよい形にしています。

ただ理屈の上で言えば、カルテについての法律上の規制は、単に一つの権利だけであるものではない。公的に運営されている医療システムについては、様々な法律上の規制があるのです。

自己情報コントロール権だけで言えば、例えば「カルテはもう要らない。そちらに置きたくないから廃棄してくれ」と患者から言われれば廃棄しなければいけません。オランダ医療契約法も明記しています。しかし、法律上の別の規定がある場合は、この限りではない。これは医学研究のために絶対に必要だとか、別の法律目的で必要だという場合です。

そうした様々な情報の提供の仕方については、国際的に、個人の人権を基本におきながら、全体的な質を維持するための仕組みとしてつくられてきているのですが、残念ながら日本ではそれがありません。ですから、それをみなさん方がどうつくり上げていくのかを、一緒に考え合わせていければよいと思います。

刑事事件にしたからといって、本当の原因究明にはならないのだということは、患者はみんなわかっているのです。けれども、今まであまりにもひどかったという怒りが、警察への届け出という線を少しつくっているということです。

2　精神科におけるカルテの取扱い

国際的な機関でカルテ開示の原則が謳われたのは、実はこの精神科医療が一番早いのです。一九九一年の十二月、国連総会の決議で、精神病院の患者、あるいは元患者は、自分の保健記録にアクセスできることが謳われました。

満場一致の国連総会決議です。

日本では、がんの病名を伝えない問題がこの間大きく改革されてきていますが、精神分裂症（統合失調症）の病名を患者本人に言っていないだけではなく、どういう薬を使っているのかも家族にほとんど伝えていない実情があります。私は、精神科医療におけるカルテ開示のために、精神科の医師と一緒にある国立療養所で研究しました。精神分裂症の患者さんも常に急性期ではありません。自分が落ち着いたとき、緩解期にあるときに、自分の状況がどうなのか、カルテに正確に事実が記載されている場合は、大きな納得感を得ます。そして自分がやはり治療が必要なことを自覚します。

ところが、開示に反対する精神科医や看護師の書いているカルテと、開示してもいいという医師や看護師が書いているカルテとはまるで違います。開示に反対する立場のカルテにはその客観的な事実や診療経過がきちんと記載されていないのです。「幻想あり、幻覚あり、妄想あり」と主観的な評価だけを書いています。あとで他人が見ても、どういう状態だったのかわかりません。

しかし、開示に賛成する立場の医師は、例えば無断で離院した患者について、その患者が述べたことをそのまま記録しているのです。あとで患者が読んで、「ああ、俺は治療が必要だ」と納得するわけです。

観察した結果をそのまま簡潔に事実を記載せずに、主観的に評価して「文句が多い患者だ」とか「変化なし」とかいう書き方では医療記録としても意味がないわけで、他の人が読んでもわかりません。そして実際に、真の訴えを聞き逃してしまい、大事に至ることもあるわけです。

その点については、看護協会も医労連もカルテ開示の法制化賛成といっているのは、これはある意味では当たり前のことで、ただ賛成するだけではなくて、カルテ開示の法制化を推進しなければいけないということです。

2,940円
（税率5%）

補充注文カード

帳合先

年　月　日

特約店名

97847985010

部数	冊
書名	発行所
新患者の権利　医療に心と人権を	九州大学出版会
	著者名
	池永 満

売上カード

新 患者の権利 医療に心と人権を

九州大学出版会

定価
2,940円（5%税込）
（本体2,800円）

売上 月 日

注文 月 日

貴店名

定価

私が話した内容も人格的自律権を中心にしています。したがって人権を守る医療という場合、その患者の人権がどうなっているか、何が確立されなければいけないかを絶えず学習し、深めていかないと、お題目で人権を守るといっても、実際のところは患者の人権を守ることになっていない。患者としては逆に自分の権利が侵害されていると思っているかもしれません。

そういう点で、WHOが患者の定義を「医療福祉サービスのユーザー、利用者を患者という」といっていることを、明確に認識する必要があります。今、病気であるか病気でないかを問わず、医療福祉サービスのユーザーが患者なのです。つまり皆さん全員が患者なのです。そして市民は、医療福祉サービスを利用するときに自己決定権がある、自分のカルテに対してアクセスする権利がある、これを守るのが医療福祉サービスに携わる者の責務なのです。そのことによって初めて、患者の幸せ、患者の健康を維持できる。このように人権の中味が大きく変わってきていることを労働組合としてもしっかりと議論し、むしろリードして医療関係者の頭を変えていくことが非常に重要になっています。

医療機関の当事者は決して患者の権利を侵害しようと思ってやっているわけではないが、客観的には今日の患者の権利の状況からすると、非常に侵害をしています。この問題を根本的に是正していくために、労働組合が大きくイニシアティブを発揮していただきたいと思っています。

第四節　患者の安全を確保するための医療政策の展開（1）

――歩み始めた患者安全政策――

（加藤良夫編著『実務医事法講義』二〇〇五年、民事法研究会）

1　はじめに

一九九九年一月、横浜市立大学病院において患者を取り違え、心臓手術を予定していた患者に肺の手術が、肺の手術を予定していた患者に心臓の手術が最後まで実行されるという衝撃的な医療事故が発生した（本件事故の全貌については厚生省「患者誤認事故防止方策に関する検討会報告書」一九九九年、あるいは東京高判平成十五・三・二十五東高時報五四巻一―一二号一五頁参照）。その後も特定機能病院や臨床研修指定病院などにおいて重大な医療事故が続発しマスコミにも大きく報道される中で、医療の安全性に対する患者・市民の大きな不安と不信感が形成された。

一連の事故報道を契機として後述のとおり、医療界における医療事故政策は大きく転換することとなったが、抗がん剤の過量投与事故（二〇〇一年）、心臓手術事故（二〇〇二年）、内視鏡による前立腺がん手術事故（二〇〇三年）など、その後も重大事故は後を絶っておらず、今やわが国における医療事故防止・医療安全政策の確立と推進は焦眉の国民的課題となっている。横浜市立大学病院事件が創立呼びかけの直接的契機となって発足したNPO法人患者の権利オンブズマンが九九年七月より実施してきた医療・福祉サービスに対する患者・家族からの苦情相談においても、苦情の約六割は医療事故や医療ミスを疑うもので占められている。

こうした医療事故をめぐる情勢の中で、裁判所における医療関係訴訟への対応も変化しつつあるが、医療事故紛争のほんの一部に対応しているにとどまっている。加えて、そもそも裁判の役割は被害発生後の事後的救済や制裁を主目的とするものであって、必ずしも事故原因の究明や事故防止にはつながらない。

そうした中で、医療機関自身の取組みを含め医療事故防止・医療安全対策の確立を求める裁判外の社会的な取組みは、この数年大きな前進を始めており、厚生労働白書二〇〇四年版が「第三章　安全で納得できる医療の確立をめざして」と題する独立章で取り扱っていることでも明らかなように、医療事故防止・医療安全政策の確立は今日における厚生労働行政の中心的課題ともなっている。

ここでは、患者の権利を促進し医療の安全性を高めるという共通の目標を掲げつつ、患者団体、医療界、あるいは行政等が、それぞれの立場から取り組もうとしている動きを概観しておく。

2　「安全な医療を受ける権利」の提唱と患者の権利法案の改訂

『患者の権利法案』の制定を提唱し日本における患者の権利法制化運動を続けてきた「患者の権利法をつくる会」は、二〇〇一年九月の創立一〇周年記念総会において「安全な医療を受ける権利」を患者の基本的権利の一つに加えるなど、横浜市大事件以来の一連の深刻な事態に患者の権利運動の立場から対処するため、以下の改訂を行っている。（傍線は引用者、以下同）

① 第一章「医療における基本権」の中に「すべて人は、安全な医療を受けることができる」ことを確認する「安全な医療を受ける権利」を加える。

② 第二章「国及び地方自治体の義務」における「医療施設等を整備する義務」および「医療保障制度を充実する義務」の項において、従前「最善の医療」とのみ表現していた文言をすべて「最善かつ安全な医療」と改める。

③ 第三章「医療機関及び医療従事者の義務」における「誠実に医療を提供する義務」の項で提供すべき医療内容の表現を「最善の医療」から「最善かつ安全な医療」に改めるとともに、「医療事故における誠実対応義務」

という新たな項目を追加する。

④ 第四章「患者の権利各則」において、「医療被害の救済を受ける権利」を加える。

なおその後、患者の権利法をつくる会は、患者の権利法要綱案の改訂に加え単独立法の要綱案として「医療被害防止・補償法要綱案（骨子）」を発表した。これは、①医療被害の報告制度、原因分析と再発防止策および被害補償制度を確立し、②もって医療被害の防止と迅速・公正な補償を図ることによって、③患者の安全な医療を受ける権利を確保し、④医療の質の向上と国民の健康の保持に資すること、を目的とする法律要綱案であり、「医療被害防止補償機構」という、専門の第三者機関の設置を提唱し、その組織と運営の骨格等を定めたものであるが、そこでは「医療被害」について次のように定義されている。

① この法律で「医療被害」とは、医療に起因して、患者に生じた生命・健康に関わる被害（疾病・障害・死亡等）をいう。

② 医療被害は医療提供者側の帰責原因の有無を問わない。

③ 医療の過程に起因する被害には次の場合を含むものとする。

ⓐ 医薬品（ヒト組織に由来する医薬品・医療用具を含む）の有害作用（治験中に生じたものを含む）

ⓑ 医療用具の誤作動を原因とする疾病の悪化

ⓒ 検査、処置、手術などの医療行為を原因とする予想外の副損傷、合併症

ⓓ 医療施設内における転倒、転落、院内感染事故

ⓔ 患者の疾病の悪化で、障害または死亡の回避について医療提供者側に帰責原因のある場合

ⓕ 医療提供者側に帰責原因のある、患者の適正な同意に基づかない医療行為や虐待などによる被害

ⓖ その他誤診・誤治療によって生じた被害

医療には本来的に多くの事故発生の危険性が潜んでおり、これらの危険性を適切にコントロールしながら安全に

医療行為を遂行することは医療機関と医療従事者の本来的責務である。言い換えれば、安全性の確保は医療の質の基底を構成する医療の生命線ともいうべきものであり、患者にとって医療の安全性は医療参加の前提条件でもある。ところが従前にあっては、これらの危険は患者が受忍すべきものであるかのごとく扱われてきた。今でも「医学医療の前進のためには多少の犠牲はやむを得ない」という風潮が根絶されたわけではないが、「個人の利益および福祉は、社会あるいは科学の利益より優先されなければならない」（欧州評議会「生物学及び医療の適用における人権及び人間の尊厳の擁護のための条約」第二条）という「個人の優越」を医療を考える基本原理として確立することが求められている。

市民の立場から患者の主体性と医療参加を謳った「患者の権利宣言案」は、日々生起している医療事故の背景にあった「医療現場では、しばしば患者は、適切にその内容を知らないまま診療や治療を受けているなど、医療行為の単なる対象物として扱われ、その人間性は十分に尊重されていません」（宣言案前文）という状況を脱して、患者こそが医療の主人公であり、医療内容を決定する主体でなければならないとする、いわば患者の人間宣言であったが、それから二〇年近くが経過し、患者の権利法案において「安全な医療を受ける権利」が患者における当然の要求として掲げられたことは、ようやく患者自身が「安全な医療」という「医療の質」そのものに関する要求を掲げて医療の前進を求めうる段階に到達したと評価することもできる。

3　「安全な医療を受ける権利」の具体化

患者の権利法案においては、安全な医療を受ける権利に対応するものとして、国および地方自治体が負うところの医療施設などを整備する義務並びに、医療保障制度を充実する義務の履行における政策目標の基準として、患者が「最善かつ安全な医療」を享受しうることを明示するとともに、医療機関および医療従事者が負う誠実に医療を提供する義務の内容としても「最善かつ安全な医療」の提供が明示されている。

しかしながら、「安全な医療」の提供が理念的な政策目標として掲げられるだけでは絵に画いた餅に終わる危険性も高い。実際に発生した医療事故の一つひとつにつき、原因が究明され、適切に救済されるとともに、事故を教訓として同種事故の再発を防止するための努力が積み重ねられることなしには安全な医療は実現できない。

患者の権利法案は、上記の観点から、患者が有する安全な医療を受ける権利に対応する医療機関などの義務として、次のとおり「医療事故における誠実対応義務」を確認している。「医療機関及び医療従事者は、医療行為によって患者に被害が生じた場合、患者本人・家族・遺族に対して誠実に対応しなければならない。前項の場合、医療機関及び医療従事者は、医療被害の原因の究明に努め、患者・家族・遺族に対し、責任の有無を明らかにして十分な説明を行うとともに、再発防止の措置を講じなければならない」（患者の権利法案第三章の(d)）。

そもそも患者と医療機関との間に結ばれる診療契約は、民法六五六条の準委任契約（「法律行為でない事務の委託」）に当たるもので（最高裁判決）、医療機関（受任者）は現行法上も患者（委任者）が請求した場合にはいつでも事務処理の状況を報告する義務を負っており、仮に医療事故により診療契約が終了するに至った場合には「遅滞なくその経過及び結果を報告しなければならない」（民六四五条）。

医療事故により患者が死亡した場合における「経過及び結果を報告」する相手方は、当然ながらその法律上の権利義務を承継した相続人たる遺族であり、遺族に対する報告義務を尽くさなかった医療機関に対して慰謝料の支払いを命じた判決は、「自己が診療した患者が死亡するに至った場合、患者が死亡するに至った経緯・原因について、診療を通じて知り得た事実に基づいて、遺族に対し適切な説明を行うことも、医師の遺族に対する法的な義務である」と判示している（広島地判平成四・一二・二一『判例タイムズ』八一四号二〇二頁）。

患者の権利法案は、安全な医療を受ける権利を具体的に保障するため、医療事故が発生し医療被害を受けた場合においては、患者が「医療被害の救済を受ける権利」を有することを規定している。即ち、「患者に医療行為による被害が生じた場合、患者本人・家族・相続人は、迅速かつ適切な救済を受ける権利を有する」。「被害の救済」は、単に金銭の支払いがなされることではない。医療行為による被害が発生した場合は、その被害の拡大を防止し回復を図るため必要な治療措置が（患者などのインフォームド・コンセントを得た上で）最優先で実施される必要がある。その上で医療被害者が求める共通の要求は原因の解明である。さらに、解明された原因に照らして責任の有無を明確にし、責任がある場合は謝罪をすることは当然であろう。最後に、責任の有無にかかわりなく、解明された原因を除去することにより同種被害の再発防止策をつくり上げることである。

ところで原因解明の結果、医療従事者の不注意（過失）が介在していることが判明した場合、その結果発生した被害に関して金銭賠償を行うことは当然のことであろう（そうした事態に即応できるよう医療機関などは損害賠償責任保険等に加入する必要がある）。

もちろん、当事者間において責任の有無や損害の程度などが争われる場合においては、最終的には裁判手続により解決されることになるが、司法手続には多くの時間と費用を要するので、必ずしも迅速な救済につながらないことが多い。さらに医療被害の中には、十分にその危険性がコントロールできない段階においても医薬品や医療技術の開発推進、あるいは公衆衛生の向上というような社会目的のために医療手段として導入されたがゆえに不可避的に発生するものもあり、医療従事者には法律上の過失責任を問えない医療被害に対しても、社会的な責任において適切な補償を行うことがふさわしい場合もある（たとえば予防接種副作用被害など）。

4　医療機関における医療事故政策の転換

二〇〇一年六月、国立大学医学部附属病院長会議は「医療事故防止のための安全管理体制の確立に向けて（提言）」を発表した。提言刊行に付された序文は「近年、多くの大学病院において発生した初歩的ミスによる医療事故は、高度先端医療を提供する国立大学医学部附属病院の関係者に『人は過ちを犯す』ということを改めて認識させるとともに、更なる医療の安全管理体制確立の必要性が問われる結果となった」と述べている。

提言は、

第Ｉ編　医療事故防止のための基本的考え方

第II編　安全管理に関する総合的な体制整備

第III編　医療そのものの改善を通じた安全性の向上

第IV編　事故発生時における対応

から構成され、最後に「医療行政への要望」も含まれているが、中でも注目されるのは、「第IV編　事故発生時における対応」を貫く基調である。

第IV編の「(1)基本的な考え方」の第一に「倫理性の確保」を掲げ、従前強く批判されてきた「患者・家族への不誠実な対応」、「社会常識と隔絶した意識」「事故隠しの疑い」を招かないよう、「病院長をはじめとする幹部職員は、自ら率先して職員全体が範とすべき倫理性を体現するよう務めていただきたい」と述べた上で、「医療においてまず第一に尊重されなければならないのは患者であり、このことは、医療事故に関わる対応においても同様である。医療事故の防止・医療の安全性の向上は、医療機関・医療従事者自身が第一義的な責任を負って取り組まなければならない課題である」と強調している。

続いて「(2)患者家族への対応」では、「①誠実で速やかな事実の説明」として、「医療事故ないしは事故の疑いのある事態が発生した場合には、患者や家族に対して、事実を誠実に、かつ速やかに説明することが必要である」ことを確認した上で、患者家族に説明するにあたり踏まえるべきポイントとして、以下の六点をあげている。

・重要な事実を省かない。

・因果関係を省かない。

・明快に説明できないことがあれば率直にそのことを伝える。多少とも不明な点があることについては断定的な言い方はしない。

・事態についての異なる解釈があれば、それについてもきちんと伝える。

・当初の説明と異なる処置、当初の説明を越える処置をした場合にはきちんと伝える。

・ミスの事実があれば、結果には影響を与えていないと考えるものでも、包み隠さずに伝える。

さらに「②診療記録の開示」として、「患者家族の側から求めがあれば、原則としてこれを開示することが必要である」「診療行為が適切だったかどうか、或いは過誤と結果とに因果関係があるかどうか、こうした点について検証することを目的とした開示申請も適切なものとして認めるべき」ものとし、「③遺族について」も、「患者が死亡した場合に、遺された人々が、患者の疾病とそれに対して行われた医療、患者が最終的に死に至る経緯について知りたいということであれば、病院としては、そうした要請を尊重してできるだけの対応を行うことが望まれ、診療記録の開示要請に対しても、原則としてこれに応えるべきである」とした。

こうした提言の内容は至極当然のことではあるが、可能な限り医療事故を隠し、発覚してもごまかしや弁明に終始し、本来であれば診療契約（準委任契約）終了時に義務づけられている「経過及び結果の報告」すら患者や遺族に説明してこなかった従前の日本の医療界における医療事故政策を一八〇度転換するものであり、こうした提言が誠実に実行されていけばわが国における医療事故紛争の様相が大きな変貌を遂げる可能性があるとともに、すべての関係者が医療事故情報を共有し事故から学んで同種事故の再発を防止していくという、科学的な医療事故防止・医療安全政策を実行していく前提条件が形成されることになろう。

第Ⅳ編の「⑸事故原因の調査と再発防止策の検討」は、事故から学ぶための不可欠のシステムとなる「医療事故調査委員会」に関する基本的な提言である。

・「①調査を行う目的」は「事故原因の調査分析と再発防止策の検討」にあり、事故の再発防止への取組みは、患者家族にとっても重大な関心事であるから「調査に際しては患者本人（本人が対応困難な場合や死亡している場合は家族）からも意見を聴取し、結果についてもきちんと報告するということが重要である」。調査の対象とする「医療事故」は、過失によって発生した（あるいはその可能性がある）ものに限られない。「当該事例については不可抗力であると考えられる場合でも、今後の医療にその教訓を生かすことは重要である」。

・「②外部の視点の導入」が事故原因などの調査検討には有意義である。「具体的には、他の機関の医師やコ・メディカルのほか、医療分野以外の分野の安全対策の専門家、患者の立場からの意見を頂けるような人、法律や倫理の専門家、報道関係者、地域の関係行政機関など様々な人々が考えられ」「参加形態も、参考意見の聴取から外部調査委員会の設置まで種々あり得る」。

・「③報告書の作成と配布」は、医療事故調査が「事故の教訓を踏まえ、今後の再発防止・医療の安全性の向上に広く役立てるためのものである」ことを考えれば必須の作業である。「調査結果は、報告書として取りまとめ、院内に周知することはもとより、他のすべての国立大学にも頒布すべきである。また、記者発表、あるいはインターネット等を通じて、国立病院以外の医療機関にも広報を図り、求めがあれば頒布できるようにすることが望ましい」。

なお、医療事故調査は、「法的責任を念頭に置いて診療行為の過誤性を判断するような事とは明確に一線を画すべき」であって、「こうした問題については、基本的には民事・刑事の司法手続（調停や示談を含む）を通じて判断されるべきものであり、病院としては、患者・家族に対する積極的な情報提供や、証拠となり得る関係物件の保全などをもって、これらに最大限の協力を行うことを対応の基本とすべきである」。

つまり、法律判断を含む患者・遺族対応などについては病院長を含む当局者により事故調査委員会とは別個に医療事故対策委員会等を組織して、医療事故調査委員会の調査結果を参照しつつ、病院当局としての法的対応を行うことになろう。

提言の第I編は、「(4)患者中心の医療（Patient-centered Approach）の必要性」において、「安全で質の高い医療の提供を行っていくためには、病院内に組織横断的な質向上を担保できる体制を構築し、医療従事者の知識や技術の質を確保することが必要不可欠であるが、それだけでは十分ではない」。「安全で質の高い医療を確保していくためには、医療の主役である、患者による自らの医療に対する積極的な参加と自己責任が不可欠である。そのためには、医療従事者は十分な情報提供を行い、患者は自分の健康や疾病について関心を持ち、しっかりと理解した上で判断、選択し、疑問があればそれを解決するように努めることが求められる。これによって、初めて患者と医療従事者の対等な関係が築かれ、医療従事者が患者の自律を最大限に尊重することが可能になる」と述べ、患者中心の医療を作り上げることこそ、医療安全の土台であることを強調している。

そうした認識を前提とした上で提言は第III編「医療そのものの改善を通じた安全性の向上」において日常医療自体の改善方策を展開しているが、その「(3)患者の参加等を通じた安全性の向上」が基軸をなす提言であることは言うまでもなかろう。そこでは、

① 新しい患者・医療従事者関係の構築
② クリティカルパスの積極的導入・情報の共有と医療の標準化の推進
③ インフォームド・コンセントに関する問題
④ 高度医療や新たな医療行為を実施する際に必要な慎重さ

が取り上げられている。

「インフォームド・コンセント」の項では、「インフォームド・コンセントの必要性と重要性は既に周知されていることであるが、インフォームド・コンセントに関する問題はしばしば経験されている。インフォームド・コンセントの主体は、『患者』であって『医師』ではないことを、今一度確認し」と述べ、わが国の医療界にのみ広く残

存しているインフォームド・コンセントの誤った使用法についても警鐘を鳴らしている。

5　厚生労働省における「医療安全政策」の確立

厚生労働省に二〇〇一年五月設置された医療安全対策検討会議（座長・森亘日本医学会会長）は「医療安全推進総合対策――医療事故を未然に防止するために――」を発表し、わが国の医療に患者の安全を最優先に考える「安全文化」を確立しなければならないと述べるとともに、以下のとおり三つの柱からなる医療安全対策の基本的な方向性を示した。

(ア)　医療の安全と信頼を高める

医療の安全と信頼を高めるためには、患者が医療従事者との十分な対話の上で納得して医療を受けられる、患者が医療に参加できる環境をつくり上げることが不可欠である。

(イ)　医療安全対策を医療システム全体の問題としてとらえる

医療事故やヒヤリ・ハット事例は、「人」、「物」、「組織・施設」に由来する要因が相互に関連しながら起こっていることから、各要因ごとに安全対策を講じるとともに、医療安全対策を医療システム全体の問題としてとらえることが不可欠である。

(ウ)　医療安全対策のための環境を整備する

患者の安全を最優先とする「安全文化」を醸成し、関係者全員が積極的に医療安全対策に取り組むとともに、「人は誰でも過ちを犯すものである」との認識の下、過ちが起きにくく、過ちが起きても重大な結果を招きにくい医療環境を整備することが重要である。

さらに関係者の責務として、以下の三点を指摘した。

(i)　国は、医療安全の推進に向けた短期および中長期的な目標を明らかにするとともに、その達成に向けて関係

者の取組みを調整し、必要な基盤整備を行うこと

(ii) 自治体は、国の基本的指針・基準等を踏まえての医療機関に対して指導監督や地域住民に対する教育、情報提供、相談業務等を実施すること

(iii) 医療機関は、管理者の強い指導力の下、適正な組織管理と体制整備を行い、組織を挙げて安全対策に取り組んでいくこと、特に、他産業における標準化や工程管理、チームによる取組みや誤りを防ぐための手法などを参考に医療を見直すこと、患者の権利を擁護するための体制を院内に整備すること

さらに、医療安全推進総合対策を踏まえ、厚生労働省において医療法施行規則などの改正を行った上で、以下のような取組みがなされている。

(ア) 医療機関における安全対策

すべての病院および有床の診療所において、①安全管理指針の整備、②安全管理委員会の開催、③安全管理研修の実施、④院内における事故などの報告を義務化(二〇〇二年)。

特定機能病院(医療法四条の二に基づき、高度の医療を提供する能力を有するなどの要件に該当するものとして、厚生労働大臣の承認を受けた大学医学部付属病院などをいう)、臨床研修病院においては、さらに、①安全管理部門の設置、②安全管理者の配置、③患者相談体制の整備を義務化(二〇〇三年)。

(イ) 医薬品・医療機器などに関わる安全性向上

ヒヤリ・ハット事例(誤った医療行為が患者に実施される前に発見された事例や、誤った医療行為が実施されたが結果として患者に影響を及ぼすに至らなかった事例をいう)の収集と分析に基づいた医薬品・医療機器などに関わる安全対策の推進。

(ウ) 医療安全に関する教育研修

臨床研修病院の指定基準および臨床研修の到達目標への位置づけ（二〇〇二年、二〇〇三年）。

㈺ **医療安全を推進するための環境整備等**

医療安全対策ネットワーク整備事業の対象をすべての病院および有床の診療所に拡大（二〇〇四年）。

医療事故情報収集事業の整備（二〇〇四年十月一日から実施）。

医療安全支援センター（都道府県等に第三者である専門家を配置し医療に関する患者の苦情や相談に対応するもの）の設置（二〇〇三年度から）。

医療安全対策検討会議は二〇〇五年六月、さらに「今後の医療安全対策について」を発表した。同報告は、前述の「医療安全推進総合対策」に基づいて、それぞれの役割に応じた取組みが進められてきたが、未だ十分な医療安全体制が確立しておらず、さらに医療安全対策の推進を図るためには「医療安全推進総合対策」の考え方に加え、医療の安全と両輪をなすべき「医療の質の向上」という観点を一層重視し、施策を充実していくことが求められるとして、以下の三項目に関して具体的な将来像を示しつつ当面の課題を提起している。ここに将来イメージとして設定されている内容はこれからの医療機関等における医療安全対策の確立状況を評価する上で一つのメルクマールとして機能しうるものといえよう。

㈠ **医療の質と安全性の向上**

(i) 医療機関等における医療の質と安全に関する管理体制の充実

a 医療を提供するすべての施設、薬局などにおいて、必要な管理体制が整備され有効に機能している。

b 安全管理体制の確保はもとより、質の高い医療を実現するために必要な人材が確保され、必要な制度が整備されている。

c 各医療機関において、クリニカル・インディケーター（Clinical Indicator：医療の質に関する評価指標）等を用いて、医療の質の評価が適切に行われている。

(ii) 医薬品の安全確保

a 医薬品が明確な責任体制のもとに使用され、医師、歯科医師、薬剤師、看護師などの間、これらの医療従事者と患者の間、および、医療機関と薬局との間に十分な連携が図られている。

b 夜間、休日における安全管理体制が確立している。

c 特に安全管理が必要な医薬品についての業務手順が確立し、すべての医療機関において実施されている。

d 新薬をはじめ医薬品に係る副作用・事故等の有害事象の早期発見、重篤化防止のための体制が確保されている。

e 医薬品メーカーなどの積極的な対応により、安全管理上問題を有する医薬品について改善が図られ、新たに開発されるものについても安全管理上、十分に配慮されたものが供給されるとともに、医療機関においてもこのような安全面に配慮された医薬品が積極的に採用されている。

(iii) 医療機器の安全確保

a すべての医療機関などにおいて、医療機器が適切な管理者のもとで集中管理され、定期的な保守管理が行われている。

b 医療機器を使用する前に、機器の使い方を習得した職員により、必ず機器の点検が行われており、また、医療機器の使用に関する研修が行われている。

c 医療機器の管理および使用に関し、必要な研修や情報提供が行われている。

d 医療機器の不具合や医療機器による事故などの有害事象の早期発見と重篤化防止のための体制が確保されている。

e 医療機器メーカーなどの積極的な対応により、安全管理上問題を有する医療機器について改善が図られ、新たに開発される医療機器についても安全管理上、十分に配慮されたものが供給されるとともに、医療機関においてもこのような安全面に配慮された医療機器が積極的に採用されている。

(iv) 医療における情報技術（ＩＴ）の活用

a 医療におけるＩＴ化を促進するため、標準化された用語・コード等が広くシステム上で活用されるなど、必要な基盤整備が図られている。

b ヒューマンエラー等が発生しやすい部門や手技にヒューマンセンタード・デザイン（Human Centered Design：使う人の使いやすさを考慮したデザイン）の視点で開発されたＩＴ機器が導入され、事故の未然防止が図られている。その際、ＩＴ化に伴って生じるリスクがあることや、ＩＴに頼りすぎることの危険性なども考慮されている。

c ＩＴ機器の活用により、患者との情報共有が推進されている。

d 職員教育に有用な方法と媒体が開発されている。

e データマイニング（data mining：蓄積された情報の相関を自動的に発見し、役立たせるための手法）が実用化され、医療安全対策の開発が推進されている。

f 部門ごとの利用にとどまらず、医療機関全体で統合されている。

(v) 医療従事者の資質向上

a 安全文化の醸成が図られるとともに、すべての医療従事者が、医療安全に関する知識や技能のみでなく、患者やその家族および医療従事者相互と効果的なコミュニケーションがとれること、医療人としての職業倫理を実現できること、科学的根拠と情報を十分に活用し良質な医療を提供することなどが可能な資質を身に付けている。

b 医療従事者に対する技術、技能に関する教育が徹底され、医療従事者の資質向上により、医療の質と安全の向上が図られており、それらを客観的にモニターするための手法が開発され整備されている。

(vi) 行政処分を受けた医療従事者に対する再教育行政処分を受けた医療従事者が、自らの職業倫理を高め、医療技術を再確認し、能力と適性に応じた医療を提供するための再教育を受け、医業再開後、適正に医業を行っている。

(イ) 医療事故等事例の原因究明・分析に基づく再発防止対策の徹底

(i) 医療事故の発生予防・再発防止策の徹底と医療事故の減少

a 医療安全管理者を含む医療従事者の資質向上が図られ、組織における役割や位置づけが明確化されており、ヒヤリ・ハットや事故等の事例について、背景要因や根本原因が分析され、それに基づく効果的な再発防止策が提案され実行されている。

b 登録分析機関（事故等分析事業を行うものであって、厚生労働大臣の登録を受けたもの。現在、日本医療機能評価機構が当該機関として登録を受けている）に集積されたヒヤリ・ハットや事故などの事例の分析に基づく発生予防・再発防止策が、医療機関・薬局はもとより、患者、国民、関係企業などに対して迅速に周知され、医療機関、関係企業などにおいて効果的な対策が講じられている。

c 上記により、ヒヤリ・ハットや事故などの発生率が年々減少し、国民に信頼される安全、安心で質の高い医療が確保されている。

(ii) 医療事故の届出、原因分析、裁判外紛争処理および患者救済などの制度の確立

a 医療事故の届出に基づき、中立的専門機関において原因分析が行われ、患者などへの速やかな説明の実施などにより医療の透明性の確保、情報共有が図られるとともに、事故の発生予防や再発防止に結びついている。

b 医療における苦情や紛争については、裁判による解決のみではなく、医療機関など、患者の身近なところ

で解決されるための仕組みと、それが解決しない場合でも、裁判外の中立的な機関で解決を求めることができるという、連続した裁判外紛争処理制度が確立し、短期間で紛争が解決され、患者および医療従事者双方の負担が軽減されている。

c 事故等の際の補償制度が確立し、必要な場合には患者などに対する補償が迅速に行われ、救済が図られている。

d これらの体制が一体として適切に運用され、医療従事者が過度の負担を負うことなく、高度先進医療や救急医療等、リスクの高い医療についても、萎縮せずに必要な医療を提供することができる。

e これらの制度が、事故の発生予防や再発防止対策と連動し、効果的な医療安全対策に結びついている。

(ウ) 患者、国民との情報共有と患者、国民の主体的参加の促進

(iii) 患者、国民との情報共有と患者、国民の主体的参加の促進

a 患者、国民と、今後の医療安全と医療の質の向上にかかる諸課題とその対策について情報を共有し、患者、国民とともに、わが国の医療を改善する仕組みが構築されている。

b 患者、国民の医療への参加を促すため、必要な知識と情報が提供され、患者、国民が医療に主体的に参加することの意義について理解している。

c 医療従事者と患者との間にリスク情報を含めた情報の共有が進み、患者の参加も含めたチーム医療が推進され、医療のリスク軽減と質の向上が図られている。

d 高齢者、障害者などの患者およびその家族に対し、十分な情報共有が図られるよう配慮されている。

e 医療を提供するすべての施設等において、施設の規模や機能に応じ、患者との情報交換や相談など（苦情を含む）を行う窓口があり、専門の知識や技能を身に付けた職員により患者の人権に十分配慮した対応が図られ、患者との情報交換、情報共有などが行われている。

f　患者からの相談等が医療に反映され、医療のリスク軽減と質の向上にも役立てられている。

(iv)　医療安全支援センターの充実

a　医療安全支援センターは、患者からの相談などに対し、専門の知識や技能を身に付けた職員により、患者の立場に立ち患者が安心して医療を受けることができるよう対応している。また、必要な場合については、医療機関、関係団体、関係機関などとの連携を図り、具体的な解決策を講じている。

b　医療安全支援センターは、患者からの相談などを受けるのみでなく、患者の医療への参加を総合的に支援するための機能を有する機関となっている。

c　医療安全支援センターは、医療機関などの相談窓口における担当者が患者からの相談に適切に対応できるための支援機能を有する機関となっている。

d　医療安全支援センターは、保健医療の課題を分析・評価し、解決に向けての方策を地域単位で確立するための連携の要となっている。

(v)　医療安全に関する国と地方の役割と支援

a　医療安全対策に関する国、都道府県、医療従事者の責務および医療安全の確保における患者、国民の役割などが明確化され、院内感染対策等、医療安全に関連する施策についても法令上整理され、体系的な施策が推進されている。

b　患者、国民との情報共有と患者、国民の主体的な参加が促進され、安全、安心で良質な医療が効率的に提供されるよう、医療行政を所管する都道府県が、医療安全の直接の所管として具体的な取組みを進め、国は法令の整備や、情報提供、ＩＴ化の促進、研究の推進などの技術的な支援および財政的支援など、医療安全推進へのインセンティブを高めるための役割を十分に果たしている。

6　医療法、医療法施行規則の改正

二〇〇六年（平成十八年）六月医療法が改正され、同法六条の九（国等の責務）、六条の一〇（病院等の管理者の責務）、六条の一一（医療安全支援センター）、六条の一二（国による情報の提供など）の四条文からなる独立章として「第三章　医療の安全の確保」が新設された。

これにより、患者安全政策を推進することが国や自治体の法律上の責務であることが確認されるとともに、医療機関の法律上の義務であることが以下のとおり明確にされるに至った。

「病院、診療所又は助産所の管理者は、厚生労働省令の定めるところにより、医療の安全を確保するための指針の策定、従業者に対する研修の実施その他の当該病院、診療所又は助産所における医療の安全を確保するための措置を講じなければならない」（前同六条の一〇）。

なお、医療法の改正に対応し、医療法施行規則（厚生労働省令）も第一章の二「医療の安全の確保（一条の一一ないし一三）」を設け、病院等の管理者が確保すべき安全管理の体制について規定している。

ところで、前述したように、国を挙げての患者安全政策の推進を求める広範な国民世論が沸き上がったきっかけが特定機能病院や大学病院における重大事故の連続的な発生にあったことを踏まえて、改正医療法においては、法律上「高度な医療を提供する能力を有すること」（同法四条の二の一号）が求められている特定機能病院にふさわしい医療事故防止を始めとする患者安全政策を遂行する体制の確立とともに重大事故に関する報告書の提出等を義務づけている。

即ち、同法一六条の三第一項第七号により特定機能病院の管理者が行うべき事項として、医療法施行規則九条の二三（特定機能病院における安全管理などの体制及び事故等報告書の作成）、十二条（事故等報告書の提出）などを定めているが、当該事案発生から二週間以内に事故報告書の提出を求める規定については、特定機能病院ではない国立の医療機関や療養所とともにすべての大学病院に対しても準用されている（同規則一一条）。

なお、特定機能病院などからの事故報告書の提出を受けて、それを分析し、科学的に調査研究するとともにその成果を提供する事業を行う団体としては公益財団法人日本医療機能評価機構が厚生労働大臣の認定を受けており、同機構は収集した医療事故情報と分析の結果等について定期的に公表している。

第五節　患者の安全を確保するための医療政策の展開（2）

――医療事故調査手続と第三者機関の役割――

（加藤良夫編著『実務医事法講義』二〇〇五年、民事法研究会）

不幸にして医療事故や医療被害が発生した場合、医療機関や医療従事者に最も強く求められるものは誠実性であり、患者の権利法案が「誠実対応義務」を確認していること、国立大学医学部附属病院長会議の提言（二〇〇一年六月）が以下のように「誠実で速やかな事実の説明」の重要性を指摘していることは前述したとおりである。「医療事故ないしは事故の疑いがある事態が発生した場合には、患者や家族に対して、事実を誠実に、かつ速やかに説明することが必要である」「患者・家族への説明は、医療側の考えを〈理解させる〉ために行うのではなく、患者・家族が自ら〈判断〉できるようにするために行うものであり、そのために十分な情報を提供するということである」。

さらに、発生してしまった事故を徹底的に分析し、同じ過ちは繰り返さないという努力を通じて、自らが提供する医療の安全性と医療の質を高めていかなければならない。

上記の作業を遂行するために、重要な役割を果たすものが医療事故調査手続であり、WHOが提唱する患者の苦情調査申立権およびこれを保障する裁判外苦情手続は、医療事故苦情に関しても適用されなければならない。

即ち、医療機関において、重大な医療事故が発生した場合や、医療事故に関する苦情が患者・家族などから提起された場合においては、事故の原因を公正かつ迅速に調査し、再発防止策を確立して、その結果を患者などに報告する義務があり、そうした義務を遂行するため医療機関自身が医療事故調査委員会を組織して効率的な調査を進める必要がある。

医療事故調査は医療上の事故原因を究明・特定し、その原因を是正あるいは除去して同種事故の再発を防止することにより、医療の安全性を向上させる目的で実施するものであり、過失の有無にかかわりなくすべての医療事故、とりわけ死亡等の重大事故については発生とともに直ちに行うべきものである。実際の事故原因には医療従事者の過失、いわゆるヒューマンエラーが関与している場合も少なくない。その場合には過失の内容を具体的に解明し、なぜその過失が引き起こされたのか、さらにどうしてその過失をブロックして事故発生を防止できなかったのかという背景にある真の事故原因の究明がなされなければ、原因を除去する方法や再発防止策の検討に進めない。

事故から学んで安全な医療をつくり上げることこそ医療機関の責務であり、医療事故調査委員会の活動はまさに事故から学ぶ過程そのものであるから、事故調査は第一義的に医療機関自らが行うべき課題であることは明瞭である。仮に医療事故調査を丸ごと第三者機関に投げ渡すとすれば、患者を犠牲にした教訓に痛恨の思いで接し、二度と同じ誤りを繰り返してはならないという道義的な責任を学ぶ貴重な機会を放棄することにもつながる。

ところで施設内の医療事故調査委員会が多角的な視点に基づき公正な調査を遂げるためには、第三者機関や外部の専門家を加えるとともに、調査により解明された情報を常に患者・家族と共有しつつ作業を進めることが不可欠である。仮に自己の施設だけでは調査体制が組めないような規模の診療所等においては外部委員を中心とする医療事故調査委員会や第三者機関に調査を依頼することも必要となるが、その場合においても調査過程に自ら主体的に参加することが極めて重要であろう。

第三者機関は、患者・市民の立場から医療機関における事故調査を支援・点検するとともに、その教訓を全国的に普及する役割を担うべきである。前述のとおり、施設内委員会が事故調査を行うことが基本であるとすると、施設内事故調査委員会へ外部委員などを派遣して公正かつ迅速な調査が進行するよう支援するとともに、施設内委員会が出した調査報告書に異論がある患者からの申立てを受け、再調査を実施する第三者機関も必要となる。

また、施設内委員会が行った事故調査結果において検討された再発防止策が十分か否かをチェックするとともに、他の医療機関への共通の教訓とするために必要な措置を講じることも第三者機関の重要な役割となろう。この点については、前述のとおり医療法施行規則に基づく医療事故報告収集事業が二〇〇四年十月一日から開始された（第五章第一節の4参照）。

いずれにしても、医療機関における調査体制と調査能力の向上、それに対する支援が第三者機関としての最優先課題となろうが、重大事故事例が全国的に集約・分析されれば、それなりの効果を期待できることは疑いない。問題は報告対象医療機関を大幅に拡大すること、それらの情報を生かすことができる人的・物的体制を速やかにどの程度確立しうるかであり、第三者機関自身の課題も大きい。

ところで医療関連死については、遺族もしくは遺族の承諾を得た医療機関からの申出により承諾解剖を実施し、双方に解剖結果を報告する第三者機関を設置することが急務である。そして、明確に異状死と認識できる場合を除き、医療関連死において承諾解剖が実施される場合には、医師法二一条が定める医師による異状死体などの警察への届出義務は免除される取り扱いが相当であろう（なお死体解剖保存法一一条は「死体を解剖した者は、その死体について犯罪と関係のある異状があると認めたときは、二四時間以内に、解剖をした地の警察署長に届け出なければならない」と、解剖医に対する犯罪に関係する異状の届出義務を課しており、これは承諾解剖が実施された場合にも当然適用される）。

さらに、それぞれが所属する専門家団体と共同しつつ、重大な医療過誤を引き起こした医療従事者に対する研修や、医療過誤を繰り返す者に対して資格剝奪を含む制裁処分を検討する第三者機関の設立も検討する必要がある。

当然のことながら、「安全な医療を受ける権利」の中には、不幸にして医療被害に遭遇した患者が、迅速かつ適切に「医療被害の救済を受ける権利」が保障されなければならない。

迅速な被害者救済という点では今日のように医師会あるいは個別医療機関と保険会社による私的な損害保険契約による対応と、それで解決できない場合は司法手続を進めるということでは公正かつ迅速な処理は不可能であり、すべての医療機関に保険加入を義務づけるとともに政府や医療産業からの資金拠出も行って、簡易迅速な補償手続を実施する第三者機構を確立する必要があろう。

そうした問題を解決して「迅速かつ適切な救済」を実施する試みの一つとして、日弁連において交通事故被害者の迅速な救済のために弁護士会や損害保険会社などが共同して設置・運営して一定の役割を果たしている交通事故示談斡旋センターなどを参照しつつ、医療団体や損害保険会社などとも連携して医療被害の迅速な救済を専門的に扱う第三者機関（通称：医療ＡＤＲ）を創設する検討が進められ、東京や福岡など全国の主要な弁護士会において既に開設され活動を開始している。

医療ＡＤＲの創設に向けた弁護士会における協議や創設された医療ＡＤＲの運営においては、医療過誤訴訟においては対立的な関係に立たざるを得ない患者側弁護士と医療側弁護士が胸襟を開いて共同の作業を進めており、仲裁手続の責任者としては医療過誤訴訟の運営につき経験の深い裁判官出身の弁護士が任命されている場合が多いことも特徴の一つである。

ただし、仮に救済が迅速に行われるようになったとしても、他方において事故は減少しないということでは医療被害者は浮かばれない。救済手続の中で集約された医療事故情報を開示して、同種事故の再発防止や安全な医療の確立のための資料として活かしていく方策が検討される必要がある。

第六節　患者の安全を確保するための医療政策の展開（3）

――医療安全調査委員会設置法案（仮称）大綱案をどのように評価するか――

（二〇〇八年六月、医療事故防止・患者安全推進学会例会「医療事故を防止し患者安全を推進するために
～診療関連死の死因究明に関する厚生労働省案を検討する」）

1　医療事故死の定義

厚生労働省が二〇〇八年（平成二〇年）六月に公表した「医療安全調査委員会設置法案（仮称）大綱案」は、医療事故死についての調査をするための第三者機関をつくるということですから、「医療事故死」とは何なのかということを明確にすることが当然必要になってくるわけです。それが届け出の対象でもあるし、調査の対象でもあるということになります。

そこで医療事故死をどう定義するのかということが問題になります。この点については、ふたつの定義の仕方をしているのです。

① 行った医療の内容に誤りがあるものに起因し、または起因すると疑われる死亡または死産。

② 行った医療に起因し、または起因すると疑われる死亡または死産であって、その死亡または死産を予期しなかったもの。

このふたつのうち一方は誤りがあるという場合、いわゆる医療過誤だとか医療ミスだとか世間で言われているものです。もうひとつはそのミスがあるかどうかははっきりしないけれども、予期しなかった結果、起こったものです。こういうふたつの決め方というのは、現在すでに医療事故情報収集事業でも行われています。特定機能病院等に法律上の義務づけが課せられています。実はこれがそもそも混乱の元になっていると思っています。「誤りがあ

るもの」、あるいは「誤りがなくてもこういうもの」というのであれば、「誤りがあるかないか」はそもそも入れる必要はないのです。「行った医療に起因し、または起因すると疑われる死亡または死産であって、その死亡または死産を予期しなかったもの」という、それだけでいいのではないかと思います。これは、大綱案で他の法律との関係で、従前、厚労省が分けて使用していた定義をそのまま使っているのですが、「誤りがある」という表現が、法律上の「過失」というような法律判断が入るのか入らないのかといろいろ複雑な議論を呼びおこす背景になっています。

2　委員会の目的

「大綱案」の第一の目的のところと、第四のところの調査の趣旨、勧告というところになりますが、第一の目的のところを見ると、地方委員会と中央委員会の目的を書き分けているのです。医療事故死などの原因を究明するための調査を的確に行わせるために地方委員会があり、中央委員会の方は医療の安全の確保のために講ずるべき措置について、いってみれば再発防止策の確立と徹底を目的とする、というふうに分けているのです。

調査の中身は、事故の原因を分析し、それを除去することによって再発防止策をつくることです。その二つは不可分一体のものですが、この委員会のシステムとして、調査は原因究明だけに限って、再発防止策的なものについては中央委員会に持っていくことで振り分けをしています。法律事項にするときに、調査の中から再発防止策をつくるということがはずされたというわけです。これはひとつの論争点になると思います。

つまり、再発防止策をきちんとつくるということになると、あとでそれが責任追及につながりやすいのではないかということです。こうすれば再発防止ができたはずで、それをやらなかったのが悪かったというように使われるのではないかと懸念する医療側が、この法律事項の定義をするときにその部分にこだわったのではないかと思われます。そもそも、事故原因の究明と再発防止策を確立するというのは医療的な作業ですから、法律的な責任追及とは関係がないのです。

委員会が医療関係者の責任追及を目的としないものであることは、委員会の作業が医学的観点からの事故原因の究明と再発防止策の探求確立と書かれていることでわかることです。法律的な責任の有無などを判断するために必要な調査検討等を行わないことから当然のことであり、その結果は医療関係者の法律上の責任に関してはなんら直接的なインパクトを与えないというのが論理的な帰結であるはずです。

なお、民事上・刑事上の法律判断を行う司法機関が法律判断を形成する過程において、医療専門家を含む調査委員会の調査報告書の内容を極めて重要な資料として参照することは当然でありますが、本来それは別の事柄です。

この「大綱案」の中で一番進んできていると思うのはⅢ項目に書いている第一五で、遺族から医療事故調査を求めることができるということを明確に盛り込んだことです。医療機関が届けなくても、遺族から大臣などに通知すれば調査が開始されるということが書かれています。これは当初から論点だったのですが、確定したと思います。

3　解剖について

次に第一八の死体の解剖及び保存の関係です。第一項では遺族の承諾を貰うことを原則に委員会による解剖を決めているのですが、第二項では第一項の解剖は「刑事訴訟法による検証または鑑定のための解剖を妨げるものではない」というように規定しています。そうすると法律的には従前通りなのかということになります。ただし、もし診療関連死についてこういう調査制度ができるということであればそれを生かすのが本来ではないかということで、規定はこういう形で残るのですが、この規定によって捜査機関が自由な判断で介入するというわけにはいかないだろうと考えられます。

医療事故死の場合において、委員会の解剖を優先するとしても、捜査機関の要求がある場合には委員会の調査が終了していなくても解剖結果だけは迅速に捜査機関に交付すると、こういう逆の発想をとった方がいいのではないかというのが私の意見です。解剖結果については、遺族や医療機関に対しても迅速に報告されるべきものだからです。委員会の解剖には病理のみならず従前の司法解剖を担っている法医学の解剖医が参加しているわけですから、そういった手順をとったとしても刑事捜査上の支障が生じるとは思われないということをコメントしておきます。これは今まであまり議論がされていないのですが、立法化することになったら、この辺の調整は重要な問題になってくるのではないかと思います。

4　警察への通知

「大綱案」第Ⅳ雑則の第二五の警察への通知の関係ですが、これは非常に大きな論点になっています。本来医療的な立場での原因究明と再発防止策をつくるための委員会なのですが、その作業が終わった後、警察に通知することが法律事項で決められているわけです。通知するのは、①故意による死亡又は死産の疑いがある場合、②標準的な医療から著しく逸脱した医療に起因する死亡又は死産の疑いがある場合となっています。委員会の報告書はすべて当事者に交付されるとともに公表されるということになっていますので、委員会が敢えて特定の行政機関等に通知する必要性があるのかという問題があります。しかも警察に対する通知のみが規定されていることから、この委員会の目的にはやはり刑事責任の追及ということが隠されているのではないかという疑念も発生させているわけです。

しかも、通知業務が発生する場合の規定の中には故意や過失などの法律上の概念が使用されていますが、委員会には弁護士等の法律家も参加してはいますが、委員会の調査においては法律上の観点からの事実認定や検討はなされません。したがって、故意・過失が存在する事案であると特定する判断は誰がするのかという問題があります。ただし、この規定が診療関連死に関する異状死届出義務を免除することの代替措置として設けられようとしているという経緯を尊重し、かつ一般的に報告書が公表されるだけでは、その事案に関して本来であれば何らかの措置を講ずべき責務を有する監督官庁等に対する情報提供としては不十分であるということも考えられるのではないでしょうか。

そうした観点から、法律に基づいて設置される委員会の調査結果に照らし、一定の事案に限定して、確実に他の監督官庁などにおいてしかるべき措置をとりうるよう促すための通知制度をとること自体は必ずしも不当なものとはいえないのです。その場合、通知先は警察に限るのではなく、当該医療機関の監督官庁に対しても行うべきでしょうし、委員会は厚労省から独立して設けられることになっていますから、通知の相手方にも厚労省や都道府県知事も含まれる必要があるでしょう。通知を要する場合については、法律上の概念を含まない表現でするのが妥当ではないかと考えます。

5 異状死届出義務との関係

従前の異状死届出義務との関係です。診療関連死いわゆる医療事故死ということで定義されているものについては外すということなのですが、どういうものを報告対象とするのかということになります。その基準をつくるに当たっては医学界や中央委員会の意見を聞いた上で所管大臣が決めるということになっていますので、報告すべき医療事故死というものがどのように定義されるかということはまだ時間がかかります。その基準に基づいて、医療事故死に当たるか当たらないかを医療機関が判断をして届け出るという構成になっています。したがって、医療機関が医療事故死に当たらないと判断をして届けなかった場合は、届出義務違反ということにならないという形になっています。

ただし、事後的にみてこれは明らかに届け出るべきものだったのに、それを間違った判断をしたのだということであれば、それを是正しなさいという命令が出せる、そしてその是正命令に従わなければ制裁されるということです。このように届出義務違反を直接制裁するわけではないのですが、そういう届出義務の生ずる場合について、ある程度、医療機関自体の判断ができるような仕組みを作っています。そういうことを行った上で届出を果たしている場合については、警察に対する異状死届出義務を免除する、こういう法律構造で解決していますが、それはそれとしてあり得るやり方ではないかと思います。

問題は患者さんが亡くなった場合、あるいは胎児の場合です。死体を検案した場合に二四時間以内に医療機関の責任者に対して報告をして、それに基づいて管理者が協議をして、公表されている基準に当たるか当たらないかを判断して、そして届けるか届けないとかを検討している間に、もう既に患者さんは葬式にふされて、解剖するときにはもう遺体がないという事態も起こらないだろうかなどの実務的な心配は残ります。

6　調査報告書公表の重要性

実際、この調査委員会が、本当にきちんとした形で調査をやれるのかどうかという点ではいろいろ不安もあります。現実に「診療行為に関連した死亡の調査分析モデル事業」関係でもそうだと思います。ただ調査報告書が当事者に交付される、そして公表されると、これが原則になってくるということ、これは非常に大事だと思います。中味がなかなかきちんとした調査ができていなくても公表されれば、いろいろの人の目が入ります。今の時代ですから、これが専門家の評価なのか、おかしいじゃないかということであらゆる角度から批判に晒されるわけです。その点で必ずこの調査のレベルが上がっていく、そして徐々に公正なものになっていくのではないかというのが一つです。

もう一つは、調査委員会自体の作業は責任追及とは関係がないという点です。しかし公表される報告書において解明された事実、そして事故の原因はこうすれば取り除けるという再発防止策も明確に出されるということは、必ずそれは民事の責任を判断する上でも刑事上の責任を判断する上でも重要な手がかりになるわけです。

ある程度専門家の目によって解明された事実関係に基づいて、どうするべきなのかということについて患者側と医療機関の話し合いにおいて、有力な資料になると思います。いずれはそういう形の資料になり、結局、紛争を早期に解決できるし、遺族の仲裁にもつながっていくのではないかと思います。この大綱案などで想定しているものができれば、調査レポートを受けて簡易迅速に民事上の法律的な責任についても検討する、裁判所に代わる紛争解決手段をつくろうということも出ています。それの予算措置についても大綱案に書いています。その点では調査委員会自体では法律上の責任云々にかかわらず、解明の作業がきちんとなされれば、そのことを利用して、法律の責任が係わることについても紛争が解決することになるのではないかと思います。

7　事故から学ぶシステムを

法律の責任追及等は別に、事故原因を究明して再発防止策をつくっていくこと、これが世界的な流れとして存在します。そしてそれを日本でやろうとしたのが実は患者の権利オンブズマンです。死亡事故の場合に遺族の承諾をもとに解剖をして、遺族に対して報告されるようにしようと九州大学医学部法医学教室の池田典昭教授と提携して、「承諾解剖紹介支援制度」が生まれました。刑事的な責任追及とは別に、本当に事故の原因究明を行い、再発防止して安全な医療をつくっていくための努力は国際的に進んでいますが、日本は非常に遅れていたわけです。ですから、国の法律で国の金を使って、医療事故調査委員会というようなものをつくり上げていくことは、かねてからの患者側の要求でもあります。こういう形で法律ができることはいいのですが、問題はこれについての動機づけです。

日本で医療側も大きく舵を切って法律をつくるということになったのは、実は異状死の届出の問題とか、あるいは警察が介入して医師などを逮捕して調べるとか、こういう状況の中で医療側は危機感を持ち、これを避けるために法的制度をつくることになったのです。そもそも、この医療安全調査委員会というのは本来、その法律上の責任を追及するか追及しないかということとは別問題なのです。医療の質を高め、安全な医療をつくっていくために必要なものですが、日本の医療の場合、これを今までずっと体制としてつくってなかったわけです。しかし、政府の動きからすれば、横浜市立大学病院の患者取り違え事件、東海大学病院の事件、東京女子医大学病院の事件を通じて、やっぱり安全な文化をつくらなければならないということで政策は大きく動いてきているというのは間違いありません。

したがって、そういう流れの中で折角つくられようとするこの法律が、一〇〇％自分が気にくわなければ全部反対と言って、まとまらないという時に患者側としてはどう考えるかということが重要です。

最初からきちんとしたものがなくても、公表のシステムを活用する、皆の目が入るシステムになっていくようになれば、評価をする人たち自体のレベルが上がることになるのです。そうなっていくと日本の医療界全体が、今までになかった、いわゆるピアレビュー（同僚批判）が、日本の医療界の中で目覚めていく、作り上げられていくことになります。そういう力を持った人たちが出てくれれば、日本の医療の質を大きく展開させていく契機にもなるのではないかと思います。

そういうことで医療界が事故から学んでいくための大掛かりなシステムになるのではないかということを私は期待しています。なお、この「大綱案」に関連して、日本医師会「医療事故調査に関する検討委員会」が、平成二十三年六月、「医療事故調査制度の創設に向けた基本的提言」（巻末資料11）を日本医師会に答申しましたので、参照して下さい。

第六章　精神医療・臓器移植・末期医療と患者の権利

第一節　精神医療における患者の権利促進のために

――精神医療改善国連原則から一〇年――

（二〇〇二年福岡県弁護士会精神保健委員会主催「触法精神障害者の処遇と精神医療における患者の権利」研究討論報告より）

1　はじめに

福岡県弁護士会が、全国に先駆けて精神保健当番弁護士の制度を発足させたのが一九九三年七月です。その実施状況については厚生科学研究の助成を受けて「精神障害者の人権と弁護士会の役割」という調査報告も出ているわけですが、日弁連の中でも未だ全国化するには至っておりません。大分や福岡から始まった刑事当番弁護士は数年で全国的制度となりましたが、状況的にも随分違うという感じがしています。それを、どう打開すればいいかということが一つの問題意識です。その際、この精神保健当番弁護士のきっかけになった「精神病者の保護及び精神保健ケア改善のための（国連）原則」（巻末資料2）が何を目指そうとしていたのかをこの機会に考えてみることなしには、今の制度のままでとにかく全国的に対応して下さいということでは進まないのではないかという思いもあります。

現在の精神保健当番弁護士の活動は、入院している患者の退院請求あるいは処遇改善請求もありますが、基本的には退院請求についての要求に関して相談に乗り、場合によれば代理人として精神保健審査会に請求をしていくというものです。つまり非自発的な入院、「措置入院」は少なくなり、実質的な強制入院の多くは、現在では「医療保護入院」という形態をとっているわけです。そういった強制入院の継続を認めるか否かということでの手続的な支援が主要な内容ですけれども、どうもそこでは、入院中にはまともな医療が行われているということを当然の前提として、退院請求を認めるかどうか議論しているのではないかという気がします。しかし、そうした前提自体が果たして妥当なものなのかという問題です。

ＮＰＯ法人患者の権利オンブズマンには、社会で生活をしながら治療を続けている精神障害を持つ外来患者の苦情相談がきています。精神医療の実態や実情に触れる機会が増えてきた中で、どうも入退院の審査手続の改善策を考えていくだけでは、基本的な精神医療の改善の方向に向かないのではないだろうかと感じまして、この際、国連原則一〇年という節目にちなんで、これをもう一回見直したらどうだろうかという問題意識です。

2　精神医療の実態

国連原則の一番のポイントだと思っているのは、患者の自立性を尊重しながら、地域での共生、一緒に社会生活をしていくという考え方に精神医療を大きく変えるということで、その医療手段として、インフォームド・コンセント原則を導入するということを明確に打ち出している点だと思います。ところが、日本の精神医療の現場では、果たしてそういう方向で改善に向けて大きな努力が払われているのでしょうか。従前から、がんの病名を伝える問題以上に精神疾患は困難だという考え方が、弁護士にも、あるいは精神科医師の間で強固に存在しており、精神疾患患者のインフォームド・コンセントなんかナンセンスだと、もともと判断能力がないと語る人すらいます。

実は、国連原則には「最低基準」という文言が人権委員会案の段階では入っていたわけですが、この最低基準という文言を外せと非常に強く主張した国の一つが日本だったそうです。その結果「最低基準」の文言がはずされたのですが、国連総会決議は満場一致で採択されたわけですから、日本も国連原則の完全実施を目指して努力しなければならないのは当然です。しかしながら現場の精神科医の少なくない人たちの中では、努力目標としてすら意識されていないのではないかという疑問があり、今回、その関係資料を調査してみました。厚生省の関係で精神医療におけるインフォームド・コンセント原則を普及していくための研究がなされており、その研究レポート（中間報告）では、医療保護入院の枠組み自体がインフォームド・コンセント原則に違反しているのではないかという批判も明記されています。つまり国連原則に従い精神医療はインフォームド・コンセント原則に基づいでやらなければいけないという基本姿勢を確認し、そういう取組みをやろうとしている専門家もいるということです。ところが、そうした努力が現場では全然見えてこない。実はその研究班が出している調査結果を見て唖然としたのですが、国連原則が出て五年たっている段階での調査で、例えば精神分裂病の病名についての本人告知率は二％です。インフォームド・コンセント原則においては、病名を告げることは当然のことであり、非常に具体的で個別的な医学的情報に関しては、それが打撃的な場合において例外的取扱いをなしうるか否かという問題で議論がなされるわけですけれども、それよりもずっとはるか手前の一般情報である病名ですら伝えられていない。精神分裂病に対してどう接近するか、どう支援するのかということでは相当大きな医療上の前進が獲得されているにもかかわらず、本人に対しては病名すら伝えていないという実状があるわけです。逆に言えば、精神分裂病の患者については九八％がインフォームド・コンセントを得ないままに治療が行われているということになります。

最近、精神医療のすべての分野で、インフォームド・コンセント原則を普及させなければいけないという立場にたっておられる方が『インフォームド・コンセントガイダンス、精神科治療編』という本を出されています（一九九九年四月に第一版）。私も手にして読んだのですが、先ほどの厚生省の研究班に参加された高柳功先生なども入ってとりまとめられたもので、この中に、国連原則一一で、もし患者がインフォームド・コンセントの権利を放棄すると言った場合には、インフォームド・コンセントなしにはいかなる医療も提供できないことが説明されなければいけないと規定がありますが、「インフォームド・コンセントがないからと言って治療を放棄するわけにはいかない」というような一文が載せられています。また、国連原則では判断能力がないと診断された場合でも、その患者本人に対して、治療の内容、治療計画、そういうものをできるだけ理解できるように説明しなければいけないという原則があるわけですが、判断能力がないと思ったら、一切の説明をしないという医療現場の実状が述べられています。

そういう点で、国連原則をまともに受けとめながら、日本の精神医療をどう変えていくのかという基本的な視点が明確にすえられていないところに大きな問題があると思います。そういう問題を全く抜きにして、本質的にインフォームド・コンセント原則と真っ向から対立する関係にある強制入院制度を、今回立法化が検討されている触法精神障害者処置法案において「司法精神医療」という名前で医療体制に組み入れようとすると、すべての患者を対象とする精神医療改善の方向が、非常におかしなことになるのではないだろうかという大きな危惧があります。

3 危険性情報の提供

もう一つ、私は精神科専門医の中でも使用されている「処遇困難」という言葉に違和感を感じます。処遇困難と言われている患者は、実は現在精神医療にかかわっている精神科医、専門家自身が未だ患者を支援する方策を見いだしていないということを述べているにすぎないのではないか。ところが「処遇困難」というのは、患者の方に大変問題が多いという印象と予断を与えてしまいます。現在の医療レベルではあまり手伝うことはできないけれど、患者・家族にどうすればいいかと問いかけることなく、あなたが悪い、あなたが処置困難だということで終わっていないのかということです。

インフォームド・コンセント原則は一般医療の中でも努力されているのですが、精神医療の分野ではインフォームド・コンセントを得るための前提となる危険性情報を提供するということにものすごい消極性があるわけです。その背景には危険性情報を提供するに足る医療技術が開発されていないこともあります。例えば、電気ショック療法の一定の有効性は確立されており、米国精神医学会の精神障害者の判断基準であるＤＳＭでもやられています。ところが、電気ショック療法においてはインフォームド・コンセントを得てやる場合と、インフォームド・コンセントを得ないままでやる場合のやり方が明らかに違うのです。長い間、日本では電気ショック療法については患者の同意は取れないものと考え、同意なしにやられていました。実際に痙攣が発生したり、まれにショック死が起こる、そういうことを伝えて同意が取れるはずがないからです。ところが米国などでは、麻酔を使用し無意識下で行うことにより、痙攣などが発生しないようにしており、そうした危険対策も含めてきちんと説明した上でインフォームド・コンセントを得ている。つまり、治療方法自体も発展しているわけです。

これは、一般医療でも同様ですけれども、例えば内視鏡検査の前にスプレーで局所麻酔をすると、まれにはアナフィラキシーショックなんかが起こるわけです。従って、内視鏡検査についてインフォームド・コンセントを得ようと考えれば、そのことを説明する必要があります。しかし、まれにはアナフィラキシーショックで死ぬかも分かりませんよ、それでも検査をやりますかと聞けば、多分誰もやらないでしょう。だから、インフォームド・コンセントなんか取れないというわけです。しかし、諸外国では実際にインフォームド・コンセントを取って内視鏡検査がやられているわけです。インフォームド・コンセントを得て行う医療というのは、危険性情報も正直に徹底的に患者に伝えられるし、同時に万一の合併症への備えもなされた上でやられている。そういう準備もないままに実施している医療機関が多い日本では、毎年内視鏡検査による死亡事故例が学会に報告されています。

したがって、インフォームド・コンセント原則は、単に人権を守るために確立される必要があるということだけではなく、それをやり抜く中で医療のレベルが上がってきているわけです。そのあたりを考えた場合に、精神科医療におけるインフォームド・コンセント原則をないがしろにした制度だとか運営をそのままにしておくこと自体が、非常に大きな問題を日本の精神科医療に負荷しているのではないかと思います。インフォームド・コンセント原則は本当に患者の自己決定とか自律性を大前提にしなければいけない、つまり判断能力の存在を大前提にしなければいけない。ところが、そうした原則が他の医療分野で確認されるより早く、判断能力の存否自体が問題になることの多い精神医療の分野における原則として国連総会で決議されている。これは、相当政治的な色彩が強いなと思っていましたけれども、精神医療の分野だからこそ、つまり医療分野が本当に不確実で分からないからこそ、患者自身の自律性、自発性に依拠して進めなければいけないんだと認識しました。

4　精神医療におけるカルテ開示

患者に対する情報開示に関して、精神医療でカルテ開示なんてとんでもないという考え方が日本の医療界には根強く残っています。精神分裂症の患者に幻覚症状を記録しているカルテは見せられない。人格障害の人にカルテ開示なんかとんでもないということです。しかしながら、国連原則では、かつて精神病の患者だった人、あるいは現在患者である人は、自分のカルテにアクセスできるという原則一九が謳われているわけです。これについても、八〇年代に世界的規模で精神病院でのカルテ開示の実験がなされているわけです。ペイシェント・ハーム（Patient Harm）といいますか、そういう情報を与えることが、患者を興奮させたり、傷つけたりするという医師側の主張がある中で行われた実験の結果は、そうではありませんでした。むしろ患者が自分の病識を認識して、信頼関係が高まったというデータが各国で出ているのです。国連原則というのは、そういう意味では単にこうあるべきだという理念論だけでなくて、医療の現場で実証的な作業を尽くした上でつくられているということを、もっともっと日本の精神医療にかかわる人は考えていく必要があると思います。

そういう観点で見たときに、もう一つ精神医療における患者の権利を確立する上で見過ごすことのできない実状があります。病院に入院してさえいれば、適切でまともな治療が当然行われているという私達の素朴な信頼や思い込みを、根底から覆すような事件にかかわったことがあります。

東京で措置入院された患者が福岡に帰るということで、転院して一年くらい医療保護入院していました。もう大丈夫ではないかということで、母親も本人の退院希望を了解し、受け入れ準備をして退院させました。ところが、退院後数日で急性症状を起こして同じ病院にすぐ舞い戻ったわけです。さらに二年ぐらい入院が続くことになりました。その間ずっと閉鎖病棟です。その後、新しく担当になった主治医の判断で開放病棟に移ることができ、任意入院に切り換えた上で病院から一年間職業専門学校に通いました。そして再度退院する運びになりました。この患者は、前回退院した際、薬の処方が変更されていたため急性症状が再発した経験から、今回は処方を変えないよう強く院長に要求し、院長も母親の前で処方は変更しないと約束しました。そして退院しましたが、患者はどうもおかしいと思い他の病院に移っていた元の主治医に調べてもらうと、やはり向精神薬が大幅に減らされていました。精神科領域では薬の処方を急に変更することは極めて危険なことです。患者は、この病院が退院する患者に対して一方的に処方を変えて、また症状を激化させ短期間で病院に舞い戻らせるという患者確保の仕組みを政策的にやっているのではないかという苦情の調査を患者の権利オンブズマンに申し立て、調査の結果、その事実が認定されました。

本来なら、国連原則に基づく精神医療の目標は、一日でも早く患者を地域に戻し社会生活を送ってもらうことにあるのに、むしろ逆に返れるのに返さない。どうしても返るというときには、逆戻りするように処方を変える、そういう病院のやり方が現実にあったわけです。極めて残念なことですが、日本の精神医療の現場には経営的動機による「医療なき収容」、それが極めて重大な人権侵害であることは言うまでもありませんが、そういう実態が残されているということも冷静に見ておく必要があります。

従って精神医療の現場、とりわけ事実上の強制入院が多数を占めている日本の精神病院において、どのような治療がなされているのかチェックするというシステムがどうしても必要だと思います。それは、最終的には、国連原則に従った患者に対するカルテ開示ということになると思います。それを手助けするためにも、第三者的専門家によるカルテチェックを通じて、治療内容の適切性や、入院治療の必要性などをチェックしていくシステムが必要ですが、今の精神保健審査会はそういうことはできないのです。やろうと思えばできることもあるわけですが、実際にはやっていないので、そのようなことを考えていく必要があるのではと思います。

5　触法精神障害者の処遇

国連原則に導かれながら日本の精神医療も全体として、収容から地域共生へと動いているときに、しかも、現実には極めて立ち遅れた状況が残存している中で、触法精神障害者の処遇を医療の世界に無造作に導入することは、国連原則に基づく精神医療改善の方向性を逆戻りさせる危険があります。

従って、現在一部で議論されている措置入院制度などに多少の手直しを加えることで、触法精神障害者の処遇方針とする方策は、現在の精神医療が大きく開放に向かおうとしているときに、どういう影響を与えるのだろうかということを慎重に吟味する必要があるのではないかという気がしてなりません。触法精神障害者でない通常の患者に対してすら、極めて安上がりの治療体制が継続されており、また、「治療なき収容」という人権侵害も完全には払拭されていないわけです。それが、今度「触法」患者に対して「特別の」処置をすると言っても、他の患者以上に治療的な意味で良い処遇が準備されるとは到底思えません。

インフォームド・コンセント原則を全く無視する拘禁のもとでの高密度の医療というのは何なのだろうか。今までいろんな医療分野が前進する上で、国立循環器センターやがんセンターは、それなりに重要な役割を果たしてきています。それなりに金も人もつぎ込んで、その分野でのレベルを全国的に引き上げていく、医療拠点としての役割を果たしていると思います。国庫金を使って、今の精神医療を底上げしようと言うのであれば、まさにインフォームド・コンセント原則に基づく医療をどうやるのか、地域との共生を目標にして、その中で生活や医療支援をどのような形で行うかということでの、研修態勢などを作っていくために金を使うべきではないかと思います。それとは逆に、地域に返したくない人や処遇が困難な人だけを集めて、それに金と力を注ぐということになっては、それが本当にすべての精神医療改善に役立つのだろうかという点で、極めて疑問です。

結局のところ私が提起したいことは、触法精神障害者の処遇に本来責任を負うべきは、基本的に「刑事司法」なのか「精神医療」なのかという問題です。精神障害者であるか否かに関わりなく、犯罪を犯した者に対する処遇は基本的には刑事司法の問題ではないか。犯罪者の処遇においても、収容と非収容の方法があるし、犯罪者が精神のみならず様々な疾病を有する場合には、刑事処遇の枠内においても、それに対する治療的対応を当然なしうるはずです。さらに刑事責任が問えないと判断した場合においても、それに対して社会防衛的観点から、何らかの措置を採るか採らないかも、本来、刑事司法の分野の責任であり、医療の分野に社会防衛目的を付加して押しつけるというのは、本末転倒にならないだろうか。刑事司法の方で、刑事責任能力がないから刑事責任は問えないと言うのであれば、問わなければいいのです。医療の立場は、インフォームド・コンセント原則に基づく医療を推進することなしには、精神医療の発展もありえない。多くの精神病患者の人権も確保できないわけです。そこに無理やり社会防衛的なものを持ち込むのはやめてほしいと思います。

それでは何もしないので良いのか、私は決してそうは思いません。刑事司法の責任において、本来とられるべきことがやられずに措置入院に流し込むようなことを改め、いろんな方策を研究すべきだと思っています。中途半端なことで対案を出すわけにはいかないですが、従来の保安処分論議の歴史があるからといって、精神医療の分野に宿題を押しつけるような安直な姿勢は全然違うのではないか、国連総会原則の内容から見て、もう一回考えてみる必要があると思います。

第二節　臓器移植と患者の権利（1）
――脳死・臓器移植と社会的合意――

（『患者の権利』九州大学出版会、一九九四年、初版）

1　はじめに

臨時脳死及び臓器移植調査会（以下「脳死臨調」という）は、一九九一年六月十四日、中間意見を発表し、「脳のもつ統合機能が不可逆的に失われた状態、すなわち脳死」は、「医学的に見て人の死」であり、「脳死が人の死であるとする社会的合意は成立しつつある」とし、脳死を社会的にも法律的にも「人の死」とみなす姿勢を明確に打ち出しました。

しかし脳死臨調の中間意見には、これに反対する二名の委員と二名の参与による少数意見が付されており、また、同年九月には日本弁護士連合会（以下「日弁連」という）による批判的な意見書も発表されました。脳死臨調の討議は公開されず審議録の発行も遅れていました。従って社会的合意形成のためにも十分な時間をかけて中間意見に基づく国民的議論をまきおこすことが強く望まれていたのです。

ところが脳死臨調は、中間意見発表後に全国三、〇〇〇名を対象に行った世論調査（回収率七八・八％）の結果、脳死状態を死と認めてよいとする者が四四・六％に達し、そう思わない二四・五％、わからない三〇・九％をおさえて一位になったこと、同じく脳死状態からの臓器移植を認めるべきであるとする者が五五・二％に達し、認めるべきでない一三・八％、わからない三〇・八％を大きく引き離したことなどを一つの根拠として中間意見からわずか半年後の九二年一月、脳死を人の死とした上で脳死者からの臓器移植立法の提案を含む最終報告を提出するに至りました。

しかしながら、脳死・臓器移植をめぐって明らかにされるべき問題は極めて多く、国民的議論が尽くされたとは到底言えません。その責任の一端は、脳死臨調自体が非公開で審議を行ったことにも起因しています。

いずれにしても、ここではまず最初に脳死問題をめぐる問題の所在や基本的な対立点が明確になった脳死臨調中間意見を主な素材として、脳死・臓器移植論議の背景や法律学とりわけ患者や国民の権利という立場から議論を整理しつつ、第二に社会的合意形成にむけての提言を試みたいと思います。さらに、脳死臨調の最終答申を中間意見との比較において専ら患者の権利に焦点をあてた検討を行った上で、九四年四月に国会に提出された臓器移植法案の批判的検討を行います。

2　脳死・臓器移植議論の背景にあるもの

脳死は「人の死」かという問題と脳死状態にある者からの臓器移植の可否という問題は本来別個のものです。脳死状態の者を生み出すことになった人工呼吸器の普及と臓器移植技術発達の歴史も同一ではありません。

しかし現実には脳死問題と臓器移植問題は「分かち難い関係」(中間意見)にあるし、とりわけ日本では早く脳死問題の決着をつけて脳死者からの臓器移植を進めるべきだとの声も少なくありません。「なぜ脳死という概念を容認しなければならないのか。それは臓器移植との関連で、心臓死に至らない生命作用の強い新鮮な臓器が入用だからにほかならない」(塩見戎三『脳死・臓器移植はいま――遅れた日本の現状を問う』、六頁)。

さらに脳死・臓器移植議論の背景として見ておく必要があると思うのは医療経済論からくる推進力でしょう。当然のことながら脳死判定の対象者は臓器提供者には限られません。例えば米国の「医療および生物医学、行動科学に関する倫理問題研究のための大統領委員会」(以下単に「大統領委員会」という)が四つの救急病院を対象に行った調査では一九八〇年の二ヵ月間において脳死判定がなされた三六例中、臓器提供者は六例であり、臓器提供者でない脳死者に対しては死亡が宣告され、一日一、〇〇〇ドルないし二、〇〇〇ドルという集中治療による生命維持が中止されたということです。つまり脳死判定の大半は「適切な診断を行い死を宣告し（生命）維持を中止する」（大統領委員会報告書）ことを動機づけとしてなされているのです。わが国において脳死状態が先行する者は全死亡例の約一％とされており、実数にすれば年間五、〇〇〇名とも七、〇〇〇名とも言われていますが、これらの患者たちに「死の宣告」をなし生命維持を中止することが脳死判定の第一の目的となります。

同時に「移植医療」自体の経済的効果も無視できません。脳死臨調の設置は議員立法の形で行われましたが、それを推進したのが自民党と厚生省であったことはよく知られているところです。自民党は脳死・臓器移植調査団（団長中山太郎）を一九八八年（昭和六十三年）六月、米国、ヨーロッパに派遣し、移植費用等の経済的側面を詳しく調査しており、更に一九八九年（平成元年）一月下旬、第二次調査団をフィリピン、オーストラリアに派遣しています。その報告書の中では「臓器移植にともなうコストとそれによって軽減される現在の人工透析の医療コストを経済原理に従って合理的に評価することの必要性、臓器移植にともなうコストをだれが負担すべきかという問題」の重要性が明確に指摘されているのです。

前出の塩見戎三氏は産経新聞論説委員で、厚生省老人医療ガイドライン作成検討会委員などを務めていますが、前掲著において、わが国における人工透析患者は一九八七年十二月三十一日現在八〇、五五三人で最近では毎年七、〇〇〇名以上増加しており、このままでは近い将来には一〇〇万人にも達するとの予測もあり医療費上も大きな負担となりつつありますが、自民党脳死・臓器移植調査会長の中山太郎氏が日本記者クラブでの講演会で「人工透析による医療費は一人年間約七〇〇万円、死ぬまでかかる。その費用は結局医療保険で社会全体が負担している。この人工透析が腎臓移植で解消した場合、その費用は、手術料とシクロスポリンなどの免疫拒否反応抑制剤費などだいたい五〇〇万円ですむ」と強調していることを紹介した後で、「人工透析と腎臓移植も、こうした経済との関連で考えなければならないのは当然のことだろう。脳死容認への意識改革を早急に進めなければならない理由の一つが、こうしたところにもある」と述べています。

わが国において仮に脳死者からの臓器移植を認める立法がなされても実質的に保険適用とされるのは腎臓移植だけであり、そのかわり人工透析の期間制限等が導入されるのではないかなどとささやかれているのは、そうした事実を背景とするものであり、つまり脳死が人の死として受け入れられることにより「善意の提供者からの臓器移植が可能となり、多くの患者が救済される」(中間意見)というような美談のみでは決して済まない現実が脳死・臓器移植論議の背景にあることを第一に指摘しておきたいのです。

3 脳死論議と法律的争点

前述したように臓器移植を促進させたいとの一心から「早く脳死を人の死と認めるべきだ」、それこそ臓器移植を待ち望んでいる患者の権利を救済する道ではないかという議論があります。しかしそうした議論は極めて浅薄でしょう。なぜなら、

① 脳死を人の死とすることは、即ち、脳死状態にある者を死者あるいは死体として扱うことを意味します。つまり人間として権利義務をになう主体としての存否にかかわる問題であって、単に脳死状態からの臓器摘出を可能とする以上に医学的にも社会的、法律的にも重大な効果をもたらすものです。即ち、前述した如く医学的には「死体」に対する「治療」は原則としてありえません。刑法上は殺人罪や傷害罪の保護の対象から死体損壊罪の対象へと変わり、民法上は財産権の主体たる地位を失い相続が開始するとともに家族は「遺族」として生命保険や遺族年金の支払請求権が発生します。

これらはほんの一例にすぎず現行法規で「死」または「死亡」が法律効果の発生や終了の要件として特に明記されているものだけでも法令にして六三三、条項数(号単位)は四、二〇五を数えるとされており、仮に脳死判定において死亡時刻の決定にあいまいさがあったり人為的操作が加えられる恐れが残れば混乱は必至です。

② 脳死を人の死とし、あるいは脳死状態からの臓器移植を認める場合に人権侵害が発生する危険性が存しないかどうかも極めて重要です。とりわけわが国における最初の「脳死者」からの臓器移植であった一九六八年（昭和四三年）八月の「和田心臓移植」は結果において極めて重大な人権侵害事件であったと言わざるを得ないものであり、そうした観点からの検討は不可避でしょう。

ここで「和田心臓移植」事件について日弁連人権擁護委員会の報告書などに基づき簡単にふりかえっておきます。

・一九六八年（昭和四十三年）八月七日、海水浴場でおぼれ肺水腫により脳死と判定された山口義政君（当時二十一歳）から摘出された心臓が、翌八日未明心臓弁膜症で入院していた宮崎信夫君（当時十八歳）に移植されました。札幌医科大学和田寿郎教授による日本で最初の心臓移植でしたが、宮崎君は八十三日目に死亡しました。

・その後和田教授は殺人罪で告発されました。結局、証拠不充分を理由に不起訴とされましたが、札幌地検の報告書にも「スタッフが口裏を合わせて事実を隠した疑いが強い」と記載されているなど疑惑だらけの事件です。

・問題とされた点の第一は、ドナーである山口君の脳死判定が正しかったのかという点です。和田教授は七日午後一〇時一〇分には脳死状態になったと言っていますが、山口君の両親に死亡が告げられ同時に心臓提供の申し入れがされたのは八日午前二時五分であり、午前二時三〇分には心臓摘出を終了しています。ところがこの間、脳波測定を全く行っていないだけでなく、救急台帳、心電図、血圧記録等も一切存在せず一筆書きのカルテが残っているだけです。

・問題とされた点の第二は、レシピエントである宮崎君について心臓移植を必要とするほど重症だったのか、つまり移植適応があったかということです。この点では摘出された本人の心臓を病理学的に点検すれば直ちに証明できることですが、和田教授からは切除心がなかなか提出されず、半年後に提出された時には何故か四つの弁がいずれも切り取られていて、しかも三つの弁は切り口が合いましたが、大動脈弁は合いませんでした。切除心には心臓移植を必要とするほどの病変は認められなかっただけでなく、後日の鑑定の結果、宮崎君はAB型なのに大動脈弁からはA型の血液が検出されています。

・和田心臓移植事件については、他にも多数の問題点があり、日弁連人権擁護委員会は一九六九年（昭和四十四年）九月調査特別委員会を設置し、その一部始終につき調査研究を行い詳細な報告書を作成するとともに一九七三年（昭和四十八年）三月和田教授らに対し重大な人権侵害事件として警告を発しました。

③　日弁連は、前述の中間意見に対する意見書において脳死・臓器移植問題に関する人権侵害の危険性として要旨次の四点を指摘しています。

イ　脳死の定義・判定基準、判定方法の確実性への疑問

現代の医学水準では、脳のすべての機能が十分に解明されておらず、脳の主たる機能の不可逆的停止のあとにも内的な意識が残存している可能性も否定できず、中間意見が採用する機能死説による定義と判定基準による脳死判定にあっては、脳の一部の機能がまだ残っているのに死と判定する危険性をもっています。

ロ　ドナー本人の意思が無視される危険

死後からの移植を定めている「角膜および腎臓の移植に関する法律」では、本人が生前に提供の意思表示をしていない場合でも遺族が承諾すれば摘出できることとされており、脳死を人の死とする立場にたてば脳死状態からの臓器摘出についても遺族の承諾のみで可能とされる恐れがあります。中間意見は「提供側の任意の意思に基づいて行われることが前提」とコメントし、本来であれば「本人の任意の意思」とすべきところを「提供側」として家族の意思で代替することに含みを持たせており、ドナー本人に対する人権侵害の危険は払拭されていません。

ハ　脳死判定以後の医療の中止

脳死を人の死と認めれば、脳死判定以後は患者の身体は死体となり、死体に人工呼吸器を装着し続けることは無意味であるばかりか「倫理的理由により不適当である」（米国大統領委員会報告書）とされています。中間意見は脳死を認めない人に対する「十分な配慮を払った対応」を強調していますが、現実には脳死判定後の「治療費」負担をどうするかの問題もあり心臓死を迎えるまで残された「生命」に対する医療措置を希望する家族の意思は事実上

抑えられていく可能性が強いでしょう。

ニ　医学実験や医療資源として利用される危険性

脳死状態の「死体」は、心臓が停止した「死体」とは異なり、エイズやがんの感染実験などの医学実験に利用することも可能であり、さらに、既に一部の国で問題化しているように臓器移植にとどまらず抗体、ホルモン、血液などを造らせる特殊な医療資源としての利用が秘かにすすめられる危険性も少なくありません。

④　脳死・臓器移植問題を正しく解決するためには、右の如き人権侵害の危険性を除去し、ドナーとレシピエントいずれの権利も保障されなければなりません。中間意見も「いわゆる『和田心臓移植』がわが国の社会にもたらした医療に対する不信感の大きさには看過できないものがある」「国民の医療に対する不信感・不安感を払拭し、真にヒューマニズムの視点に立った医療を実践していくためには」「医学界が全体として社会に十分な説明をし、その理解をうるとともに、また責任をとるという姿勢を示していくことが重要である」と述べています。

しかしながら既に二五年以上が経過した和田心臓移植についてすら、当事者はもとより関連するいかなる医学会においても何ら明確な総括はなされていません。当時レシピエントの宮崎君から摘出された切除心につき鑑定を行い「移植適応でなかった」と判断したという太田邦夫氏は、脳死臨調の第一五回調査会（一九九一年三月二十九日）においてゲストスピーカーとしてそのいきさつを述べていますが、「一〇〇％とはいえないが過ちが起きていた可能性が、起きていなかった可能性に比べて高いことを示唆しているのは誠に残念でありました」と極めて婉曲な言い回しで批判しつつ、「医療というのは、全部実験的なインベンションであると思います」、「非常にデアリングな進歩をしようとすると、必ずリスクは高い」、「あまり手を縛ってしまうことは、よくないことだと私は考えております」、「医学会としては倫理的なことはやりません」等と述べ、個人としても学会としても人権侵害の深刻さを深く受け止める姿勢はほとんど持っていません（脳死臨調『審議だより』№6、五〇頁以下）。太田氏は脳死臨調で発言した当時、日本医学会の会長でした。そうした中で当の和田教授自身も『日経サイエンス』一九九〇年十月号で

「全然悪いとは思っていない」と述べています。遺憾ながら日本の医療界には「和田心臓移植」と同種の人権侵害事件を再び発生させないという保証もシステムも全く存在していないのです。

現在全国の大学で脳死・臓器移植など先端医療に関連する倫理問題を審議するため倫理委員会が設置されていますが、その構成はほとんど内部の委員により固められており、かつ、その審議も公開されておらず到底有効なチェック機構とみなすことはできません。現に脳死臨調の結論が出る前においても機会さえあれば脳死者からの臓器移植を強行しようとした大学もあり、東京女子医大の太田和夫氏がその著書『これが腎移植です』において「脳死での腎提供もご家族からの積極的な申し出があったときに行なわれ、すでに五三人から一〇五腎が提供され」たと告白しているように、腎臓については脳死者からの移植が既に相当数密室の中で行われてきているのです。その後九四年の移植学会では公然と脳死肝移植の事例報告がなされたことも報道されました。

国民の医療不信は、単に和田心臓移植事件によってだけ形成されたものではなく、このように日常のあらゆる医療現場で密室の医療が継続されてきたことによるものであり、明確な形で患者の「知る権利」や「自己決定権」を含む患者の諸権利が確立されない限り、今の日本の医療状況の中では脳死判定や臓器移植において患者の権利が守られるという保証はどこにもありません。

4　諸外国の状況から何を学ぶか

脳死者からの臓器移植につき外国ではどんどんやっているのに何故日本でだけ認められないのかという議論もあります。しかしそうした議論も不見識だと思います。諸外国の脳死立法などにつき年代順に並べてみたものが第二節末尾の別表ですが、諸外国においても脳死・臓器移植を実施するに際しては立法その他それぞれの国の文化や歴史にふさわしい方法で充分な検討を行い社会的合意を形成した上で実施しているのが大勢です。

以下若干の紹介にとどめますが、そうした各国における社会的合意形成過程をみることなしに、現在やっていないのは日本だけだというような議論は正しくないでしょう。日本では未だに社会的合意が形成されていないからこそ行えないのであり、それ自体は当然のことにすぎません。

① 脳死・臓器移植問題における社会的合意の形成方法としては、一九七九年から一九八三年まで三年半以上にわたる米国大統領委員会の審議過程が有名です。

大統領委員会が最初に会議を開いたのは一九八〇年一月ですが、その議論は白紙の状態から始められたものではありません。むしろ逆であって、一九七〇年カンザス州が「心臓機能の停止」か「脳機能の停止」という死に関する選択的定義を立法して以来、一九八〇年フロリダ州が「全脳の機能の不可逆的停止」をもって死の定義とする州法を定めるに至るまで、死の定義を含む州ごとの立法は既に二六を数えていました。

この間一九七二年にはカプン教授とカス博士のモデル法提唱（七州が採用）、一九七五年米国法律家協会（ABA）の提言（五州採用）、一九七八年州法統一全国会議における脳死統一法案の提唱（三州採用）、一九七九年米国医師会（AMA）の提言など、長期にわたる多くの国民的論議と立法例を踏まえた上で、更に大統領委員会独自の全面的な調査研究を行ったものであり、その規模の大きさは三〇〇名を超す証人を呼んだという事実が示しています。

一九八一年七月大統領委員会は「死を決定するときの医学的・法律的・倫理的な問題についてのレポート」を提出し、ABA、AMA、州法統一全国会議を含めた合意をつくり出すことに成功しましたが、合意された「死の判定に関する統一法案」の内容は「1血液循環および呼吸機能の不可逆的停止、または2脳幹を含む脳全体に及ぶ全ての機能の不可逆的停止のいずれかが確認された人は、死亡したものとする」として二者択一的基準を採用したものです。

即ち、国民的合意を得るために、それだけの慎重な検討と議論を組織し、かつすべて公開で行ったということをみておく必要があるし、一九八三年三月の総括報告書では「死の定義の概要」や「死の判定のガイドライン」を明確にしたのみならず「インフォームド・コンセント」に関しても詳細な見解が示されています。

② 欧州では、欧州議会において一九七六年「病人および死につつある人の人権に関する報告書」が出され、さらに一九七八年脳死状態からの臓器摘出を許容する「臓器移植に関するモデル法案」が提案され、その前後から各国における法律改革委員会などにおける検討が進められていますが、その取組みは各国それぞれに多様であり、いわゆる医療福祉の先進国と言われるスウェーデンにおいては一九八七年、デンマークでは一九九〇年七月に立法措置がとられたばかりです。

スウェーデンでは、一九七四年政府により設置された終末期医療に関する調査委員会が一九八〇年「臓器移植に関する意見書」を提出しましたが批判が多かったため立法化されず、一九八二年七月再度政府により死の定義に関する委員会が設置され一九八四年十二月「全脳梗塞（total brain infarction）説」を採用した報告書が提出されています。

右の報告書は「死の定義はすべからく医学的問題であるべきだという考え方を棄却する」「すなわち、死の定義は医学的及び生物学的知見はもとより哲学的、宗教的、倫理的、心理学的な考え方に基づいて構築されるべきである」とし、結論として、「身体的及び精神的な人体機能を一つの機能単位に統合かつ協調させる能力を完全かつ不可逆的に喪失した時、即ち、脳全ての機能が完全かつ不可逆的に喪失した時、人は死ぬ」として、ⓐ脳への血流の完全な停止、ⓑ大脳皮質における電気的活動の停止、ⓒ脳反射の消失を内容とする「全脳梗塞」をもって死とする立場を打ち出しています。

また、脳死判定における検査法としては1臨床神経学的検査、2脳波検査、3脳血管造影法の三つの検査法を明記するとともに、臓器提供者に対する脳死判定は「完全かつ不可逆的な脳機能の喪失の直接的判定基準に基づいて確かめる」とし、いかなる状況下においても脳内の血液循環が永久に停止したことを客観的に示しうる唯一の検査方法として脳血管造影検査を約三〇分の間隔を置き二回にわたって行うものとしています。

③　諸外国における議論の過程で重要だと思うことは、脳死・臓器移植議論の重要な背景となっている医療経済の視点から検討すべき課題などもすべて明らかにされた上で国民的議論がなされていることです。

私は一九九一年九月患者の権利法をつくる会（第一次）欧州視察団の一員としてスウェーデン、デンマーク、英国を訪れた際、特にデンマークで唯一移植医療を行う施設として認められたコペンハーゲンの国立病院リス・ホスピタルにおいて、手術に入る直前の心臓外科部長ヘンリック・オードロップ教授と対談する機会に恵まれました。

デンマークにおいては従前から脳死判定はレスピレーター停止の根拠にすぎず、その後心臓停止が起こったとき死が生じたとされており、脳死者からの臓器移植は行っていなかったのですが、数年に及ぶ国民的な大議論の末、九〇年九月解禁されました。従って解禁からちょうど一年の時点でしたが、一年間に二九名、三〇件（一件は再移植）の心臓移植が実施され、四名が死亡したが他は順調に推移しているとのことでした。しかし国民の中には脳死を人の死と認める者がまだそれほど多くないのでドナーが少ないことや、心臓移植手術も他の医療と同じくすべて無料ですが、今後の見通しについては一般手術の四人分に相当するので限りある予算の中で調整が必要になっているなど、平等かつ高度な医療保障制度の中で移植医療を位置づけるための苦労をうかがわせるものでした。

案内をしてくれた現地の看護師でもある通訳の女性によれば、国会での結論が出るまでの間は希望者は外国に行って移植を受けており経費は他の医療費と同様国が支払っていたことや、リス・ホスピタルは一、五〇〇ベッド、医療従事者八、〇〇〇名をかかえている大病院であるが、移植医療の準備と実施に相当の人手と金をとられているため一般患者に対するしわよせも大きく病院は大赤字で解雇問題なども生じているということでした。

いずれにしても国民誰もが平等に受けられる医療として移植医療を確立しようとするのであれば、こうした医療経済上の問題も含めて正面から論じることこそ社会的合意を形成しうる正しい道でしょう。

④　諸外国の状況から学ぶ上で欠くことのできないことは医療における患者の権利確立の視点です。中間意見は、確実な脳死判定を保障するための条件として、脳死判定につき「諸臨床記録の作成、保存などについては言をまた

ない」「脳死の判定は厳格な条件の下で正確に行われるべきものであり、しかもその判定について十分な説明や記録の保存などが行われていけば、（脳死判定の確実性に対する）不安も次第に解消しうるものと思われる」などと言っていますが、それらが当然の如く医療側で行われているものと信ずるのは極めて非現実的と言わざるを得ません。

日本においては日常医療において自分のカルテすら開示されず、医療過誤事件においては、一切の説明を拒んだりカルテ改ざんの疑惑が指摘されることすら珍しくありません。患者を単なる治療や研究の対象、客体とみなす傾向は一部の医師や医療機関に限られたものではなく、医学教育に携わっている大学病院において一層顕著であり、医療界全体を覆っている現象です。中間意見は「社会の側にも専門的な事柄の基本は専門家に任す姿勢も必要であろう」などと述べていますが、開かれた医療システムをつくることなしに専門家に対する国民の信頼を築くことはできないでしょう。開かれた医療をつくり上げていく上では、患者のカルテに対するアクセス権保障が重要なメルクマールの一つとなっています。

つまり諸外国においては脳死・臓器移植に関する患者の権利はもとより、日常医療における患者の権利保障が併行して確立されているのであって、日本でもまずそうした前提条件の整備から始めるべきものだと思います（なお文中に引用した米国大統領委員会の報告書およびスウェーデン調査委員会報告書については、いずれも厚生省健康政策局総務課監訳『死の定義――アメリカ、スウェーデンからの報告』によりました）。

（別表）脳死・臓器移植をめぐる諸外国の立法動向（一九九〇年まで）

① フランス…全脳死
法令なし、但し、一九六八年WHO科学会議の判定基準を採用した保健省基準あり。

② フィンランド…脳あるいは心臓機能の永続的停止
一九七五年「死者からの組織の医学的な使用に関する法律」に基づく国家保健委員会通達

③　カナダ…全脳機能の不可逆的停止
連邦政府の法令なし、但し、一九七四年マニトバ州法
一九七六年カナダ法改正委員会「死の決定のための基準」勧告
④　ノルウェー…全脳機能の完全かつ不可逆的停止
一九七三年「移植、病院における剖検および献体に関する法」に基づく一九七七年規則
⑤　アルゼンチン…全脳機能の不可逆的停止
一九七七年「臓器提供と移植に関する法令」
⑥　オーストラリア…ⓐ全脳機能の不可逆的停止、あるいはⓑ身体の血液循環の不可逆的停止
一九七七年オーストラリア法改正委員会「人間の組織移植」報告による勧告を北部オーストラリア州およびオーストラリア首都州が採用。
⑦　チェコスロバキア…五つの判定基準により診断された脳の死
一九七八年「死体からの組織・臓器の例外的摘出に関する保健省指令」
⑧　ギリシャ…中枢神経機能の不可逆的な停止の兆候の存在
一九七八年「人由来の生物学的物質の摘出と移植に関する法令」
⑨　英国…脳幹機能の不可逆的停止
法令なし、但し、一九七九年英国医学会会議基準あり。
⑩　スペイン…不可逆的な脳損傷
一九七九年法令第三〇号
⑪　米国…ⓐ血液循環および呼吸機能の不可逆的停止、またはⓑ脳幹を含む脳全体のすべての機能の不可逆的停止
一九七〇年カンザス州法以来、一九八一年までに二七州にて州法制定。

一九八一年大統領委員会報告書に基づく「統一的死の判定法」採択に関する勧告、その後二四州受入れ。
⑫　オランダ…脳の機能の完全かつ不可逆的停止

一九八三年保健審議会報告書

⑬　スウェーデン…脳の全体の機能の完全かつ不可逆的喪失

一九八七年「人の死の判定基準に関する法律」

⑭　デンマーク…完全かつ不可逆的な脳の死

一九九〇年七月法令

（以上、厚生省健康政策局総務課監訳『死の定義――アメリカ、スウェーデンからの報告』、塩見戎三『脳死・臓器移植はいま』などにより作成）

第三節　臓器移植と患者の権利（2）
――脳死臨調最終答申と患者の権利――

（『患者の権利』九州大学出版会、一九九四年、初版）

1　最終答申の構造

一九九二年一月二十二日、「脳死臨調」は、「脳死及び臓器移植に関する重要事項について」と題する答申（以下単に「最終答申」と言う。）を内閣総理大臣に提出しました。

最終答申は、「はじめに」と「おわりに」の他四つの章から構成されていますが、第Ⅰ章「脳死をめぐる諸問題」は多数意見により、第Ⅱ章「臓器移植をめぐる諸問題」と第Ⅲ章「脳死・臓器移植問題と医療に対する信頼の確保」は全員一致の意見により、そして第Ⅳ章「『脳死』を『人の死』とすることに賛同しない立場で」はいわゆる少数意見者により作成されるという異例の形式をとっており、この問題における国民的な意見の対立といまだ未成熟な議論の過程を如実に反映しているものとも言えます。

そうした事情もあり、最終答申（多数意見）が、脳死臨調の中間意見（一九九一年六月十四日）において「脳死（脳幹を含む全脳の不可逆的機能停止）」を「人の死」とする「社会的合意は形成しつつある」とした立場を一歩すすめ、「脳死をもって『人の死』とすることについては概ね社会的に受容され合意されているといってよい」（第Ⅰ章4節の2「脳死をめぐる国民感情と社会的合意」）と結論づけ、かつ脳死状態にある者からの臓器移植については全員一致の合意により道を開いたにもかかわらず、最終答申を踏まえてのその後の議員グループによる臓器移植立法準備作業は容易には進行せず、実情は、あらためて脳死問題のイロハの段階からの認識の不一致をさらけ出す状況となりました。

ところで脳死問題に関する社会的合意形成を困難にしている共通の背景として今日の医療のあり方に対する国民の根強い不安や不信があることは、最終答申自体が「医療に対する信頼の確保」と題する独立した章を設けて指摘せざるを得なかったところでも明らかです。

最終答申は全員一致の見解として示した第II章、第III章において、中間意見の段階ではあまり明確でなかった国民の信頼確保のためとるべき種々の条件に言及しており、これらの方策が誠実に提起され、国民の信頼にたる医療システム確立の方向が明らかにされることなしに脳死・臓器移植問題における社会的合意形成の道を確実に切り開くことは決してできないでしょう。

2 最終答申が提起したもの

脳死臨調が最終答申において脳死移植の前提として指摘した条件整備の内容こそ、実は日常医療の現場において患者の権利を確立する課題にほかなりません。従って、脳死臨調が患者の権利に関し提起している問題について論点ごとに中間意見と最終答申を比較検討する方法で整理してみます。

① 和田移植の再発防止について

脳死臨調は、中間意見において「いわゆる『和田心臓移植』がわが国の社会にもたらした医療に対する不信感の大きさには看過できないものがある」「国民の医療に対する不信感・不安感を払拭し、真にヒューマニズムの視点に立った医療を実践していくためには」「医学界が全体として社会に十分な説明をし、その理解をうるとともに、また責任をとるという姿勢を示していくことが重要である」と述べています。

最終答申は、第II章の4節の2「移植医療を適正に実施していくための仕組み」の項で次のように述べています。

「いわゆる『和田心臓移植』事件では、レシピエントの適応が医学的に見て正しかったかどうかが大きな論議となりながら、結局ことの真相が不明のままに終わったことが、人々に移植医療に対する不信感を与える大きな源となったと言えよう。

こうした事態を事前に防止し、また、問題が起こった場合の事態の正確な把握と解決を図っていくためには、まず、各移植施設において、移植の適応、インフォームド・コンセントの有無を事前に十分チェックできるようにするとともに、万一問題が生じたときには、施設として事実関係等につき直ちに調査し、必要に応じて患者などに説明し得る体制を整備することが必要であろう。

すでに、大学医学部等では、『倫理委員会』が設置されている例が多いが、これらの多くは、その任務がやや限定されており、以上のような要請には十分応じられないことも予想される」。

「そのためには臓器移植ネットワーク内に、一つまたは複数の独立かつ公正な『審査委員会』を設け、問題事例については、必要な調査を行うとともに調査結果を社会に対し公表すべきであるという意見も検討に値するものと考えられる。

なお、以上の仕組みを実効あるものとするためには、各施設において臓器移植に関する記録を完備し、必要があればそれを外部の『審査委員会』に開示したり、『審査委員会』の調査に対し協力することを義務づけることが不可欠であろう。こうした義務づけは、移植ネットワークに登録する際の条件の一つとするべきであろう」。

② インフォームド・コンセントについて

中間意見は、確実な脳死判定を保障するための条件として、脳死判定につき「諸臨床記録の作成、保存などについては言をまたない」「脳死の判定は厳格な条件の下で正確に行われるべきものであり、しかもその判定について十分な説明や記録の保存などが行われていけば（脳死判定の確実性に対する）不安も次第に解消しうるものと思われる」「社会の側にも専門的な事柄の基本は専門家に任す姿勢も必要であろう」などと述べていましたが、患者の知る権利が保障され、正確な医療情報が提供されるなど開かれた医療システムをつくることなしに専門家に対する国民の信頼を築くことはできません。

そうした中で、最終答申（多数意見）は、第I章の3節の3「確実な脳死判定を保障するための条件」の項において、「確実な脳死判定が行われるためには、その判定基準が信頼に足るものであるだけでなく、判定手続き、その他の面についても十分な条件を整備しておくことが肝要である」「また脳死判定に関する諸臨床記録の作成、保存等にも十分に留意を払うとともに、求めに応じて家族等に対し、その開示・説明を行うべきことは言うまでもない」と記録の開示を明記しています。

さらに、第II章2節「臓器移植を進めるに当たっての基本的原則」の3として「臓器移植とインフォームド・コンセント（説明と同意）」の項を設け、「インフォームド・コンセントの考え方は、今後わが国で臓器移植を進めていくに当たっても、重要な意義を有するものと考えられる。なぜならば、移植手術の安全性は近年急速に向上しつつあるとはいえ、常に危険を伴うものであり、移植後も拒絶反応などのリスクがいまだ少なくなく、また、手術が成功し、予後が順調であっても、免疫抑制剤の服用などその後の日常生活における負担も少なくないことなどから、移植医療を受けようとする患者・家族の間にも移植手術を受けるべきか否かについて迷いが見られるのが普通だからである」。「今後、心臓などにまで移植の範囲を拡大していく場合には、単に形式的なものに流れない実質的なインフォームド・コンセントが十分得られるように、慎重な配慮がなされるべきものと考える。そのためには、現行の腎移植の経験をも参考としつつ、標準的なインフォームド・コンセントの様式、手順を策定し、その普及を図るよう関係者の合意を作る必要がある。

なお、患者の不安を解消し、心理的な支えを与えていくためにも、移植手術後引き続き治療内容などについて医師側より十分な説明がなされることは当然である。また、その際には移植後の経過について、求めに応じて本人または家族に十分な情報の開示を行うようにすべきである。」と強調しています。

さらに最終答申第IV章（少数意見）は、6節「移植の条件」において次のとおり言及しています。

〈レシピエントに関して〉

「ここにいうインフォームド・コンセントとは、いわゆる手術承諾書への署名とは似て非なるもので、病状、移植手術、その危険性、代替的治療法、移植後の医療、生活などについて十分な説明を受け、患者がこれらについて質問し、自ら選任する者と相談するなどして十分理解した上で自発的に同意することを意味する。」

〈日常の診療に関して〉

「摘出・移植を行う施設が、先端、実験医療のみならず、日常の診療においても、患者の権利、なかんずく自己決定権を尊重する制度を設けていなくてはならない。ここに自己決定権を尊重する制度としては、インフォームド・コンセントのガイドライン、診療録などの閲覧・謄写制度などがある。この点は、医に対する信頼の回復のために、必要不可欠である。」

③　本人の意思と家族の意思に関して

臓器提供の承諾については、本人の意思と近親者の意思のどちらを優先させるべきかという問題があります。この点につき中間意見は「提供側の任意の意思に基づいて行われることが前提」とコメントし、本来「本人の任意の意思」とすべきところを「提供側」として家族の意思で代替することへの含みを持たせており、ドナー本人に対する人権侵害の危険性は払拭されていませんでした。

これに対し、最終答申は、第II章の2節の2「臓器提供の承諾」の項において、「本調査会としては、本人の意思は近親者の意思に優先すべきものであり、脳死者からの臓器の提供にあたっては、本人の意思が最大限に尊重されなければならないものと考える。したがって、本人が何らかの形で臓器提供を拒否していたときは、たとえ近親者が提供を承諾しても、臓器の摘出は認められるべきものではない。また、反対に、臓器提供についての本人の承諾がドナーカードなどの文書でなされていたときには、近親者はこれを尊重することが望ましいものと考える。なお、臓器提供についての本人の承諾がドナーカードなどの文書でなされていない場合においても、近親者が諸般の事情から本人の提供の意思を認めているときには臓器提供を認めてよいものと考える。」「なお、いずれにせよ、こうした点については、立法手段などによって明確化することが望ましいという点で委員全員の意見は一致した」としています。

更に第Ⅳ章（少数意見）においては、「ドナーに関して」の項で「『脳死』状態からの臓器を摘出・移植する意思は、事前に本人によって明確に表示されていなければならない。本人の意思表示はドナーカードによって登録されていることが理想であるが、ドナーカードの普及が十分でない現段階においては、文書によって明確にされているべきであろう。文書による意思表示がなく、明確を欠いている場合に、家族の証言によって本人の意思を認定することには慎重でなければならない」。

「本人の意思が明らかでないのに、家族の証言によって摘出を認めることにすると、例外が本流になるおそれがある。また医師から強要されたとの非難を受ける可能性も生ずる。そこで、『脳死』移植が本当に人々に理解されるまでの間は、本人の意思表示があるかどうか、『脳死』および摘出・移植についての理解、判断能力、意思表示の自発性について、家庭裁判所ないしはこれに比肩し得る独立かつ公正な審査システムが事前に審査確認する制度を採用することとし、ドナーカードの普及に全力を挙げるべきであると考える。」と付加して本人の意思のみに基づく立場を強調しています。

④　医の倫理〜開かれた医療と患者の権利の確立をめぐって

最終答申は前述した如く全員一致の第Ⅲ章において、「脳死・臓器移植問題と医療に対する信頼の確保」と題し次のとおり言及しています。

「脳死・臓器移植をめぐる不安感・不信感に応えるために、本答申の中でも確実な脳死判定の方法、適正な移植適応基準の確立、必要な記録の保持と開示、インフォームド・コンセント、適正な外部のチェックシステムの構築等、いくつかの具体的な提案を行った。

しかし一方、こうした制度的な対応だけで人々の心の中にある医療に対する『不安』や『不信』に十分に応えられるかどうかとなると、いまだそこに問題が残ることを認めざるを得ない」。

「こうした人々の『不安』・『不信』の背景には、単に脳死・臓器移植という特定の問題領域だけでなく、近年ますます人々の理解を超え、急速に発展を遂げつつある科学技術一般に対する漠然とした『不安』が垣間見られるからである」「また一方、近年、医療が徐々に高度化・システム化し、これまでの開業医中心の医療から病院中心の医療に一層傾斜しつつある中で、医療の最大の当事者である患者本人の目から見ると、医療がますます不透明で密室性の高いものに映ってきている点も指摘できよう」「さらに、少なからぬ医療現場では、いまだ権威主義的姿勢ないしパターナリズムが残存しており、医師の間にこうした不安感に十分応える姿勢が欠けていることが、医療に対し不信感までをもたらす結果となっていることも考えられる」。

「医療の『不透明』さに対する人々の不安の解消に当たっては、すでに本答申の中でも触れたように、インフォームド・コンセントの考え方がきわめて重要な意義をもつものと思われる。わが国においても、次第にこの考え方が医療現場で広がりつつあるが、今後とも実状にあわせてこの考え方の適用範囲を拡大していくことが必要であろう」「すでにこうした自覚に立って日本医師会が、脳死・臓器移植問題やインフォームド・コンセントについて自律的な指針を示す努力をしていることは高く評価できる。しかし、こうした努力が必ずしも個々の医療現場すべてに浸透しているとは言い難いのも事実であり、さらに一層の努力を期待したい。また、こうした自律的な指針をより実効あるものとするためには、そうした指針に反した行為があった時に、何らかの自律的な矯正措置がなされることも必要であろう。こうした面での具体的な検討もあわせて期待したい」。

3　臓器移植法案を批判する

脳死臨調最終答申は「はじめに」の結びの言葉として、「政府としては、本答申を受け、できるだけ速やかに、脳死及び臓器移植をめぐる諸問題の解決に必要な施策の検討に着手されることを強く望むものである。また、医療関係者、関係学会等においても、良きプロフェッショナリズムの自覚と責任の上に立ち、自主的かつ積極的に問題の解決に努める姿勢がとられることを望むものである」と述べています。

そうした意味において、最終答申が提起した患者の権利をめぐる諸課題を脳死・臓器移植問題の分野にとどまらず日常医療において確立されるべき患者の権利として一層明確に体系化していくことができるならば、日本医療にとっても極めて有意義な展開をもたらす可能性も有していると思われました。

ところが、その後の一九九二年十二月に発足した「脳死及び臓器移植に関する各党協議会」の作業やそこで提示された要綱案に基づき一九九四年四月十二日、議員提案として国会に提出された「臓器の移植に関する法律案」は、そうした期待を全く裏切るものとなりました。

① まず法律案は、「死体（脳死体を含む）」との間接的表現で「脳死」が人の死であると規定しています（六条）。

人の死の判定は国民の社会的合意に根ざしたものでなければならないことはいうまでもなく、わが国ではこれまで、心臓の停止、呼吸の停止、瞳孔の散大という、いわゆる三徴候によって人の死が判定されてきており、「脳死をもって人の死と認める」ことについて社会的合意ができているとは到底言い難いような状況において、臓器移植を目的とする法律によりなしくずし的に「脳死」を人の死ときめつけることは、今後の法律関係に大きな混乱をもたらしかねないものです。

② 法律案は、提供者（ドナー）本人の生前における臓器提供意思が明確でないときには遺族の承諾のみで臓器摘出ができるとしています（六条一項二号）。

そもそも臓器を提供するかどうかは、提供者の任意の意思にかからしめるべきです。ドナーカードがほとんど普及していない日本において、こうした規定を置いた場合には、ほとんどが遺族の承諾のみによる臓器摘出になる可能性が大きく、家族は、肉親の脳死宣告という極めて混乱し切迫した状況の中で、臓器の摘出を承諾するか否かの決断をせまられることとなり、遺族間の意見の食い違いによる紛争が起こりうることはもとより、臓器提供をめぐって重大な人権侵害が発生する危険性も否定できません。

③　ドナーの脳死状態からの摘出を前提とする臓器に関する移植医療は、受容者（レシピエント）にとっても危険性が極めて高く、日本はもとより国際的にみても未だに実験的治療の域を出ていないものです。その不首尾は直ちに死への転帰を意味します。仮に移植が成功しても、その後の拒絶反応や一生続く免疫抑制のための治療と感染症対策、再移植、過重な医療費負担など、レシピエントにおける物理的、精神的、経済的負担などには厳しいものがあります。だからこそ、患者自身のインフォームド・コンセントに基づいて行われることが、国際的原則とされているのです。

ところが、法律案（四条）は、医師の責務として「医師は、臓器の移植を行うに当たっては、診療上必要な注意を払うとともに、移植術を受ける者又はその家族に対し必要な説明を行い、その理解を得るように努めなければならない」として、単に「必要な説明を行い、理解を得る」との努力義務を規定するのみで、国際的に臓器移植における不可欠の基準とされているインフォームド・コンセントの原則すら明確に定めていません。

④　法律案は、脳死状態の患者を死体として評価する当然の結果として、近い将来における脳死状態の患者に対する治療の打ち切りを予定しています。法律案が付則一一条において「脳死体への処置は当分の間医療給付関係各法の規定に基づく医療の給付とみなす」と規定していることが、そのことを端的に示しています。（傍線は引用者）

しかし、これでは臓器提供に無関係な患者や家族にとって脳死宣告は治療打ち切り宣告であり、近い将来において高額な医療費を自己負担しなければならないとの圧力のもとに、納得がいかないままに家族の「死後処理」を強要されたり、臓器提供を受け入れざるを得ない状況がつくり出される危険性も大きいと言わざるを得ません。

⑤　法律案は、臓器の摘出および移植に関して記録の作成・保存および閲覧を定めるのみで（一〇条）、第三者

機関による審査手続などは全く規定していません。

一般医療の分野においてもインフォームド・コンセントの原則が確立されていないわが国において、説明の内容、手順・方法等の適正手続はもとより第三者機関による審査手続など患者の権利を公正かつ客観的に担保するシステムに関し何らの配慮もなされていないことは、和田心臓移植の教訓を全く生かしていないものであり、このような、まず移植ありきという姿勢のもとでは移植医療自体が真に患者のための医療として発展し得るかどうか危惧せざるを得ません。

臓器移植立法が真に国民の支持を受け、社会的に受け入れられるためには、公正で平等な移植医療を保障するシステムを確立するとともに、医師や医療機関に対する国民的な信頼が不可欠であり、この信頼はひとり移植分野でのみ手続保障がなされれば得られるというような単純なものでもありません。これは脳死臨調最終答申自体が一致して到達した認識でもあります。

ところが臓器移植法案は脳死臨調最終答申がようやく到達した認識をことごとく捨て去っており、これでは国民の圧倒的な理解の中で臓器移植医療を定着させていく展望は全く開けてこないでしょう。したがって、臓器移植法案については全面的に再検討するとともに、医療における患者の諸権利の確立に必要な基本法の制定をあわせて検討すべきだと思います。

なお臓器移植法案は、その後、衆議院の解散により廃案となった後、提案者自身により修正されて一九九六年十二月十一日国会に再提出されました。

新しく提出された臓器移植法案は、提供者本人の生前における臓器提供意思が明確でないときには遺族の承諾のみで臓器摘出ができるとしていた従前の第六条一項二号を削除し、臓器提供は本人の意思が生存中に書面で表示されていて、遺族も拒まない場合のみに限定するものです。

これについては、国民的批判の強かった問題点の一つを解決するという意味では一歩前進と評することもできますが、前述したような多くの問題点を全体として解決するものではありませんので、やはり抜本的な見直しが必要な法案であることに変りありません。

参考文献

塩見戎三『脳死・臓器移植はいま』教育社、一九八九年
太田和夫『これが腎移植です』南江堂、一九八七年
『医療に心と人権を』(第六集)、九州・山口医療問題研究会、一九九〇年九月
厚生省健康政策局総務課監訳『死の定義——アメリカ、スウェーデンからの報告』第一法規出版、一九九一年八月
臨時脳死及び臓器移植調査会『審議だより』№1〜№10、厚生省健康政策局脳死臨調事務局、一九九〇年九月〜一九九二年三月
黒須三惠『臓器移植法を考える』信山社、一九九四年六月

第四節　臓器移植と患者の権利（3）

――今、なぜ、患者の権利か――

（一九九六年六月二十日、衆議院厚生委員会「臓器移植法案」福岡公聴会での公述人発言より）

1　はじめに

私は、この福岡で二〇年ほど弁護士をしております。私が参加しています九州・山口医療問題研究会は、九州、山口の弁護士一六五名、医師を含む医療関係者三五名、合わせて二〇〇名が、日常的な医療の中で医療事故紛争を究明し、安全な医療と患者の権利を確立するために活動してきた団体です。研究会としては、これまで一、五〇〇件ほどの医療事故相談を引き受けて調査をしてきておりますが、そういう経験に基づいて、臓器移植法案に対する見解を既に一年前に厚生大臣や厚生委員会の議員の先生方に提出させていただいています。

したがいまして、今日は、臓器移植法案全体についての意見を表明するというよりも、この間厚生委員会で行われました公聴会などでまだ議論を深める必要があるだろうと思われる部分を中心に意見を述べさせていただこうと思っております。

特に臓器移植法案の提案理由にも書かれていますが、「脳死体からの臓器移植は日常的な医療として欧米諸国では完全に定着している」、こういうことを言われる方が非常に多いわけです。それについての評価は今日は触れませんけれども、欧米諸国の医療で非常に多く行われておりながら日本の医療界では行われていないということは、実は臓器移植だけではございません。

2　患者の権利に背を向ける日本医療

昨年（一九九五年）九月、世界医師会総会が「患者の権利に関するリスボン宣言」を改訂しました。これは、自己決定権を中心とした、医療においてすべての医師が守るべき患者の権利ということで宣言されていますが、日本医師会はこれには賛成しなかったと聞いております。

この世界医師会総会の患者の権利の宣言は、実は一昨年（一九九四年）にWHOのヨーロッパ会議で確認された「ヨーロッパにおける患者の権利の促進に関する宣言」（巻末資料3）、これはヨーロッパ三六ヵ国の共通の体系ということで確認されているのですけれども、これに基づいてなされたものです。ここには、すべての医療行為が事前の患者のインフォームド・コンセントによって行われなければならないということが述べられておりまして、臨床試験のみならず、すべての医療が患者のインフォームド・コンセントに基づくものだということは今やWHO加盟諸国で確認されているにもかかわらず、日本では未だ公的な確認がなされていないわけです。

なされていないだけではなく、例えばつい先日、医療法改正においてインフォームド・コンセントを導入するか否かについての議論が医療審議会で行われた際に、結局はそれができないということで、単に「医療の担い手は、患者に「適切な説明を行い、」「理解を得るよう努める」という、今回の臓器移植法案の第四条と同じ文言で終わっているわけです。これについて、審議会の浅田会長は「医師会の抵抗がある中でここまで踏み込ませてもらった」と記者会見で語っています。つまり、日本の医師会、医療界は、患者の権利に対して消極的だというだけでなくて、この確立に反対し抵抗している立場にあるということです。

しかも単に立場として患者の自己決定権に反対しているのではなくて、現実に患者の自己決定権を侵害しているという事実があることを指摘せざるを得ません。九〇年代に入りまして、わが国の裁判所でもその医療行為が患者の自己決定権を侵害しているということを判断し、損害賠償を命じる判決が次々と出されております。そこで対象になっているのは、大学病院、市民病院あるいは国立病院など、移植医療が将来実施された場合、それにかかわるような基幹的な病院が、治療に当たってその危険性について十分な説明をせずにそういう結果をもたらしたということで裁判所から非難されているわけです。この落差というのは非常に大きいと思うのです。

世界医師会総会の宣言は前文でこう述べています。

「保健医療の提供にかかわる医師その他の個人もしくは団体は、これらの権利を認容し擁護していく上で共同の責任を担っている。医師は、立法、政府の行為あるいはその他の行政機関や組織が患者に対してこれらの権利を否定する場合にはいつでも、これらの権利を保障し、もしくは回復するために、適切な手段を講じなければならない。」

世界の医師がこういう立場で患者の権利を擁護しようとしているときに、日本の医師、医療界がむしろこれに敵対といいますか抵抗しているのを、私たちはどう理解すればいいのでしょうか。

3　自己決定は移植医療の大前提

移植医療は、患者、つまりドナーもレシピエントも含む患者の自己決定権を大前提としたものだと思います。この患者の自己決定権をどう尊重し、あるいは法律的にも価値を付与していくのか。もちろん、自己決定を前提にするには二つの理由があると思います。

一つは、そもそも自分自身の臓器を他人に提供する、あるいはまた他人からの臓器を受け入れる、こういうことはだれからも強制されるべきものではない、自分自身の判断でやることだということ、これは個人の尊厳や不可侵性に基づくものだと思います。

もう一つ重要なことは、現時点においては、脳死臓器移植はドナーのみならずレシピエントにおいても、命をかけた、後戻りのきかない実験であるということだと思います。

したがって、欧米諸国においても、そういうことを当然の前提とした手続が進められているわけです。わが国で臓器移植を今から行おうとする場合は、少なくとも現在においては、臓器移植が命をかけた後戻りのきかない実験なんだ、将来の人類のために役に立つかもわからないし、立たないかもしれないけれども、とにかくそういう実験であるということを隠さずに議論を進めていかなければならないと思います。

そういう点において、ドナーについては相当議論が進められていますので、私は一言だけ触れたいと思います。東海大「安楽死」事件の刑事判決が確定いたしました。ここでは、いわゆる患者の自己決定権について、患者には死ぬ権利があることを否定して、死ぬ権利はないけれども死に方の選択の仕方として、患者の意思が尊重される条件といいますか、非常に厳しい客観条件を設定しつつも、患者の最後の死に方についての意思を認めるという安楽死を容認する判決になっております。

したがいまして、客観的な脳死状態が訪れて不可逆的に死に向かう、そういうときに、自分の臓器を臓器移植医療に、あるいは実験的な医療に提供してみたい、こういう意思をどう評価するのかということも立法政策としては当然できるわけで、それをもう死んだものだとみなさなければいけないという筋合いではないと考えております。

4　レシピエントにおけるインフォームド・コンセントの困難性

きょう私が主に述べたいことは、レシピエントにおける自己決定権の尊重の重要性です。言うまでもなく、実験的なものであるということについてはこの間いろいろ議論されていますが、臓器移植についての評価というのは非常に難しいと思います。

例えば、一時期、全世界で万能視されてきた治療法として輸血があります。ところが、今日ほど輸血が極めて危険であることが明確になってきている時代はないと思います。以前は、信仰上の自由ということでエホバの証人の輸血拒否はナンセンスだということが言われていましたが、今日の医学は、まさにいかにして輸血を避けるかということを課題にしているわけです。ＨＩＶもそうですし、ＨＣＶ（Ｃ型肝炎ウイルス）もそうです。こういう輸血によるウイルス感染だけでなくて、ＧＶＨＤ（移植片対宿主反応症状）という非常に難しいものですが、輸血された血液にある白血球が輸血を受けた人の組織を攻撃する、致死率が非常に高い病気も発見されてきています。私たちが理解し得ている人間の仕組みというのは未だ非常にわずかなものだと思わざるを得ません。

つまり、移植医療というのはそういう意味で非常に実験性が強いものであります。と同時に、欧米諸国で臓器不足が非常に言われているわけです。例えば、ドイツなどでは、交通事故の数は減っていませんけれども、救急救命体制の確立にともない交通事故死は激減しています。ドナーはますます減少するでしょう。そういう「システムとしての医療」としての展望を考えたときに、レシピエントになることは極めて重大な決断だと思います。ところが、レシピエントになる自己決定は非常に困難です。「あなたは移植でしか助からない」と、ある意味では死の宣告をされるわけです。そこには「自由な選択」の余地があるでしょうか。

だからこそ、レシピエントの自己決定を擁護するために、諸外国では当然のことながら、患者は事前にカルテなどの情報を全部得てセカンド・オピニオンを求める、あるいは公的な判定機関による判定を得る、こういう機会が保障されているのですが、日本で今用意されているシステムの中で果たしてそういうものがあるでしょうか。レシピエントの立場というのは非常に弱く、かつ危険な状況におかれているということは、ＨＩＶ薬害被害の発生経過につき、厚生委員会で解明されてきたことからも明らかだと思います。その当時、血友病専門医の態度はどうであったか。「あなたは（非加熱の）濃縮製剤を打ち続けなければ命がないよ」、そして打ち続けられたわけです。そのとき既にＨＩＶ感染を伝える危険なデータが出始めていたのに、それは研究のデータとしてしか利用されなかったということであります。

私は、厚生省の指導のもとに移植関係学会の合同委員会が準備しているインフォームド・コンセントの文章を見て愕然といたしました。インフォームド・コンセントには国際的な定義があるのですが、学会の方たちは、国連総会におけるインフォームド・コンセントの定義を用いていません。むしろ文章の中では、揚げ足をとるわけではありませんが、インフォームド・コンセントの主語が医師になっているところすらあるわけです。インフォームド・コンセントの主語はもちろん患者以外の何物でもないわけですけれども、こういう認識の下で、レシピエントの自己決定権が本当に侵害されないのだろうかということを非常に危惧しております。

5　意思確認の方法について

ドナーにおける臓器提供意思の確認というときに一番はっきりさせなければいけないのは、単に提供してもいいよという意味での意思を確認するという消極的なものではなくて、基本的には意欲、積極的にみずから臓器を提供します、こういうものが前提にならなければいけない。

しかも、その場合に、脳死状態からの臓器摘出ということは、従前の死亡の概念から考えても死に直結するわけですから、内容的なものとしてどういう手続が必要なのか、実はＩＣＨ（ＥＵと米国と日本の三極国際会議、第三章第五節参照）で「医薬品の臨床試験の実施に関する基準」いわゆるＧＣＰをつくろうとしておりますが、このガイドラインは前文で、臨床試験だけではなくて、「人を対象とする治療的介入、または観察を伴う他の研究にも適用されるべきものである」とはっきりと明言して、インフォームド・コンセントの手続が必要であると書かれています。これと、前述しました移植関係学会合同委員会の「レシピエントのインフォームド・コンセントについて」を比べていただければ、いかに違いがあるかということがわかると思います。

私は、臓器移植を軌道に乗せていくためにはドナーの積極的な意欲を欠くことができない、それ以外にないと思っておりますので、そういう意味においては、ドナーカードの普及が極めて重要だと思います。諸外国では、医療においては患者に自己決定権がある、インフォームド・コンセントの権利があるということで小学校のころから教育をしており、臓器移植の問題にしても、臨床試験の意義についても、常に情報を得ることができます。情報提供システムも完備しています。そういう中で自ら意思表明のための登録手続をしているわけですから、形式がコンパクトになっていっていることもある程度うなずけるわけですが、日本においてはそういう教育も医療も全くないわけです。そういう中で、ただカードに、「私は脳死後、丸で囲んだ臓器を提供します。」というだけで、「脳死後」というのは何だという情報がないままで丸をしてもらっても、これだけで登録意思を最終的に確認できるとは到底言えないだろうと私は思います。

手続的には、ICH・GCPで、インフォームド・コンセントを得るときに説明する事項がかなり細かく規定されていますが、特に客観的な脳死状態というのはどういうものなのかについて十分説明するということです。私自身が体験した中で、明らかな植物状態であるにもかかわらず脳死だと言われて、家族が慌てて身内をほかの民間病院に移したという事例が大学病院などでも現にありました。その都度、脳死状態の新しい知見に基づく正確な情報が提供されていくことが一つの前提だと思います。

その上で、常に意思確認を更新させる、二段の意思確認が必要です。一般的に臓器を提供しようというとき、ドナーカードを持つ場合は健常な場合ですので、もしそういう具体的な可能性が出てきた場合には、可能な限り、その直前の状態でその人に病状を詳しく説明した上で改めてインフォームド・コンセントをとるということが原則です。例外的な現象の場合は別ですが、そのインフォームド・コンセントをとることができない場合は、基本的には臓器の摘出はできないと考えた方が賢明ではなかろうかという気がします。

レシピエントの場合は、登録時と移植時においてはインフォームド・コンセントを得る前提として提供すべき情報の具体的な内容に違いがありますから、移植直前におけるインフォームド・コンセントが必ず必要であることは当然のことです。

6　不可欠な情報開示

患者に対する情報の開示の問題をなぜ強調しているかといいますと、移植医療など先端的、実験的な医療において医の倫理を確保する最も有効な手段の一つとしてインフォームド・コンセントの確立があったわけです。これはヘルシンキ宣言以来のものであります。

そのインフォームド・コンセントを実現する最も重要な手段として国際的に実施されているのが情報の開示です。医療記録のコピーを渡すことも含め患者に対し日常的に情報を開示する、これがインフォームド・コンセントに基づく医療をやっていく最も重要な手段となっています。欧米だけでなくて、既に韓国の医療法も改正されているわけです。

したがって、インフォームド・コンセントを保障するということは、患者本人に対して絶えず医療記録も含めた情報を開示しなければいけないということなので、広く第三者に対し医療情報を公開することにより開かれた医療をつくり上げることとともに、医の倫理を確保する上で独自の機能と不可欠な役割を果たしているものだと言えます。

7　抜本的な見直しが必要な臓器移植法案

そういう観点から見ますと、臓器移植法案全体では、一つはやはり「死体（脳死体を含む。）」という、これが根本的な一つの問題ですので、まずこれを外して、「死体もしくは脳死状態の者からの自己決定に基づく臓器の摘出」というような書き方をする必要があると思います。

現実の問題として、脳死状態をもって死と受けとめる人たちが必ずしも多数とは思えません。それをあえて死の定義、概念の変更を持ち込む必要があるのかという政策的な問題もあります。私は、二つの基準を設けるということではなくて、死亡についての定義は今はいじらない、そして、死亡は従前からだれも異論がない三徴候で判定する。臓器提供意思を生前強く持っている人については、客観的な不可逆的な死に至る道、つまり客観的な脳死状態というのは一応判定できるわけですから、当然のことですが救急救命措置を全力で実施した上で、残念ながらそういう段階に至った場合においては、臓器を提供したいという本人の意思を実現できるように厳密な判定基準なども含めて制度的な方途を確立するということが、いま臓器移植を待っている患者さんとの関係でも遠いようでも一番早い道ではないかと考えております。

インフォームド・コンセントの関係からいいますと、第四条の「必要な説明を行い、理解を得るよう努めなければならない。」これはもう全然違います。インフォームド・コンセントについて、どんな訳を採用しても、「十分な説明」が必要ですし、「同意を得る」、「決定を得る」ということがまず不可欠です。さらにそのためには、国際的に重要な手段になっている点でいいますと、第一〇条の関係が問題だと思います。第一〇条は医療記録の保管は五年としていますが、これは一般医療記録と全く同じで非常に短かすぎます。日弁連は一五年という提案をしているようですが、私は当分の間は半永久的な保存でもいいと思います。現実には、大学病院などは一般的な症例でも半永久的な保存をしています。したがって、ここは少なくとも五年では短かすぎます。それと本人及びその遺族に対しては、これはドナーの場合でもレシピエントの場合でもそうですが、無条件で医療記録を開示する、しかも事前の開示が必要だと思います。その脳死判定が正しいのかどうかという問題は当然出てきますし、レシピエントとしての登録が適正かどうかということも出てきますので、とにかく無条件の事前の開示ともちろん事後の開示も当然です。

加えて第三者機関をつくる手続がどうしても必要だと思います。とりわけ、レシピエントの適用に当たってはセカンド・オピニオンを得ることが非常に重要だと思いますので、その審査機関に対しては無条件の閲覧か開示が必要です。法案は単に「閲覧」となっていますが、いろいろな法律でも閲覧だけでは重要な内容をほとんど入手できません。コピーを提供するというのが国際的な基準ですので、その点は最低限改められる必要があります。

8　臓器移植と患者の権利の法制化

これは、全く切り離せない問題です。といいますのは、チャレンジ精神で人体実験をして、それでもなおかつ医学が進歩することがあるという考え方自体を根本的にやめようというのが、実は戦後の国際社会における医療、医学の立場です。

そして、根本的にそれをやめる手段がインフォームド・コンセント原則であり、個人の尊厳、個人の人生観で考えることです。つまり、これがあなたにとって幸せなんだというような言い方、あるいは、自分がそういう研究をしたいのでデータをとりたいということは隠しておいて、あなたの命のためにこうしなければいけないと患者に伝える、こういうごまかしはやめようということが根本的な理念です。日本における臓器移植の社会的な合意を形成するためにも、この機会に、日本における医の倫理の確立、インフォームド・コンセントの確立をぜひ果たしていただきたい。そうすれば、本当に苦労されているレシピエントはもちろんのこと、今後の多くの国民の健康を守っていく上でも、非常に大きな功績を残すことになると思います。

9　発言を終えるにあたり

結論的に意見を述べます。欧米諸国でもやっており、WHO宣言も促進を提唱している医療における患者の自己決定権あるいはカルテの開示、そういうシステムをまず医療法の改正や患者の権利法制定ということで実現して、日本医療の中で確実なものにしていくことが大前提です。

どうしてもそれができない、しかし早く移植医療をやりたいというのであれば、臓器移植法案に、そういうシステムがない日本の実情を踏まえて抜本的に患者の権利が侵害されないような手続規定、客観的な条件を法定すべきではないでしょうか。そういう点での臓器移植法案の抜本的修正はぜひお願いしたい。今回出されました修正案では、家族の忖度《そんたく》という部分を排除した、要するに臓器提供というのは個人の意思にかかわるものだということを明確にしたという点では、一歩前進というか国民の声を反映したものだと思いますが、それだけでは十分なものとは言えません。

私はデンマークで今のところ唯一の心肺移植も含めてやっている責任者の方とお会いしたことがあります。御承知のように、デンマークでは十数年にわたって国論を二分するような形でなかなか決着がつきませんでした。しかし、その間、臓器移植を希望する人については国外に行ってもらい、その費用は全部国費でみました。その上で決着をつけて、そして今、唯一国立病院でやっているわけです。その結果、移植の成果だけでなくて、病院の予算やスタッフの相当部分がそれにとられるということで、一般医療との調整など非常に多くの新しい課題もまた起きてきているそうです。社会的な合意のつくり方、移植を望む患者さんたちの処遇の問題という点では、学ぶべき点があると思います。

さらに、死体と言わないとその人から臓器を摘出するのは殺人になるという論理が一部の法律学者の中から出ているわけです。脳死自体に反対して臓器提供を絶対許さないという立場からそういう議論を展開されるのであれば私は納得いくのですが、その多くの学者は、死体とみなしてそこから臓器を摘出しよう、そのためには家族の了解でもいいじゃないか、こういうような議論をしている点が納得いかないのです。客観的には全く同じ脳死状態と言われるものを、あるときにそれを死体だとみなさなければ臓器はとれない、死体と定義だけを変えれば臓器をとっていいのだとすると、手続は非常に乱雑になります。これは、一人一人の生身の人間のことを考えたときに到底理解できないもので、私は言葉の遊びだと言っております。

インフォームド・コンセント原則を確立することが臓器移植医療を地につけるためにどうしても不可欠だという観点から発言しましたが、これは臓器移植だけの問題ではなくて、日本の医療全体が大きく飛躍するチャンスになると私は思っています。いろいろな医療の分野で医療情報、カルテを全部患者本人に開示する、精神病院でもやるべきだということが国連総会でも決議されており、諸外国では現にやられています。そういう中で、精神医療の中身が大きく改善されたとか、あるいは、患者がカルテを見ても理解できないではないかという推測的議論ではなくて、現実に真正面から受けとめて患者自身が自分の病とみずから闘っていく意欲が引き出されることで、医療のレベルが上がってきたことが国際的に報告されています。日本医療が大きく飛躍するためにも、臓器移植法案の議論が生かされるようにしていただきたいと切に願っております。

第五節　補稿：臓器移植法

――その後の展開――

久保井　摂

1　臓器移植法の成立過程

一九九四年四月に国会に提出された臓器移植法案（中山案）は、本編にもある通り、提案者自身により修正されて一九九六年十二月十一日に国会に提出されました。この間、法案の実質的な審議はほとんどなく、前後四回にわたり、次期国会への継続審議になるという経過をたどった上で、突如として一九九六年六月、通常国会の終了直前になって提案者自身による修正案が出され、審議されないまま衆議院の解散によりいったん廃案となり、総選挙後の臨時国会に再提出されるに至っています。

これには、法案が形の上では「脳死及び臓器移植に関する各党協議会」での議論を経て、各党の合意を前提とした議員立法として提出されたものの、脳死を人の死と認めるか、また臓器の摘出について本人の明示の意思表示を必要とするかなどの重要な問題について、合意が形成されておらず、深刻な対立と矛盾を孕んでいたという背景がありました。

最大の修正点は、本編にもある通り、臓器摘出の要件として、生存中に臓器提供の意思を書面により表示している場合で、遺族が拒まないときに限ったことです。また、心臓死体からの角膜と腎臓の摘出については、当分の間、本人の意思が不明なときは遺族が書面により承諾した場合にも認めること、施行三年後に法律全体を再検討することとしました。立法を主導した議員らは、本人の意思が不明確であっても遺族の同意で臓器摘出を可能とする考え何とかを明示していましたから、この急な方針の転換は不可解なものでしたが、要件を極めて狭いものとしても、法律を成立させ脳死体からの臓器移植を実現させたいという目的によるものだったと思われます。

この法案をめぐる衆議院厚生委員会の審議は難航し、「脳死を人の死としない臓器移植法をめざす議員の会」（金田誠一会長）が発足し、一九九七年三月に脳死を人の死としない法案（金田案）を厚生委員会に提出しました。日弁連は、この金田案について、自らの基本的立場と同趣旨のものとして賛意を表明し、二つの法案をめぐって国会内で活発な議論がなされることを期待する会長談話を発表しました。

ところが、金田案についての質疑は四月十五日の厚生委員会で行われたのみにとどまり、委員会としての結論を出さないまま、四月十八日に審議を終了、両案が衆議院本会議で採決に付されるという経過をたどりました。四月二十四日の決議においては、自民党や新進党が党議拘束を外した上での自由投票が行われ、中山案が賛成三二〇票、反対一四八票で可決、金田案は少数で否決されました。中山案が事前の予測をはるかに上回る得票になったのは、自民党と新進党の議員が全体として賛成に回ったことのほか、審議が尽くされず、したがって両者の差、特に金田案の特色が十分に認識されていなかったということを指摘できます。

日弁連は、これに対し、反対票が三六％を占めたことから、脳死を人の死とする社会的合意がないままの決議にためらいを感じた議員が相当数にのぼったと指摘し、公聴会も実施されておらず、また審議はあまりにも不十分であるとして、改めて脳死を人の死とする法律の制定には反対であることを表明する会長意見を発表しました。

参議院では、直ちに採決とはせず、臓器の移植に関する特別委員会を設置し、慎重な審議を行い国民の期待に応える旨表明しましたが、わずか二回の審議と救命救急センター視察がなされたのみで、六月十日、自民党、平成会など四会派による共同修正案が報道関係者に発表されました。しかし、六月十一日の委員会集中審議には共同修正案は提出されず、その後行われた公聴会でも正式には参考人の意見の対象とはされず、参考人の意見を全議員が周知するために必要な時間も設けないまま、六月十六日、特別委員会に正式に提案され、三時間半の集中審議後即日に可決、翌十七日には参議院本会議で可決、直ちに衆議院に回付されて可決成立という異様な経過をたどって臓器移植法は成立しました。

2　一九九七年法の内容

成立した法律は、臓器摘出の対象を、従来の案が「死体（脳死体を含む）」としていたのを、「死体（脳死した者の身体を含む）」とし、「脳死した者の身体」とは「その身体から移植術に使用されるための臓器が摘出されることとなる者であって脳幹を含む全脳の機能が不可逆的に停止するに至ったと判定されたものの身体をいう」としました。また、脳死判定自体も本人がそれに従う意思を書面により表示している場合に限るとしました。

これは、脳死を人の死と定義することを回避するとともに、脳死の判定は、移植のための臓器摘出を前提として予め本人がこれを書面によって承諾している場合にのみ行われるとするもので、実質的には日弁連等の脳死を人の死とは認めない側の意向に沿う内容となっています。

しかし、脳死を人の死と認めるか否かという最も重要な争点については、国民的合意形成のないまま、成立に至っています。また、脳死判定基準についても日弁連などからより厳格にすべきとの意見が表明されました。

有効に臓器提供の意思を表示できる年齢については、法律の運用に関するガイドラインにおいて、臓器提供に係る意思表示の有効性については、年齢等により画一的に判断することは難しいとしつつ、民法上の遺言可能年齢を参考にし、法の運用に当たっては、十五歳以上の者の意思表示を有効として取り扱うものとしました。

3　旧法施行後の移植実施件数

第一例の脳死判定が行われたのは、法施行から一年四ヵ月以上経過した一九九九年二月、高知赤十字病院においてでした。ここでは、マスコミの過剰報道によりドナー側家族のプライバシー侵害の危険が高まったことから、これ以降の症例については家族の同意を得られた範囲でのみ情報を公開するという方針がとられ、二例目からは情報が厳しく管理され、家族の意向によっては、提供側の施設名、ドナーの原疾患さえも公開されないことになりました。

施行後三年での臓器移植実施件数は五例、施行後五年では一八例、施行後一〇年で五三例、また改正法が施行された二〇〇〇年七月一七日の時点では八六例の提供がありました（旧法下の年間平均実施件数は六・六例）。うち、第四例目までは公衆衛生審議会疾病対策部会臓器移植専門委員会による検証が行われましたが、専門委員会に参考人として発言した柳田邦男氏の検証組織として行政から独立した中立的な第三者機関が必要であるとの意見を受け、一九九九年九月に「脳死下での臓器提供事例に係る検証会議」の設置が決まり、五例目からはこの検証会議による検証が実施されています。

4　法改正の動き

附則には施行後三年を目途として、施行の状況を勘案し、その全般について検討が加えられ、その結果に基づいて必要な措置が講ぜられるべきものとの規定があり、厚生省の「臓器移植の法的事項に関する研究班」（班長：町野朔）は三年目を迎える二〇〇〇年八月に、脳死を人の死とした上で、明示による意思表示のない場合や十五歳未満の小児についての臓器提供を可能にするために、一律書面による意思表示を必要としない旨の改正が相当であるとの報告書を出しました。その理由として、「およそ人間は、見も知らない他人に対しても善意を示す資質を持っている存在であり、反対の意思が表示されていない以上、臓器を摘出することは本人の自己決定に沿うものである」と述べ、現行法の枠組みを維持し小児に限って親権者の代諾を認める特則を認める案は理論的・思想的な根拠を欠いた便宜主義的な改正であると批判し、大人も小児も本人の意思表示がなくとも遺族の同意で足りるとの方向で統一すべきだと述べています。

これに対し、日弁連は、二〇〇二年十月に「臓器移植法の見直しに関する意見書」を発表しました。これは、いまだ脳死を人の死とする社会的合意が形成されていないことを踏まえ、自己決定をなし得る者だけが臓器提供を行い得るとする現行法の大前提は今後も貫かれるべきであり、したがって、自己決定をなし得ない小児について、脳死段階での臓器摘出・移植を認めるべきではないとし、また、第一例の過剰報道が遺族の反感を招き、情報公開が後退している状況を踏まえ、移植医療への信頼を構築するためには情報公開が不可欠であり、事前に情報公開される範囲を家族に説明し、その上で臓器提供の同意を得るべきだとするものでした。町野班の報告書に対しては、個別の意思を無視して臓器摘出・移植を強いることは、幸福追求権（憲法一三条）や思想良心の自由（憲法一九条）を著しく侵害するもので許されないと厳しく批判しています。

その後、二〇〇四年に自民党の脳死・生命倫理及び臓器移植調査会が改正法案をまとめ、二〇〇六年三月には自民党中山太郎議員らが、脳死を人の死とし、本人の拒否の意思表示がなければ家族のみの承諾で臓器摘出できるとするいわゆるA案を、また公明党斉藤鉄夫議員らが、原則として現行法通りとするものの臓器提供可能年齢のみ十二歳以上に引き下げるとのB案を、それぞれ国会に提出しました。

この動きを受けて、日弁連は、二〇〇六年三月、『臓器の移植に関する法律』の見直しに関する意見書」を発表、脳死臓器移植について従来通りの見解を再度示した上で、法の見直しにあたっては、中立公正な機関を設立して、施行後の実施例を含めた法施行状況の全般を検証すべきであるとし、脳死と判断された後も長期に生存する患者が存在する事実を踏まえ、脳死を死とする生物学的・医学的根拠の再検討、それを踏まえたシステムの是正、実態調査を踏まえた十分な救急医療体制の確保のための制度整備の必要などについての意見を述べました。

その後、二〇〇七年十二月には民主党の金田誠一議員らが、現行法の枠組みのまま、脳死判定基準を厳格化するC案を提出しました。

このように、国会議員の間でも意見が分かれていることが明らかな法改正の動きが一気に加速したのは、二〇〇八年五月二日に国際移植学会が「臓器取引と移植ツーリズムに関するイスタンブール宣言」を発表し、移植用の臓器を各国国内で公平に分配し、国際的な臓器の売買から貧困者を保護するよう提唱したこと、さらには二〇〇九年五月のWHO総会で臓器移植を受けるための海外渡航を原則禁止とする決議が採択される見込みとなり、海外での臓器移植が不可能となる可能性が現実化したことによるものでした（実際には新型インフルエンザ問題でこの年は採択されず、翌年採択されました）。心臓移植を必要とする小児が海外渡航により移植を受けることができなくなるから、日本で実施できるようにすべきだとの理屈です。同年四月には、衆議院厚生労働委員会に設置された臓器移植改正法案審査小委員会が論点を取りまとめ、これに基づき厚生労働委員会として二回の審議が行われましたが、採決をとらないまま、本会議での審議となりました。

二〇〇九年五月には、折衷案として、自民党の根本匠、民主党の笠浩史議員らから、現行法の枠組みを維持した上で家族の代諾と第三者による確認により一五歳未満の臓器摘出を可能とするD案が国会に提出されました。同年六月十八日、四つの改正案についての採決が衆議院本会議で行われました。これには、提出順にA案から記名式投票を行い、過半数の賛成が得られた案が出た時点で自動的に他の案は廃案とするという方式がとられました。共産党は審議不十分として全員棄権、他の党は党議拘束を外して採決に臨み、自民党議員を中心にした賛成二六三票、反対一六七票、棄権五六票で最初のA案が可決通過しました。

参議院では民主・社民有志から、子ども脳死・臓器移植臨調を設置して子どもの脳死判定基準や虐待児からの臓器摘出を防ぐ仕組みについて一年かけて検討するとする案のほか、修正A案も提出されましたが、二〇〇九年七月一三日、衆議院同様棄権した共産党以外の各党は党議拘束を外して採決に臨み、A案が賛成一三八、反対八二で可決されました。

5　改正法の特徴と評価

改正法は、「脳死した者の身体」につき、一九九七年法にあった「その身体から移植術に使用されるための臓器が摘出されることとなる者であって」という条件を削除しています。これは、臓器移植を前提としない場合でも一般的に脳死と診断しうること、即ち脳死を人の死と認めたことになるのではないかとの懸念を抱かせるものです。

次に、「臓器提供の意思を書面により表示している場合及び当該意思がないことを表示している場合以外の場合であって、遺族が当該臓器の摘出について書面により承諾しているとき」に脳死判定及び臓器摘出をすることを認めている点については、立法者は、WHOのガイドラインの「オプト・イン」を採用したものだと説明しています。これにより、臓器摘出可能な事例の範囲は格段に広がることになりました。しかし、脳死判定や臓器提供についての理解が広がらず、国民的合意形成もなく、臓器提供の意思がないことを示す機会が実質的に保障されているとは言えない中で、家族のみの承諾による脳死判定及びそれに基づく臓器提供を認めることには、倫理的にも大きな疑問があります。立法者が言及するWHOの指針は、その「解説」において、「コンセントはあらゆる医療的介入の倫理的基盤である。国内当局は、国際的な倫理基準に基づいて、細胞、組織及び臓器に関するコンセントを取得し、記録する手続、その国家において臓器の取得が実施される方法、および不正使用及び安全の侵害に対するセーフガードとしてのコンセントの実務的な役割について、明確に規定する責務を負う」と述べています。これは、「あらゆる医療的介入」、すなわちすべての医療行為についてのインフォームド・コンセント原理の普及を前提とするもので、日常医療において必ずしもインフォームド・コンセントが適切に保障されているとはいえない日本の現状を前提とすると、形式的にWHOガイドラインを当てはめることには疑問があります。

また、改正法は親族への優先提供の意思表示を可能としています（六条の二）。これは、移植機会の公平の例外を認めるもので、大きな問題を孕んでいますが、改正法の審議においては、専ら書面による同意がない場合や小児において広く臓器提供を可能にすることに焦点が置かれ、この点については十分な議論が尽くされたとは言えません。

改正法に対し、日弁連は二〇一〇年五月七日に意見書を発表しました。まずオプト・インが厳格に適用されるべきであるとし、臓器提供の「意思がないことを表示」する機会が実質的に保障されていない者に対する脳死判定・臓器摘出は許されないとしました。また、その場合に家族が迫られる決断については、十分な説明を受け、正確に理解したうえで承諾し、その事実が記録されることが必要であると述べました。摘出可能年齢制限が撤廃されたことに関しては、被虐待児からの臓器提供が行われないために十分な体制の整備が必要であること、小児に対する救急医療体制の整備のないまま小児臓器移植を進めるべきではないことを提言しました。そして、親族への優先提供は認めるべきではなく、脳死判定基準についても、法の定める「全脳の機能の不可逆的停止」を前提とした内容とすべきであり、特に小児において長期脳死、慢性脳死と呼ばれる長期間にわたる症例が複数報告されていることに照らし、子ども独自の脳死判定基準の作成が必要であるとしました。さらに、改正法の内容の周知を徹底したうえ、実施例の公開と検証を拡充すべきだとしています。

6　改正法下での臓器移植実施状況

改正法施行後の二〇一〇年七月十七日から二〇一三年四月十日現在までの二年九ヵ月の間の臓器提供事例は一二九例、一九九七年法での一三年間で八六例に過ぎなかったことを考えると確実に、しかも飛躍的に増加しています。臓器移植ネットワークがホームページで公開している二〇一一年十二月までの統計によると、改正後の脳死からの臓器提供は七三例、うち書面による意思表示のないものが六一例、すなわちほとんどは家族同意によるもので、書面による意思表示のある事例について言えば、改正前から全く増えていません。

また、事例数のみ見ると、確かに飛躍的な増加に見えますが、心停止下の臓器提供と併せてみると、総数では年間一〇〇例あまりで、ほとんど変化はありません。つまり、旧法下では心停止確認後に臓器提供されていた書面による意思表示なき事例が、新法のもと、家族同意により脳死状態で摘出されるようになったものと考えられます。一五歳未満の者からの脳死下での臓器提供は、二〇一一年四月、家族の書面による承諾に基づいて実施された一例がありますが、その詳細は明らかにされていません。

7　臓器提供事例の検証について

既に述べましたように、臓器提供事例については、当初は公衆衛生審議会疾病対策部会臓器移植専門委員会による検証が、五例目からは脳死下での臓器提供事例に係る検証会議による検証が行われています。この検証会議はプライバシー保護のため非公開とされ、議事録を確認することもできません。各事例の報告書は原則として公開されていますが、家族の希望により公開されていないものもあります。報告書を公開している厚労省のサイトでは、二〇一三年四月十二日時点で公開されている報告書は五〇例、実際に検証がなされた例の半数にも達しません。これでは、果たして真に第三者機関としての客観的な検証ができているのか、不透明であると言わざるを得ません。また、公開されている報告書を読むと、法的脳死判定が、ガイドライン通りには実施されていないものも散見されますが、いずれも結論としては適切になされたとの評価になっています。脳死を人の死とするか否かについて社会的合意が形成されているとは言えない状況下にあっては、せめてガイドラインの要求する基準は遵守されるべきでしょう。

また、改正法下の家族同意による提供例については、検証会議は、提供後の遺族の心のケアも含めて検証するため、提供から一年程度時間をあける必要があるとしており、実際、実施から一年ほど経過して検証が開始されています。しかし、制度が大きく転換した状況にあって、本人の提供の意思の有無について適切な確認がなされたかどうかは重要な問題であり、リアルタイムの情報提供が必要だったのではないかと思われます。とりわけ、十五歳未満の小児の事例については、虐待児ではないことをどう確認したかという問題や、小児についての脳死判定の難しさを考えると、その要請は一層大きかったというべきです。

二〇一二年三月二十九日、検証会議は、「一〇二例の検証のまとめ」という報告書を発表しています。旧法下の八五例と新法下の一七例についてまとめたもので、いずれも原疾患に対する適確な診断と適切な治療がなされているとし、初動体制並びに家族への脳死判定・臓器提供等の説明及び承諾は適切に行われた等の肯定的な評価となっています。

日弁連は二〇一一年一月七日に家族のみの承諾により臓器摘出がなされた事例について、迅速かつ適切に検証し、その結果を公表するよう強く求めるとともに、これがなされないまま今後も改正法に基づく臓器摘出・移植が進められるのであれば、改正法の施行の停止及び見直しを求める要望書を発表しています。

先に紹介したＷＨＯのガイドラインの解説は、臓器移植手続に対する公衆の理解と受容がしっかりと根付き曖昧さが払拭されれば、本人の明示もしくは推定的なコンセントを前提とする手続になっていくはずだとしています。臓器提供が倫理的にもまた安全の面からも許容されるためには、各事例に関する情報が速やかに公開され、不断の検証を受ける体制の整備を欠かすことはできません。

これからも、情報の適切な公開を求めていくことが必要だと思われます。

参考文献

中山研一「臓器移植と脳死」成文堂、二〇〇一年
春山明哲「生命科学技術と立法」レファレンス二〇〇五年
高知新聞　http://www.kochinews.co.jp/rensai99/nousifr.htm#BACK
＊第一例の報道をめぐる自己検証的な連載で、今読み返しても多くの示唆に富んでいます。

（くぼい・せつ　弁護士、ＮＰＯ法人患者の権利オンブズマン理事長）

第六節　尊厳死と末期医療「延命治療」と患者の権利（1）

——東海大「安楽死」事件刑事判決について——

（『患者の権利』九州大学出版会、一九九七年、改訂増補版）

一九九一年四月に発生した、いわゆる東海大事件の横浜地裁刑事判決（一九九五年三月二十八日言渡・確定）は、尊厳死や「安楽死」を一定の条件のもとに認める立場に立つとともに、その根拠を患者自身の自己決定権に由来するものとし、患者本人の意思が全く介在していなかった本件はそもそも「安楽死」にあたらないとして殺人罪を適用し有罪の宣告をしました。

ところで、医療行為の中止が死亡に直結すると思われる場合、あるいは患者が死を望んで医療の中止を求め、その援助が求められた場合、医師はどう対応すればよいのでしょうか。本来、基本的人権は人が人間らしく「生きていくために」保障されるものであり、とりわけ生命の尊重は医療の根本理念に他なりません。「安楽死」や尊厳死の問題は、理論的にも実践的にも生命の尊重と自己決定権との間に一種の緊張関係を生み出しています。

この点について判決は、いわゆる「安楽死」を自己決定権の延長線上に位置づけるとともに「治療行為の中止を求める権利」は「死そのものを選ぶ権利」、いわゆる「死ぬ権利」までも認めるものではなく、死期が目前にせまっている中でどういう死に方をするか、つまり「死の迎え方ないし死に至る過程についての選択権」として認められているものだとし、さらに、「治療行為の中止を求める患者の意思表示が存在すること」「そうした意思表示は、患者自身が自己の病状や治療内容、将来の予想される事態等について、十分な情報を得て正確に認識し、真摯な持続的な考慮に基づいて行なわれることが必要」であり、「病名告知やインフォームド・コンセント」は重要な前提条件であると指摘していますが、日本における「安楽死」や尊厳死をめぐる議論の状況に照らし極めて妥当な結論だと思います。

なお判決は病院や医療の中で考えられる「安楽死」として、

1　消極的安楽死＝いわゆる延命治療をしない

2　間接的な安楽死＝結果として死期を早めるかもしれないが、苦痛を除去するための治療をする

3　積極的安楽死＝苦痛から免れるために、意図的に死を招く措置をとる

という三つの形態を示していますが、いずれも死期が近く、かつ肉体的苦痛がある時、それを除去する目的でのみ許容されるとの立場をとっています。

さらに、ただ「生きる望みがない」というような精神的苦痛を理由とする場合は、果たしてそのような状況下における本人の意思表示自体が有効なものであるかどうかに関する判断に困難が伴うので認められないとしており、この点においても「死ぬ権利」を認める立場とは明確に一線を画していることが窺えます。

なお、日本において実際に発生してきた「安楽死」事件のほとんどは病苦を理由としており、とりわけがん末期の苦痛から逃れることが動機の第一となっています。しかし現在はＷＨＯによるがん末期の疼痛対策が国際的に確立しており、ＭＳコンチン（内服モルヒネ）の定時服用により血中濃度を鎮痛有効領域に保つことを基本とし、必要であれば放射線照射や抗うつ剤、抗けいれん剤などの併用をすれば副作用もなく九六％の痛みを止めることができる状況にあります。もはや世界のがん患者は痛みから解放されているといっても過言ではありません。これが終末期のがんに限らず他の病気の痛みでも同様とされています。

したがって末期医療の充実をはかることにより、従前のような肉体的苦痛から逃れようとして引き起こされる「安楽死」事件はほとんど姿を消すはずであり、それこそが医療者が担うべき本質的な課題であることは言うまでもないでしょう。ＷＨＯ宣言は「ケアと治療」の項において、「患者は、高度な技術水準及び患者と保健医療提供者の間の人間的な関係に裏づけられる質のケアを受ける権利を有する（５・３）」「患者は、現在の知見に応じて、

苦痛を軽減される権利を有する（5・10）」「患者は人間的なターミナルケアを受け、尊厳ある死を迎える権利を有する（5・11）」と述べています。

ところでいくつかの国では正面から「死ぬ権利」の容認を前提にして「安楽死」を主張する運動もあります。そうした報道に接した市民の中から、どうして日本では「安楽死」に協力した医師が有罪判決を受けるのかとの質問を受けることも少なくありません。

ここで注意すべきことは問題状況が全然違っているということです。欧米諸国ではいずれも患者本人の強い希望と自己決定があることを大前提にして、生命の尊重を第一義的な責務としてきた医師が生命の短縮をもたらそうとする患者の決定に対しどのように対応すべきか、自らが刑事責任を負う危険を犯してでも患者の自己決定を尊重すべきかというような議論を背景として、患者の意思に従う者を免責するための運動として展開されているわけです。それに賛成するか否かは別論として、患者の自己決定権の効力が及ぶ範囲をめぐる運動といえるでしょう。

しかし東海大「安楽死」事件では患者本人の意思表示はまったく存在しないまま事態が進行しているのです。一九九六年四月に発生した京都府における事件でも患者の意思表示はないのに医師が勝手に患者が苦しそうだったからという理由で生命を断つ処置をしているのです。たぶん日常医療において患者の意見や自己決定を求めたことのない医師は自分が行おうとしている行為の恐ろしさにも気づかないのでしょう。

そうした状況の中で、この判決が患者の自己決定権を基本において「安楽死」問題を論じたことは正当であり、「消極的安楽死」において厳格な条件が設定されてはいますが、患者の意思が推定できる家族の意思表示でも足りるとした点には若干の疑問が残るものの、患者の権利概念を欠落させたまま「安楽死」や尊厳死を論じる傾向も見受けられる日本の医療界に対しては大きな警鐘になっていると思います。（判決全文は『判例時報』一五三〇号、二八頁以下を参照）

第七節　尊厳死と末期医療「延命治療」と患者の権利（2）

――「延命治療」と患者の権利――

（『患者の権利』九州大学出版会、一九九四年、初版）

1　「安楽死」事件の評価

一九九一年四月、患者の家族から「これ以上見ているのは辛い」、「すべての治療を中止して欲しい」と要請され、昏睡状態にあった患者に対する積極的治療を中止し、さらに家族から「早く楽にして下さい」と懇願されたため、塩化カリウムを静脈注射して患者を死亡させるという悲しむべき事件が発生しました。いわゆる東海大「安楽死」事件と呼ばれているものです。

大学当局は、「治癒の見込みがない末期がん患者で、家族の強い希望があったとはいえ、医師の規範を逸脱した処置が行われたことは真に遺憾であり、同様な事態の再発を防ぐために医の倫理を始めとする教育の充実を柱とした対策を講じたい」と発表しています。

初めに私が言いたいことは、この事件を「安楽死事件」と呼ぶべきではないということです。名古屋高裁は一九六二年十二月、病者の父親を中毒死させた事件の判決の中で、

①　現代医学では不治で死が目前に迫っている
②　病人の苦痛がだれからも見るに忍びない
③　苦しみから救うことが主な目的である
④　本人の真剣な頼みや同意がある

⑤　特別な事情を除き医師の手により方法が倫理的に妥当

の五条件すべてが満たされた場合には罪に問わない「安楽死」として認めうる場合があるとの判断を示しています。

今回の事件で重要なことは、患者は昏睡状態にあったということです。したがって、もちろん本人の要請はありませんし、その動機も直接的に苦痛を取り除くということではありません。確かに、家族はこれ以上苦しめないで欲しいと要望したとのことですが、患者自身は昏睡状態にあったのですから、少なくとも苦痛に耐え切れないという状態の中で行われたとは言えないわけです。

さらに、今、社会的にも解決を迫られている、いわゆる脳死の状態とも全然違います。脳死とは、日本では全脳死ということで、大脳、小脳、そして中脳等が入っている脳幹部、これらがすべて機能を失う。そういう状態になった場合には大体数時間後、長くても数週間以内には心臓死に至る、しかもそれは人工心肺機器によって心臓が動かされているという極めて特殊な状態の中で起こるものです。脳死状態のときに人工心肺機器をはずすかどうかという問題は別途大きな議論がありますが、今回の場合は全然そういう状態ではありません。まさに生きている人間に対して治療をやめただけではなくて、塩化カリウムを注射して命を止めたということですから、これはもう殺人という以外の何物でもないわけです。

そういう意味で、私は、今回の事件について、これは刑事上の殺人事件であると思っています。ただ、これが大学で行われた、あるいは医療の現場で行われたということゆえに警察も扱いに困惑しているという報道がなされているわけです。どうしてでしょうか。老人性痴呆にかかった配偶者を自分で一生懸命面倒をみてきて、このままでは、もう自分の方が先に倒れてしまう、もし自分が死んだら、妻の、あるいは夫の面倒を見るものは誰もいないということで、本当に聞くだけでも涙が出てくるような緊迫した事情であえて手をかけて殺し、自分も心中したが未遂に終わったというような事件が、年に何件か報道されています。そういう場合でも、それは必ず刑事事件として、殺人事件として立件されているわけです。なぜ医療現場だったら、その対処に困惑するのか。結局この事件もその後刑事裁判の手続がとられ有罪判決が出されましたが、それを不当とする論評もみられます。私は、そうした扱い自体が今日の末期医療における問題性を象徴しているという感じがするわけです。そこで末期医療に関連して少し考えてみたいと思います。

2　尊厳死と「死ぬ権利」

尊厳死を求める権利は一九八一年の世界医師会総会におけるリスボン宣言においても第五項で「患者は尊厳をもって死を迎える権利を有する」として確認され、米国においては少なくない州で尊厳死法あるいは自然死法として立法化されていますが、それらの根拠とされているものは自己決定権の思想です。その意味でも今度の事件は、自分の意思で治療を拒絶するという、いわゆる尊厳死の思想とは大きな違いがあります。

ところで、日本尊厳死協会の会員数は九〇年代に入り、とりわけこの東海大「安楽死」事件を契機として爆発的に増えており、会員は、①不治の状態で死期が迫っている場合、いたずらに延命措置をしないこと、②苦痛を和らげる措置は最大限行なうこと、③数ヵ月以上いわゆる植物状態になった場合には、一切の生命維持措置をやめること、という意思を記した宣言書である「リビング・ウィル＝Living Will（生前発効遺言）」を登録しています。

尊厳死については一九八九年に日本医師会が行ったアンケート調査でも六〇％を超える医師が支持していましたが、その後も年々支持率が上がっています。人工心肺機器などに囲まれていたずらに「死期を引き延ばされる」より、生まれ育った家庭で家族に見守られながら静かに死んでいきたいという願いは多くの人が抱いており、そうした意味では、いわば死に方についての自己決定については当然尊重されるべきものでしょう。

しかし実際に尊厳死運動に参加している人々のすべてが、患者としての主体性や尊厳性を主な動機にしているわけではなく、「寝たきりになってこれ以上子どもに迷惑をかけるわけにはいかん」というような思いも少なくありません。日本においては他の年齢層と比較して七五歳以上のお年寄りの自殺率が極端に高まっています（表1）。

表1　性・年齢階級別自殺死亡率─国際比較（1992年）　（人口10万対）

	日本	アメリカ合衆国2)	オーストリア1)	デンマーク	フィンランド	フランス1)	ドイツ1)	ハンガリー	イタリア2)	スウェーデン2)	イギリス	オーストラリア
総　数	16.9	12.4	22.3	22.0	28.8	20.2	17.5	38.7	7.6	17.2	8.0	12.0
5～14歳	0.6	0.8	0.7	0.5	0.6	0.2	0.4	0.8	0.3	0.5	0.0	0.2
15～24	7.5	13.2	15.6	8.1	22.0	9.6	9.2	15.6	4.0	10.1	7.4	15.5
25～34	13.5	15.2	19.0	16.8	39.7	19.8	14.4	34.0	6.5	18.6	10.6	16.6
35～44	16.3	15.3	24.1	24.5	42.6	26.3	17.9	51.2	7.0	20.2	11.9	14.7
45～54	24.1	14.8	31.0	37.1	45.2	27.4	24.2	61.5	8.0	23.1	11.3	14.8
55～64	27.3	16.0	32.6	33.7	37.4	28.0	24.0	51.0	11.1	24.8	9.3	14.3
65～74	27.0	17.9	33.6	34.5	23.1	31.4	25.7	63.9	14.4	25.8	8.9	15.0
75～	48.5	24.3	53.2	47.8	26.0	50.9	46.9	100.8	24.2	30.2	8.9	15.2
男	22.3	20.4	33.8	29.1	47.2	29.6	25.0	59.3	11.4	24.1	12.5	19.1
5～14歳	0.7	1.1	1.1	1.0	0.9	0.2	0.6	1.3	0.3	0.8	0.1	0.3
15～24	10.2	22.0	24.4	12.6	35.2	15.0	14.4	25.0	5.9	14.7	12.2	25.6
25～34	18.8	24.8	30.0	24.6	65.9	31.2	22.0	56.1	9.9	25.9	16.8	26.8
35～44	24.0	23.9	34.6	34.0	68.3	39.1	26.7	83.2	10.3	27.2	19.6	23.2
45～54	34.6	23.2	44.2	47.9	68.8	38.6	34.5	98.1	11.5	31.1	17.3	23.4
55～64	38.0	25.7	49.0	39.4	59.7	38.3	34.5	79.7	15.6	32.8	14.1	21.8
65～74	33.0	32.2	64.1	43.0	41.6	47.6	38.0	99.1	23.3	39.3	12.8	24.5
75～	59.9	57.9	109.5	81.4	64.3	99.3	87.9	178.6	50.3	55.1	15.8	27.1
女	11.7	4.8	11.7	15.1	11.4	11.2	10.5	19.8	4.1	10.4	3.6	4.9
5～14歳	0.4	0.4	0.2	—	0.3	0.1	0.1	0.3	0.2	0.2	—	0.2
15～24	4.7	3.9	6.1	3.4	8.3	4.1	3.6	5.7	2.0	5.3	2.3	5.0
25～34	8.1	5.6	7.6	8.5	12.5	8.5	6.3	11.5	3.0	11.0	4.2	6.4
35～44	8.6	6.8	13.5	14.6	15.7	13.4	8.7	19.4	3.8	12.9	4.2	6.1
45～54	13.7	6.9	18.0	26.0	21.0	16.1	13.5	27.9	4.7	14.9	5.3	5.8
55～64	17.1	7.3	17.4	28.4	17.0	18.5	14.1	27.6	7.0	17.1	4.7	6.8
65～74	22.4	6.7	14.8	27.6	10.8	18.6	18.3	39.8	7.5	14.2	5.7	6.8
75～	41.8	6.0	27.4	28.7	9.5	25.6	29.5	61.1	9.5	14.9	5.4	8.0

注：1)　1991年　2)　1990年
資料：厚生省「人口動態統計」，WHO「World Health Statistics Annual 1993」
出所：財団法人厚生統計協会『国民衛生の動向』第41巻第9号，1994年より

表2　性・年齢階級・動機別自殺数と構成割合（1993年）　　（%）

	自殺死亡者数	構成割合（%）								
		総数	家庭問題	病苦等[1]	生活・経済問題	勤務問題	男女問題	学校問題	アルコール等・精神障害	その他	不詳
総　数[2]	21,851	100.0	9.0	41.9	11.4	4.8	2.6	0.9	17.6	5.5	6.3
男[3]	14,468	100.0	7.9	37.4	15.7	6.7	2.6	1.1	14.9	5.9	7.8
0～9歳	—	—	—	—	—	—	—	—	—	—	—
10～14	36	100.0	16.7	2.8	—	—	—	50.0	—	8.3	22.2
15～19	265	100.0	8.7	11.7	1.9	4.2	7.9	25.7	19.2	12.5	8.3
20～24	829	100.0	5.3	14.2	8.6	12.5	11.5	7.1	21.5	8.7	10.6
25～29	780	100.0	7.3	19.4	11.5	14.2	8.6	0.9	25.5	5.4	7.2
30～39	1,805	100.0	9.0	20.9	17.3	9.0	4.6	0.1	24.9	5.9	8.2
40～49	3,068	100.0	8.6	27.0	22.8	9.7	2.2	0.0	18.0	5.1	6.6
50～59	3,472	100.0	7.1	38.7	22.0	6.6	0.7	—	11.5	5.0	8.4
60～64	1,306	100.0	7.5	50.2	15.8	2.4	0.6	—	10.9	6.2	6.4
65～	2,765	100.0	9.0	69.0	4.3	0.6	0.3	—	6.8	6.5	3.3
女[4]	7,383	100.0	11.0	50.8	2.9	1.1	2.5	0.6	22.8	4.9	3.4
0～9歳	—	—	—	—	—	—	—	—	—	—	—
10～14	22	100.0	31.8	—	—	—	4.5	31.8	18.2	9.1	4.5
15～19	123	100.0	8.9	14.6	0.8	1.6	15.4	16.3	27.6	7.3	7.3
20～24	311	100.0	8.7	17.7	2.6	7.4	13.2	5.5	33.1	4.8	7.1
25～29	331	100.0	11.8	23.3	2.4	3.6	11.8	—	37.8	5.1	4.2
30～39	668	100.0	13.8	24.4	3.7	1.8	5.7	0.1	40.4	4.5	5.5
40～49	1,078	100.0	13.8	36.4	5.7	1.3	3.5	—	32.9	3.1	3.3
50～59	1,374	100.0	10.8	50.2	4.4	0.9	0.7	—	26.9	3.4	2.6
60～64	609	100.0	8.0	56.8	3.8	0.5	—	—	24.3	4.4	2.1
65～	2,845	100.0	10.1	70.5	1.1	0.0	0.1	—	9.7	6.4	2.1

注：1)　病苦等とは，病気，身体障害苦，老衰苦，身体的劣等感，その他の病苦をいう。
　2)　年齢不詳164が含まれている。3)　年齢不詳142が含まれている。4)　年齢不詳22が含まれている。
資料：警察庁保安部防犯企画課「平成5年中における自殺の概要」(平成6年4月)
出所：表1と同じ

また、警察庁の調べによれば、高齢自殺者（六五歳以上）の自殺の原因は「病苦等」が圧倒的に多く全体の約七〇％を占めており、二番目は「家庭問題」約九・五％、三番目は「アルコール症・精神障害」の約八％となっています（一九九三年分、表2）。「尊厳死」を求める声の高まりも、そうした極めて貧困な老人福祉政策を象徴する社会事情とも決して無関係ではないように思われます。

ところで安楽死協会が尊厳死協会という名前に変えたときの議論としては、いわゆる安楽死というのは、生命を断つことによって安楽をもたらすということですから積極的な行為で死を招くというイメージが強い。そうした「積極的安楽死」ではなく、単に延命治療をせずにできる限り自然な死を迎えるという、いわゆる「消極的安楽死」ということでいくべきではないだろうかということで名前も尊厳死と呼び変えることになったと聞いています。そういう意味では、積極的な行為により生命を断つという行為は、尊厳死という標語からも除外されることになると思いますが、この点についても、今日の医療の中で、何が消極的に延命治療をしないことになるのか、例えば人工心肺機器のスイッチを切ることはどちらに入るのか、人工栄養の補給を断つことと投薬などによって命を止めることと、どの程度の差があるのか、そこに明確な一線を引けるのかなど非常に難しい問題があります。

そうした関連で大きな問題は、日本尊厳死協会が発行しているリビング・ウィルの第③項が脳死状態ではなく植物状態における一切の治療打ち切りを想定していることです。いわゆる植物状態と呼ばれている患者には何らかの理由で大脳皮質等に障害が発生し意識活動はできないけれども、脳幹部など人間としての生命維持機構には何の損傷もない場合が含まれています。私がかかわった植物状態の患者で一〇年以上たった今日でも生き続けている方もいます。つまり、まさに生きている患者について点滴だとか生命維持装置に基づく治療をやめるということは、もちろん確実な死亡に直結していくわけですから、いわゆる脳死状態を「人の死」とみなして、人工心肺機器のスイッチを切るということとは本質的に異なる深刻な問題があります。

私は、尊厳死というのは死に重きがあるのではない、リスボン宣言も述べているように「尊厳をもって死を迎える」という、言い換えれば尊厳をもって「生を全うする」というところにこそ本来の意味があって、死ぬこと自体に意味があるのではないと考えています。

尊厳死を「死ぬ権利」として位置づける見解も少なくありませんが、果たして人の人権として死ぬ権利があるのかという点で私は疑問を持っています。少なくとも日本の法律では自殺を積極的に肯定していませんし、自殺を手助けすることは自殺関与あるいは承諾殺人罪（刑法二〇二条）ということで犯罪とされています。そもそも権利というものは、その人が社会的にいろんな利益を享受する資格が存在することを前提として意味を持つわけですから、私は、その権利主体自体をなくしてしまうという権利なるものは自己撞着ではないかとも思います。

けれども、少なくとも自分の死に方をどうするかということについては、これは当然自己決定権の範囲内にあることですし、尊厳をもって死を迎えるという意味では、尊厳死は否定できない一つの死に方でしょう。その場合、本質的な問題として、尊厳を保つ上で何よりも重視されなければいけないのは、患者自身が自分で判断をし、自分の人生観にふさわしい死に方を決めていくことです。

例えば、「延命治療」という言葉の場合でも、延命治療といわれている中身やニュアンスが各人により非常に異なっています。「延命治療」は即「悪」であり、即「尊厳を汚す」かのような主張もありますが、到底そうとは言えないことも医療の現実の中にはたくさんあるわけです。いずれにしても、そうした一定の色付けした主張を他人に押し付けること自体が、もっとも個人の尊厳を汚すことにほかなりません。

ところで、本来死に方についての自己決定を考える場合には、当然自分が今、どういう状態にあるのかということとを知っておく必要があります。自分の病状を知ることなしに、自分が生き抜くためにどう努力し、あるいは、どのように死んでいくかということも決められないわけですから。その点で今回の事件の背景として非常に重要な問題だと思うのは、新聞記事でも明らかなように、この患者には末期がんであるということが告げられていなかったということです。病院長もそれを当然のように記者会見で述べています。この患者は自分に苦痛をもたらしている原因は何なのか、自分にはあとどの程度の命が残されているのかということも知らされずに、相当長期にわたる「末期医療」を受けていました。ここに実は大きな問題があり、こうした問題が発生した背景としては担当医師に対する教育もさることながら、この大学病院自体の末期医療にかかわる医療水準も看過できないと思います。

3　がんの「告知」と最後の生

私は、この事件を考える上で、がんの「告知」の問題が非常に大きなテーマになるだろうと思います。がんの告知の問題については、いろいろな意見があります。現在ではまだ患者、市民の側において必ずしも圧倒的多数ががんの告知を求めるというふうにはなっておりませんけれども、徐々に、しかも確実に告知を求める者が増大しており、最近のいくつかのアンケート結果では六割以上の市民が告知を希望しています。

他方、がんの告知を無制限にといいますか、無配慮にした場合、患者が自殺を図ったらどうするのかとか、どんなに確信を持っている医者でも、宗教家でも、いざ告げられたら落胆して再起できなかったという伝え話もあるのだから、むやみにがんの告知はできないのだということも言われています。

しかし、そもそも、患者が病院を訪ねてきた、そして、自分の体の検査を依頼し、あるいは治療を依頼してきている。つまり、患者の選択によって診療関係に入ったからこそ、その患者が例えば末期のがんだということもわかったわけです。そういう診療契約の中でわかった情報、しかもそれがどうしても現代の医学で治療できないような末期がんの状態だというとき、その情報を隠す権限が医師や医療従事者にあるのだろうか、これが根本的な問題だと思います。

今、がん治療の問題では、いわゆる早期がん等については比較的早く告知し、手術、あるいはその他の治療をして解決するということが増えています。告知しなければ治療に協力してもらえないような場合も積極的に伝えていく傾向にあります。結局のところ手のほどこしようのない末期がんなどで論争が続いているわけですが、もしほんとうにそれが末期がんで、あと何ヵ月の命ということであれば、それを隠すということはどういうことを意味するのか。その患者が自分自身の最後の生をどう全うするかということを考え行動する機会自体を奪ってしまうことになるわけです。

最近はやりの言葉にクオリティー・オブ・ライフ（Quality of Life；Q・O・L＝生命や生活の質）という言葉がありますけれども、それぞれみんな、自分がどういう生きかたを通したいのか、どういうふうに死んでいきたいのか、それはまちまちです。あなたはここで、ベッドの上でちゃんと闘病しなさい、それが幸せなんだと押しつける権利はもちろんないわけで、そういうことを本当に患者自身が考えなければいけないわけです。それこそがまさに人間としての尊厳であるわけです。そうした機会を「生きる希望を失わせないため」という理由で勝手に奪い去っておいて個人の意思の尊重だとか、尊厳死とか、そんなことはあり得ないでしょう。

もちろん、「あなたはがんです」と告げ、あとは何も知らないという態度も医療とは言えません。ターミナル・ケアには、全人的な医療とか、看護とか、介護が必要なわけです。従って「告知」自体を医療行為の出発点としてとらえることが重要であり、どういう形で患者に真実の状態を知ってもらうのか、それに対して患者が最後のエネルギーをふり絞って立ち向かっていけるように、どうすれば支援できるのかという、ここに医療人、あるいは、医療機関としては本当の専門性が問われるのだと思います。

患者がひょっとしたら自殺するかもしれないとか、この家族は受け入れる能力がないからということで、大部分の末期がんが告知されていない背景には、実は、告知に伴って発生する患者の精神的な打撃をフォローしていくことの大変さや、全人的な支援を行いうる人的物的条件と専門的な力量が医療機関の側に存在しないため二の足を踏んでいるという本当の理由が包み隠されていないでしょうか。もちろん、全部がそうだと決めつけるわけにはいきませんが、そういう恐れも否定できないというところに今日の末期医療における大きな問題があると思います。

4　末期医療における患者の権利

私が医療過誤裁判を担当している中でこういうケースがありました。開業医で医療事故にあい、大学病院に運び込まれたときは既に意識不明で、いわゆる植物状態の患者さんでした。脳死状態ではありません。大学病院の医師が三週間位いろいろな検査をしましたが「これはもうだめだ」として、患者の妻に、「このままでは家族はかえって迷惑でしょう、適当なところで」という話をしているわけです。「とんでもない」ということで、家族は他の病院にすぐ転院させ、それから三年ぐらい生き続けていました。その間に子どもさんは結婚して、父親の司法書士事務所を引き継ぎ、妻は毎日毎日介護に通い、言葉では話せないけれども、本当の意味で心を通じあって、褥瘡もつくらずに夫の最期を迎えた。そうしたこともあるわけです。

米国で、夫が長いあいだ植物状態となり奥さんが裁判所で延命治療を打ち切るという決定をとって実行しようとした途端に患者の意識が回復して、その後通常の家庭生活を再開したというケースがトピックスとして報道されていましたが、人間の生命力というのは非常に神秘的で偉大なものがあります。それに比べ人体の機能に関する診断においても医学・医療は未だ不完全なわけです。末期がんで二〜三ヵ月の命だと宣告されながら、二年、三年と頑張って生き続けている人もいるわけですから、いちがいに「無駄な延命治療」とは言えません。だからこそ個人の意思というものを本当に重視する必要があると思います。

末期医療においても、患者による医療上の自己決定が、医療そのものの質を変えていくこともありうると思います。とりわけ、末期がんの苦痛は単に腫瘍の形成などによりもたらされる器質的な苦痛だけでなく、むしろ、それ以上に精神的な不安や、心理的な要因からもたらされる苦痛が大きいと言われていますので、がん末期の苦痛を取り除く点においては患者自身がそうした状況を知って立ち向かっているかどうかということが大きな影響を与えますし、同時に家族との関係で心を通わせられているかどうかという、精神的な側面の影響も非常に大きいものがあります。

今回の事件の患者の家族は多分、本人にはがんということを伝えずに自分たちだけに知らされて、悶々と苦しみながら介護していたのではないかと思います。そうした家族の状況が患者の精神的苦痛をより大きくしていた可能性もあります。そうしたものを本当に解決してあげるために、医療人がいかに力を注ぐのかということがこれからの大きな課題になっていると思います。

ところで、患者の自己決定ということを考える場合、死ぬときだけ自己決定を云々するのは本末転倒です。本来、自己決定権というのは今から生きていくための、本当にその人がどのように自分の幸福をつくっていくのかというための自己決定でなければならない、そこに原点を置く必要があります。

日本の医療界では、日常医療における患者の自己決定権や知る権利については未だ冷淡ですが、尊厳死については同調意見が多数を占めています。しかし、死ぬときだけ何か自己決定して死になさいというのでは、これはあまりにも寂しいという気がするし、「尊厳死」を希望する社会背景の一つとして、生きているときに本当に尊重されていないという実態があるのではないだろうかとすら思われるのです。

補注：ＮＰＯ法人患者の権利オンブズマンの調査事例として、緩和ケア病棟において実行されているケアの内容に関して権利侵害を認定するとともに、その背景をなしていると思われるパターナリズム医療を許容している病院規定の改善を勧告した事例があります。調査報告書の全文を巻末資料13として収録しているので、参照してください。

第八節　尊厳死と末期医療「延命治療」と患者の権利（3）

――「尊厳死法」制定運動と自己決定権――

日本尊厳死協会が、尊厳死の法制化を求める運動を展開しており、法案を提出していますが、なかなか、社会的合意に至っていません。

WHO宣言においては、「患者は人間的なターミナルケアを受け、尊厳ある死を迎える権利を有する」とされています。つまり、「人間的なターミナルケアを受ける」ことが「尊厳ある死を迎える」前提とされていますが、日本において、そのような権利が実体的に保障されるのか否か、強い危惧の念が存在するからです。とりわけ、日本尊厳死協会が制定していたリビング・ウイル（尊厳死の宣言書）の対象範囲を超え、法案が「延命治療の中止」にまで踏み込んだことにより、そこにおける「自己決定」が単に治療を打ち切る大義名分としてのみ利用されるのではないかという疑問が高まっており、日本弁護士連合会等の賛同を得られない状況下にあります（「脳死状態における延命措置の中止等に関する法律要綱（案）」に対する意見書」、二〇〇七年、巻末資料15）。

更にいえば、「尊厳ある死」を迎えるためには、死に方に関する患者自身の真摯な自己決定が保障されなければなりませんが、生前において、そのような自己決定の機会が保障されていなかった患者が、死を目前にする中でのみ、それが可能であろうかという根本的な疑問もあります。

その重要な背景として、日本医師会をはじめとして、日本の医療界においては、日常医療における「患者の自己決定権の確立」には強く反対して、パターナリズム医療を維持するとともに、治療を打ち切る場面についてのみ、つまり「尊厳死」「延命治療の中止」の場面においてのみ患者の自己決定を尊重するという態度を堅持しているからです。これは、日常医療の中で、患者の人格的自律権、自己決定権を促進する中で、患者の権利を促進するとともに、医療・福祉サービスの質を向上させると言う国際的な動きとは一八〇度相反するものです。日常医療におけるインフォームド・コンセント原則を拒否している者が容認する「自己決定」とは何でしょうか、その狙いは、どこにあるのか、危惧の念が生ずるのは、当然のことではないでしょうか。

しかも、わが国の厚生行政が長年にわたって、医療・福祉サービスの充実ではなく、総医療費の削減を第一の政策課題として追求してきたということも、重大な背景事情として考慮せざるを得ません。なお厚生労働省は、延命治療の中止の際の手続に関する「終末期医療の決定プロセスに関するガイドライン」のみを制定している状況下にあります（巻末資料14）。

従って、この課題を前進的、本質的に解決して、国民的な賛同の中で成立させていくためには、日本の医療界が、日常医療における「自己決定権」を承認するとともに、真にインフォームド・コンセント原則に基づく医療・福祉サービスを日常的に展開する体制を確立し、実行していくことが不可欠の前提条件ではないだろうかと、考えています。

第七章　ハンセン病問題の総括と患者の権利促進の課題

第一節　らい予防法に対する「法曹の責任」を問う

1　「らい予防法・優生保護法についての申立書」（プライバシー保護のため一部省略しています）

九州弁護士会連合会
　理事長　清原雅彦殿

私は、過去十数年に亘り、日本のらい対策の非人道性を批判し、らい予防法の廃止と優生保護法の改正を訴えてまいりました。幸い、らい予防法については、明るい方向へ進んでおりますが、ただ一つ気になるのは、人権に最も深い関係を持つはずの法曹界が、何らの見解も発表せず、傍観の姿勢を続けていることであります。そこで（患者の権利法をつくる会が発行している）『けんりほうニュース』四八号（一九九五年七月二十日号）に「法曹の責任」なる一文を発表させていただきました。今回、貴会にお願いしたいのも、同じ考えに基づいて、何らかの意思表示をしていただきたいということであります。

（一）　らい予防法については、日本らい学会や所長連盟が強制隔離を容認してきたことを反省しておりますが、新薬出現によって無菌治癒者が続出している現実を無視して、この法律の制定を認めた責任については、何らの反省も示しておりません。貴会の見解では、この点に注目していただきたい。

(二)　優生保護法第三条第三項による優生手術（断種）、第一四条第三項による人工妊娠中絶については、全く問題にされておりません。本法制定の昭和二十三年、アメリカでは新薬による治癒、社会復帰者続出という情報もあり、日本でも臨床試験が成功していたこの時期に、事もあろうに遺伝性疾患防止のこの法律に感染症のらいを加えたことは、医学を無視した暴挙であり、その被害は保障されなければならない。

以上、何卒よろしくお願い申し上げます。

平成七年九月一日

鹿屋市　島　比呂志

2　法曹の責任

島比呂志氏が右の申立書で援用している「法曹の責任」と題する『けんりほうニュース』に掲載された同氏の論稿の内容は次のとおりです。

昨年の暮れ、京都の知人（弁護士）から、『ジュリスト』のコピー、「らい予防法と法曹の責任」という一文を送っていただいて、何か救われる思いがした。私は一昨年、『らい予防法と患者の人権』という本を出版し、医の良心、法の良心に訴えた。医学界では、昨年十月の所長連盟、今年四月の日本らい学会と、いずれも過去強制隔離を容認してきたことを反省し、らい予防法の廃止と新法制定を求める「見解」を発表して、その良心のあるところを見せてくれたが、法曹界からはいまだに何の反応もない。そんな状況の中で、砂漠の中でオアシスにでも出会ったような、ほっとする気分にしてくれた。しかし、法曹界という砂漠は、一つのオアシスで潤うほど生易しい旱魃地帯ではないようである。

一〇年ほど前、拙著『片居からの解放』の縁で知り合った日弁連人権擁護委員会医療部会のＹ氏など、二度も会いにきてくれたし、それなりに努力はしてくれているのであろうが、いまだに私が求める「提言」は出してもらえないままである。先日、六月の人権大会にらい予防法問題について「意見書」を提出したと、分厚いコピーを送ってくれたが、厚生省では、らい予防法廃止に向けて、新法制定の草案作りに走り出しているのである。泥棒を捕まえて縄をなう感じがしてならない。

日本は何かといえば法律を作りたがる。悪い習慣が身についてしまったのではないだろうか。すでに昭和二十八年、新薬プロミンで無菌治療者が続出していたにもかかわらず、終生隔離の「らい予防法」を制定し、昭和三十一年、ローマの国際らい会議では世界各国から批判を受けた。しかもこの法律の通過には、「近き将来改正を期す」との付帯決議があったにもかかわらず、四〇年余も放置してきたのである。その責任は、誰が負うのであろうか。

エイズ予防法はらい予防法がお手本だといわれているが、アメリカやフランス、イギリスに、こんな二法が存在するだろうか。少数者になら何をしてもよい、全体のためだという思想は、民主主義に反すると思うのだが、それがすらすらと国会を通過するお国柄なのである。そして悪法とわかっていても、容易に改正しようとしないのも、お国柄なのであろう。

らい予防法が人権無視、存在理由のない法律だといわれ出して、どれだけの歳月を空費してきたことだろう。その間、患者がどれほどの被害を受けてきたことか、それは無実の死刑囚にも匹敵する。

しかし読者の中には、らいは伝染病だから、公共の福祉を守るために仕方がなかったのではないか、そう反論する人も多いと思われるので、少しこの問題に触れておきたい。法曹の無関心も、案外こんなところに原因があるのかもしれない。

まず、決定的な事実を紹介しよう。明治四十二年にらい療養所が開設されて八〇年余になるが、日常患者の治療に当たっていた医師や看護婦を含めて、職員に一人の罹病発病する者がいなかったということである。また予防法などなかった日本の歴史の中で、らいが大流行したという時代があっただろうか。

一八七三年、ノルウェーの医師ハンセンがらい菌を発見して、感染症であることが判明したが、かといって、急性伝染病のように隔離予防しなければならないような病気ではなかったのである。しかし国は、急性伝染病と同じ対策で臨んだ。国民が恐ろしい伝染病と思い込んだのも当然である。しかも日本の「うつる病気」という曖昧な概念が、らいや結核のように感染しても発病することの稀な感染症まで、うつる病気の仲間にしてしまったから厄介である。ツベルクリン反応陽性ということは、結核菌に感染したことの証明だが、そのほとんどが発病していない。らいの感染者も、ほとんどが発病しないのである。発病するのは、免疫異常（特異体質）の人だけである。このような病気を、どうして公共の福祉に害を及ぼすなどとして、強制隔離せねばならなかったのであろうか。

現在療養所に入所中の者は、そのほとんどが無菌治癒している。それでも、まだ終生隔離のらい予防法は存続しなければならないのだろうか。黙認している法曹界は、存続を支持していると受け取られても仕方があるまい。

しかし、「患者の権利法をつくる会」の弁護士諸先生を同一視するわけにはいかない。それは、人権無視のらい予防法を黙認したのでは、この会の存立の意義を失ってしまうからで、だからこそ、新米会員の私にまで原稿を依頼してきたのだと思う。

そこで、つくる会に、二つのことを提案したい。

一つは、まず法曹界のトップを切って、らい予防法廃止を支持する、「見解」あるいは「声明」を発表してもらいたい。

もう一つは、入所者の保障について、法律の専門家として、具体的に考えて欲しい。

私は先に、無実の死刑囚に匹敵すると書いた。死刑囚は再審で無実が確定した場合、服役年数によって保障金が支払われる。しかし、らいの場合の保障は困難だと、某弁護士がいったという話を聞いたことがある。果たして、そうなのであろうか。

らい対策調査検討委員会座長の大谷提案では、「現在療養所で受けている医療、生活、福祉をスライドして保障する」といっているが、この方法以外に、社会生活を望む者に対して、どういう保障ができるのだろうか。

また、全入所者に対して一律に保障金を支払い、続けて在所する者は、一切の治療費、生活費を、その金で支払うという方法もあるのではないか。もちろんその金で、社会に出て生活するのも自由である。

しかしこのような話は、保障請求ができると予想しての、素人の空想論だが、専門家の意見を聞きたいと思っている。

どのような新法を作るにしても、それは国会で論議され、承認されなければならない。したがって、その法律の一条一条には、説得力がなければならない。

まず、名称をどうするのか、この法律の目的をどう想定するか、国及び地方公共団体の責務はどのようなことか、などなど、専門家の諸先生方のご教示をお願いしたい。そして、法曹の責任ある姿勢を示して欲しい。

（『らい予防法の廃止と国家賠償請求訴訟』リーガルブックス、一九九九年）

第二節　ハンセン病療養所在園者は訴える

これは、九州弁護士会連合会が一九九六年（平成八年）に行った九州・沖縄の国立療養所五園の在園者に対するアンケート調査（巻末資料4）において「その他、あなたが特に訴えたいことがあれば自由にお書き下さい」との問いに対し、回答された在園者の声（三三〇名）の中から抜粋したものです（但し、プライバシー保護の観点から園名、地名などの固有名詞など一部省略した部分があります。また、年齢は満年齢としましたが、その基準日のとり方は各園毎に違えています）。

問　あなたが特に訴えたいことがあれば自由にお書き下さい。（順不同）

・私には子供がおります。出産しても九九パーセント発病することはないと先生にお聞きして出産したのです。その子も成人して結婚しましたが、この病気の事を相手の家族に告白することが出来ず、身障者としか云っておりません。その為に最近のテレビなどの放映で、もし離婚するようなことになったらと不安です。（五九歳　女）

・予防法が廃止されても、今までの政策による偏見がいつ解消されるか、二〇年後か？（七一歳　男）

・ライ予防法が私という人間を抹殺した。軽症者は重い作業をしなければならなかった。（七六歳　男）

・日赤看護婦養成所で発病しましたが、何一つ国からの慰謝料もない。医療の保障もなく家族は社会的偏見に離散、精神的打撃は多大であった。法の改正は遅すぎた。予防法が一家の生活を失わせてしまい、命終えても自分の骨の居場所は療養所とは無念でならない。（七一歳　女）

・予防法が成立された時点の国の政策はやむを得なかったと思う。ただしプロミンの治療が実施され治る事が立証された時点、すなわち二八年の予防法改正を要求した時に我々の要求を認めなかった当時の政府に怒りを打ちつけたい、それが無念である。（八一歳　男）

・姉が入園していたために、学校（中学）まで白衣の人が保健所から出向いて診察にきた。妹たちは、中学の時、家庭科の授業は受けなくてよいと拒否された。妹二人は健常者であるが、やはり現在でも中学校の事を引きずっている。二人のために国は賠償すべきである。

（五九歳　女）

・身内の者が病気でしたので家族全部強制収容にて入所致しました。もう六四歳になり子供もいませんが残り少ない後の人生を人並みな生活をしてみたいと思います。出来れば生活保障をお願いしたいと思います。

（六四歳　女）

・私達はハンセン病にかかった為に、囚人同様に、又、下等動物的に扱われてきた。社会的な差別や偏見がなくなる事。父親が村の有力者で兄弟は元気で働いていた時は羨望の的であった。父兄が亡くなり、ハンセン病が出て村八分が始まり、母の苦悩が重なり精神障害と病気を併発。自分の子供も判別出来なくなり、長い入院生活の後亡くなる。此の苦しみをわかってほしい。（六三歳　男）

・外出、旅行の時、高齢の為不慮の病気、怪我が心配です。希望する人には国民健康保険加入を認めてもらいたい。

（六八歳　男）

・此度のアンケート有り難うございました。先生方の絶大なる支援を心よりお願い申し上げます。私達も老いて先は見えております。晴れて夜明けを確かめていきたいと思います。自分の家にも帰る事なく療養所で終わるかと思うと、寂しく思います。人様には言えず気が引けて暮らしている事と思います。先生方よろしくお願い致します。

（七〇歳　女）

・①らい予防法廃止問題が現在実現の運びと成っているが昭和二十八年以来国が放置した責任は人権侵害以外のなにものでもない。国の政策の長期にわたる誤ちも、医療関係者、県の職員、そして社会人の理解と人間に対する思いやり、そういうものがあったら早期に予防法廃止も出来たろうにと残念に思うと同時にようやくこの時期がきたかと思っている。②犯罪人でないのに、自由を取られ差別と偏見これ以上の苦しみの病があるでしょうか。家族を含む名誉回復に一体と成って取り組んでいただけるよう、これから国と一般社会に望むものであります。③在郷家族に対しては、いわれのない差別、偏見の苦しみは、貴殿方にも理解出来ると思います。私はこのことを大にして家族の名誉回復と援護の問題に取り組みたいと思います。そうすることで、この先の療養生活を安心して送れると思います。

（五四歳　男）

・一日も早く、らい予防法を廃止して、安心して療養生活

が出来る事を望む。　　　　　　　　　　　（六三歳　男）

・①国の謝罪を望む。②学校教育の中でハンセン病を正しく教えていく事。③国家賠償を行うべき事。　　　（六七歳　男）

・らい予防法が廃止される今年が二〇代、せめて三〇代なら、そして優生手術を受けてなければ、たとえ手足に後遺症があっても社会復帰を考えたでしょう。今になって予防法が廃止されても、なんの変化もない人（入所者）ばかりです。ただ目に見えない鎖から解き放たれた感じは嬉しいです。　　　　　　　　　　　（五六歳　女）

・今更、らい予防法はであります。絶対そっとしてほしい。もう皆年老いているので、そのままでいい。テレビ放映は本当に困る。大正時代の写真まで出さないでよいと思います。できるならそっとしてほしい。テレビの放映などで昔の写真とかでると、家族が困る。近所の人に明らかになり住みにくくなる。　　　　　（五三歳　女）

・偏見差別のない社会が築かれる事が成るように願っています。　　　　　　　　　　　　　（六二歳　男）

・ずっとここで余生をおくりたい。厚生大臣が謝罪された折、「何で今ごろ…」と思って涙が出た。収容された時の辛さをまた思い出してきつかった。　（八二歳　女）

・予防法がなくなることで、ライが伝染病でなくて人に嫌われないようにしてもらうだけでずいぶん違う。でも自分はもう年老いて不自由だから……。帰る家もない今、園で静かに余生を送りたい。　　　　　　（八一歳　女）

・私は昭和十年八月一日夜中午前一時に父と二人家を出ました。県庁に行くつもりでした。県庁まで三里（一二キロメートル）位でした。七キロメートル走ったところで県庁の車が来ました。係の方、予防課の人が一人でした。県庁に行き、それから宮崎駅に行き、午前一一時半発の汽車に乗りました。大きな車両に私一人でした。まだ書きたいことがあるけれど、これに終わりにします。

（七七歳　男）

・現在は健康的に肢足が不自由で眼も見えず、後遺症のため日常の行動には他人の介護を必要としますので、自分では何もすることが出来ません。生きることで精一杯です。　　　　　　　　　　　　　　（七五歳　女）

・退所しても、一般社会とのつながりを長くしていないので、自分で働いて食べていく自信がありません。前は家族が恐がっていたが、今は自由に帰れるようになりました。　　　　　　　　　　　　　（五九歳　女）

・家族に対する偏見が早くなくなる事。　（六五歳　男）

・昭和二十八年頃の予防法反対運動と龍田寮未感染児童の就学拒否の反対運動当時の社会一般の差別や冷淡なマス

メディアに絶望を感じた。それ以来の人間不信は今も残っている。

（六六歳　男）

・私は昭和二十八年一月頃、熊本電鉄大池駅から帰省しようと思って乗車したところ、運賃を取りながら、運転手が貴女は遠慮して下さいと言って下ろされました。そこで、三里木駅まで不自由な身体で歩きましたが、義足でもあり、本当に残念な思いが今でも忘れられない。

（六七歳　女）

・偏見差別を療養所の近所からなくして下さい。近くの商店食堂にいやな素振りをするところがある。偏見差別は足下からなくなるようにお願いします。

（七五歳　男）

・予防法が廃止されると我々は自由を得ることが出来る。これはただ気分の上だけではなく全身が解放される事である。今まで閉じ込められた心から空気の通う自然の場所に解放されると思う。

（七四歳　男）

・インフォームド・コンセントが今でも十分なされていないと思います。二三年前なかば強要されて服まされた新薬リファンピシンの反応により失明し、四肢と顔面にも重い障害ができた。インフォームド・コンセントがなされていたならばこんな事態に至らず悔いを残さなかったであろうと思います。残された家族の者が所謂村八分扱いをされて、長い間苦しんだ事をつけ加えておきたいと思います。

（五七歳　男）

・永い年月でした。やっと予防法が改正されて生きていて良かったと今喜びをかみしめています。長い長い患者の闘いが苦難の道でした。今までこの朗報を知ることなく闇の中で死んでいった幾千の先輩たちの無念を思う時、感無量の思いです。今回のアンケート企画に感謝しています。

（六八歳　男）

・身体の不自由者が多いので看護者を増員して看護、介護の充実をしてほしい。安心して同じ仲間と何の気がねもなく過ごすことができてよかった。感謝しています。

（七七歳　男）

・入園当時ハンセン氏病ということで自分が受けた悲しみはお先真っ暗でした。職員にどんな言葉を使われても口答えできなかった。その時の無念さを思い出す時、国からの謝罪と家族を含む名誉回復措置は求めたい。

（六六歳　男）

・私は父が病気で西日本新聞に大きな見出しで書かれ、トラックで強制収容されました。S二十三年の出来事ですが忘れることができません。その頃私も左手が少しおかしかったので親類の者がまた父のように新聞に載ったら大変だと言われ泣き泣き園に入り今日に至っています。父は他界しました。入所してすぐでした。生活が一変し

たのが原因です。いま父がいたらとても喜ぶことでしょう。残念です。（六八歳　女）

・弁護士の皆様ありがとうございます。お陰様で言う事なしの幸せです。病気になって六〇年近い。ここで正直にしたためます。患者の中では赤ちゃんができなかったのが救い。みんな承知してます。栄養が悪くて生まれた子はほとんど病気です。生き地獄で苦しんで亡くなった方を思えば現在は幸せと言うべきと思う。患者は皆死ぬまで苦しみの闘いです。（?・歳　?・）

・筆記不能障害でワープロで失礼します。昭和二十三、四年頃はライ狩りの盛んなころでした。かつての軍医らが正常な医療業務に戻る反面、外地で見た患者の影を些の知識としてライの摘発に手を貸していました。畑違いの内科医がライの潜在症状を独自の診立てで保健所に告発すれば医者としての箔が付きます。お門違いの見識から、疑似患者の濡れ衣を着せられた人もいます。今はそのようなことはありませんが、告発と受け入れ（療養所）には博士号の義理みたいなものがあったと思います。一度受け入れた者を送り返す事は世間が承知しません。ライは凶状書き同然だったからです。（七一歳　男）

・①長男が発病し入所、自主退園、自主就職後、家庭を得、一男一女、自営業自立のため何の保護も得ていません。社会復帰者の老後の保障をお願いしたい、取り上げて欲しいです。②夫婦の場合、伴侶も老いの只中にあり入退院を繰り返している。四五年来の別居の独り暮らしの後遺症とも思う。何とか充実した夫の老後を希み、懸命に家と園を往来しています。（七三歳　女）

・現在の医療と看護、介護等をさらに発展し、向上することを望みます。（六五歳　女）

・家族が現在も結婚問題で重大な差別を受けている。この事実を知らされるたびに、私は自らの命を短めたいほどの苦悩をなめている。（六一歳　男）

・姉が発病して園に強制入所させられた。まだ子供だったので、はっきりは覚えていないけど予防着姿の人がよく家に見えていました。そのたび私たち子供は家の外に出されました。学校に入学したら今のいじめみたいにひどい事をいわれながら中学を卒業しました。不幸にしてかぞえの二〇歳でここに入所しました。自分はここでひかえめにおとなしく暮らせばいいと思っています。ですが社会で生活している家族のことを思えば、テレビ・ラジオから流れる「ライ」に関する報道をどんな気持ちでみたりきいたりしてるのだろうと、そのほうを案じていますが、今さらという気もします。廃止になっても家族の苦労は消えない。（六〇歳　女）

・日本と言う国は差別偏見が根強い国であり予防法が廃止されても変わるとは思えない。九弁連さんは偏見や生活が変わると思いますか？　（五二歳　男）
・新患として入所した時、後輩の研究道具として人体実験に使われた（強制的に）。　（七五歳　女）
・家族や妻に対して国が保障してくれるようにしてほしい。昔は、たとえ時代だからと、簡単に片付けられては困る。今まで受けてきた卑劣な事を思うと両親はもちろん姉弟達が可愛想です。どんな思いで両親たちと別れて来たか。それを思うと今現在でも涙が出て仕方がない。　（七一歳　男）
・家族との交流がしたい。ふるさとへいつでも帰れるようにのぞみます。　（六一歳　男）
・兄、弟、妹が病気で田舎に居られない様に成り九一歳の母がひとり園の近くに住んでいます。私達は故郷では人間あつかいされずみじめな思いをいやという程させられました。　（六七歳　？）
・私は韓国籍で日本生れ、学校は大学、学徒動員で軍隊は特攻隊の生き残りで、負傷後二七歳でハンセン病発病により入所して四四年目現在七〇歳に相成りました。年齢的にも当園において、療養生活を継続することを望みます。らい予防法が改正されて偏見と差別が無くなり人間回復と医療の充実保障を願う者であります。　（七〇歳　男）
・病気というだけで犯罪人同様にされた。人権侵害が行われて来た事。　（八〇歳　男）
・昭和十八年四月熊本医大診療、一週間後警察より、本病の通告を受け数日後、警官の監視下で、強制的に家族全員の検診が家の前で行われた。五月警官に監視されて入園した。　（？歳　男）
・らい、らいといわずにして下さい。理由は寝た子を起こす。ハンセン病といって下さい。　（七四歳　男）
・何をいってもこれまでの事はどうする事もできません。昔と今とは考えが違います。人間としてみていただきたいと思います。　（七一歳　女）
・法律によって強く強制をされて楽しい内にも社会の人にうそばかりついて本当に申し訳ない気持ち。この度法律を廃止していただき本当にありがたく嬉しい。社会の仲間入りができて家族親類共々に喜んでおります（入所してからより入所前に、実家にいて予防課保健所役場から療養に行けと言われた時のことがどうしても忘れられない。）遠い昔のことで今は感謝がいっぱいです。よろしくお願い申し上げます。甚だ失礼ですがありのままに書きました。お許し下さい。　（七八歳　男）

・識者の一言で国は法律を作り社会のためにと戦後も人権を無視し、罪を犯してないのに自由を束縛した。従って先の短い私は現在以上の待遇を望んでも罰は当たらないと思う。今までは義務であったが、これからはここにいるのは権利であると思っています。（?歳　男）

・啓蒙啓蒙と訴えてみたところで所詮は身内と職員がこのライを一番嫌っています。病人同士でさえ、恐ろしい時だってあるんですから人が嫌うのは当然です。無菌者といっても後遺症がある限り、生きてる限り差別は肌が覚えているのですから……。手足の後遺症はある程度隠せましょうが顔の後遺症は隠せません。そして顔の後遺症は病人同士でも軽蔑されるのです。並以上の頭脳があっても馬鹿にされるのが現実です。（五〇歳　女）

・予防法が廃止になる事はいい事とは思います。でも皆がこの事を喜ぶ人ばかりでしょうか。私のように夜も眠れないような人がいるはずです。できる事なら今すぐにでも死にたいと思います。私には子供、孫が沢山おります。子供達の連れ合いも孫達も私がライ、ハンセン病と言う事は誰にも話していないのです。娘達もテレビを見たと電話があり、その子の結婚話も近頃心配が出てきているのです。予防法が廃止になり喜ぶ反面、その陰で悲劇が起き家中の者が苦しんでいる事もわかって下さい。私の家族も今までは皆幸せでした。私がハンセンとわかったばかりに家の者が苦しんでいます。（七五歳　女）

・らい予防法の廃止で各報道（ラジオ、テレビ等）で取り上げて頂き全国の皆さんに今までの苦しみ、悲しみをわかってもらい、感謝しなければいけませんが、その反面身内の事を思うと身の置き所のない毎日です。それだけ差別によって深い深い傷を負いました。誰にも連れ合いの家族に知られる恐さ、一度らいと言われた者はたとえ予防法が変わっても「私は元ハンセン病でした」とは言えるものではありません。今一番このハンセン病を理解してほしいのは全国のお医者さんです。個人病院、国立はもちろんの事、全国の病院関係者の方々にまずわかってほしいのです。補償とか慰藉料など言う気持ちはありませんが、今までの生活は継続させてほしいです。いまさら外に出て仕事や生活なんて出来ません。先生方にはよろしくみなさんに私たちの苦しみを伝えていって下さい。（?歳　女）

・今後生活を自由にしてほしい。（八五歳　男）

・国会で謝罪して下さい（テレビで放映してもらいたい。「遺憾です」はだめ。「すみませんでした」と）。（屈辱、残酷、悲惨。そして奉仕、相愛互助という名の強制的な作業があった）プロミン出現以前でも適切な指導があったらよくなる人、早死にしない人は多かったと確実に推理できる。特に昭和二十年まではひどかった。現在の人々に正直にその状況を語るとうそと思うに違いない。神国日本の思想でそめられた青少年のように療養所に入ることは国のためと思いこんだ。らい撲滅はらい患者撲滅でした。(昭和初期、それ以前のことを聞いた事がありますが人間扱いでなかった。「黒石の豚」と言われていた。)貞明皇后様の御慈悲がなかったら当時の軍隊と警察によってどうされたかわからない。何らかの方法で抹殺されたでしょう。官立から国立に変わったが、はっきり言って患者立療養所でした。ともかく一部分しかお話できないのが残念無念です。

(?歳　男)

・たとえ、子供ができたにしてもそれを養育する生活力はありませんが、優生保護法により手術を受けた時はたとえ医師とはいえ同じ人間によりこんなめに遭わされるのかと思うと悲しみと怒りがこみ上げてきましたが、いかんともしがたい事とあきらめました。大多数の職員は入園者を見下していたようでした。現在はよく世話をしていただいていますので、いまさらこんな事は書けませんが昔の事と思って下さい。

(五九歳　男)

・母弟兄私の家族でしたが、男の子はみんな亡くなったそうです。いつ亡くなったかはわからない。母と別れた時、母は四〇歳ぐらいと記憶しています。それから一度もあわず、ある日熊日新聞のおくやみに偶然に母の名前が載っているのでショックを受け、母ともいえず子とも思いがかなわず、会いたくともいえない、会うこともできず、残念でたまりません。せめてお墓の参拝だけでも行きたいと思います。

(五八歳　女)

・予防法廃止が決まれば表面は人権回復が得られても誤った考えを正すにはこれから又幾歳月かかるのでしょうか。おそらく私達がこの世にいなくなってからも、あそこの家ではと陰で言われるのではないでしょうか。今、マスコミも競って報道合戦の様子、でも、三年、五年後どうなのでしょうか。線香花火にならないようにするためには私達の努力が今まで以上に大切だと思います。

(六一歳　男)

・一日も早く治療を受けたい望みで入園しました。しかし、同室の友の手伝い、不自由、寮の看護の順番、特別看護、午前午後の作業、その他で忙しく自分の事は二の次で若く元気で女子である事は悲しく毎日のように押し入れに顔を入れ泣くことでした。望みの治療は何にもありません。

(七四歳　女)

・私が入所した当時は療養所とは名ばかり、ひどい所であった。入所三年と言う言葉があるがそれは死への期間と

言う事であり、ほとんどの人がその間に死んでしまうという事だった。（六三歳　男）

・優生手術を受けた苦痛に対し慰藉料、何らかの償いは当然と考えます。九弁連の諸先生方々のお力添えを特にお願い申し上げます。（五八歳　男）

・合法化される以前に（S二十三年五月）長男を堕胎で殺された。私は断種手術を強制されました。国は謝罪と慰藉料を出すべきです。（一円でもいい）（六八歳　男）

・死亡時に家族へ知らせないでほしい。（五四歳　男）

・予防法が廃止されてもすぐに偏見、差別がなくなるとは思わないが、本当に真の人間回復ができる日を見るまで生きたいと思う。厚生省（大臣）は謝罪したけれど、それによって療養所の再編成（統廃合）などもくろんでいないのかと不安である。また予防法が廃止されて以降、今までどおりの医療、生活保障が得られる事で他の障害者からの逆差別がないように弁護士の皆さんをはじめ民主的組織の連帯を得て生活できたらと思う。（五五歳　女）

・らい予防法廃止、大きな声でものが言える時が来ました。長い間の夢が実現になり大変嬉しく思っております。日増しに戦争が激しくなり治療も食するものもなく余りに無理がすぎて早く亡くなられたとよくおっしゃいます。天国でもずらっと会議していらっしゃるかしらなどと言っておりましたけど仏になられた方々もどんなにかお喜びのことか。やっと報いられましたと喜びを共にしております。ただ以後人間同士の心のあり方持ち方に憂いを感じます。地位と権力に物を言わせて正直者が馬鹿を見るような事がありましたので。そこまで道が良くならないと亡くなられた人々のところには喜んでいく事はできません。（七五歳　女）

・入所以来、一回も郷里へ帰れません。できましたら自由に家族との交流がしたいです。（六八歳　女）

・一般社会の快復者と在園者に対しての心からの理解が欲しい。（七五歳　女）

・昭和二十二年に家の事情で黙認逃走で帰ったが、一ヵ月もたたない内に県の係官が来て強制的に入所させられた。持病は入所時とかわらないが、平成三年三月に中風で右半身だめです。（七一歳　男）

・出来れば社会復帰して生活したい。その場合、生活保障がなければ、年齢的なものがあり、仕事にはつけないので。今後、このようなアンケートをとる場合は施設や自治会だけでなく、一般の患者にも事情を聞いて下さい。一般の患者にはその立場で意見があります。（六五歳　男）

・大臣も謝罪して下さったことだし、今の生活が守られるなら一番良いことだと思います。私はまだ年金をもらっていないので、今の給与金を法律にもりこんで頂きたいと思います。（五七歳　女）

・実家に自由に帰ることが出来ません（義妹に私の存在を伏せているため）。例え親が死んでも帰れないのです。一日も早く差別と偏見のない社会になることを願っております。（四八歳　女）

・何も悪いことはしてないのに、まるで犯罪をしたみたいに扱われたことは、私の人生の中で一生消えない心のいたみです。家族に気を使い、施設で暮らすことは身を切られる思いでした。妹などは学校から来ないようにと言われたこともあります。いろいろ書ききれないことがいっぱいあります。どこに持っていきようもない憤りを感じます。（六〇歳　女）

・警察が再三自宅に来て強制的に収容された。子供の頃は顔面に神経症状が出たため石を投げられた。母親の死に際して、許可を待たず帰宅したら、警察に一週間留置された。検査において、一回もいやになったことはない。まったく感染の恐れはない。国はどう償おうと言うのか。（六六歳　男）

・父母の死も知らされず、囲いの中に生きて子供もなく、人生も残り少ない今に何を訴えた所で空しいものがあります。（五六歳　女）

・発病以来、妻子を失い医科大学で死に物狂いで治療中、国の強制収容の時期になり、点々と下宿を変えたが居られず二度と〝しゃば〟には出られぬ覚悟で自分で入院、それ以来六三年、何のための人生だったか悔しさだけ。いまさら予防法が廃止されても何も戻ってこない、病状も入所も何も変化ない。入所以来強制的に作業と戦時中は奉仕作業に明け暮れて来た。現在介護人がしていることは病人がして来た。今までの国の政策の無謀は恐ろしい。遺伝だ、伝染だと、恐怖をそそるだけのことに明け暮れたことに今何を持って全国療友に報いるか、国が考えることである。（八二歳　女）

・アンケートの中で、入所は治療のためとしましたが、県より役場に通知があり小学三年の時退学を進められ、週一度くらいに入園を勧めに来る人がいて、三ヵ月で完治すると言われました。これは強制収容になるのではないでしょうか。一一歳と八ヵ月でございました。食料に乏しく連日の神経痛で身体が不自由になり車椅子の生活でございます。そして家族の苦しみも大変なものでありました。（五八歳　女）

・入所する時にバスで家の前に来て大変困りました。入所

してみると一五畳の部屋に五人位居りました。大変困りました。（七一歳　男）

・この「ライ予防法」の廃止は私の生きている内には望めないと思っていただけにまさに画期的な出来事でおどる喜びだが、同時に社会にはびこる偏見がこの画期的廃止でもすぐなくなるとは思えない。いやむしろ緒についたと考えるべきだろう。従って、私の家族との距離も、今すぐ縮まるとは思えないし、もし年老いた両親が何とか生きているとしてもその家族のために私が接近することは差控えたい。しかし何とか慰藉料でも出るならば、ひそかに年老いた両親の暮らしを手助けたい。（七四歳　男）

・このような調査をもっと慎重にやってほしい。プライバシーを侵す恐れがある。（八四歳　男）

・あなた方のとり上げ方があまりにも遅うございました。（七四歳　男）

・予防法が廃止されても偏見・差別は残る。現行予防法でも国・地方自治体の啓蒙活動が義務づけられているにもかかわらず、ほとんどといっていいほど行われていない。国が率先して地方自治体とともに徹底した「正しい知識の普及」を図るべきである。（七三歳　男）

・この病気のために婚約者と別れたことが一番くやしい。この病気を言えなくて結核といって別れた。自殺も考えたが家族のことを考えてとどまった。（八三歳　女）

・看護婦、看護人をもう少し増やして下さい。（七二歳　女）

・予防法が廃止されても、我々に残されるものは、失ってしまった人生の全てをどうやって取り戻せばいいのか教えてほしい。差別と偏見はどう考えてもなくなることはありません。特にこの時代が終わりを告げない限り。（五六歳　男）

・いまさら何も言うことはない。もうこのアンケートさえ時期遅れのような気がする。（六七歳　男）

・らい予防法が廃止されると同時に新法が制定されることが絶対条件である。ただ漫然と廃止されるだけでは、一人の患者の生涯を強制隔離で閉じ込めておいて、急に社会に放り出すという悲劇は絶対に避けねばならない。そのためにも予防法が廃止された後も、現在の各療養所はそのままに存続させるようにして、入所者の生活、医療、福祉は現在以下に絶対に後退させないような新法の制定を切望します。なお、入所者の日常の看護、並びに生活の扶助に、日夜専念されている職員の処遇も現行支給よりも低下させないような法の制定を望みます。（七六歳　男）

・①入園当時家に帰るため園外へ出たところ巡視（職員）にとがめられ園内に戻るよう言われ仕方なく園に帰る。②入園当時三八畳程の部屋に二〇人近くの患者が共同生活し炊事当番の時、食器などを水で洗わなければならなかったが、神経痛の手で洗って冷えるのが痛くてつらかった。③高熱と神経痛で入院生活をしていた時、患者が患者の看護をしていたので良い看護を受けられなかった。④運転免許試験の申請書が警察でスムーズに受けつけてもらえなかった。（七八歳　男）

・入園前は国家公務員として在職していた。入園の時当時の医者から二～三年で治癒が可能であるので治療に専念するように言われ、毎日一生懸命に励んだが、その時は食事状態も悪く、体力が持たずに、神経痛という病気になり、手足に異状をきたし、後遺症が出て元の職場に復帰することもできなくなった。入園後家族会議を開き、二～三年で社会復帰可能ならば共済年金の支給請求をしなくてもと全員で決定したが、後遺症が出たのでだめになり、受給権のある年金もパアーになり長い間苦しんだ次第である。医者の一言で、人生も一八〇度転換した。その時の適正な診断があれば、人権回復もできたのに。（六七歳　男）

・たとえ貧しい生活であっても五体満足な体で一般社会人として生活してみたかった。（?歳　男）

・強制拘束が一番つらかった。（八七歳　男）

・私は戦時中、軍属で四年、引揚げられ軍人と寝食を共に命懸けできたので、入園してから、県の恩給係と思いますが、「恩給局へ申請しなさい。なかなか受け入れてくれないから根気強く何回でも出しなさい」と申請書より別に添書がついてきたので、その時、別館事務所の恩給係に頼み、書類を作成して貰い医局のカルテを見られたら「これでは送っても駄目です」と取り止められたので、このような悔しいことは今でも生涯忘れられないです。恩給者も大分います。私のようにはずれた方も何人かいます。予防法が廃止になったら今からでも、なんとかならないものでしょうか？（八五歳　男）

・医学の進んだ今日、開眼できる事を一番に願います。（七八歳　男）

・①一日も早い、らい予防法の廃止を望みます。②出口の無いらい予防法廃止に伴う国の責任を明確にしてほしい。③医療の保障、生活保障、慰謝料、国の謝罪、家族を含む名誉回復等を強く望みます。④在園者も戦前、戦中、戦後とおり、考え方の違いがあると思う。⑤このアンケートが差別をなくすものになるようにお願いします。⑥ご多忙の中、御苦労様です。感謝します。（尚、家内は学校の教員中に強制収容され医師による堕胎を受けました。退職金、恩給等一文もなく収容され今日に至っておりますが、何かアドバイスがありましたら教えてください。）

（七七歳　男）

・患者が自由に外に出たり、外の人と同じ様に普通に生活できるようにして欲しい。まだ偏見と差別に泣く。娘は幼稚園の教諭をしていたが、父が園に居ると言うと理由もなく嫌な顔をされたので、アメリカの大学に入学した。アメリカ人は偏見が無い。

（七七歳　男）

・私は訴える。らい予防法の中の逃走罪で肉親が監禁されて所長・看守の不当な仕打ちと餓えと寒さで悲惨な死を監房で遂げた。家族の秘密保持として今日まで耐えてきたが、国と当時の所長、看守の職権濫用は不当であり、その犯罪の責任者は裁かれるべきである。国と責任者は家族に謝罪し、慰謝料の支払いを要求したい。

（七六歳　男）

・伝染しにくい病気であること。伝染しても発病しにくいこと。発病しても治る病気であること。この事を我々入所者以外の人に啓蒙して貰いたいこと。これが一番重要であります。

（七五歳　男）

・私は所内で結婚の届けを出した日に手術をされた。看護師より受けた。今では子供もなく、寂しい老いの中で少しでも慰謝料が貰えるものならと、毎日その事を思いながら暮らしております。先生方の力で何とかして下さい。お願い申し上げます。正しい予防法が出来てから死にたいです。

（七五歳　男）

・園長に懲戒検束権が与えられて園運営に不都合な者は追放、監禁思いのまま。法定伝染者は警察管轄のため収容は警察立会の下で行われた。罪人を取り押さえるのよりひどかった。

（七四歳　男）

・入園者は生きんがため炭焼、附添作業、炊飯作業、全ての作業が重労働でハンセン病の進行が早まったと言っても過言でないと私は思う。

（七三歳　男）

・①誤りに対する国の謝罪とその償いとしての法的措置は勿論のこととして、らい予防法の積極的な実施・運営に、またハンセン病行政に深く関わった医学者の厳しい自己点検と反省の改めての表明を！　②長い間ハンセン病に対する偏見と差別に生きて学んだことは、それは医学的評価を越えた社会的（構造的）な根深いところにあるということでした。私達の闘いはまだまだ続きます。民主主義の課題としての多くの偏見と差別をなくしていく闘いへの参加であると信じています。ご援助を心からお願い致します。③らい予防法廃止後の入所者に対する国の保障措置が、歴史的内容とその経過は異なっていても、原爆被爆者、水俣病被害者、薬害エイズ患者の皆さん達に対する国の責任による保障の確立とその拡充の闘いに幾らかでも支援になり、生きることの連帯になれることを強く願っています。　（七二歳　男）

・御協力有難うございます。法が改正され、大手を振って社会と交わることを思えば嬉しく、胸がわくわくします。やっと人間としての資格を得る、よろこばしいことです。長く生きて今までの苦しみを拭い、明朗に息ながらえなければ。有難うございました。　（七一歳　男）

・全ては過去だから、過去の事は訴えたくない。　（七一歳　男）

・田畑一町五反の収穫目前に否応なく強制収容され、収穫の喜びも味わえず、家屋敷共にほってきたことを今でも思い出す度に残念でなりません。　（七〇歳　男）

・私が入園当時、面会人が来た時、職員に「本にも家の壁にも触るな、うつるから」と言われて私の家に寄りつかなくなったそうです。それから家に帰っても、親類や兄弟の家に迷惑をかけないため、現在まで行っておりません。このような事があり差別されたり嫌われてきたと思います。　（七〇歳　男）

・今まで私達は予防法によって拘束されているのと引き替えに、国家の保護を受けていた面があった。その予防法が廃止になったことで、今後の医療・生活の保障に不安が残る。生かさず殺さずで飼い殺し同然となり、いつか社会からも忘れられ、終焉の日を迎える恐れはないのか。平均年齢七一歳の発言力もなくなる日の到来が目に見えるだけに、不安が現実的な重みをもって迫ってくる。弁護士会の皆さんが、世の中から忘れられ置き去りになっている私達の人権問題に取り組まれていることに、心からの謝意と敬意を覚えます。有難うございます。　（六六歳　男）

・アンケートに、目を閉じていると涙が流れて仕方がありませんでした。私には姉が一人います。一八歳頃だったと思います。素敵な彼との将来の約束も進む頃、私の病気が発覚しました。それ以来家を出て今も一人暮らしをしています。それでいて姉は私の身体のことばかり心配してくれています。切ないです。一日も早く理解ある社会が来ることを祈っています。どうかお手伝い下さい。　（六一歳　男）

・もう少し家族の理解が欲しい。（収容時に消毒等をされて、怖いとのイメージが残っている。）　（八七歳　女）

・根強く深かった差別、偏見に、親も子も血を吐くまでの凄まじい歳月でございました。　（八一歳　女）

・国はエイズ同様の保障をしてほしい。　（七九歳　女）

・私は手と足が不自由になった事が一番腹立たしい。元に戻して欲しいと思う。（七八歳　女）

・このままの生活を続けたい。（七五歳　女）

・ハンセン病の後遺症は栄養不良からくる神経痛からです。食糧事情は悪く、通帳に金はあっても月々の使用ができる金額は皆平等でした。（七五歳　女）

・社会に帰りたい気持ちでいっぱいです。盲人で不自由なため帰って生活する事はできない。十分な保障をお願いします。（七四歳　女）

・病気の後遺症がある無いに関わらず差別をしない様にして下さい。（七二歳　女）

・昭和二十二年当時、私は小学校の教員をしておりました。右手小指に感覚がありませんでしたので大学病院にて受診。らいとわかりました。保健所に連絡が行き、小学校、私の実家は消毒され、村のトップニュースとなりました。強制入所され現在に至っておりますが、私を頭に弟妹達がどれ程の精神的苦痛を受けたかわかりません。当時を思うにつけ、断腸の思いでございます。病型はTなので動く事はないのです。実家も別の町に移り、自由に帰ることはできますが、先祖代々いた村には皆が知っているので絶対に帰れません。女学校の同窓会の通知等も来たことはありません。年老いて今更予防法が廃止されてもという気がします。（六九歳　女）

・パーマの流行った頃、社会のパーマ屋に行った。順番を待つ間巡視によってそのまま連れ帰られたこと等厳しい時代を今に生きる。（？歳　女）

・人権回復のため偏見と差別もなくするために、新聞その他の機関で大きなキャンペーンを継続する事をお願い致します。（六六歳　女）

・療養所は年々高齢化して行きますので働いて下さる職員の方は減らさないで下さい。むしろ増員して下さい。（六五歳　女）

・家族がライ病になり、園から医者その他強制され、学校ではイジメにあい、学校も中退しました。今思い出してもゾーッとします。小学校三年生からでした。（六五歳　女）

・四歳の時、白衣の人達が大勢でトラックで家にのりつけ、一家五名連れ去った。その後、一家離散となる。残った兄、姉とはその時以来生き別れ、兄も姉も生きていることだけはわかるが、迷惑になると思い、電話一つかけることができずにいる。積年の恨みつらみも年と共に自分の心の中で風化していくことの方がよっぽど悲しい。一冊の本が書ける程積もったものがあるが、今生活的に守られているので、撤廃で自由になって放り出されるのではと不安も大きい。

（五二歳　女）

・このアンケートの企てをして頂き有り難うございます。お忙しい中、お身体をおいとい下さいまして、いいしれぬ苦労をして来ました私達の為、よろしくお願い申し上げます。

（?歳　女）

・予防法が廃止されても一度療養所に入ったら一生が烙印が付いた様なもので、大手を振って古里に帰ることはおそらく出来ないと思う。

（?歳　女）

・家族が好まない。電話さえも嫌う。子供達が結婚するからとの事です。国の世話になっている方が幸福です。社会にいても今のような生活はできないと思う。

（?歳　女）

・らい予防法は、人間として最大の恥ずべき法だと思う。らいにかからなかった人々に特に訴えたい事は、らいをよく知り、偏見・差別をなくする啓蒙運動をする事を切に望む！　人間が月に行くよりもむつかしい事かしら？特に特に日本全国の全ての弁護士さんは「らい予防法」に目を向けてほしいです。

（?歳　女）

・入園以来、私達外国人は、昭和五十年頃まで国籍が違うというだけで同じ病状、同じ環境にありながら処遇面で差別されたということは、当事者なら到底想像だにできない人間としての最大の屈辱であり、悲しいことでした。長年の陳情によって、形の上では一応日本人療友並にはなりましたが、法的に保障されたものではないので、予防法廃止後も生活を保障するとはいわれているものの、一抹の不安は禁じえません。

（七四歳　男）

・過去の事を言っても始まらないが、こんなアンケートを今頃見ると、考えることが多い。弁護士さんとは弱い立場の人達を助けて下さる方では…今頃こんなこと遅過ぎます。何故昭和二十八年の同じ様な患者運動の時、力を尽くして下さらなかったのかと残念に思います。昭和二十二年四月の収容は県知事の命令書で警官立会で収容される。子供四人。長男一〇歳、末子は立つこともできない。家族は母、妻六人を残して。

（八二歳　?）

・若い年齢の頃、生命保険加入が出来ていれば、死後家族への金を残す事が出来たのに、当時保険加入が出来なかったのが残念。保険加入の条件に叶わなかったのか病気故にかはっきりしないがこの年齢になれば勿論加入勧誘する会社もない事だろうが、家族には肩身の狭い思いを長年に渡りさせて、ようやく春が来ようとしているのに何も残すものがないのが残念でならない。家族の中にこんな厄介者が一人居たと言うことだけが残るのみか…。

（七二歳　?）

・当園に眼科の医師がおられる事を望んでおります。

・①現在の予防法には強制収容の字句（法文）がありますが、次にできる法律には勿論強制収容の字句を入れてこないと思いますが、その反面退所の字句（法文）は絶対挿入されないようにお願いします。②新しく出来る法律に病名はどうでてくるか？　ハンセン病とでるか、只の身体障害者施設という風になるか？　できれば施設の方だけで結構だと思いますが。（七八歳　男）

・住居（一戸建）及び生活の保障を求めたい。算定基準として月額＝一五万円年金と、在園年数×一〇〇万円の補償を望みます。（六三歳　男）

・老齢のため今更言うことはない。（?歳　男）

・入園していて、事業を営んではいけないのでしょうか。自由に子供との交流がしたいのですが、どの子も法律上の基準に基づいていないのか来てはくれません。育てた子だけが来ますので残念に思い、芯の淋しさを感じます。（五六歳　女）

・まちがった国の政策によって多くの家族を含む僚友が自らの命を断ったケースが多い。そのことへの謝罪も国にさせるべきだと思います。（五九歳　男）

・入園者のほとんどが、後遺症があって社会復帰しても家族に迷惑をかけるだけだと思います。らい予防法が廃止されて一般の養老院と一緒にされては大変ですので、その点はよろしくお願いします。特に医療の保証、生活の保証を強くお願いします。（六七歳　男）

・安寧秩序、法律の勉強がしたい。弁護士の常置を希望しております。（六九歳　男）

・子供がいないので、社会に出たくありません。弁護士会様、頑張って下さいませ。（六一歳　男）

・ハンセン病に対する社会人の偏見を取り除くことを希望する。とくに有識者に偏見が根強い。明治、大正、昭和初期生れの教育者、その他に啓蒙されたし。お願いします。（七八歳　男）

・療養所では、死にたくありません。一日も早く、らい予防法を廃止し、国がすべての面を保障して下されば、一年でも二年でも社会で生活して冥土の土産にとの気持ちです。（六三歳　男）

・自由に生活ができるように家を建ててくれたらと思う。五千万円保障してくれたら社会で暮らします。（五四歳　女）

・完全に偏見をなくすこと。患者とその家族が受けた社会からの差別、いじめ、村八分にされた悲しみは忘れることが出来ない。今でもそれが残っていると聞いている。偏見を取り除くことを切に希望する。（七七歳　女）

・保障されれば一般社会で生活してみたいです。

（六〇歳　女）

・らい予防法が廃止されて、名前がハンセンに変わっても社会的差別、偏見がすぐに理解されるとは思いません。

（四三歳　女）

・私たちは昭和三十一年に入所しました。患者が入園した場合、患者住宅に対し地区保健所は直ちに消毒を開始、近所住民に悪い伝染病と思わせ、その結果患者家族が二重の苦しみを受け、同地では生活困難となり他地区に移り現在に至っています。

（大正生れ　？）

・治療は再発防止のための継続でもある。偽名（ニックネーム）使用については、施設からの勧めではなく、入園者自治会の方で新入園者に勧めた経過がある。また私自身もそれを必要とした。

（六一歳　男）

・退所一時金としてある程度の生活資金を支給してほしい。

（大正生れ　男）

・当園の老人クラブを市の老人クラブ連合会に加入させて、同じ市民として高齢者の仲間として、地域社会の一員として認めて貰いたいことです。差別のない社会になって下さい。

（七七歳　男）

第三節　二度と同じ過ちを繰り返さないために

（九州弁護士連合会発行『緊急出版！　らい予防法の廃止を考える』編集後記、一九九六年）

昨年（一九九五年）十一月七日、私たちは緊張の中で鹿児島の星塚敬愛園を訪問した。九弁連への申立人である島比呂志さんと面談するとともに施設見学を行い、今後の調査方針を検討するためであったが、そこには思いがけず川邉さんを始めとする患者自治会の役員の皆さんが待機されておられた。弁護士や弁護士会の方と会うのは初めてですとの歓迎の言葉に、改めて弁護士会としての行動の遅さに恥ずかしさを覚えつつ、一人ひとりの個人史を聞かせていただき、ただただ胸のつまる思いであった。

今さらと拒否されるかもしれないと恐れながら、最後に、弁護士会として全在園者に対する調査を行うことの可否をお尋ねしたところ全面的に協力いただけるという。十一月三十日、引き続き訪れた熊本の菊地恵楓園では、由布園長や患者自治会の役員の方たちをはじめ、さらに多くの在園者や関係者からお話しを伺うことができ、弁護士会の調査についても同様の対応をいただける見通しとなった。その他の各園にも調査委員がそれぞれ出向いて協力を依頼した。こうして九州五国立療養所の全在園者に対するアンケート調査が可能となった。

私たちは他の分野で従前たくさんの調査活動を行ってきたが、弁護士会を含め一般社会から完全に黙殺されてきた二、三〇〇名の方達が私たちの調査にどのような態度を示されるのか、一方で既に「らい予防法」廃止に向けての大きな動きが始まっていた中でもあり、本当に心配であった。その後若干の曲折があったが、最終的にはアンケートの配布につき各療養所患者自治会の全面的な協力をいただくことができ、郵便により回収されたアンケート回答数は一、三九一通、実に六〇・五％の回収率となった。ただ、その中の五五枚は完全に白紙であった。無言の回答用紙が敢えて投函された事実は何を物語っているのだろうか。高い回収率とともにアンケート回答用紙の一枚一枚が重い問いかけを私たちに発しているように思えてならない。

いずれにしてもアンケート調査の結果は、「らい予防法」とは何であったのか、何をもたらしたのかを動かしようのない事実として私たちに突きつけるもので、それまでの調査委員会における文献的調査や討論では必ずしも定まらなかった評価の視点、なかんずく構造的な人権侵害の実態とそれに対する憲法上の判断や、「らい予防法」廃止後の措置と国家責任の関連性などについて、明確な共通認識を与えるものとなった。それは同時に弁護士会自身の社会的責任をも明らかにするものであった。調査なくして発言なし、データは雄弁である。九弁連理事会が、日弁連会長声明では触れられなかった自己批判を含む理事長声明を全会一致で承認することに多くの時間を要しなかったのは当然のことであった。

と同時に、今回の調査報告に示された数字のすべてを、在園者や関係者の一人ひとりの人生と重ね合わせて読み取るとき、私たちは一片の声明を発することで事を終わらせるわけにはいかない。「らい予防法の廃止に関する法律」の施行の日は、国立療養所在園者の人権回復への第一歩として記念すべきものであるとともに、基本的人権の擁護に関する自らの社会的責務の重大性を深く教えられ、九弁連人権擁護に関する連絡協議会を発展的に改組・拡充して、常設の人権擁護委員会を発足させた日となったという意味において、九弁連自身にとっても記念すべきものとなった。

そうした意味を込めて、今回の調査およびシンポジウムに関係されたすべての皆様に心から感謝を申し上げたい。この緊急出版がハンセン病に対する社会的差別や偏見を克服するとともに、二度と同じ誤りを繰り返さない闘いの第一歩を踏み出す烽火となれば幸いである。

一九九六年七月十五日

九州弁護士連合会人権擁護委員会　委員長　池永　満

第四節　終わりの始まり

（『らい予防法の廃止と国家賠償請求訴訟』序文、リーガルブックス、一九九九年）

「このままでは死んでも死にきれない」

らい予防法が廃止されて三年、国家賠償請求訴訟に立ち上がられた原告の一人は、その胸のうちを語っている。一九九六年四月一日、「らい予防法の廃止に関する法律」が施行され、国立らい療養所は国立ハンセン病療養所と改称された。一九〇七年以来続いていた強制隔離の歴史はこれで文字通り幕を閉じ、新しい時代が開けたのではなかったのだろうか？　その後になぜ、今ごろ国家賠償なのかといぶかる市民もおられるかもしれない。

実は前述の原告もそうした思いや、らい予防法により「生かされてきた」という感謝の気持ちから、一年前（一九九八年七月三十一日）に提起された熊本地裁での国家賠償を静観しておられた。ところが、国家賠償における被告国の答弁書の内容を知って愕然としたという。

答弁書においては、らい予防法の廃止に関する法律が国会で成立するに先立って、時の厚生大臣が全国の療養所在園者の代表に対して深々と頭を下げ、らい予防法の見直しが遅れ在園者らに多大の苦痛を与えたことを謝罪し遺憾の意を表したのは、単なる政治的責任に基づくもので法律上の責任を認めたものではない。一九五三年旧法改正という形で成立した「らい予防法」は「任意による入所を原則としている」、「例外的な強制収容」も当時の医学的知見に基づく必要、適切なものであり、かつ、その後のらい予防法の運用においては医学的知見に照らして弾力的な運用がなされ、入所者の処遇改善策や社会復帰支援策も実施しており、人権侵害の発生は防止されていた等々が臆面もなく主張されているからである。

それなら社会や家族から完全に隔離され、子孫を持つ希望すら断たれ、五十年以上を療養所に「収容」されて過ごしてきた自分の人生は一体何だったのか？　自分たちの存在が「抹殺」されてしまう前に、らい予防法の真実の歴史と、何が誤っていたのかを明確にしておきたい。体の不自由な年老いた在園者に、そうした思いをつのらせ国家賠償の原告へと走らせているのが、他ならぬ国が提出した答弁書だという事実を私たちはどう受け止めればよいのであろうか。

「国は、二度と同じ誤りを繰り返さないために、らい予防法の歴史とその下で行われた構造的な人権侵害の実態を全面的に解明するとともに、ハンセン病患者やその家族に対し根強く残存している社会的差別や偏見を除去するために必要なあらゆる措置を講ずるべきである」（九弁連理事長声明）。

残念ながら、国は自主的に「構造的な人権侵害の実態を全面的に解明する」意思を持っていなかった。なぜ廃止するのか、国の責任を明記しないまま、ただ、「らい予防法は廃止する」との規定に対し指摘されていた疑惑が現実化した。誠に遺憾ながら、国はらい予防法下における構造的な人権侵害の事実の存在自体を否定し、いずれ死に絶える元ハンセン病患者らとともに闇に葬ろうと考えていたようである。はっきり言えることは、もし国家賠償が提起されなければ、こうした国の公式見解自体が明示されることもなかったであろうということである。

こうして今、九十年に及ぶ日本国家のらい政策とその実態の解明が司法の場に持ち込まれている。裁判を好むと好まざるとを問わず、この裁判の帰趨は、社会としてあるいは私たち一人ひとりの心の中においても、真にらい予防法を終焉させうるか否かに関わる重大な歴史的役割を担っていると言っても過言ではなかろう。国家社会による未曾有の人権侵害の歴史を真に終わらせ、困難ではあるが新しい世紀にふさわしい人権思想を社会的規模において創造する作業の始まりである。

そして、その作業の主人公は、元ハンセン病患者の人々である。彼らが生き証人として国家賠償の原告になるということは、数十年にわたり自らの権力的・恩恵的「保護者」として振る舞ってきた国の支配から「離脱」し、国自身の責任を追及するという立場に転換することであり、それ自体が元ハンセン病患者にとって重要な人権回復、国の主人公としての自立した市民への復帰過程と言えよう。

ところで、私は一九九七年一月から一九九九年一月初めまで、エセックス大学人権センター特別研究員として妻とともに英国に滞在していたため、熊本地裁での国家賠償請求の提起には直接の関わりを持てなかった。数日前、熊本地裁提訴一周年ということで、その後提起された東京訴訟の原告団・弁護団を含む全国的な会議に初めて参加させていただき驚いた。七〇名を超す参加者の多さはもとより、これほどまでに重たい課題に取り組んでいる原告団・弁護団の皆さんが実に明るいのである。二日間の会議を通じて特に感じたことは二点。

第一に、若い弁護士たちが、「救済される」はずの原告の皆さんと交流する中で、未来を奪われ絶望を生き抜いてこられた人間の逞しさに接するからか、逆に大きなエネルギーを頂いているように思えたこと。

第二に、おそらく原告の方たちも、市民としての裁判を受ける権利を行使することを通じて、全国の法律家はもとより多くの支援グループとの、個人の尊厳と人権を基準とした交流と連帯が進む中で、まちがいなく日本社会の一員として復帰し存在していることを日々実感され、それがさらに明るさを増しておられるのではないだろうか。

先日、社会復帰を果たされた島比呂志さんと北九州市で会った。氏からの「法曹の責任」を受け取り、九弁連調査団の一員として星塚敬愛園を訪ねてから四年。八十歳を越える島さんが、熊本訴訟の名誉原告団長として、自らの人生を悔いなく全うされようとしている姿に接し感無量であった。

この本は、らい予防法廃止の数ヵ月後に九弁連が発行し、すぐさま在庫切れとなってしまった『緊急出版！ らい予防法の廃止を考える＝九弁連調査とシンポジウムの記録』の主要内容（第一章から第六章まで）を、九弁連人権擁護委員会のご了解のもとに再録し、その後提起された二つの国家賠償訴訟の訴状と答弁書（第七章と第八章）を加えてリーガルブックスから刊行するものですが、これを全国のハンセン病療養所の在園者、社会復帰者ならびに家族の皆さん、そしてありのままに歴史から学び市民としての社会的責任を共有したいと考えている多くの皆さんに捧げたいと思います。

第五節　補稿：「らい予防法」違憲国家賠償訴訟について

八尋　光秀

一九九五年の夏、故池永満弁護士から声をかけられました。私は弁護士になりたての時から、池永満弁護士に医療過誤訴訟や患者の権利運動の手ほどきを受けていました。その池永弁護士が「この手紙読んでみる。」そう言って一通の手紙を渡してくれました。それは島比呂志さんが書かれたもので、患者の権利法運動を進める私たちにとって、痛烈な批判とともに崇高なエールを送る手紙でした。

このような内容の手紙を受けて、私たちは九州弁護士会連合会に問題提起をしました。九州弁護士会連合会は池永弁護士を筆頭にチームを組んで国立ハンセン病療養所の九州五園について、隔離被害にあわれている患者さんへの聞き取りとアンケートを実施しました。その調査と並行して、この問題の歴史性と私たちの国における患者隔離政策と患者への差別偏見の成立ちなどについて分析を行いました。その上で九州弁護士会連合会「らい予防法・同廃止に関する私たちの見解と提案」（一九九六年三月一九日）にまとめました。

その後も私たちは九州弁護士会連合会として、九州各園を廻り、入所者の方々への巡回無料法律相談会を定期的に実施しました。七十歳を越えられた入所者の方々の「弁護士さんが園に来るのは初めて。見るのも初めて、話すのも初めて。」笑顔で迎えられる言葉に、心がつぶれそうでした。この問題の根本に位置しなければならないはずの私たち法曹は、この方々の最も遠いところで、この方々にそっぽを向いて仕事をしてきた。これから私たちは、ここに立って、ここから始めなければならないと思いました。

この事件はハンセン病に罹患した患者は伝染のおそれがあるとして、無期限で隔離してきた「らい予防法」とその患者隔離政策が、日本国憲法に違反するとして提起した国家賠償訴訟です。私は弁護団共同代表を務めさせていただきました。

一九九八年七月三十一日に熊本地方裁判所に提訴し、二〇〇一年五月十一日に判決。原告が全面的に勝訴しました。判決は「らい予防法」は日本国憲法に違反する。厚生大臣（現厚生労働大臣）は遅くとも一九六〇年には患者隔離政策を廃止しなければならなかった。これをしなかった一九六〇年以降法廃止に至る一九九六年四月までの歴代の厚生大臣、一九六五年以降一九九六年四月までのすべての国会議員の不作為は、違法かつ有責であって、すべての患者に対する不法行為が成立するとして、国に賠償義務を認めました。

国はすべての患者に対して、隔離と差別偏見（判決は差別・偏見のことを「誤った社会認識」とも表現しました。）によって取り返すことのできない極めて深刻な人生被害（人間が本来もっている人生におけるありとあらゆる権利や選択の機会をことごとく奪ったことによる被害のことを人生被害と表現しました。）を与えたと認定しました（『判例時報』一七八四号、三〇ページ）。

日本の裁判史上において、国の法律と政策の誤りをこれほど厳しく断罪した判決はほかにありません。

国ははじめ事実認定や立法不作為に対する違憲判断には問題があるとして控訴する方針でした。しかし控訴するに足る正義を見出すことができませんでした。控訴期間ぎりぎりの五月二十五日小泉純一郎内閣総理大臣は総理大臣談話を発表して控訴を断念し、判決を確定させました。同年六月七日に衆議院で翌八日に参議院で、謝罪のための国会決議を採択しました。同月二十二日には入所経験のある患者全員に対して判決と同水準の補償を行う「ハンセン病療養所入所者等に対する補償金の支給等に関する法律」を議員立法によって制定し、施行しました。

内閣総理大臣、厚生労働大臣、衆議院、参議院によってそれぞれの謝罪文書が作成され、新聞五十紙に謝罪広告がなされました。患者、元患者の方々への謝罪と早期の名誉回復を図るためでした。

その後、韓国ソロクト更生園、台湾楽生院を含む外国に設置したハンセン病療養所での隔離患者の方々へも補償を行うこととなりました。

二〇〇八年六月、この問題の全面的な解決を約束した、ハンセン病問題基本法（ハンセン病問題の解決の促進に関する法律）を制定しました。

この問題の一連の解決は、司法判断を梃子にして、与野党がスクラムを組んで統治全体を動かしました。「人権課題の解決は党派や立場を超えて」を合言葉にしました。司法が国の過ちを認め、政治がこれを受け止めて、国をあるべき姿に変えたと評価できます。

（やひろ・みつひで　弁護士、九州・山口医療問題研究会代表幹事）

第六節　熊本地裁「ハンセン病判決」後の経緯と「患者の権利法制定」提案

1　熊本地裁判決の確定から「ハンセン病問題の解決の促進に関する法律」の制定まで

熊本地裁判決を受けた被告国は控訴を断念し二〇〇一年（平成十三年）五月二十五日「ハンセン病問題の早期かつ全面的解決に向けての内閣総理大臣談話」および「政府声明」を発表した。そこで、本件判決の賠償認容額を基準として、訴訟への参加・不参加を問わず全国の患者・元患者全員を対象とする補償を立法により行うことを表明し、同年六月議員立法により「ハンセン病療養所入所者等に対する補償金の支給等に関する法律」が制定され、同月二十二日公布・施行された。その後、各地訴訟での和解、全国の患者組織と厚生労働省との全面解決に向けての定期協議が進められ、裁判による和解金とは別に「国内ハンセン病療養所退所者給与金」「国内ハンセン病療養所死没者改葬費」（以上は二〇〇二年度から）、「国内ハンセン病療養所非入所者給与金」（二〇〇五年度から）などの支給が始まった。

以上のような被害回復措置の実施とともに、ハンセン病患者・元患者などに対する福祉の増進、名誉回復など、未解決の課題の解決を促進するために、「ハンセン病問題の解決の促進に関する法律」（以下単に「促進法」という。）が二〇〇八年（平成二十年）六月議員立法により成立、二〇〇九年（平成二十一年）四月一日より施行された。

「促進法」の施行と同時に「らい予防法の廃止に関する法律」は廃止され、「促進法」のもとで、①国立ハンセン病療養所等における療養及び生活の保障、②社会復帰の支援及び社会生活の援助、③名誉回復及び死没者の追悼、

④親族に対する援護などに関する施策などが引き続き実施されることとなった。

「促進法」はハンセン病問題の経緯に関し「悔悟と反省の念」とともに「お詫び」の言葉を含む長文の前文を掲げた上で、第一条で「この法律は、国によるハンセン病の患者に対する隔離政策に起因して生じた問題であって、ハンセン病の患者であった者等の福祉の増進、名誉の回復等に関し現在もなお存在するもの（以下、「ハンセン病問題」という。）の解決の促進に関し、基本理念を定め、並びに国及び地方公共団体の責務を明らかにするとともに、ハンセン病問題の解決の促進に関し必要な事項を定めるものとする」と明記し、第三条において三項目の基本理念を規定しており、国がハンセン病問題の解決を促進すべき法律上の義務を負うことが明確化された。促進法の制定により立法的にもハンセン病問題の歴史的解決に向けて大きな第一歩が踏み出されたものと評価することができる。

しかしながらハンセン病問題の真の歴史的解決を図るためには、ハンセン病問題の歴史的経緯に関する全面的な検証作業と検証の結果に基づき再発防止を保証する政策を確定し、徹底して遂行されることが不可欠である。加えて法律家の責任としては、何故に戦後の日本国憲法下において、このような非人道的な絶対隔離政策が新法の制定という形で維持強化されたのか、何故に違憲性が明らかな法律が四〇年余にもわたり廃止されなかったのかという根源的な疑問を解明した上で、二度と再びこのような事態を作り出さない仕組みをこの国につくり上げていく作業を遂行しなければならない。

2　検証会議の検証作業と最終報告書

ハンセン病問題の歴史的経緯を全面的に検証するために、熊本地裁判決から二年五ヵ月が経緯した二〇〇二年十月、厚生労働省は財団法人日弁連法務研究財団に委託して「ハンセン病問題に関する事実検証調査事業」を実施することとなり、その作業を担当する検証会議が発足した。検証会議は、自らの調査事業の性格を「国の諸機関、社会の諸団体、そして個々人が、それぞれの立場と主張を持ちながらも、ハンセン病問題という未曾有の国家的人権侵害の真相を究明し、その再発を防止するために集まり、知恵を寄せ合った共同作業の場であった」（最終報告書要約版はしがき）と位置づけている。

検証会議は二年半に及ぶ調査活動を行った上で、二〇〇五年三月一日最終報告書を厚生労働大臣に提出した。最終報告書（要約版）によれば、前述した新法成立前後の疑問の解明につながるいくつかの興味深い事実関係が検証されている。順不同で項目だけを紹介する。①GHQのハンセン病政策（GHQはハンセン病患者への強制隔離政策を改める意志を持たなかった）、②「軽快退所」を認める表明の下に始まった「全患者」収容政策と治安政策の関係、③栗生楽泉園の特別病室（重監房）廃止と菊池恵楓園に開設された菊池医療刑務支所（癩刑務所）の創設、④恵楓園内の特設法廷で死刑が言い渡された藤本事件の真相、⑤貞明皇后の遺産を基礎に発足した財団法人藤楓協会とハンセン病患者隔離による「文化国家」建設世論の喚起、⑥戦後におけるハンセン病政策と優生政策の結合、⑦厚生省における強制隔離と処遇改善の「表裏一体論」、⑧国立療養所医師を中心に運営された日本らい学会と厚生行政の対応、等々。これらの項目を一瞥するだけでもハンセン病問題の奥深さと深刻さが容易に推察できるであろう。

検証会議は「ハンセン病強制隔離政策による被害の全体像の解明」のために、全国の療養所入所者や退所者を対象として一年間にわたり総計にして八四一名からの有効回答を得る大規模な被害実態調査を実施するとともに、「全国の国立療養所に残された胎児等標本に関する検証」も行っている。その結果は衝撃的である。現在なおホルマリン漬けにされた一一四体の胎児標本、多くの手術摘出材料、二、〇〇〇体を超える病理標本などが保管目的も不明確なままに残置されているという。国立療養所という医療施設に強制入所させられたハンセン病患者は、果たしてどのような「治療」や処遇を受けていたのであろうか、患者のほとんどが入所と同時に死亡時の解剖承諾書を提出させられたというが、果たして医学上の研究材料として扱われていなかったのであろうか、発見された病理標本等は私たちに鋭く問いかけている。

3　検証会議の「再発防止のための提言」とその後の進展状況

検証会議は、最終報告書において以下の九項目から構成される「再発防止のための提言」を行った。

①　患者・被験者（臨床研究対象者）の諸権利の法制化
②　政策決定過程における科学性・透明性を確保するためのシステムの構築
③　人権擁護システムの整備
④　公衆衛生等における予算編成上の留意点
⑤　被害の救済・回復（社会復帰支援、差別偏見根絶等）
⑥　正しい医学知識の普及
⑦　人権教育の徹底
⑧　啓発のための資料の保存・開示
⑨　提言具体化のための行動計画を策定して実施状況を監視するための、各界代表からなる「ロードマップ委員会」（仮称）の設置

提言を受けた厚生労働省はその後、「ハンセン病問題に関する検証会議の提言に基づく再発防止検討会」（以下、単に「検討会」という。）を設置、同検討会は「患者の権利に関する体系」をまとめ、国に対し、患者の権利擁護の観点を中心とした医療関係諸法規の整備と医療の基本法の法制化に向けた提言を含む報告書をとりまとめ、二〇一〇年六月厚生労働大臣に提出した。

これを受けて厚生労働大臣は、厚生労働省、法務省、文部科学省の三省からなる事務レベル検討チームを発足させる旨を表明したが、その後の作業の歩みは遅々としており、必ずしも順調に進展しているとはいえない。しかしながら、ハンセン病問題の歴史的検証を踏まえた再発防止策の冒頭に「患者・被験者の諸権利の法制化」が掲げら

れ、それを受けて発足した検討会において法制化すべき「患者の権利に関する体系」に関する報告書が提出されたということは誠に興味深いことである。

第二次世界大戦後の国際連合第三回総会で採択された「世界人権宣言」を出発点として国際的にあらゆる分野における人権の確保と促進がはかられることとなったが、医療・福祉分野においてみれば欧米諸国においては患者(利用者)個人の人格的自律権を基軸に据えた人権保障へと大きく舵が切られたことに比較し、わが国においては行政のコントロールの下に医療・福祉の専門家におけるパターナリズム(家父長的保護主義)を助長した上で、かつ世帯主による扶養責任を前提として世帯員の福利を図るという構造が維持され続けてきたため、今日においてもなお患者(利用者)個人の人格的自律権を柱とする権利を明確に規定する法律は存在していない。そのような患者の権利が明確化されていない法的状況こそが、新憲法下において強制隔離を強化する新法を産み落としハンセン病問題の長期化と深刻化を引き起こした重要な背景の一つであったということ、このような事態を二度と繰り返さないための再発防止策の第一として「患者の権利」に関する法制化が喫緊の課題になっていることが公式に確認された意義は極めて大きい。

第八章　患者の権利運動

——次世代へのバトン——

第一節　今こそ、患者の権利の法制化を

（二〇一一年日弁連人権擁護大会における発言から）

1　はじめに

「医療において患者の主体的な意思が尊重される権利は基本的人権に由来し、国際人権法もこれを認めるところである」「われわれは、インフォームド・コンセントの原則、カルテの閲覧・謄写権、患者の権利擁護システム等を含む患者の権利法の制定やガイドラインの作成等が必要不可欠であると考える」――日弁連第三五回三重人権擁護大会（一九九二年十一月）が「患者の権利の確立に関する宣言」を満場一致採択してから二〇年近くが経過しようとしています。

私事ですが、昨年十二月から今年の七月までに大学病院を含めて三つの病院に入院しました。その際受け取った「入院の手引き」にはいずれも冒頭のページに「患者さんの権利」が大きな枠で囲まれて記載されており、共通して患者の自己決定権の尊重等が謳われていました。三重の人権大会で「患者の権利に関する宣言」を採択したときの状況に比べれば、「患者さんの権利を尊重する」という言葉が医療機関の側から約束されており、「患者の権利」への対応において医療現場では極めて大きな変化が生まれており、隔世の感さえいたします。

2　「インフォームド・コンセント」の現状

ところで、大学病院に入院する際に記載が求められた問診票の中にあった「治療に際して最も大事にして欲しい

ことは何ですか」との問いに対して、私は敢えて「私の自己決定権」と記載いたしました。何故なら、日本では未だに法律上は患者の自己決定権が保障されていないからです。

三重の人権大会の前後から「患者の権利法をつくる会」などの市民運動等もあって、インフォームド・コンセントの権利に関する法制化の議論が始まり、医療法の改正（一九九七年）ということで結実しましたが、その内容は、医療法第一条の二（医療提供の理念）において「医療は、生命の尊重と個人の尊厳の保持を旨とし」（同条一項）「医療を受ける者の意向を充分に尊重し」（同条二項）て提供されなければならないと規定した上で、第一条の四の二項で「医師、歯科医師、薬剤師、看護師その他の医療の担い手は、医療を提供するにあたり、適切な説明を行い、医療を受ける者の理解を得るよう努めなければならない」と規定されるにとどまりました。（傍線、引用者）

つまり法律上は医療提供の前提として患者の主体的な意思決定が条件とされていないのみか、適切な説明を行い「理解を得るよう努める」つまり、説明に対する患者の同意を得ることすら要求されていないのです。

インフォームド・コンセントの権利が法律上明確に規定されていないために、どのようなことが起こっているか。医療界の多くの人々が「インフォームド・コンセント」の定義を「医師が患者に対する説明をして患者から同意を取り付ける」というものであるかのごとく誤解して使用しています。「患者に対するインフォームド・コンセントを充実すること」と記述している医学書や論文も出回っています。つまり、インフォームド・コンセントの主語は医師であり、患者は説明を受けて理解や同意を求められる客体であるかのように考えられているのです。

最近、患者さんが持参した大学病院のカルテには「インフォームド・コンセント」という標題を付したページがありましたが、その書式では「医師の説明」を記録するためにページの全体に及ぶ大きな囲み欄があり、その下に一～二行程度の記載スペースしかない「患者の反応」欄が設けられていました。医療界の理解の仕方を象徴していると思います。そのような誤解の下に多くの医療・福祉サービスが展開されているために、患者の権利オンブズマンが患者家族からの苦情調査の申立てに基づいて医療機関からの弁明も得た上で作成し公表している調査報告書においても、インフォームド・コンセント原則違反を指摘して是正を求めている事例が一番大きなウエイトをしめているという実情があります。

今大会のシンポジウムの資料には「インフォームド・コンセントの実践は普及しつつある」との記述もありますが、患者による意思決定という観点からみた場合には、残念ながらそのような状況にはほど遠いというのが現状であり、医療崩壊論が進む中で、ゆっくり説明している時間もとれない等として空洞化が進んでいる現象すら否定できないところです。

言うまでもなく、「インフォームド」（充分な情報を得て理解している状態での）「コンセント」（提案への同意、代替策の選択、或は医療措置の拒否などの意思決定）を行う主体は患者以外にありません。

そもそもインフォームド・コンセント原理が生まれた歴史的背景の一つとしてナチス医師たちにより行われた非人道的な人体実験を裁くとともに、二度と引き起こさないための規範としてニュルンベルグ綱領が制定され（一九四八年）、その後、人を被験者とするすべての臨床試験において不可欠の条件として「被験者のインフォームド・コンセント」が要求されることとなりました（一九六四年、世界医師会総会ヘルシンキ宣言）。

三重の人権大会の前年である一九九一年十二月の国連総会では精神医療分野における人権侵害を排除し、精神医療を改善するための原則を満場一致採択していますが、その中心は精神医療においてもインフォームド・コンセント原理を全面的に導入するということです。この原則には患者（あるいは元患者）が自己の診療記録にアクセスできる権利も謳っています。一九九四年のWHOヨーロッパ会議では、すべての医療行為において患者による事前のインフォームド・コンセントが不可欠であると宣言しています。

すなわち、インフォームド・コンセント原則は、世間で言われているような医師患者間のコミュニケーションの問題にとどまるものではありません。

患者のインフォームド・コンセントを得ないままに実施される医療や福祉サービスは、それ自体が重大な人権侵害なのです。こういう国際的な人権規範や世界の常識に立って考えた場合、日本において未だにインフォームド・コンセント原則が立法化されておらず、インフォームド・コンセントの定義すら社会的に確認されていないということは極めて由々しきことだと思いますし、とりわけ日弁連は黙過できない立場にあると考えます。

ご案内のように、わが国においても裁判上の規範としては一九九〇年代からインフォームド・コンセントの権利が認容され始めており、エホバの証人事件の最高裁判決（二〇〇〇年二月）において、「(患者が治療上の）意思決定をする権利は、人格権の一内容として尊重されなければならない」として医療上の意思決定権の侵害は人格権の侵害となるとする判断が確定しているところです。

従って、自己決定権侵害がある場合には、患者（あるいは遺族）が後日裁判をすれば人格権侵害として救済されますが、自己決定権は現実に提供される医療内容を自分の人生観や生活感覚等に合致するものにするところにこそ意義があるものであって、裁判における事後的救済のみでは、法律上自己決定権が保障されているとは見なされないでしょう。

3　患者の権利の法制化を

自己決定権と並んで患者の権利の中核をなすものとされているカルテへのアクセスを保障する自己情報コントロール権についても、明確な立法がなされず、「生存する個人に関する情報」の保護等を規制している一般法である個人情報保護法を適用しているため、遺族からの診療記録の開示請求や保有個人データ数が政令の定めるところに達していない医院等における開示請求には直接適用されません。

このようなギャップを埋めるために厚労省は「診療情報の提供等に関する指針」（二〇〇三年九月）を制定して、「患者の自己決定権、患者の知る権利の観点などから」「診療記録の開示を含めた診療情報の提供を積極的に推進していくべきもの」として、行政指導で診療情報の提供を推進しようとしています。しかし、指針はあくまで指針にとどまりますので強制力もありませんし、具体的な開示方法は多くの場合、医療機関自身が定める任意の手続によらざるを得ません。

今回、私は入院したことに関連して本を書く時の資料にしようと考えて、二つの病院にカルテの開示請求をしましたが、手続をする窓口も明示されておらず、カルテを手にするまでに、長い方で五〇日、短い方で三週間を要しました。

患者の権利オンブズマンに苦情相談がなされた例も「顧問弁護士に相談したら、法律上の義務ではないから提供しなくても良いと言われた」ことを理由に診療記録の開示を拒否する医療機関が全国に存在している状況です。

現在、「患者の権利を中心とする医療基本法」の制定を求める市民運動が前進しており、医療団体もそれぞれの立場から議論に参加しつつありますが、具体的な立法作業に入っていく段階に至れば、患者の権利の中核的な内容である自己決定権や自己情報コントロール権ですら未だ立法されていない状況のままでは議論が混迷する危険性が大きいと思います。

やはり、国際的人権規範として確立されているだけでなく、わが国においても裁判規範として確立され今日においては医療界も含めて共通認識が形成されている「患者の権利」に関する法制化を一刻も早く実現しておくことが、「患者の権利を中心とする医療基本法」制定を求める運動の具体的な前進のためにも重要ではないかと考えています。

第二節　患者の人生を支援する多くの医療専門家を

（二〇一一年、尼崎医療生活協同組合主催学習会「患者・利用者の権利と安全」での講演）

1　はじめに

二〇一〇年十二月九日、私は急性心筋梗塞のため緊急入院し心臓カテーテルによるステント留置術を受けました。その後、下血があって胃がんが見つかり二〇一一年一月に腹腔鏡による胃全摘手術を受け、六月には（実は二年前から診断され、胃全摘後に急速に増悪していた）肝腫瘍が破裂出血したため緊急に肝動脈塞栓術を受け、七月と十一月には増大した肝細胞がんの破裂を防止するため肝動脈化学塞栓術を受けました。六月には肺転移も確認されています。

幸いこの一年間で弁護士業務の引き継ぎ作業なども終えることができましたので、これからは療養中心の生活に入り、本格的に自己免疫力を強化することを基本としたがん治療を進める予定です。今日は、このような私の体験も踏まえながらお話ししたいと思います。

2　医療生協・患者の権利章典から二〇年

私たちが一年近い討議の後に市民の立場で『患者の権利宣言案』を発表したのは一九八四年十月、今から二七年前のことになります。

実は、その三年前の一九八一年にリスボンで開催された世界医師会総会が、患者には医師が提案する治療行為に同意するだけでなく拒否する権利があるということを認めた「患者の権利に関するリスボン宣言」を採択しています。さらに一九八三年、米国大統領委員会は、インフォームド・コンセント原則は法律的原理としてだけでなく、医療を個人の尊厳に基づき患者自身の人生観や生活感覚を反映したものにする医療的原理としても意義があることを確認した上で、「患者には医師が提案する治療方法に、同意するか拒否するかにとどまらず、代替的治療方法を選択する権利がある」という報告書を出しています。

私たちの『患者の権利宣言案』づくりの作業は、今考えれば客観的にはそのような国際的な流れの中にあったのですが、その作業を始めたのは決して〝米国の動きを日本でも〟ということではありませんでした。

私が弁護士登録したのは一九七七年ですが、その頃の日本の医療現場には深刻な事態が進行していました。患者不在の医療、薬漬け・検査漬け、様々な医療事故やスモン薬害訴訟等、医療における人権の確保が重要な社会的問題になっており、その頃登録した若手弁護士を中心として一九七七年から一九八〇年にかけて患者側に立って医療問題に取り組む医療弁護団が全国各地で作られました。弁護団が行う「医療１１０番」には相談が集中し、全国各地で同種の医療事故が多発しているなど医療現場で生み出されている人権侵害の状況とその背景事情がわかってきました。

それまで医療ミスや医療問題は、技術レベルが低い医師や少数の悪徳医師などが引き起こしているものと思われていました。しかし日本の医療事故のかなりの部分は技術的な問題ではなく、患者が単に「治療の客体」として扱われ、医師と患者とのコミュニケーションがほとんどない（私は「対話なき医療」と名付けました）という構造的要因を背景にして発生していることがわかってきたのです。

そこで『患者の権利宣言案』では、患者が人間として尊重されること、医療における自己決定権など、患者の主体性が認められるべきであると提案しました。これに対して日本医師会は日本医事新報に論文を出して、医療の専門性を強調し、専門家である医師こそが主体性を持つべきだと反論しました。

医療生協はどうだったか。医療生協は元来、組合員の参加と協同で運営するところですから、組合員である患者の主体性を尊重するという考え方は比較的受け入れやすい土壌があったと思います。独自にアメリカにも調査団を派遣するなど数年越しの討論を進め、『医療生協の患者の権利章典』として結実させました。それは日本医療の歴史に大きなインパクトを与えるものでした。

以来、日本の医療機関においても、自らの医療理念として患者の権利を擁護することを掲げる流れが急速に強まっていきました。皆さんに配布されている虹のブックレット№93「『医療生協の患者の権利章典』の今後を考える」の三四ページを見てください。山口県の国立関門医療センターが患者に渡している診察券（カード）が載っています。診察券の名前は「自由通行手形」とされ、裏には「あなたの権利」として五項目、知る権利、セカンド・オピニオンの権利、自己決定の権利などが書かれています。これらは今日における全世界共通のコアになっている患者の権利と同じです。こういう取組みが国公立・民間を問わず日本の多くの医療機関に広がっていったのです。

二一世紀に入り更に一〇年が経過しました。私がこの一年間に入院した病院もすべて、入院患者の手引きなどの冒頭に「患者さんの権利」を掲げています。例えば九州大学病院の「患者さんの権利」では「1、個人としての尊厳、人権が尊重されます。2、良質で適切な医療を平等に受ける権利があります。3、自分の状態や医療行為について十分理解できるまで説明を受ける権利があります。4、上記の説明を受けた上で、自由意思に基づき医療行為を選択・決定する権利があります。5、診断や治療方針について他に意見を求めたい場合には、セカンド・オピニオン制度を利用することができます。6、自分の診療に関する記録等の情報を得る権利があります。7、プライバシーが尊重され、個人情報が保護される権利があります。」と書かれています。

現在では、患者の権利尊重は日本の医療界では当たり前のことになっていますので、『患者の権利章典』を掲げているというだけで医療生協らしいと胸を張ることはできません。医療機関なら患者の権利を尊重するのは当然のことであり、そうしない医療機関は存続できないという時代になっています。

3　患者の権利は市民の権利

今日では「患者の権利」という言葉自体も特に目新しいものではありません。しかし最近でも、私が医療従事者の集まりで、患者の権利をテーマに話した後で、「患者の権利についてはわかった。ところで、患者の義務や医療従事者の権利はどうなのか」と質問されることがあります。今さっき話したばかりなのに患者の権利について全く理解してもらえなかったのだと、がっかりすることがありました。

ところで、一九八〇年代を通じて患者の権利の促進を求める運動は国際的に展開され、一九九一年十二月には国連総会がインフォームド・コンセント原則を全面的に導入することを基本とする「精神医療改善原則」を採択し、一九九四年三月にはオランダで開かれたWHOヨーロッパ会議が「患者の権利の促進に関する宣言」を採択しました。翌一九九五年には、世界医師会総会がWHO宣言の内容をほとんどそのまま受け入れて「改訂リスボン宣言」を採択しています。これらが今日における患者の権利に関する国際的な規範の基本となっていますので、医療生協の権利章典を含めてそれ以前に作成された権利章典等は、患者の権利の捉え方や権利の内容について国際規範の水準に照らして再検討することが必要になっています。

それでは、「患者」とは何か。WHO宣言では「患者とは、病気であるか健康であるかを問わず、医療・福祉サービスの利用者」を言うと定義されています。つまり、すべての市民が患者としての権利を持つということです。そこには、医者か患者かの対立概念はありません。

「患者の権利」を「医者の権利」と対抗的にとらえる考え方は、国際的には既に過去の遺物です。「患者の権利に関する改訂リスボン宣言」の前文には、「法律、政府の措置、あるいは他のいかなる行政や慣例であろうとも、患者の権利を否定する場合には、医師はこの権利を保障ないし回復させる適切な手段を講じるべきである。」として、医師こそが患者の権利の擁護者になることを高らかに謳っています。残念ながら当時の日本医師会は、カルテに対するアクセス権を認めるなどWHO宣言とほぼ同一の内容を採用した改訂リスボン宣言に賛成できず、採決では棄権しました。

患者の権利の内容は、日本国憲法が保障する私たちみんなが持っている市民としての権利です。それらの権利が医療を受ける時にも保障される、そのことを患者の権利として確認しているだけなのです。市民社会の中で保障されている権利が医療の現場においても適用されるということなのです。

4 日本における「患者の自己決定権」の実情

今、そんな当たり前のことが、なぜ大事なのでしょうか。それは、医療や福祉が専門家によって担われていることに関係しています。医療・福祉だけでなく法律や行政など、従前専門家と言われる人たちが担ってきた分野については、お任せになり、与えられるものになってしまいがちです。利用者である市民こそが主人公なのですから、そういうことはやめにしなければなりません。

特に専門性が高い日進月歩の医療分野においても、医療従事者は患者に理解できるように的確に情報を提供し、患者自身が治療方針を主体的に選択・決定できるように支援することが求められています。どこの国でも、従前は医療従事者が情報を独占し、患者のためによかれと思われる方針を決定して、患者の同意を求めるというスタイルで医療サービスが展開されてきましたが、これからは患者に情報を提供しながら、患者自身の主体的な自己決定を支援していくことが本当の医療専門家のあり方なのです。

ただし、これは実際問題になると難しいです。前述したようにどこの医療機関でも患者の権利を守りますという看板を掲げていますが、患者を医療の主体者として尊重するという基本的スタンスを確立しないまま、専門的で高度な医療サービスを提供しようとしている医師や病院が少なくないからです。

冒頭でお話ししたように、私は心臓に異常を感じて救急車を呼び、搬送してもらった北九州の病院で心臓カテーテル手術を受けることになりました。手術に際しての同意書に署名がいるというので、私がサインするからというのに、看護師は家族の方は来ていますかと尋ねるのです。家族は後から来るけれど私がサインするから同意書を持ってきなさいと言いましたが持ってこないまま手術が始まりました。退院後に開示してもらった医療記録を見たら、救急車に同乗していた私の秘書が署名をさせられていました。

要するに、医療機関としては、「キーパーソン」は患者本人ではなく家族なのです。本来は患者本人であるべきなのに、そういう発想がない。意識も鮮明で法律的行為を行う能力において特に欠落していない私であっても、患者になった途端に、健全な判断能力や行為能力を欠く者として扱われてしまう、これを変えるのは大変です。インフォームド・コンセントと言葉で言うのは簡単ですが、それを医療の現場で実現するためには患者側と医療側の双方における大文化革命が必要なのです。

『医療生協の患者の権利章典』には、自己決定権について「納得できるまで説明を受けたのち、医療従事者の提案する診療計画などを自分で決定する権利」と書かれていますが、これでは提案された治療方法に同意するか否かの選択だけになります。提案内容と異なる代替方法も示すべきですし、「何もしない」ことがその患者にとってベストの選択という場合もありますから、少なくとも三つの基本的情報を提供すべきです。そういう説明を十分に受けるとともに、何を選択するかを考える機会が実質的に保障された上で、治療方針が決められてこそ、患者の自己決定がなされたとみなされるのです。

私は二年前、肝臓の検査データがおかしいということで、腹部エコー・CT・MRIなどの検査を受けました。その結果、肝臓の悪性リンパ腫という診断を受け、主治医からは大学病院での生検と抗がん剤治療の開始を勧められました。その当時、私は福岡県弁護士会の会長をしていたこともあり、「抗がん剤による治療を受けるつもりはなく、日常的な業務や生活と両立できる食事療法などを進めたい」という私の考えを主治医に話しました。主治医は私の自己決定を尊重し、その後も定期的に診察を続け、私が選んだ治療法に関するいろんな情報も提供してくれました。これが患者の自己決定権を尊重する医療だと思います。

その後、心筋梗塞手術後に服用していた薬の副作用もあって下血が始まり、胃がんが見つかりましたので、大学病院で胃の全摘手術を受けました。胃の全摘から三ヵ月後の肝臓検査で肝腫瘍が増大・拡大していることがわかりました。胃がないためなかなか食べられず栄養不良状態になり、免疫力が減少したことが大きな要因だったと思います。六月には肝臓の破裂・出血となり、肝臓の腫瘍は悪性リンパ腫ではなく肝細胞がんである疑いが出てきたため、がん治療拠点病院に入院しました。その病院の医師が私に最初に質問したことは「あなたは病気について、どこまで聞いていますか?」ということでした。私は直前のCT検査で肺転移が判明していることを含め、すべて聞いているし画像データも持っていますと話すと、医師は少し驚いた様子でした。がん治療拠点病院においてすら、患者本人には打撃的と思われる情報はなるべく伝えない方が良いと善意で考えている医師が多いのだと思います。

ところで、医師が勧める治療法に患者がすぐ同意した場合はもとより、患者が選ばなかった場合にも、そういう患者の決定を医師が「そうですか」とすぐに受け入れたのでは専門家の役割としては不十分です。どのような治療方法にもメリットだけでなくリスクがありますので、患者が同意した、あるいは選択した治療方法に伴うリスクも説明して「最悪の場合はこうなりますよ、いいですね」と念を押して、そのリスクを承知した上での自己決定を得ることによってはじめて、患者からインフォームド・コンセントを得たと評価されるのです。

私は七月に肝動脈塞栓術を受けた後、医師が勧める分子標的薬剤による化学療法を受けないことにしましたが、その際、医師から「最悪の場合は二~三ヵ月です」と言われ、それを承知で退院しました。退院から四ヵ月後の十一月に追加的に塞栓術を受けましたが、幸いなことに今直ちに命に関わるような状況にはなっていませんし、皆さんにお話ができる程度の気力も残っています。私は、この間の経過を振り返り、治療方法を自己決定するということは、単に法律的に認められている権利であるというのみならず、自分らしく生きていくためにふさわしい方法で病に立ち向かう力を生み出していく上でも、極めて重要なのだということを実感しています。

患者には自己決定権があるのだから自分が決めた治療法をやってくれと病院に要求する権利があるかというと、必ずしもそうではありません。私に肝動脈塞栓術を行っている病院は保険適用のある高度な化学療法等を行ってお り私にも勧めましたが、私はそれを断り塞栓治療だけを受けています。私が現在別の医療機関で受けている免疫療法は自費診療ですし、温熱療法は保険診療ですが、そのためのハイパーサーミヤという特殊な医療器具を持っている別の医療機関で受けています。自分の医療機関ではやれない治療法を患者が選択した場合には、それに対応できる医療機関などを紹介することにより、自己決定権を尊重したことになります。要は、患者が主体的に治療方法を選択するために不可欠な情報を提供するとともに、自己決定した治療を実際に受けるために必要な情報を提供すれば良いのです。

〝先生におまかせ〟から〝納得して自己決定しよう〟というのは、専門家から提供される最良の情報を得ながら最終的には自分自身が決断して決定するということです。賢い患者というのは、医療について中途半端な知識を持つことではなく、専門家の力も借りて自己決定をしていく患者のことです。

なお当然のことですが、自己決定を得るために提供される情報は真実のものでなければなりませんし、悪性疾患についても完全な情報が提供される必要があります。「患者は、容体に関する医学的事実を含めた自己の健康状態、提案されている医療行為及びそれぞれの行為に伴いうる危険と利点、無治療の効果を含め提案されている行為に代わり得る方法、並びに診断、予後、治療の経過について、完全な情報を提供される権利を有する」（WHO宣言 2 情報の2・2項）（傍線引用者）。

従って、患者に対して完全な情報を提供する義務が医師をはじめとする医療従事者にありますので、もしそれが実行されない場合には「患者の権利が侵害されている」状態にあるということを認識する必要があります。

多くの医療機関でがんの病名を伝えないままに手術などが実施されるという時代もありましたが、「家族が本人に言わないでくれと言うから、言えないのだ」と真実の情報を提供できない責任を家族に転嫁する医師も少なくありませんでした。そうした中で開かれた患者の権利章典実践交流会で愛知県みなと医療生協の原春久先生が、「がん告知を妨げていたのは家族ではなく医師自身であった」と題する報告をされました。患者本人に真実の情報を提供する意義を家族に粘り強く説明した上で同意を得て、殆どの患者に病名を伝えることができ、家族と患者と医療従事者が心を通わせながら人生最後の時を過ごすことができ、患者本人や家族から感謝されたという経験を得たという報告に、私が強く感動したことを今でも忘れません。

今日の医療生協には、このような問題はもはや残っていないかもしれませんが、日本の医療界全体には打撃的な情報は本人に伝えない方が良いと善意で考えていたり、インフォームド・コンセントを患者の権利としてではなく、医師が患者に説明して同意を取り付けることであり、その主語が患者ではなく医師や医療従事者だと誤解している方たちがまだたくさん残っているので、たえず議論しておくことが必要だと思います。

5　医療・介護の「質」とは何か

なかなか難しい問いかけですが、私は「患者（利用者）の人権と安全」がいかに守られているかが、その「質」を規定するキーワードではないかと考えています。そこで、人権と安全について具体的に考えてみたいと思います。

先ほど、私が緊急入院した時、手術同意の署名を求められなかったと話しましたが、多少認知症がある高齢者に対する医療・介護サービスに際しては、理解力がないからという理由で当初から患者（利用者）本人に対する説明を十分に尽くさず、家族の同意のみで実施されている場合が少なくありません。

私は、精神病院や老人病院に入院している患者本人との契約に基づき財産管理や医療代理をする任意後見人や、本人の意思にかかわらず家庭裁判所が選任する成年後見人にもなっています。その被後見人の中に若い時に学校の先生をしていた女性で認知症のために精神病院に入院している方がいました。この方が肺炎にかかり精神病院では対応できないので近くの一般病院に入院することになりましたが、転院した病院では一週間毎に病室が変わり認知症の程度がひどくなりました。病室や担当医が変わることは高齢者にとって大変な負担になります。そこで肺炎が落ち着いた段階で、私が信頼する病院に転院してもらいました。雑な食事介助のためその方は喉を痛めており、転院時には喉の炎症もひどく誤嚥の危険性もあったため転院先では丁寧な食事介助をお願いしました。炎症は数ヵ月しても良くならず、誤嚥性肺炎を防止するためにも一時的に胃瘻《ろう》を造設した方が良いというのが主治医の診断でした。しかし、患者本人が嫌だというので私に説得してくれないかという連絡が入りました。

私が病院に赴き、胃瘻の効果や、胃瘻を付けたまま入浴もできること、喉の炎症が改善したら胃瘻を離脱できることなどを話しましたが、どうしても嫌だと言います。仮に誤嚥して肺炎になったら命にも関わることを話しましたが、それでも嫌だと言うのです。そこで私は言いました。「それなら胃瘻の造設は断りましょう。しかし誤嚥性肺炎を起こしてもしものことがあれば、お孫さんへの教育費も送れなくなるから、くれぐれも誤嚥を起こさないように注意して下さいよ」と。

実は、その方には二人の孫がいましたが、両親が離婚しており孫の教育費はその方の年金から援助されており、それだけが生き甲斐になっていたのです。そうしたことがあって一ヵ月後のことです。病院から連絡があり、なんとこれまで数ヵ月も治らなかった喉の炎症が治ってしまったと言うではありませんか。自己決定が生み出す治癒力をまざまざと教えられた出来事でした。

患者（利用者）の人権を守るためには、何よりも患者を権利主体として取り扱わなければなりません。頭から患者の自己決定能力を否定した上で、その患者の人権を守ることはできないし、患者自身の生きていく力を引き出すこともできないのではないでしょうか。

医療というのは医療従事者と患者との共同の営みです。単に病院の経営や運営への協力体制に参加してもらうということではなく、医療自体をどう共同するかという問題です。病や障害に立ち向かう患者自身の力を引き出すための共同作業が必要なのです。

十数年前、福岡県内の三〇の老人病院が集まって「身体抑制ゼロ宣言」をして、看護・介護のルールをつくりました。その後、厚労省により全国的な基準も作成されました。従前は、患者に不穏行動が起きて転倒したりケガをしたりすることを防ぐことが身体抑制の目的とされてきましたが、必ずしもそうではないのではないか、抑制は医療従事者側の都合で行われ、抑制自体が更に不穏行動を招来しているのではないか、身体抑制こそ患者の人権（尊厳）を最も傷つけている行為ではないかということが議論されたのです。

患者の不穏行動や医療事故が起きるのは、多くの場合、病院や病棟が変わったとき、担当の看護師が替わったときなどです。こういう問題に対して、「身体抑制ゼロ宣言」をした病院では、抑制を廃止すれば不穏行動を少なくできると考え、そういう医療・介護システムに変更したのです。

例えば、患者が徘徊しても止めたりしません。患者が病棟の外に出たらスタッフも一緒に歩いていきます。患者の足取りなど頃合いをみて「もう、そろそろ帰りましょうか」と声をかけ、患者も「帰ろう」となれば、後はぐっすり眠ります。更に重要なことは、あるスタッフが当直を担当すれば徘徊する患者が多いが、あるスタッフの担当の時は誰も徘徊しないということもあります。患者の不穏行動の背景には担当者との関係性があるのです。患者は医療従事者の処遇に対して極めて敏感で繊細な反応を示しているのです。日常的に信頼関係が築けているスタッフが担当すれば患者も落ち着いて静かです。これは単に抑制だけの問題ではありません。

6　患者の安全をどう確保するか

「安全な医療を受ける権利」を保障することもこの十年来、国際的に取り組まれているものです。患者の安全を確保する確実な方策は、実際に発生してしまった医療事故や介護事故を分析し、その原因を一つひとつ除去していく、つまり「事故から学ぶ」ことが最も重要です。

日本の医療事故発生の背景に人的体制の不備があることが指摘されています。もちろん、それも無関係ではありませんが、日本より看護師や医師の数が多い米国でも医療事故がたくさん起きています。従って、医療事故を減らして患者の安全を確保するためには、一つひとつの医療事故の原因を分析して教訓を明確にすることが大切です。

日本の医療界、厚労省や報道などでは、医療事故の問題を明確に「患者の安全」を確保する課題であるとは表示せず、抽象的に「医療の安全」と表現することが少なくありません。これはごまかしであって、「患者の安全」でなければ世界的にも通用しません。「医療の安全」だと医療従事者の安全確保なども入ってきます。それはそれで重要な課題ですが、医療事故防止対策はあくまでも医療事故の危険から患者を守るにはどうするのかということこそポイントなのであり、それこそが医療機関における本来的責務に基づく課題なのです。

そうした観点に基づいて実施されてきた医療事故情報等収集事業の結果、日本の病院において医療事故がどういう場所で多発しているのかがわかりました。死亡などの重大事故も含めて一番多いのは、手術室やＩＣＵではなく病室でした。医師や看護師の経験とか技術なども中心問題ではありませんでした。医療事故に関わった医療従事者で最も多かった層は、いずれの分野でも経験が浅い新人が一番多いというのではなく、事故にあった患者との関係性が少ない、つまり新たにその患者を担当することになった医師や看護師が事故に関わることが一番多いということが統計的に明らかになりました。医療事故が起きる背景には、治療を担当する医療従事者チームの中で患者情報が正確に認識されず、或いは共有されていない状況があり、ベテラン看護師でも、たまたま担当が替わったばかりの時に医療事故に関わるケースがたくさん起きていたのです。

もちろん、医療事故にはそれぞれ固有の原因も関係していますので、特に重大事故が発生した場合には、医療事故調査委員会を設置して、事故原因を根本要因にさかのぼって徹底して解明し、同種事故の再発を防止する方策を確立していく必要があります。原因調査に際しては、患者や遺族から提起された疑問にもしっかりと応えて調査を行う必要があります。

なお、重大事故の背景には小さなアクシデントがあり、更に多数のインシデント（ヒヤリ・ハット事例）があるとされていますので、日常的に、医療事故の発生を防止するために患者・家族の力を借りる方策も考える必要があります。いわば医療事故防止のための共同をどう進めるかという課題です。どんなことでも「共同の営み」を行うためには、それに関わる情報を共有することから始める必要があります。多くのヒヤリ・ハット事例が、患者や家族から間違いが指摘されて事故につながることを防止できたということも報告されています。

現在、多くの医療機関でインシデントやアクシデントの報告が行われていますが、その分析は、リスクマネジャーなど一部の担当者が行い、その結果は医療従事者だけに報告されていることが殆どです。私は、この際、インシデントやアクシデント情報についても一定の集約と整理を行った上で、患者・家族に対しても直接報告し、医療体制における人的物的不備も含めて患者の安全をめぐる危険な状況をリアルに知ってもらい、医療機関としての努力とともに、患者や家族にも患者の安全を確保するために力を貸してもらう取組みを進めてはどうかと提唱しています。そういうことができるのが医療生協ではないでしょうか。

質疑応答1

Q　自己決定は、専門的知識がない患者には難しいのではないでしょうか？

A　たとえば自動車を買うとき、自動車がどういうメカニズムで動いているかという専門的知識を持っている方は殆どいないと思います。しかし、だからといってディーラーの言いなりで購入を決定する方はいないでしょう。根掘り葉掘り、車の性能について尋ね、他車との比較もした上で、自分の経済力や好みなども考慮して選んで買うでしょう。パソコンの仕組みはわからなくても、業者からいろんな情報を得た上で、自分で判断して買うでしょう。医療でも同じことです。もちろん人によっては車やパソコンの選択は面倒だから他人が進めるままに購入して、合わなければ買い替えるということもできるでしょう。

しかし医療は車やパソコンとは違い自分の命に直結することです。場合によっては取り返しがつかない結果にもなるわけですから、その決断を他人に任せるわけにはいかないのです。自分自身が本当に納得して決定する必要があります。

ところで、どのような治療方法を選択するかは、そもそも医療上の知識からのみ決定されるものではありません。多くの医療行為は医薬品の副作用を始めとして少なからず身体に対する侵襲性を持っていますので、想定外の結果をもたらす危険性をゼロにはできないのです。医療が高度化しているということは、劇的な効果を期待できるとともに生命に直結する悲劇的な危険性もあるということです。その危険を引き受けるのは医療従事者ではなく常に患者自身です。

従って医療専門家から提供される情報は治療方法を選択する上で当然参考にすべきですが、重大な疾患に関するものであればあるほど、最終的には、情報提供された医療措置に伴う効果とリスクを考えながら、自分自身が自分の健康や生命をどのように維持していくのか、あるいは自分の生活や人生をどのように全うするのかという決断をするのであって、医療的な専門情報はその決断に必要な情報の一つにすぎないのです。自分の人生で何に重きを置くかは自分自身が決めることであって、他人の医師には知る由もありません。

先ほど述べたように私が肝悪性リンパ腫と診断されたのは二年前になりますが、私は自分の人生にとって当時の弁護士会業務を全うすることに価値があると判断し、入院しての検査や治療という方法は選ばず、妻の協力の下での食事療法を行うことにしました。不思議なことに数ヵ月後のCT検査では悪性リンパ腫は縮小し、それから一年後の胃全摘手術まで増悪することはなかったのです。

医療上の自己決定とはそういうことなのです。患者自身が医療の専門的知識を持つ必要はありません。専門家は目の前にいるのです。どうしても医療専門家の判断を知りたいというのであれば、主治医に「先生が自分の立場だったらどうしますか」と聞いて考えればいいのです。実際には患者は不安になってきて冷静な判断ができないこともあります。米国では医療コンサルタントがいて、患者に代わって医師にいろんなことを聞き、最後に「先生の家族がこうなった場合は、どうするのですか」と聞いて参考にするそうです。決して専門的な知識を持とうと思わなくていいのです。納得するまで聞けばいいのです。聞かれる医師は大変ですが、丁寧に応える中で、患者との信頼関係を構築できるにとどまらず、自らも勉強をして医師としての専門性を高めることにも通じるのです。

質疑応答2

Q　医薬品の副作用について、効能書に書いていることをすべて説明することは難しいのではないか。

A　実は十数年前に、私は両足にむくみがでて尿酸値やコレステロール値が高く、高尿酸血症と高脂血症と診断されて医師からユリノームという薬を処方されました。服用後一ヵ月ぐらいから何か頭が重いのです。効能書を調べると副作用として書かれていました。しかも、食事療法や運動療法による減量などをしてもなお尿酸値が下がらない場合に処方するという「使用上の注意」も記載されていたのです。そこで、次の受診日に薬をやめたいと話したところ、医師は「ユリノームは飲み始めたら一生続けるもので、やめるとリバウンドがある。飲んでおきさえすれば、好きなものを食べて、今まで通りの生活ができるのだからいいではないか」と言うのです。

今、高血圧症に対する降圧剤を始めとして、一生飲み続けることを前提とした薬がたくさんの患者に処方されています。しかし、何かおかしいですよね。私は一生薬を服用し続ける生活なんてまっぴらですから、直ちに薬をやめてみたところ、やっぱりリバウンドが来ました。そこで、毎日、歩くことを中心に運動をしながら間食を止めてダイエットする中で、徐々に薬の量を減らし、一〇ヵ月で一三キログラム減量した段階で薬を完全にやめました。リバウンドもなく血液の状態も抜本的に改善されました。

医師が薬を処方する場合に、効能書に載っているすべての副作用を説明することは時間的にも不可能で、その必要はありません。しかし「使用禁忌」に関するチェックをしないまま処方して、重大な副作用事故を発生させている事例も少なくありません。「使用上の注意」に関わる事項については、医師自身がしっかりと勉強した上で患者に対する説明を尽くし、患者の納得のもとに処方することが重要だと思います。

質疑応答3

Q　「知りたくない」というのは患者の権利でしょうか。

A　以前、「知りたくない」という権利があるのか否かという議論がありました。インフォームド・コンセントについてWHO宣言はこのように規定しています。「患者によるインフォームド・コンセントは、あらゆる医療行為にあたって事前に必要とされる。」（WHO宣言　3　コンセント3・1項）

従って、「十分な情報提供を受け理解した上での決定」というインフォームド・コンセントの定義から考えれば、患者にはあらゆる医療行為に着手する前に完全な情報が提供されていることが前提となります。それなしではどんな医療行為も提供できません。

しかしWHO宣言は他方において「患者は、明示的に要求したときには、知らされない権利を有する」（同　2情報　2・5項）とも規定していますし、「情報は、その提供による明らかな積極的効果が何ら期待できず、その情報が患者に深刻な危害をもたらすと信ずるに足る合理的な理由があるときのみ、例外的に、患者に提供しないことが許される」（同2・3項）とも述べています。

これらの宣言の関係をどう解釈すれば良いのか。私自身が行った二人の宣言起草者に対するインタビューなどによれば、インフォームド・コンセントが大原則であり、その余の規定はインフォームド・コンセント原則と矛盾しない範囲で例外的に認められるものだということでした。

つまり打撃的な情報であっても、インフォームド・コンセントを得るために不可欠の情報であれば、提供することによる「積極的効果」があるので不提供は認められませんし、医療措置への同意を得るために伝えるべき検査結果等に関しては患者が知りたくないと言っても、必ず伝えなければ治療措置自体のインフォームド・コンセントを得られないことになり、結局治療に着手することができません。

それなら、どうしてこのような規定が設けられたのでしょうか？　現在、医療の高度化の反映として遺伝子診断等が行われるようになっています。しかし、その診断に基づく治療方法は全く開発されていません、つまりインフォームド・コンセントを得るべき治療行為は存在しないが、いつかは発病が予測されるという打撃的な結果だけが知らされるという場面が登場しているのです。そのような場合には、医療従事者において患者に深刻な危害をもたらすと信ずるに足る合理的な理由がある場合には、例外的に患者への提供を一時留保したり、あるいは患者から明示的に要求された場合には、知らせないでも良いではないかというものです。但し、検査結果でも例えばＨＩＶの検査結果等については、知らせないことにより新たな感染被害が起こりうるので、知りたくない権利は認められません。

なお、このように例外的に情報提供が留保される場合、患者は「自分に代わって情報を知らされる者を選任する権利を有する。」（同　2　情報2・6項）

以上の説明で悪性疾患の病名や症状の程度などについてはインフォームド・コンセントを得る上で不可欠な情報ですから、そもそも情報提供の留保や「知りたくない」と要求できる情報には該当しないことを理解いただけると思います。

以前、「知りたいか、知りたくないかについても自己決定権があるはずだ」と言って患者の意思を確認した上で病名を伝えていこうということから、患者に対して「あなたはがんであった場合、知りたいですか、知りたくないですか」というアンケートを実施した上で、「告知患者」と「不告知患者」に分ける作業を行っていた医療機関もありました。このような対応は自己決定権に対する無理解に基づくものです。

今日においては「がん対策基本法」という法律も制定され、がんの病名を伝えることは当たり前になりましたし、高齢化社会が進行する中で国民の二人に一人はがんに罹患し三人に一人はがんでなくなるという、最もポピュラーな病気になりました。もはや、こうしたアンケートを行っている医療機関はないと思いますが、地域的には、まだ、がんについていわれのない恐れを抱いていた頃と同じく旧態然とした処遇を続けている医療機関も残っているようです。

質疑応答4

Q　悪い情報に対しては、自分で決められない人が多いと思います。自己決定できないとき、どうサポートすればいいのかが大きな問題になっています。人間というのは弱いものですので、とくに生命の危機にはパニックになったりすることもあります。患者に対してどう接すれば倫理的に正しいのか。認知症など自己決定する能力のない方の場合、代理人や家族にどのように接したらいいのでしょうか。

A　自己決定やインフォームド・コンセントは、十分な情報を得た上で行うものです。あらゆる医療で例外なく必要とされます。したがって、自己決定ができるか、できないかについては厳密に考える必要があります。医療者が患者に自己決定する力がないと決めつけて対処している場合も少なくないのです。

前述したように一九九一年十二月国連総会は、精神疾患の患者に対する医療もインフォームド・コンセント原則に基づいて実施されなければならないとする宣言を採択しました。このことは精神疾患の患者にも自己決定能力があるということを前提にしているのです。しかし日本の精神病院の医師達は患者に自己決定能力があると考えているでしょうか。精神病患者の家族は患者に自己決定能力があると考えているでしょうか。ここが問題です。

自己決定能力がないことが明確な場合には、後述しますが意外と簡単なのです。むしろ法律家の目からすれば自己決定能力があると判断すべきものと思われるが、医療側からすれば患者の認識能力が不足している、家族もどうしたらよいか判断する能力がないというような場合に一番悩まれるのだと思います。高齢化社会が進行する中で、身体的なダメージや精神的な負担がある中でも患者自身が自己決定をしていけるように、どう支援すればよいのかが、これからの医療機関の大きな課題になっているのではないかと思うのです。一昔前の、パターナリズム（家父長的保護主義）の時代にあっては、「私に任せなさい、あなたのために最善な方法を私が考えてあげます」と言うのが専門家だったのですが、インフォームド・コンセントの時代においては、専門家は「あなたが知るべき情報はすべて提供し、理解できるまで説明しますので、あなた自身が治療方法を決定して下さい」という立場で患者の自己決定を支援するとともに、患者の自己決定に基づいた医療措置などを行うことが期待されています。この作業は大変な苦労だと思います。

患者の自己決定権を保障する上で、極めて重要な制度として、「医療代理人」という制度があります。米国では「自己決定法」という法律があり、患者はいつでも医療代理人を選任でき、患者に代わって代理人の行うことが患者の自己決定と見なされることが規定されています。医療代理人が選任されていれば、患者の理解と同意を得るために代理人自身が相当の役割を果たしますので、医療者側も大いに助かると思います。

日本でも、未成年者の場合には親権（監護権を含む）を持っている親が医療においても代理権限を持っていますが、患者が成人の場合には、その配偶者や家族というだけでは患者の代理人としての権限を持っていません。成年後見人制度がありますが、それは主に財産管理を念頭においてつくられているもので、医療上の監護などに関する規定はありません。つまり日本には法律上確立した「医療代理人」の制度がないのです。ですから法定代理人がある場合を除いて、医療機関は大変苦労しています。

但し、私はこの問題を制度的な欠陥だけに帰着させないことが重要だと思います。そもそも日本の医療界では、素人の患者には医療のような専門的事項はわからないから、自分で判断せずにすべて医者に尋ねなさいという姿勢で、患者が自己決定能力を身につけること自体に反対してきた歴史があります。市民社会においても、結婚相手や職業選択など、自分の人生について自らが決定して幸福を追求する権利が認められたのは第二次世界大戦終了後に制定された日本国憲法一三条によるものであり、まだ六〇年の歴史しかありません。子どもにも自身の将来に関わる事項について「意見を表明する権利」があることを定めた「子どもの権利条約」を日本が批准したのは国連加盟国の中でも最後尾の方で、国内的にも未だ定着したものとは言えません。

従って、患者の自己決定能力が乏しいことを責める前に、日本社会自身が、とりわけ医療・福祉、法律、行政など、従前専門家が中心になって担ってきていた分野が、自己決定原則、即ちインフォームド・コンセント原則を基軸として運営されていく市民社会にふさわしい姿に発展していくために、専門家がなすべき課題が極めて大きく横たわっているということだと思います。もちろん、これは市民の主体性に関わることですから、専門家による啓発活動だけに大きな役割を期待するわけにはいきません。双方向からの取組みが重要なのです。

そういう点では医療生協には条件が整っています。組合員の皆さんは健康に関心を持っています。主体的に行動する方を多く抱えており、他の医療機関にはない特徴だと思います。しかし医療生協に就職してくる医療従事者の方々が、他の医療機関の方とは違う特別な教育を受けてきているわけではありません。とりわけ日本では欧米諸国とは異なり「患者の権利」について十分な教育をしている医学系の大学は殆どないというのが現状なのです。

最近、私の主治医からメールをいただきました。「患者の権利を守ることは、患者のそれぞれの生き方を尊重していくことだと思っています。教科書的な療養のあり方の押し付けではなく、十分に病気を理解したうえで、本人の生きがいが遂行されることが最高の医療。最近は私自身、病気療養より、患者の生きがいの支援のあり方を考えるようになりました。人それぞれが思う人生の目的に到達することを考えています。」

私の主治医は臨床研修指定病院の病院長で、肝臓の専門医でもありますが、教科書的な療養の押し付けはやめよう、患者の生き方を専門家として支援していくのが医師の役割だと考えるようになったということです。このような医師がたくさん増えてほしいと思います。

質疑応答5

Q　セカンド・オピニオンを求めるのは、小規模な病院では困難なケースがあり、これを強く希望すると怒られることがあり、怒られるので受け入れざるを得ないように感じます。

A　今、セカンド・オピニオンを標榜している病院もありますが、結局は主治医が提案する治療方法を他の医師が補足的に説明して「納得させる」というものになっているにすぎないところもないわけではありません。そもそもセカンド・オピニオンとは、専門家による異なる意見ということです。同じ意見を紹介するのなら何の意味もありません。そういう意味で同一病院ではなかなか難しいことです。小規模な病院なら、むしろ目の前に座っているお医者さんに「他の方法はないのですか」と聞く方がいいと思います。仮に、自分は勧めていない代替的治療方法を聞かれて怒る医師がいるとすれば、その医師は全くインフォームド・コンセント原則を理解していないということです。

国際的には、インフォームド・コンセントの権利をないがしろにする医師は、医療の世界では最悪の存在と見なされています。英国では、そういう医師の行為を目撃した場合には、同僚の医師であっても医師資格を査定する機関に通報しなければならないことになっています。

残念ながら、日本では日本医師会はもとより大学医学部や大学病院においても、きっちりとしたインフォームド・コンセントの土壌がありませんから、患者自身が医師を育てる立場でがんばる必要があります。医療生協においても、良い医者をどこか他から連れて来るのではなく、自分たちで良い医者を育てることが大事です。そのためには医師が少々嫌な顔をしてもめげずに質問を繰り返して、誠実に患者の疑問に対応してくれる、即答できないことは勉強した上で後日回答してくれるような医師や医療従事者が多くいる医療機関をつくり上げることを、『患者の権利章典』の実績と歴史を踏まえた医療福祉生協における当面の目標としたらいかがでしょうか。

資料

〈資料1〉 患者の諸権利を定める法律要綱案

一九九一年七月三十日　発表
一九九三年十一月一日一部改訂
二〇〇一年九月三十日一部改訂
二〇〇四年十月十七日一部改定
患者の権利法をつくる会

前文

すべての人は自己および家族の健康および福祉に十分な生活水準を保持し、到達可能な最高水準の身体および精神の健康を享受する権利を有している（世界人権宣言、国際人権規約）。

日本国憲法は、生命、身体、自由および幸福追求に対する国民の権利について最大の尊重を表明するとともに、すべての国民が健康で文化的な最低限度の生活を営む権利を有することを確認し、国が、すべての生活部面において社会福祉、社会保障および公衆衛生の向上および増進につとめるべき義務を有することを宣明した。

医療は、人々の健康に生きる権利の実現に奉仕するものであり、何よりも人間の尊厳を旨とし、科学性安全性をそなえるとともに、患者の主体性を尊重し、できる限り開かれたものでなければならない。

わが国は、世界有数の経済力を持ちながら、医療、福祉、保健等の水準は決して満足しうるものではなく、また、ある面では高い医療技術を有するにもかかわらず、国民の医療に対する不信感は根強いものがある。

わが国において、開かれた医療と人間的な福祉社会をつくりあげる上で、医療における患者の諸権利を法律をもって確認し、医療において健康権や自己決定権を尊重する制度的な条件を整えることは極めて重要な意義をもっている。よって、ここに患者の諸権利に関する基本法を定める。

1　医療における基本権

(a)　医療に対する参加権

すべて人は、医療政策の立案から医療提供の現場に至るまであらゆるレベルにおいて、医療に対し参加する権利を有する。

(b)　知る権利と学習権

すべて人は、自らの生命、身体、健康などにかかわる状況を正しく理解し、最善の選択をなしうるために、必要なすべての医療情報を知り、かつ学習する権利を有する。

(c) 最善の医療を受ける権利
すべて人は、経済的負担能力にかかわりなく、その必要に応じて、最善の医療を受けることができる。

(d) 安全な医療を受ける権利
すべて人は、安全な医療を受けることができる。

(e) 平等な医療を受ける権利
すべて人は、政治的、社会的、経済的地位や人種、国籍、宗教、信条、年齢、性別、疾病の種類などにかかわりなく、等しく最善の医療をうけることができる。

(f) 医療における自己決定権
すべて人は、十分な情報提供とわかりやすい説明を受け、自らの納得と自由な意思にもとづき自分の受ける医療行為に同意し、選択し、或いは拒否する権利を有する。

(g) 病気及び障害による差別を受けない権利
すべて人は、病気又は障害を理由として差別されない。

2 国および地方自治体の義務

(a) 権利の周知と患者を援助する義務
国および地方自治体は、ひろく国民および地域住民に対し、又、医療機関および医療従事者に対して、本法に定める患者の諸権利につき周知させるために学校教育を含め必要な具体的措置をとるとともに、患者自身がその権利を十分行使しうるよう、すべての市町村に一定数の患者の権利擁護委員をおいて患者・家族からの苦情相談を受け、医療機関との対話の促進を含め苦情が迅速かつ適切に解決するよう援助しなければならない。

(b) 医療施設等を整備する義務
国および地方自治体は、国民および地域住民が等しく最善かつ安全な医療を享受するために、必要かつ十分な医療施設等の人的、物的体制を整備し、かつ、医療水準の向上のため適切な措置を講じなければならない。

(c) 医療保障制度を充実する義務

国および地方自治体は、国民および地域住民がいつでもどこでも経済的負担能力に関わりなく最善かつ安全な医療を受けることができるように、又、医療機関および医療従事者が最善かつ安全な医療を提供しうるように医療保障制度を充実させなければならない。

(d) 病気及び障害による差別を撤廃する義務

病気又は障害を理由とするあらゆる差別は禁止され、撤廃されねばならない。

3 医療機関および医療従事者の義務

(a) 誠実に医療を提供する義務

医療機関および医療従事者は、患者の人格の尊厳と健康に生きる権利を尊重し、患者との信頼関係を確立保持し、誠実に最善かつ安全な医療を提供しなければならない。

(b) 患者の権利を擁護する義務

医療機関および医療従事者は、常に患者が有する精神的、肉体的負担等に配慮しつつ、率先して患者の自律権と正義を保証し、もしくは回復するために適切な手段を講じて、常に患者の権利を尊重し、これを擁護しなければならない。

(c) 医療従事者としての研鑽義務

医師、歯科医師、看護師、薬剤師等すべての医療従事者は、それぞれに付与された法律上の資格と倫理基準にふさわしい能力と品性を保持し、その向上のため絶えず研鑽しなければならない。

(d) 医療事故における誠実対応義務

医療機関および医療従事者は、医療行為によって患者に被害が生じた場合、患者本人・家族・遺族に対して誠実に対応しなければならない。

前項の場合、医療機関および医療従事者は、医療被害の原因の究明に努め、患者・家族・遺族に対し、責任の有無を明らかにして十分な説明を行うとともに、再発防止の措置を講じなければならない。

4 患者の権利各則

(a) 自己決定権

患者は、医師および医療医療従事者の誠意ある説明、助言、協力、指導などを得たうえで、自由な意思にもとづき、診療、検査、投薬、手術その他の医療行為に同意し、選択し、或いはそれを拒否することができる。

(b) 説明および報告を受ける権利

(1) 患者は、医師およびその他の医療従事者から、自己に対する医療行為の目的、方法、危険性、予後、選択しうる他の治療手段、担当する医療従事者の氏名、経歴、自己に対してなされた治療、検査の結果などにつき、十分に理解できるまで説明と報告を受けることができる。

(2) 患者は医療機関あるいは医療従事者に対して、自己の治療経過に関する要約的文書（サマリー）の作成・交付を求めることができる。

(c) インフォームド・コンセントの方式、手続

(1) 患者および医療従事者は、医療行為に関する説明と同意につき、書面により行うことを求めることができる。

(2) 患者が疾病・未成熟等を原因として、医療行為に関する説明、報告を理解し、或いは同意・選択・拒否する能力が欠如している場合は、患者に代わって患者の最善の利益を代弁することのできる法律上の権限を有する者を患者の代理人とする。

(d) 医療機関を選択する権利と転医・退院を強制されない権利

患者は、医療機関を選択し、転医することができ、又、自己の意思に反する転医や入退院を強制されない。

(e) セカンド・オピニオンを得る権利

患者は、いつでも転医に必要な情報を受ける権利を有する。

患者は、自己に対する医療行為に関し、必要と考える場合には、いつでも同一医療機関の別の医療従事者、或いは、他の医療機関の医療従事者からの意見を求めることができる。

(f) 医療記録の閲覧謄写請求権

患者は、医療機関が有している自己の医療記録（カルテ等）を閲覧し、或いはその写しの交付を求めることができる。

(g) 証明書等の交付請求権

患者およびその遺族は、医療機関および医療従事者に対し、患者に関する診断、投薬、手術、入院、通院と治療の経過および結果、医療費の明細、出生、死亡などの事実を証明する書面の交付を求めることができる。

(h) 個人情報を保護される権利

患者は、診療過程において医療機関および医療従事者が取得した自己の個人情報を保護され、事前の同意なくして、或いは自己に対する治療目的以外で第三者に開示されない。

(i) 快適な施設環境と在宅医療および私生活を保障される権利

患者は、快適な施設環境の中で、或いは在宅において、最善かつ安全な医療を受け、可能な限り通常の社会生活に参加し、或いは通常の私生活を営む権利を有する。

(j) 不当な拘束や虐待を受けない権利

患者は、不当な拘束や虐待を受けない権利を有する。

(k) 試験研究や特殊な医療における権利

患者は、試験・研究に参加せず、或いは一般化していない特殊な医療を拒否することができ、そのことによって如何なる不利益扱いも受けない。

患者が試験・研究に参加し、或いは特殊な医療を受けるに際しては、その目的、危険性、予後、担当する研究者或いは医療従事者の氏名、資格、経歴等につき、書面による十分な説明を受け、かつ書面による同意を与えなければならず、又、患者はいつでも自己の同意を撤回することができる。

(l) 医療被害の救済を受ける権利

患者に医療行為による被害が生じた場合、患者本人・家族・相続人は、迅速かつ適切な救済を受ける権利を有する。

(m) 苦情調査申立権

患者は自分の権利が侵害され、あるいは尊重されていないと感じるときは何時でも当該医療機関に対して苦情を申し立て、必要な場合には患者の権利委員会における調査を経たうえで、迅速な回答を得る権利を有する。

5 患者の権利擁護システム

(a) 権利の公示制度

患者は、受診する医療機関に対し、患者の諸権利について記した書面の交付を求めることができる。

医療機関は、本法に定める患者の諸権利を具体的に行使する手続等（申立窓口を含む）につき施設内に公示しなければならない。

(b) 患者の権利支援担当者等

すべての医療機関は、施設内において患者の権利擁護に関する業務に従事する患者の権利支援担当者をおくとともに、施設代表・患者代表および第三者委員からなる患者の権利委員会を設置して日常的に患者・家族からの苦情を受け付け、苦情の原因を迅速に調査し改善策を協議するなど、可能な限り対話を通じて患者の意見や苦情が適切に解決されるよう努力しなければならない。

(c)　患者の権利審査会

患者およびその家族、或いは法律上患者に代わって意思表明をなしうる者、又は法律上の保護義務を有する者は、医療機関および医療従事者による権利の侵害がある時、或いは当該医療機関が行った措置につき不満がある場合（苦情申立に対して2ヶ月を経ても回答が出されない場合を含む）、患者の権利審査会に対し、権利侵害の排除、或いは自己が求める権利の実現および公平な紛争の処理を求めて、審査の申立を行うことができる。

地方自治体は、郡又は市の段階および都道府県の段階において、それぞれ患者の権利審査会を設置しなければならない。

患者の権利審査会には、患者（団体）、住民代表、弁護士、医療従事者を含み、かつ医療従事者が半数を超えないものとし、その構成および運営については政令で定める。

(d)　審査および制裁手続と裁判の関係

患者の権利審査会は、必要があると認める場合は、当該医療機関および医療従事者に対して、口頭や文書による報告、医療記録等の提出を求めた上で審査し、具体的に採るべき措置につき勧告し、或いは権利侵害の事実につき公表することができる。

患者の権利審査会に対する申立および審査は別に裁判を起こすことを妨げない。

6　罰則

〈資料2〉精神病者の保護及び精神保健ケア改善のための原則（抜すい）

一九九一年十二月十七日
国際連合総会（決議）より

原則7　地域と文化の役割

1　すべての患者は、できるだけ自己の居住する地域で、治療されケアされる権利を有する。

2　治療が精神保健施設において行なわれる場合には、患者は、可能な場合にはいつでも、自己の家庭または自己の親族もしくは友人の家庭の近くの施設で治療される権利及び可及的速やかに地域に帰る権利を有する。

3　すべての患者は、自己の文化的背景に適した治療への権利を有する。

原則8　ケアの基準

1　すべての患者は、自己の健康に関するニーズに適合した医療的及び社会的ケアを受ける権利を有し、又、他の病気の者と同一の基準に従ったケア及び治療についての権利を与えられる。

2　すべての患者は、不適切な投薬を含む害悪、他の患者、スタッフ若しくは他人による虐待又は精神的苦悩若しくは身体的不快をもたらす他の行為から保護される。

原則9　治療

1　すべての患者は、最も制限の少ない環境で、最も制限の少ない治療によって、自己の健康的ニーズ及び他人の身体的安全を護るニーズに適うように処理される権利を有する。

2　すべての患者の治療及びケアは、個別に定められた治療計画に基づくものとし、患者と検討され（discussed）、定期的な再検討を受け、必要な変更を受け、かつ資格ある専門スタッフにより提供される。

3　精神保健ケアは常に、国連総会において承認された医療倫理原則といった国際的に受け入れられている基準を含む精神保健従事者に適用される倫理基準に従って提供される。精神保健の知識及び技術は、決して悪用されない。

4　すべての患者の治療は、個人の自律性を保持増進することに向けられる。

原則11　治療の同意

1　治療は、第6項から第8項まで、第13項及び第15項に規定する場合を除き、患者のインフォームド・コンセントなしには与えられない。

2　インフォームド・コンセントとは、威嚇又は不適当な誘導（inducements）なしに、患者が理解できる方法及び言語により、適当で理解できる以下の情報を患者に適切に説明した後に、自由に行なわれる同意をいう。

a　診断の評価

b　提案された治療の目的、方法、予想される期間及び期待される利益

c　より押し付け的でない（less intrusive）ものを含む他の治療方法、及び

d　提案された治療で予想される苦痛又は不快、危険及び副作用

3　患者は、同意の手続きの間、患者が選んだ者の同席を要求することができる。

4　患者は、第6項から第8項、第13項及び第15項による場合を除き、治療を拒否し、又は中止させる権利を有する。治療の拒否又は中止により生ずる結果については、患者に説明されなければならない。

5　患者は、決してインフォームド・コンセントに係る権利を放棄するよう要請され、又は勧められない。仮に、患者がこれを放棄しようとするときは、治療はインフォームド・コンセントなしには行なわれないことが患者に説明される。

6　第7項、第8項及び第12項から第15項までの規定による場合を除き、次の条件が満たされた場合、患者のインフォームド・コンセントなしに、提案された治療プランが患者に与えられる。

(a)　患者が、その際、非自発的患者となっている（is held）こと、

(b)　第2項で規定されている情報を含むすべての関連する情報を有する独立機関が、その際、提案された治療プランに対するインフォームド・コンセントを患者が与える又は保留する能力を欠く若しくは国内法が規定しているなら患者自身及び他者の安全を考慮した場合に不当にインフォームド・コンセントを留保していると認めること、及び

(c)　独立機関が、提案された治療プランは患者のヘルス・ニーズにとって最善の利益であると認めること

7　第6項は、法により患者の治療について同意するため権限を与えられた個人の代理人を有する患者には適用されない。ただし、第12項から第15項に規定する場合を除き、第2項に規定する情報を与えられた個人の代理人が、患者に代わって同意する場合には、インフォームド・コンセントなしに治療を行なうことができる。

8　第12項から第15項に規定する場合を除き、資格のある精神保健従事者が、患者自身又は他の者への即座の又は切迫した害が及ぶことを防ぐために緊急に必要であると認める場合もまた、治療はインフォームド・コンセントのない、いかなる患者に対しても行なうことができる。当該治療は、この目的のために厳密に必要とされる期間を超えて行なわれない。

9　患者のインフォームド・コンセントなくして治療が認められる場合においてもなお、患者に対し治療の本質及び他の可能な方法に

ついて知らせ、及び治療プランの進展の際可能な限り患者を取り込むよう、あらゆる努力が払われねばならない。
10　すべての治療は、それが非自発的か又は自発的かを記して患者の医学的記録に直ちに記録されねばならない。
11　患者の身体的拘束又は非自発的隔離は、精神保健施設において公に認められた手続きに従い、かつ、それが患者自身又は他の者へ即座の又は切迫した害が及ぶことを防ぐ唯一の手段である場合を除いては、行なわれない。それは、当該目的のために厳密に必要とされる期間を超えて行なわれない。

身体的拘束又は非自発的隔離のすべての事例、それらを行なう理由並びにそれらの本質及び程度については、当該患者の医学的記録に記載される。拘束され又は隔離される患者は、人道的環境に置かれ、資格のあるスタッフのケア、綿密かつ定期的な監督を受ける。個人の代理人は、患者の身体的拘束又は非自発的隔離について、直ちに知らせを受ける。
12　不妊手術（sterilization）は、精神病の治療としては決して行なわれない。
13　大きな医学的あるいは外科的処置は、国内法で認められている場合のみ、患者がインフォームド・コンセントを与えることができないときに独立した審査の後にのみ認められる場合を除いて、その処置が当該患者のヘルス・ニーズにとって最善であり、当該患者がインフォームド・コンセントを与えた場合に限り、精神病者にこれを行なうことができる。
14　精神病者に対する精神外科的手術（psychosurgery）及び他の侵襲的かつ不可逆的治療は、精神保健施設における非自発的患者に対し決して行なうことはできず、及び国内法が実行を認めている範囲内において、いかなる患者に対しても当該患者がインフォームド・コンセントを与え、かつ、独立した外部機関が真にインフォームド・コンセントが得られ、かつ、当該治療が患者のヘルス・ニーズに最善のものであると認めた場合に限り、行なうことができる。
15　臨床試験及び実験的治療は、インフォームド・コンセントを与えることが不可能な患者に対し、この目的のために特に構成された資格があり独立した審査機関が承認を与えた場合を除き、インフォームド・コンセントのないいかなる患者に対しても行なわれない。
16　第6項から第8項まで及び第13項から第15項までに規定されている事例において、患者若しくはその個人的代理人又は何らかの利害関係人は、患者に与えられている治療に関して裁判所又は他の独立機関に訴える権利を有する。

原則18　手続保障

1　患者は、いかなる申し立て手続きや訴えにおける代理を含めて患者自身を代理する弁護人を選び指名する権利を有する。もし患者がこのようなサービスを確保できない場合には、患者は支払うに十分な財産がない限り無料で弁護人を利用できる。
2　患者は、必要な場合通訳のサービスの援護を受ける権利を有している。そのようなサービスが必要な場合であって患者がそれを確保することのできない場合には、患者が支払うに十分な財産がない限度において無料でそのサービスを利用できる。

3　患者及びその弁護人は、いかなる聴聞においても、関連し、許容される独立した精神保健報告及び他の報告並びに口頭、記述その他の証拠を要求し又は提出することができる。

4　提出された患者の記録、報告及び文書のコピーは、患者に見せることが患者の健康に重大な害を及ぼし又は他人の安全に危険を及ぼすと判断されるような特別な場合を除いて、患者及び患者の弁護人に提供される。国内法の規定に従い、患者に提供されない文書は、それが秘密のうちになされる場合には、当該患者の個人の代理人及び弁護人に提供される。文書の一部が患者に提供されない場合には、当該患者又はいるならばその弁護人は、差し止めの事実及びその理由を知らされ、それは司法審査に従う。

5　患者、患者の個人の代理人及び弁護人はいかなる聴聞にも出席し、参加し、個人的に聴聞される権利を有する。

6　患者、患者の個人の代理人及び弁護人が特定の人物が聴聞に出席することを要求するならば、その者の出席が患者の健康に重大な障害を引き起こし、又は他人の安全に危険を及ぼすと認められない場合には、当該要求は認められる。

7　聴聞又はその一部が公開であるか秘密であるか又公に報告されるかの決定は、患者の要望、患者及び他人のプライバシーの尊重の必要性並びに患者の健康に重大な害を与えることを防ぎ、又は他人の安全に危険を及ぼすことを避ける必要性に対して十分な考慮を払うものとする。

8　聴聞による決定及びその理由は書面で表される。そのコピーは患者、その個人の代理人及び弁護人に与えられる。当該決定について全体又はその一部を公表するか否かの決定を行なうに際しては、患者の希望、患者及び他人のプライバシーの尊重に対する必要性、裁判の公開運営における公衆の利益並びに患者の健康に対し重大な害を与えられることを防ぎ、又は他人の安全に危険を及ぼすことを避ける必要性に対して十分な考慮を払うものとする。

原則19　情報へのアクセス

1　患者（この原則においてはかつて患者だった者を含む）は、精神保健施設に保存されている当該患者の健康及び個人的記録の中の自己の情報にアクセスする権利を有する。この権利は、患者の健康に重大な害を及ぼすことを防ぎ、又は他人の安全に危険を及ぼすことを避けるための制限に従うものとする。国内法の規定に従い、患者に提供されないような情報は、それが秘密のうちになされる場合には、患者の個人の代理人及び弁護人に与えられる。どのような情報も患者に提供されない場合には、患者又はもしいるならばその弁護人は、差し止めの事実及びその理由を知らされ、それは司法審査に従う。

2　患者、患者の個人の代理人又は弁護人によるいかなる文書による意見も、請求により患者のファイルに入れられる。

（厚生省保健医療局精神保健課　南野　肇氏の仮訳に基づき一部字句修正を行った。）

〈資料3〉ヨーロッパにおける患者の権利の促進に関する宣言本文

一九九四年三月三十日

世界保健機関（ＷＨＯ）ヨーロッパ会議より

患者の権利

1　保健医療における人権と価値

「はじめに」において引用された規範的文書は、保健医療の場面にも妥当するものとして理解されるべきであり、したがって、これらの規範的文書において明らかにされている人間の価値は医療保障制度にも反映されるべきことが注意されなければならない。また、例外的な制限が患者の権利に対して課される場合には、その制限は国際的人権規範（human rights instruments）にしたがっていなければならず、かつその国の法律に根拠をもつものでなければならないことが注意されるべきである。更に、以下に明記される権利は、他者の健康及び権利に十分配慮した上で行使すべき責任を伴うものということができるだろう。

1・1　すべて人は、人間として尊重される権利を有する。

1・2　すべて人は、自己決定の権利を有する。

1・3　すべて人は、身体及び精神の不可侵性の権利及び身体の安全を保障される権利を有する。

1・4　すべて人は、プライバシーを尊重される権利を有する。

1・5　すべて人は、その道徳的及び文化的価値観、並びに宗教的及び思想的信条を尊重される権利を有する。

1・6　すべて人は、疾病の予防及び保健医療に対する適切な措置によって健康を保持される権利、および、達成可能な最高水準の健康を追求する機会をもつ権利を有する。

2　情報

2・1　保健医療サービス及びその最適な利用方法に関する情報は、関心を有する全ての人の利益のために、公けに利用可能にされるべきである。

2・2　患者は、容体に関する医学的事実を含めた自己の健康状態、提案されている医療行為及びそれぞれの行為に伴いうる危険と利点、無治療の効果を含め提案されている行為に代わり得る方法、並びに診断、予後、治療の経過について、完全な情報を提供される権利を有する。

2・3　情報は、その提供による明らかな積極的効果が何ら期待できず、その情報が患者に深刻な危害をもたらすと信ずるに足る合理的な理由があるときのみ、例外的に、患者に提供しないことが許される。

2・4　情報は、それが提供されようとする患者の理解能力にふさわしい方法で伝達されなければならない。耳慣れない専門用語の使用は最小限にとどめられなければならない。患者が一般に用いられている言語を話せないときは、何らかの方法での通訳が提供されるべきである。

2・5　患者は、明示的に要求したときには、知らされない権利を有する。

2・6　患者は、誰であれ、自分に代わって情報を知らされる者を選任する権利を有する。

2・7　患者はセカンド・オピニオンを得る可能性を有するべきである。

2・8　保健医療施設に入院した場合には、患者は、自己の治療にあたる保健医療専門職員の氏名及びその専門的地位について、また自己の滞在とケアに適用される規則ときまりについて情報を提供されるべきである。

2・9　患者は、保健医療施設を退院する場合には、自己の診断、治療及びケアに関する書面による要約を要求することができ、かつこれを交付されるべきである。

3　コンセント

3・1　患者によるインフォームド・コンセントは、あらゆる医療行為にあたって事前に必要とされる。

3・2　患者は、医療行為を拒否し、または中止させる権利を有する。そのような医療行為の拒否あるいは中止の結果生じうる事態については、患者に対し慎重な説明がなされなければならない。

3・3　患者が自己の意思を表明することができず、かつ医療行為が緊急に必要であるときは、その患者のコンセントがあったものと見なすことができる。ただし事前の意思の表明により当該状況下においてコンセントをしないことが明らかなときはこの限りではない。

3・4　法定代理人のコンセントが必要であり、かつ提供されようとする医療行為が緊急に必要にもかかわらず代理人のコンセントを即時に得ることが不可能なときは、その治療を実施することが許される。

3・5　法定代理人のコンセントが必要な場合であっても、患者は（未成年であると成年であるとを問わず）その能力が許すかぎり意思決定の過程に関与させられなければならない。

3・6　法定代理人がコンセントを与えることを拒否し、かつ医師その他の提供者がその医療行為が患者の利益となるとの意見である場合には、その決定は裁判所もしくは何らかの仲裁機関に付託されなければならない。

3・7　患者がインフォームド・コンセントを与えることができず、しかも法定代理人も、患者がこの目的のために選任した代理人もない場合には、明らかとなっていること及び患者の望みであると推定されうることを最大限に考慮した上で、代わりの意思決定手続を提供するために適切な手段が講じられるべきである。

3・8　患者のコンセントは人体のあらゆる組織の保存及び利用に当たっても必要である。現に当該患者に対する診断、治療及びケアが行われている過程の中で人体の組織が使われている場合には、コンセントがあると推定することが許される。

3・9　患者のインフォームド・コンセントは、臨床教育に参加を求める際に必要とされる。

3・10　患者のインフォームド・コンセントは、科学的研究への参加にあたり事前に必要とされる。あらゆる研究実施要領は固有の倫理的な審査手続に付せられなければならない。このような研究は自己の意思を表明できない者に対して実施すべきではない。ただし、法定代理人のコンセントがあり、当該研究が当該患者の利益になると思われる場合はこの限りでない。

研究への参加が患者の利益になる場合という要件に対する例外として、無能力者が、何ら反対の意思を表明せず、研究による危険及び／あるいは負担が最小の場合で、その研究が重要な価値を持ち、かつ代替しうる手段が全くなく他の研究課題を流用できない場合には、その患者の健康に直接の利益とならない観察的研究に参加させることが許される。

4　秘密保持とプライバシー

4・1　患者の健康状態、医学的な状況、診断、予後、治療その他の個人的性質にかかわる情報はすべて秘密にされるべきである。これは死後においても同じである。

4・2　秘密にされるべき情報は、患者が明示的にコンセントを与えた場合もしくは法が明らかに規定している場合にのみ開示されうる。情報の開示が、当該患者の治療にかかわる他の医療提供者に対してなされる場合には、コンセントがあるものと推定される。

4・3　患者を特定できるデータはすべて保護されなければならない。データの保護はその保管方法に応じて適切になされなければならない。同様に、それから個人を特定するデータを引き出しうる人体の組織も保護されなければならない。

4・4　患者は、自分の医療記録や専門記録及び自分の診断、治療及びケアに付随するその他のファイルや記録にアクセスし、自己自身のファイル及び記録あるいはその一部についてコピーを受領する権利を有する。第三者に関するデータはアクセスの対象から除外される。

4・5　患者は、自己に関する個人データ及び医療データについて、それが不正確、不完全、不明瞭だったり、古くなったり、診断や治療及びケアの目的と無関係である場合には、その訂正、補完、削除、明瞭化、更新を要求する権利を有する。

4・6　患者がコンセントを与えていることに加え、その患者に対する診断、治療及びケアに必要なものとして正当化されうる場合でなければ、患者の私生活及び家庭生活への干渉は許されない。

4・7　医療行為は個人のプライバシーを十分尊重した上でのみなしうる。これは医療行為には、その患者がコンセントを与えもしくは要求した場合を除き、必要な者以外立ち会うことは許されないことを意味する。

4・8　保健医療施設に入院した患者は、プライバシーを保障する物理的な設備を期待する権利を有する。医療提供者が身体に直接触れるケアを提供したり、検査や治療を実施しようとする場合には特にそうである。

5　ケアと治療

5・1　すべて人は、自己の健康の必要性に応じた保健医療を受ける権利を有する。これには予防的ケアや健康増進を目的とした活動も含まれる。サービスは継続的に利用でき、すべての者に公平にアクセス可能でなければならない。そして差別なく、その社会において利用できる経済的、人的、物的資源に応じて提供されなければならない。

5・2　患者は、医療保障制度のあらゆる段階において、提供されるケアの範囲、質、機能を含むサービスの計画及び評価に関連する事項に関して、何らかの形での代表を送る集団的権利を有する。

5・3　患者は、高度な技術水準及び患者と保健医療提供者の間の人間的な関係に特徴づけられる質のケアを受ける権利を有する。

5・4　患者は、自己に対する診断、治療及びケアに関与しうるすべての医療提供者及び／あるいは施設の間の協力を含め、継続的なケアを受ける権利を有する。

5・5　ある特定の治療の供給が限られていて、提供者が、それを受ける者を患者の中から選択しなければならない場合には、すべての患者が公正な選択手続によって選ばれなければならない。そのような選択は医療水準に基づいたものでなければならず、いかなる差別もあってはならない。

5・6　患者は、医療保障制度の機構と両立する範囲内で、自己の医師その他の医療提供者及び保健医療施設を選択し、変更する権利を有する。

5・7　保健医療施設にとどまる医学的な理由がもはやない患者は、他の施設に移され、あるいは自宅に送り返される前に十分な説明を受ける権利を有する。移送は、他の保健医療施設がその患者を受け入れることに同意した後にのみ可能である。患者が自宅に帰される場合、その患者の状態を考えてそれが必要であるときには在宅サービスが利用できなければならない。

5・8　患者は、自己に対する診断、治療及びケアにおいて、尊厳をもって扱われる権利を有する。これは患者の文化や価値観を尊重してなされなければならない。

5・9　患者は、ケア及び治療の過程において、家族、親戚、友人からの援助を受け、いつでも精神的な支援と指導を受ける権利を有する。

5・10　患者は現在の知見に応じて、苦痛を軽減される権利を有する。

5・11　患者は人間的なターミナルケアを受け、尊厳ある死を迎える権利を有する。

6　適用

6・1　この文書によって明らかにされた権利の行使のためには、この目的のための適当な手段が確立されるべきである。

6・2　これらの権利の享受は、差別なく保障されるべきである。

6・3　これらの権利を行使するに当たり、患者は、国際的人権規範に適合し、かつ、法定の手続にしたがった制限にのみ服する。

6・4　患者がこの文書で明らかにされた権利を自ら行使しえない場合には、これらの権利は、法定代理人、もしくはその目的のために患者から選任された個人によって行使される。法定代理人も個人的な代理人もいない場合には、患者を代表する他の手段が講じられるべきである。

6・5　患者は、この文書に明らかにされている権利の行使を可能にするような情報や助言にアクセスできなければならない。患者が、自己の権利が尊重されていないと感じる場合には、苦情申立ができなければならない。裁判所の救済手続のほかにも、苦情を申し立て、仲裁し、裁定する手続を可能にするような、その施設内での、あるいはそれ以外のレベルでの独立した機構が形成されるべきである。これらの機構は、患者がいつでも苦情申立手続に関する情報を利用でき、また独立した役職の者がいて患者がどういう方法を採るのが最も適切か相談できるようなものであることが望ましい。これらの機構は更に、必要な場合には、患者を援助し代理することが可能となるようなものにすべきである。患者は、自己の苦情について、徹底的に、公正に、効果的に、そして迅速に調査され、処理され、その結果について情報を提供される権利を有する。

＊この宣言においては、「患者」は「健康であるか病気であるかを問わず、保健医療サービスの利用者」を意味するものと定義されている。

（河野正輝監訳・患者の権利法をつくる会発行『ヨーロッパにおける患者の権利の促進に関する宣言（原文対訳）』から引用）

〈資料4〉九州弁護士会連合会　九州・沖縄五国立療養所全在園者に対する調査報告書

一九九六年三月

在園者の皆様へ（お願い）

一九九六年（平成八年）一月

九州弁護士会連合会人権擁護に関する連絡協議会

委員長　池永　満

私たち九州弁護士会連合会（九弁連）は、九州・沖縄各県の弁護士会の連合体です。九弁連人権擁護に関する連絡協議会では、現在、らい予防法廃止問題に関して、弁護士会としての提言などを行うために人権擁護の立場から調査を行っています。

これまで、熊本の菊池恵楓園や鹿屋の星塚敬愛園などを訪れ、施設長や患者自治会の皆様から事情をお伺いしましたが、弁護士会として社会の責任を明確にしつつ人権擁護の立場から具体的な提言をしていくためには、国の政策として長期にわたり実施されてきたらい予防法のもとでどのような人権侵害が行われてきたのかを全面的に解明することが是非とも必要であると考え、今回、九州・沖縄地区の国立療養所に在園されている全ての皆様にアンケート調査への御協力をお願いすることとなりました。

アンケートは無記名です。回収の方法も各自でポストに投函して九弁連に郵送していただく形をとりますので、プライバシーは完全に保護されます。アンケートの結果を他の目的に使うことも一切ありません。是非とも全ての在園者の方に御回答いただき、正確な実情が把握できるよう御協力いただければ幸いです。

1　調査経過

九州・沖縄には、ハンセン病の国立療養所が五つあり、一九九五年九月現在、菊池恵楓園（熊本県）八七六名、星塚敬愛園（鹿児島県）五三八名、奄美和光園（鹿児島県）一三一名、沖縄愛楽園（沖縄県）五四一名、宮古南静園（沖縄県）二一三名、合計二、二九九名が在園している。

当連合会では、らい予防法廃止問題の調査を始めるにあたって、文献的な資料収集や研究者の助言を得るとともに、星塚敬愛園と菊池恵楓園において、患者自治会、施設当局など関係者の方々と面談し、施設の見学をするなどの予備調査を行った。

この予備調査などにもとづき、調査項目を決め、本年一月、九州沖縄五園の在園者全員に対するアンケート調査に着手した（末尾にアンケート用紙を添付）。その結果、対象者二、二九九名からの回答数が一、三九一名（白紙回答五五名）で回答率が六〇・五％となった。療養所毎での回答率は、菊池恵楓園七六・五％、星塚敬愛園五三・二％、奄美和光園五九・六％、沖縄愛楽園三九・九％、宮古南静園六六・二％であった。

これらの回答の集約結果の詳細は末尾の集約表のとおりであるが、この集約結果から、以下の特徴が明らかになった。

2　集約結果の特徴点

一、年齢

入所者の年齢の構成を見ると、明治または大正生まれの七〇歳以上の者が、菊池恵楓園で実回答数（無回答を除いた回答者数のこと。以下同様）六〇三名中三二八名（五四％）であり、星塚敬愛園で実回答数二三二名中一七一名（七四％）、奄美和光園で実回答数六六名中四五名（六八％）、宮古南静園で実回答数一二八名中八〇名（六二％）、沖縄愛楽園で実回答数一九一名中一四二名（七四％）、五園の全体では一、二二〇名中七六六名、六二・八％が七〇歳以上の高齢者となっている。

また、六〇歳以上で見ると、菊池恵楓園で四九二名（八二％）、星塚敬愛園で二二五名（九七％）、奄美和光園で五八名（八八％）、宮古南静園で一一五名（八九％）、沖縄愛楽園で一七四名（九一％）であり、五園全体では六〇歳以上が八七・二％を占めるという結果となった。

以上のとおり、入所者の高齢化が進んでいる状況である。この高齢化現象は、在園者の社会復帰（自立的生活）を困難にしている。

二、ハンセン療養所の在園期間

在園期間を調査したところ、四〇年以上の在園期間と回答した者は菊池恵楓園で実回答数五七五名中四三二名（七五％）、星塚敬愛園で実回答数二六八名中二二九名（八五％）、奄美和光園で実回答数七四名中四八名（六五％）、宮古南静園で実回答数一二九名中一〇六名（八二％）、沖縄愛楽園で実回答数二〇〇名中一六六名（八二％）、五園全体では、四〇年以上の在園期間者が一、二四六名中九八一名、七八・七％を占めるという結果であった。

更に、在園期間五〇年以上の者が菊池恵楓園で一五九名（二八％）、星塚敬愛園一一九名（四四％）、奄美和光園で一四名（一九％）、宮古南静園で六五名（五〇％）、沖縄愛楽園で一〇三名（五二％）であり、五園全体で三六・九％（一、二四六名中四六〇名）を占める結果となった。

八割近い在園者が、四〇年以上という極めて長期にわたって、一般社会や家族と引き離された生活を送って来ていることが明らかになったが、このような隔離の長期化が、在園者の社会復帰を困難にしているものと思われる。

三、最初の入所時期とその事情

入所時期は昭和一〇年代と二〇年代に集中しており、菊池恵楓園では昭和一〇年代が二七％、昭和二〇年代が五〇％、星塚敬愛園では昭和一〇年代が四四％、昭和二〇年代が四一％、奄美和光園では昭和一〇年代が二八％、昭和二〇年代が三九％、宮古南静園では昭和一〇年代が四八％、昭和二〇年代が三一％、沖縄愛楽園では昭和一〇年代が三三％、昭和二〇年代が三四％というように昭和一〇年代二〇年代に集中している結果になった。

最初の入所時の事情を複数回答可能で調査したところ、目的としては各園共通して「治療を受けるため」が最も多かった。

しかし、注目すべきなのは「家族との関係を断つため」を選んだのが菊池恵楓園では四四名、星塚敬愛園では二九名、奄美和光園では四名、宮古南静園では六名、沖縄愛楽園では一八名もいたということである。

また、「強制された」という回答を選択した者が、菊池恵楓園では三四％（五九六名中二〇三名）、星塚敬愛園では四一％（二六八名中一一一名）、奄美和光園では四六％（七四名中三四名）、宮古南静園では二四％（一三五名中三二名）、沖縄愛楽園では三一％（二〇七名中六四名）であり、五園全体では三四・七％（一、二八〇名中四四四名）という結果となった。

日本では一九三一年（昭和六年）に、癩予防法（旧法）が制定され、隔離制度が定められた。その後一九五三年（昭和二十八年）に改正制定された現行らい予防法には、強制入所の規定が設けられ、絶対隔離主義が採られた。

上記の三五％もの多くの入所者が明確に「強制された」と回答していること、これらの法律の下、国が説得という手間を省いて、有無を言わせず強制的に入所させていた実態が明らかにされたと言える。

四、死体解剖承諾書

入所時に、死体解剖承諾書を求められて署名したことがあるかを調査したところ、無回答及び覚えていないという回答を除いた回答で見ると、署名したと回答した者が菊池恵楓園で三六五名中一五九名（四四％）、星塚敬愛園で一七九名中一一四名（六四％）、奄美和光園で六九名中六名（九％）、宮古南静園で一一六名中〇名（〇％）、沖縄愛楽園で一三二名中二〇名（一五％）、五園全体では八六一名中二九九名（三四・七％）であった。

なお、宮古南静園では、署名した者はいなかったが、「書名を求められたが署名しなかった」と回答した者は三名いた。

このように、死体解剖承諾書を求めて署名させるということは、実際に行われていたようであるが、その割合については園によってばらつきがあった。

五、偽名の使用

入所者は、世間の偏見から家族や親戚を守るために、本名を隠して生活している者も多い。

過去に偽名を使用したことがあるが現在は使用していない者及び現在も使用している者、即ち偽名使用の経験がある者の割合は、菊池恵楓園では五六二名中二七五名（四九％）で、星塚敬愛園で二五八名中一四三名（五五％）、奄美和光園で六九名中二五名（三六％）、宮古南静園では一三二名中三七名（二八％）、沖縄愛楽園で一七七名中六六名（三七％）であり各園で割合にばらつきはあるものの、五園全体では四五・六％（一、一九九名中五五三名）、すなわち半数近い在園者が偽名使用の経験を有しているという結果になった。

また、現在も使用している者は菊池恵楓園で三八％（五六二名中二一二名）、星塚敬愛園で三六％（二五八名中九三名）、奄美和光園で二二％（六九名中一五名）、宮古南静園で一三％（三二名中一七名）、沖縄愛楽園で二〇％（一七七名中三六名）であり、五園全体では、三一・一％（一、一九八名中三七三名）にもなる。

ある社会で偽名使用の経験がある者が半数近くもおり、しかも三人に一人は現在も偽名を使用しているというのは極めて異常な事態である。

しかも、その使用している人達は、昭和六年のらい予防法制定以後、外出もままならず、世間から隔離されている入所者なのである。

このように世間から隔離されている療養所で、偽名を使用するというのは、療養所の他の入所者や施設の職員から自分の入所が外部に漏れてしまい、家族等に迷惑をかけないようにするためであると推察されるが、そのような経験を有する者が約半数もいるということは、そこまで気を配らなければならないほど、いかに世間のハンセン病に対する偏見が強かったかを物語っているのである。そして現在も三人に一人の割合で偽名を使用せざるを得ない現状があるということは、この偏見が現在も根強く残っていることを示していると言える。

これには、一九五三年（昭和二十八年）の癩予防法の改正（現行法）が行われた際の参議院厚生委員会で「近き将来本法の改正を期する」と付帯決議されたにも関わらず、国がこれまで見直しを行わず、らい予防法を長期にわたり存続させてきたことも世間の偏見を存続させてきた重要な要因となっているものと言えよう。

六、優生手術・堕胎手術

今回のアンケート調査に先だって行った在園者の代表者らに対する聴取り調査では、在園者に対する優生手術、特に男性では精子管切断という断種が行われており、それが事実上療養所内の結婚の条件となっていたという話が多かった。そもそもハンセン病は遺伝病ではなく伝染病であるから、本来、優生手術とは無関係なはずである。しかも、精子管切断は二度と子供をつくれなくする断種であり差別の最たるものである。そこで、この実態を調査するためアンケートの質問事項とした。

アンケート調査結果によると、優生手術あるいは堕胎手術を受けたことがあるかという質問に対して、「ある」と回答した者が菊池恵楓園では五三一名中二一二名（四〇％）、星塚敬愛園では二四一名中九一名（三八％）、奄美和光園では六一名中一九名（三一％）、宮古南静園では一二九名中三九名（三〇％）、沖縄愛楽園では一七八名中七三名（四一％）であり、五園全体では三八・一％（一、一四〇名中四三四名）もの在園者が「ある」と回答した。

男性と女性を比較すると圧倒的に男性の方が優生手術を受けた割合が高く、男性の在園者で優生手術を受けたと回答した者が、五園合計では六〇九名中二二八名（三七・四％）であった。

その優生手術の内容を問うたところ、手術の内容を知らないなどの理由で無回答だった者も多くいたが、精子管切断手術を受けたと明確に回答した者は、優生手術を受けたと回答した男性総数二八八名中一一〇名（四八・二％）もいた。

本来ハンセン病とは全く無関係な精子管切断などの優生手術が在園男性の約四割に対して行われているということは、施設（療養所）の方針、つきつめれば療養所の設置者である国の方針として、ハンセン病患者に子孫をつくらせない政策が推進されたと批判されても止むを得ないところであろう。

また、優生手術や堕胎手術を誰から受けたかという調査を行ったところ、医師ではなく看護士から受けたと回答した者が五園合計で、四三四名中六二名（一四・三％）もいたことにも注目すべきである。

七、外出の自由

「在園中特に不自由を感じたことは何か」という質問を複数回答可能で行ったところ、五園とも「外出」が「食事」や「医療」「住居」などを抜いて第一位になっている。

らい予防法（現行法）では外出できる場合が極度に限定されており、違反に対する罰則が定められている。このため、多くの入所者が理由のない外出制限の人権侵害を長年にわたり受けてきたのである。

ところで、各園とも法の建前にかかわらず現在は外出を特に規制していない状況にあるが、現在でも園外に自由に出られないと回答した者が各園とも相当数おり、その理由は、五園とも第一位が「ハンセン病の後遺症のため身体が不自由」であり、菊池恵楓園、星塚敬愛園、宮古南静園、沖縄愛楽園では第二位が「社会的な差別、偏見が残っている」であり、奄美和光園では第二位は「高齢のため身体が不自由」であった。

八、外出許可証

外出する際にトラブルを避けたりするため、自ら希望して外出許可証明書の交付を受けることができるが、この外出許可証明書を外出の際に携帯しているかという調査を行ったところ、菊池恵楓園では五三七名中一二八名（二四％）、星塚敬愛園では二三七名中一三五名（五七％）、奄美和光園では五九名中三八名（六四％）、宮古南静園では一二四名中三五名（二八％）、沖縄愛楽園では二〇〇名中三三名（一七％）という結果だった。

沖縄の療養所の在園者の方が鹿児島の療養所の在園者よりも外出許可証明書の携帯率が極端に少ない結果となった。

これは、一九六二年（昭和三十七年）から沖縄地域では、法制度としてWHO方式を採り入れ外来診療を開始し、患者の在宅を認めたことにより、外出に際しての不安感が他地域よりも少ないためではないかと推測される。

九、在郷家族との関係

在郷家族との関係を調査したところ、「いつでも自由に帰って会うことができる」と回答した者は、菊池恵楓園では五四一名中一八七名（三五％）、星塚敬愛園で二三六名中七四名（三一％）、奄美和光園で六〇名中二〇名（三三％）、宮古南静園で一二六名中八一名（六四％）、沖縄愛楽園で一九二名中八一名（四二％）という結果であった。

逆に、在郷家族を有しながら在郷家族と「関係をもっていない」と回答した者は、菊池恵楓園では五四一名中一六六名（三一％）、星塚敬愛園では二三六名中七七名（三三％）、奄美和光園では六〇名中一六名（二七％）、宮古南静園では一二六名中七名（六％）、沖縄愛楽園では一九二名中一七名（九％）であった。

このように在郷家族との交流に関して沖縄とその他の地域と差がでたのは、前述のとおり、一九六二年から沖縄では在宅治療が法制度として認められてきたことに起因するものと推測される。

一〇、らい予防法が廃止される場合に強く望むこと

らい予防法が廃止される場合に強く望むことは何かという質問（複数回答可能）を行ったところ、菊池恵楓園、星塚敬愛園、宮古南静園、沖縄愛楽園の四園では第一位が「生活の保障」

（菊池恵楓園で八〇％、星塚敬愛園で九〇％、宮古南静園九六％、沖縄愛楽園で八四％の回答者が選択）で第二位が「医療の保障」（菊池恵楓園で七五％、星塚敬愛園で七九％、宮古南静園で八八％、沖縄愛楽園で七六％の回答者が選択）であった。奄美和光園では第一位が「医療の保障」（八九％が選択）、第二位が「生活の保障」（八六％が選択）であった。いずれにしても「生活の保障」と「医療の保障」の二つが他と比べて圧倒的に回答数が多かったが、このことは、らい予防法の廃止に伴って、これまでの生活保障、医療保障が低減されるのではないかという不安が在園者に広まっていることを示していると言える。

また、国の謝罪を求める者が五園全体で三八七名（三〇・八％）、家族を含む名誉回復措置を望む者が三五三名（二八・一％）いたことにも注目すべきである。

一一、らい予防法が廃止されて以降も、療養所で生活を継続することを希望するか

希望すると回答した者が菊池恵楓園で九五％（五九二名中五六二名）、星塚敬愛園で九四％（二六九名中二五二名）、奄美和光園で八九％（七三名中六五名）、宮古南静園で九九％（一三四名中一三三名）、沖縄愛楽園で九四％（一九六名中一八六名）であり、五園全体では九四・七％（一、二六五名中一、一九八名）を占める。

このように各園とも入所者の圧倒的多数は、現在の療養所での生活の継続を望んでいるのである。これは、他の調査項目の結果から推察すると、高齢で、かつ後遺症で身体が不自由であり、しかも、長年社会から隔離されたことや、優生手術により頼れる身内もいない状態で、偏見が残ったままの社会に一人で放り出されることへの大きな不安が原因であると考えられる。

しかし、菊池恵楓園では二六名、星塚敬愛園では一四名、奄美和光園では六名、宮古南静園では一名、沖縄愛楽園では一〇名の合計五七名（四・五％）が「できれば退所して一般社会で生活したい」と回答していることも無視してはならない。

これまでの強制隔離政策が誤りであったとして、らい予防法を廃止するのであるから、らい予防法廃止後の在園者の処遇は、在園者一人一人に療養所での生活の継続か、一般社会での生活かの選択の機会を与え、それぞれの希望を実現するものでなければならないと考える。

以上

アンケート集約結果表

対象とした国立療養所

熊本・菊池恵楓園、鹿児島・星塚敬愛園、鹿児島・奄美和光園、沖縄・屋我地愛楽園、沖縄・宮古南静園

入所者数合計　2,299名（1995年５月現在）

アンケート回収数　1,391通（そのうち白紙回答55通）

実回答総数　1,336通（男684名、女588名、不明64名）

回答年齢層

	菊池恵楓園			星塚敬愛園			奄美和光園			沖縄愛楽園			宮古南静園			５園合計			合計
生　年	男	女	?	男	女	?	男	女	?	男	女	?	男	女	?	男	女	?	
明　治	24	22	0	14	8	1	4	9	0	10	19	1	4	6	0	56	64	2	122
大正元～５	23	22	3	16	14	2	3	3	0	12	5	3	10	7	1	64	51	9	124
６～10	54	43	3	32	15	2	6	7	2	17	21	0	16	9	0	125	95	7	227
11～15	49	59	3	32	26	0	3	5	0	21	21	0	14	9	0	119	120	3	242
不　明	14	9	0	5	4	0	0	3	0	9	2	1	3	0	1	31	18	2	51
昭和元～5	51	22	2	20	14	0	5	2	0	13	6	1	13	3	1	102	47	4	153
６～10	51	33	5	8	12	0	3	3	0	4	8	0	10	8	0	76	64	5	145
11～15	13	29	3	3	1	0	0	4	0	3	1	1	2	5	0	21	40	4	65
16～20	12	11	0	0	1	0	2	0	0	1	2	0	2	0	0	17	14	0	31
21～25	4	3	1	1	0	0	1	1	0	2	2	0	0	0	0	8	6	1	15
26～	2	0	0	0	0	0	0	0	0	2	1	0	0	0	0	4	1	0	5
不　明	12	19	2	1	1	0	0	0	0	1	1	0	2	2	0	16	23	2	41
無回答	3	5	10	18	22	7	5	6	1	14	7	4	5	5	3	45	45	25	115
合　計	312	277	32	150	118	12	32	43	3	109	96	11	81	54	6	684	588	64	1336

1．この療養所に在園している期間

	菊池恵楓園			星塚敬愛園			奄美和光園			沖縄愛楽園			宮古南静園			5園合計			合計
	男	女	?	男	女	?	男	女	?	男	女	?	男	女	?	男	女	?	
～9年	4	1	0	0	0	0	0	0	0	1	1	0	2	1	0	7	3	0	10
10～19年	6	3	1	1	3	0	0	1	0	4	3	0	6	4	0	17	14	1	32
20～29年	22	6	1	1	9	0	2	6	0	5	7	0	5	0	1	35	28	2	65
30～39年	51	44	4	17	8	0	10	7	0	6	6	1	2	2	0	86	67	5	158
40～49年	133	125	15	63	44	3	15	16	3	35	25	3	27	14	0	273	224	24	521
50～59年	69	55	5	57	48	6	4	9	0	50	45	3	21	21	2	201	178	16	395
60～　年	7	22	1	6	1	1	0	1	0	2	3	0	10	10	1	25	37	3	65
無回答	20	21	5	5	5	2	1	3	0	6	6	4	8	2	2	40	37	13	90

2．他のハンセン病療養所に在園したことの有無とその期間

	菊池恵楓園			星塚敬愛園			奄美和光園			沖縄愛楽園			宮古南静園			5園合計			合計
	男	女	?	男	女	?	男	女	?	男	女	?	男	女	?	男	女	?	
a. ない	195	191	19	103	90	6	12	25	3	75	71	7	48	44	4	433	421	39	893
b. ある	94	54	7	40	18	4	17	15	0	24	18	0	27	7	1	202	112	12	326
～9年	65	37	4	30	13	3	15	11	0	12	8	0	20	4	1	142	73	8	223
10～19年	14	6	1	2	5	0	2	1	0	5	6	0	5	1	0	28	19	1	48
20～29年	7	4	0	1	0	0	0	1	0	3	1	0	0	0	0	11	6	0	17
30～39年	3	0	0	1	0	1	0	0	0	1	1	0	0	0	0	5	1	1	7
40～49年	2	4	0	0	0	0	0	0	0	2	1	0	2	1	0	6	6	0	12
50～　年	2	4	0	2	0	0	0	0	0	1	1	0	0	1	0	5	6	0	11
記載なし	1	1	1	4	0	0	0	2	0	0	0	0	0	0	0	5	3	1	9
無回答	23	32	6	7	10	19	3	3	0	10	7	4	6	3	1	49	55	30	134

3．ハンセン病療養所へ最初に入所した期間

	菊池恵楓園			星塚敬愛園			奄美和光園			沖縄愛楽園			宮古南静園			5園合計			合計
	男	女	?	男	女	?	男	女	?	男	女	?	男	女	?	男	女	?	
大正	1	2	0	103	90	6	0	0	0	0	0	0	0	0	0	104	92	6	202
昭和1～9年	2	8	1	40	18	4	1	1	0	0	0	0	5	4	1	48	31	6	85
10～19年	74	63	4	30	13	3	8	12	0	49	42	3	31	24	0	192	154	10	356
20～29年	135	115	12	2	5	0	11	14	3	32	32	3	23	11	1	203	177	19	399
30～39年	40	46	3	1	0	0	7	9	0	6	3	2	6	6	0	60	64	5	129
40～49年	10	3	1	1	0	1	2	2	0	2	6	0	3	1	0	18	12	2	32
50～59年	5	1	0	2	0	0	0	1	0	2	3	0	1	1	0	10	6	0	16
無回答	45	39	11	7	10	19	3	4	0	18	10	3	12	7	4	85	70	37	192

3．最初の入所の事情（複数回答あり）

	菊池恵楓園			星塚敬愛園			奄美和光園			沖縄愛楽園			宮古南静園			5園合計			合計
	男	女	?	男	女	?	男	女	?	男	女	?	男	女	?	男	女	?	
a. 治療を受けるため	203	165	18	83	77	4	19	24	0	78	69	4	61	41	4	444	376	30	850
b. 生活をするため	7	2	0	2	2	0	0	0	0	3	5	0	4	0	0	16	9	0	25
c. 家族が入所していた	9	17	4	2	5	0	0	2	0	0	0	0	2	0	0	13	24	4	41
d. 家族との関係を断つため	24	17	3	17	11	1	0	4	0	8	10	0	4	2	0	53	44	4	101
e. 強制（拘束）された	106	90	7	66	40	5	14	17	3	37	22	5	18	14	0	241	183	20	444
f. その他	9	13	1	7	2	0	1	1	0	3	3	0	2	2	0	22	21	1	44
無回答	7	14	4	6	4	2	1	3	0	1	5	3	3	1	2	18	27	11	56

4．入所時に解剖承諾書を求められたか（複数回答あり）

	菊池恵楓園			星塚敬愛園			奄美和光園			沖縄愛楽園			宮古南静園			5園合計			合計
	男	女	?	男	女	?	男	女	?	男	女	?	男	女	?	男	女	?	
a. 求められたので署名した	100	53	6	66	41	7	6	0	0	13	7	0	0	0	0	185	101	13	299
b. 求められていない	90	75	8	25	27	0	13	43	4	48	54	5	65	43	4	241	242	21	504
c. 求められたが署名しなかった	3	6	1	7	0	0	0	1	1	2	0	0	1	1	1	13	8	3	24
d. 覚えていないのでわからない	84	112	12	40	39	3	10	5	0	27	20	2	7	5	0	168	181	17	366
f. その他	16	7	0	5	1	0	1	0	0	3	0	0	1	0	0	26	8	0	34
無回答	21	26	5	10	10	10	2	5	1	16	15	4	7	5	1	56	61	21	138

5．入所時に偽名使用を勧められたか（abc との重複回答あり）

	菊池恵楓園			星塚敬愛園			奄美和光園			沖縄愛楽園			宮古南静園			5園合計			合計
	男	女	?	男	女	?	男	女	?	男	女	?	男	女	?	男	女	?	
a. 勧められた	82	53	5	42	35	0	6	10	0	13	10	2	9	8	0	152	116	7	275
b. 勧められていない	137	131	14	65	51	5	19	21	3	64	61	6	62	38	5	347	302	33	682
c. 先輩から勧められた	36	24	2	23	17	1	3	3	0	10	3	0	5	3	0	77	50	3	130
d. その他	31	35	5	10	3	1	0	3	0	5	2	0	5	3	0	51	46	6	103
無回答	26	35	5	13	15	5	4	7	0	18	20	3	3	2	1	64	79	14	157
不明	1	0	0	0	0	0	0	0	0	0	0	0	0	0	0	1	0	0	1

6．偽名を使用したことがあるか

	菊池恵楓園			星塚敬愛園			奄美和光園			沖縄愛楽園			宮古南静園			5園合計			合計
	男	女	?	男	女	?	男	女	?	男	女	?	男	女	?	男	女	?	
a.現在も使用している	112	95	5	48	40	5	8	7	0	24	11	1	11	5	1	203	158	12	373
b.全く使用していない	147	124	14	63	48	4	20	21	3	53	54	4	52	39	4	335	286	29	650
c.以前は使用していたが現在は使用していない	29	29	5	29	19	2	3	7	0	15	13	2	15	5	0	91	73	9	173
不明	1	1	0	0	0	0	0	0	0	0	0	0	0	0	0	1	1	0	2
無回答	23	28	8	10	11	1	1	8	0	17	18	4	3	5	1	54	70	14	138

7．現在、ハンセン病の後遺症があるか

	菊池恵楓園			星塚敬愛園			奄美和光園			沖縄愛楽園			宮古南静園			5園合計			合計
	男	女	?	男	女	?	男	女	?	男	女	?	男	女	?	男	女	?	
a.ある	294	231	25	140	100	11	29	34	3	103	81	8	78	46	4	644	492	51	1187
b.ない	10	28	2	4	14	0	2	5	0	2	11	0	0	8	0	18	66	2	86
無回答	8	18	5	6	4	1	1	4	0	4	4	3	3	0	2	22	30	11	63

8．優生手術或いは堕胎手術を受けたことがあるか

	菊池恵楓園			星塚敬愛園			奄美和光園			沖縄愛楽園			宮古南静園			5園合計			合計
	男	女	?	男	女	?	男	女	?	男	女	?	男	女	?	男	女	?	
a. 受けた	76	127	9	64	22	5	13	6	0	50	22	1	25	13	1	228	190	16	434
卵管結索	0	25	2	0	3	0	0	1	0	0	1	0	0	2	0	0	32	2	34
精子管切断	34	0	0	33	0	0	8	0	0	24	0	0	11	0	0	110	0	0	110
堕胎	1	69	0	0	10	0	0	0	0	0	9	1	0	6	0	1	94	1	96
その他	2	2	7	0	1	0	1	1	0	2	1	0	0	0	0	5	5	7	17
記載なし	39	38	0	31	8	5	5	3	0	24	11	0	14	5	1	113	65	6	184
b. 受けていない	185	112	10	63	75	5	13	22	2	44	48	6	49	37	0	354	294	23	671
c. 勧められたが拒否した	10	1	1	5	2	0	3	1	0	7	1	0	3	1	0	28	6	1	35
無回答	41	37	12	18	19	2	3	13	1	9	25	4	4	3	5	75	97	24	196

9．優生手術或いは堕胎手術は誰が行ったか

	菊池恵楓園			星塚敬愛園			奄美和光園			沖縄愛楽園			宮古南静園			5園合計			合計
	男	女	?	男	女	?	男	女	?	男	女	?	男	女	?	男	女	?	
a. 医師がした	74	124	9	26	15	3	9	4	0	45	18	1	13	8	1	167	169	14	350
b. 看護士がした	0	1	0	38	3	2	3	1	0	5	1	0	5	3	0	51	9	2	62
c. わからない	1	0	0	0	1	0	0	0	0	0	1	0	0	0	0	1	2	0	3
d. その他	0	0	0	0	0	0	1	0	0	0	0	0	6	1	0	7	1	0	8
無回答	1	2	0	3	1	0	1	1	0	3	2	0	1	1	0	9	7	0	16

10. 在園中、特に不自由を感じたこと（複数回答あり）

	菊池恵楓園			星塚敬愛園			奄美和光園			沖縄愛楽園			宮古南静園			5園合計			合計
	男	女	?	男	女	?	男	女	?	男	女	?	男	女	?	男	女	?	
a. 外出	180	114	16	103	73	9	21	27	2	68	51	6	46	25	1	418	290	34	742
b. 面会	46	30	6	42	23	5	3	4	1	15	16	3	12	7	0	118	80	15	213
c. 通信	41	23	4	37	28	3	1	2	0	13	13	2	5	5	0	97	71	9	177
d. 食事	80	49	12	60	28	4	14	18	1	30	25	3	21	9	0	205	129	20	354
e. 住居	65	47	4	44	26	3	7	3	1	22	23	2	12	2	0	150	101	10	261
f. 衣服	58	36	5	53	26	4	6	4	0	24	23	2	15	8	0	156	97	11	264
g. 医療	66	36	2	57	28	3	6	2	1	14	12	3	14	7	0	157	85	9	251
h. その他	45	27	2	11	10	2	1	5	0	15	10	0	4	6	1	76	58	5	139
無回答	49	51	7	22	31	2	5	13	1	21	21	3	26	17	4	123	133	17	273

11. 園外へ自由に出られるようになったのは

・昭和　年ころから自由に出ている

	菊池恵楓園			星塚敬愛園			奄美和光園			沖縄愛楽園			宮古南静園			5 園合計			合計
	男	女	?	男	女	?	男	女	?	男	女	?	男	女	?	男	女	?	
昭和10〜19年	1	2	0	2	0	0	0	0	0	2	4	0	0	1	0	5	7	0	12
20〜29年	16	11	4	12	11	3	1	0	0	14	20	1	2	2	0	45	44	8	97
30〜39年	72	49	3	34	13	0	4	6	0	11	3	0	7	4	0	128	75	3	206
40〜49年	77	52	6	26	15	1	6	3	0	21	17	0	18	7	1	148	94	8	250
50〜59年	31	27	0	16	15	1	4	6	1	18	12	6	13	9	1	82	69	9	160
60年〜	8	9	2	9	6	0	2	2	1	6	3	0	9	7	0	34	27	3	64
不明	5	1	0	0	0	0	0	0	0	0	0	0	0	0	0	5	1	0	6
無記入	8	14	7	1	60	0	1	1	1	0	0	0	0	0	0	10	75	8	93

・まだ出られない（複数回答あり）

	菊池恵楓園			星塚敬愛園			奄美和光園			沖縄愛楽園			宮古南静園			5 園合計			合計
	男	女	?	男	女	?	男	女	?	男	女	?	男	女	?	男	女	?	
a. 老齢のため体が不自由	31	37	7	21	20	3	8	13	0	7	6	0	6	4	0	73	80	10	163
b. ハンセン病後遺症のため、体が不自由	81	66	9	33	35	2	10	19	0	20	24	0	10	6	1	154	150	12	316
c. 経済的理由	10	7	6	10	3	0	7	1	0	3	2	0	2	1	0	32	14	6	52
d. 社会的差別、偏見が残っている	72	55	5	33	29	1	0	10	0	24	15	0	9	5	0	138	114	6	258
e. その他	11	13	0	6	6	1	1	3	1	4	3	4	1	1	0	23	26	6	55
無記入	8	14	7	2	93	0	0	0	0	0	0	0	0	0	0	10	107	7	124

・無回答

	菊池恵楓園			星塚敬愛園			奄美和光園			沖縄愛楽園			宮古南静園			5 園合計			合計
	男	女	?	男	女	?	男	女	?	男	女	?	男	女	?	男	女	?	
無回答	23	37	7	9	15	3	3	1	0	11	11	4	18	14	4	64	78	18	160

＊自由に出られる時期の記入がある中に、出られない理由を記入したものが相当数あるので、重複記載のまま集計した。
無回答は時期も理由も何も記載がない数

12. 現在、園外の外出に「外出許可証明書」を携帯しているか

	菊池恵楓園			星塚敬愛園			奄美和光園			沖縄愛楽園			宮古南静園			5園合計			合計
	男	女	?	男	女	?	男	女	?	男	女	?	男	女	?	男	女	?	
a. している	61	64	3	79	53	3	21	17	0	19	14	0	17	18	0	197	166	6	369
b. していない	152	130	16	36	36	5	5	8	0	57	58	5	40	23	4	290	255	30	575
c. 昭和　年頃まで携帯していたが現在していない	68	49	3	18	7	0	0	4	3	30	15	2	15	7	0	131	82	8	221
不明	4	6	1	0	0	0	0	0	0	0	0	0	0	0	0	4	6	1	11
無回答	27	48	9	17	22	4	6	13	0	3	9	4	9	6	2	62	98	19	179

＊c. 昭和　年頃までは内訳

	菊池恵楓園			星塚敬愛園			奄美和光園			沖縄愛楽園			宮古南静園			5園合計			合計
	男	女	?	男	女	?	男	女	?	男	女	?	男	女	?	男	女	?	
昭和19年以前	0	2	0	0	0	0	0	0	0	2	1	0	0	1	0	2	4	0	6
昭和20～29年	2	4	0	4	1	0	0	0	0	3	2	0	0	0	0	9	7	0	16
30～39	13	13	1	3	2	0	0	0	0	4	0	0	1	0	0	21	15	1	37
40～49	25	8	0	5	1	0	0	1	0	10	3	0	5	4	0	45	17	0	62
50～59	11	8	1	4	1	0	0	3	1	6	5	1	4	0	0	25	17	3	45
60～	13	7	0	2	2	0	0	0	2	5	2	1	3	0	0	23	11	3	37
記載なし	4	7	1	0	0	0	0	0	0	0	2	0	2	2	0	6	11	1	18

13. 在郷家族との関係はどうですか（複数回答あり）

	菊池恵楓園			星塚敬愛園			奄美和光園			沖縄愛楽園			宮古南静園			5園合計			合計
	男	女	?	男	女	?	男	女	?	男	女	?	男	女	?	男	女	?	
a. いつでも自由に帰って会える	111	69	7	37	34	3	8	11	1	40	38	3	50	27	0	246	179	14	439
b. 定期的に面会に来てくれる	20	24	2	15	11	1	5	6	0	21	22	1	8	5	0	69	68	4	141
c. たまに面会に来てくれる	77	92	9	35	40	3	8	9	1	31	29	4	17	20	0	168	190	17	375
d. 関係を持っていない	108	82	9	61	32	4	7	10	1	16	8	0	8	5	0	200	137	14	351
無回答	16	24	7	13	9	2	4	7	0	6	8	3	7	0	2	46	48	14	108

＊d. 関係を持っていない内訳（複数記載あり）

	菊池恵楓園			星塚敬愛園			奄美和光園			沖縄愛楽園			宮古南静園			5園合計			合計
	男	女	?	男	女	?	男	女	?	男	女	?	男	女	?	男	女	?	
相手が望まない	17	11	1	7	4	1	1	1	0	5	3	0	1	2	0	31	21	2	54
自分が望まない	20	14	0	7	1	1	4	0	1	1	1	0	0	0	0	32	16	2	50
双方が望まない	15	11	3	8	8	0	2	2	0	1	0	0	2	0	0	28	21	3	52
在郷家族は存在していない	18	15	0	14	5	1	4	3	0	6	1	0	4	2	0	46	26	1	73
その他	3	6	0	7	2	0	0	2	0	3	0	0	0	0	0	13	10	0	23
記載なし	38	23	5	18	12	1	1	2	0	3	3	0	1	1	0	61	41	6	108
不明	2	1	0	0	0	0	0	0	0	0	0	0	0	0	0	2	1	0	3

14. らい予防法が廃止される場合、あなたが強く望むことは（複数回答あり）

	菊池恵楓園			星塚敬愛園			奄美和光園			沖縄愛楽園			宮古南静園			5園合計			合計
	男	女	?	男	女	?	男	女	?	男	女	?	男	女	?	男	女	?	
a. 医療の保障	228	197	9	109	94	9	30	31	3	82	62	8	67	50	4	516	434	33	983
b. 生活の保障	251	189	22	127	105	8	26	33	3	89	71	8	76	50	5	569	448	46	1063
c. 慰謝料などの支払	62	45	8	47	27	2	6	6	0	41	25	5	21	17	0	177	120	15	312
d. 国の謝罪	83	67	5	59	39	2	5	3	1	40	28	6	27	22	0	214	159	14	387
e. 家族を含む名誉回復措置	89	69	1	65	28	2	4	5	0	36	22	4	16	11	1	210	135	8	353
f. その他	7	20	0	3	1	1	0	2	0	2	2	0	0	1	0	12	26	1	39
無回答	13	23	5	6	4	2	2	4	0	3	13	1	3	1	1	27	45	9	81

15. らい予防法が廃止されて以降も、あなたはこの療養所で生活を継続することを希望しますか。

	菊池恵楓園			星塚敬愛園			奄美和光園			沖縄愛楽園			宮古南静園			5園合計			合計
	男	女	?	男	女	?	男	女	?	男	女	?	男	女	?	男	女	?	
a. 継続を希望	286	251	25	134	108	10	24	38	3	98	81	7	77	52	4	619	530	49	1198
b. できれば退所して一般社会で生活したい	18	7	1	9	4	1	4	2	0	6	4	0	1	0	0	38	17	2	57
c. その他	2	2	0	1	2	0	1	1	0	0	0	0	0	0	0	4	5	0	9
無回答	7	16	6	6	4	0	3	2	0	5	11	4	3	2	2	24	35	12	71

〈資料5〉 NPO法人患者の権利オンブズマン第九九一号苦情調査報告書
――精神医療に対する苦情事例――

一九九九年十二月十三日採択

1　苦情調査の申立

本年九月十六日、申立人（二九歳、男性）は、患者の権利オンブズマンに対し、相手方病院（福岡県前原市）に対する苦情についてオンブズマン会議による調査・点検の申立をなした。

同人の苦情の主たるものは以下の三点である。

申立人は精神分裂病の治療のため、一九九一年（平成三年）九月二日から相手方病院において入院していたものであるが、

①　九二年（平成四年）七月三十日に相手方病院を退院した際（以下、「前回退院」という。）二日目から眠れなくなり、退院五日目の八月三日には再入院することとなったが、これは退院時に薬を減量されたためである。

②　（再入院から七年が経過した）本年八月十六日、相手方病院を退院したが（以下、「今回退院」という。）今回も薬が減量されていたため退院日から眠ることが出来ず、翌日、申立人の元主治医であった医師（精神科医）を訪ねて減量された薬を確認し追加処方をしてもらわねばならなかった。

③　相手方病院は、患者を再入院させるために退院時の薬を一方的に減量しており、そのため申立人は前回退院から今回退院まで七年という長期間、不必要な入院を強いられた。

これらは、いずれも申立人に対する重大な人権侵害ではないか。

2　調査・点検の経過

・本年十月三日、患者の権利オンブズマン定例オンブズマン会議は、協議の結果、本件苦情調査申立事件について調査・点検を開始する旨決議し（事件番号＝調九九一号）、精神科医を含む三名のオンブズマンからなる調査小委員会を発足させると共に、調査小委員会とオンブズマン会議常任運営委員会が協力して調査することを確認した。

・調査小委員会及び常任運営委員会が行った調査活動のうち、関係者からの事情聴取の主な経過は以下のとおりである。

①　申立人からの事情聴取二回（十月十九日、十二月三日）

② 申立人の母親からの事情聴取（十月十九日）と電話録取（十二月三日）
③ 相手方病院における申立人の元担当職員からの事情聴取（十月十九日）
④ 相手方病院における申立人の元主治医で、申立人の現在の主治医でもある精神科医からの事情聴取二回（十月二十六日、十一月三十日）
⑤ 相手方病院の院長医師からの事情聴取（質問事項書を事前送付した上で十一月十一日相手方病院に赴いて実施した。なお相手方病院の補助者二名と顧問弁護士二名が立会。）

・調査小委員会は、上記調査の結果をその都度記録するとともに、委員会を開催し、或いは持ち回り協議を通じて本件苦情に関する調査経過報告書を作成し、苦情調査申立時に申立人から提出された資料、前記事情聴取に基づく録取報告書或いは陳述録取書、その他本件苦情に関連して入手された資料（相手方病院における申立人の診療に関する診療報酬明細書コピー、本件調査手続中、相手方病院に対し福岡県が精神保健福祉法に基づく改善命令を発したことに関する報道記事コピーなどを含む）を添えて、本年十二月四日オンブズマン会議事務局に提出した。
・十二月五日、定例オンブズマン会議は一五名のオンブズマンの内一四名が出席し（内四名が委任状出席）、調査小委員会から調査経過報告書と添付資料に基づく詳細な報告を受けると共に、精神科医療に関して専門的知見を有し、かつ本件調査に関わっていない患者の権利オンブズマン専門相談員（精神科医）一名から参考人として意見を聴取した上で、出席者全員が発言して熱心な審議を行い、満場一致、調査小委員会の調査経過報告書を採択すると共に、別途、オンブズマン会議における審議を踏まえて報告書を作成すると共に適当な形で公表することとし、その作業を常任運営委員会に委ねた。
・常任運営委員会は十二月十三日までに、改めて全オンブズマンから意見を徴した上でオンブズマン会議の最終文書として本報告書を作成し、申立人及び相手方病院への通知など執行手続に着手した。

3　苦情に関する争点

1、争いのない事実

申立人の苦情の基礎となっている「退院時における薬の減量」という事実については、相手方病院もこれを認め、争いがない事実であった。

相手方病院のカルテに基づく説明によれば、二回の退院時における薬の減量など処方変更の内容は、本報告書添付の別紙記載のとおりである。

2、事情聴取の結果、明らかになった基本的争点

争点の第一は、薬の減量に関して、申立人は一方的に行われたものと主張しているのに対して、相手方病院は、いずれの場合も退院時において申立人及び母親に対して薬の減量につき説明をし同意を得たものであると弁明している点である。

争点の第二は、薬の減量に関する説明や同意の存否は別論として、退院時における処方変更の目的に関して、申立人は、これを症状の再発をもたらし再入院を企図したものと主張しているのに対して、相手方病院は、外来治療においては服薬管理が困難となる場合があり、そうした安全配慮からなされた合理的なものであって、再入院を企図したものではないと弁明している点である。

3、苦情毎の個別的争点に関する互いの主張

1) 今回（平成十一年八月十六日）退院時における薬の減量

① 説明と同意の有無

・相手方病院院長＝退院時に院長が、本人と母親に対して処方変更の内容（ヒルナミン5㎎10錠をゼロにし、プルゼニド12㎎3錠を2錠に減じる）を説明し同意を得た。

・申立人＝退院時に院長は「薬は全然減らしていない。一〜二ヵ月してから少しずつ減らしていき、一年ぐらいで飲まなくてもよいようにしよう」と説明したが、自分は心配で待合室で薬を待っている時に、そのことを母親に話していたところ婦長と看護長が来て「院長先生が言ったとおり変えてないから心配しなくてよい」と言われた。

② 処方変更の目的に関して

・相手方病院院長＝退院時患者は寛解状態にあり、患者には幻覚や妄想もなく、気分、食欲、睡眠も良好であった。なお、退院後に本人が運転免許の取得を計画しているということだったので、向精神薬ヒルナミンの服薬を続ければ、ふらつきをおこす可能性があるから止めることにした。

・申立人＝就職内定のため運転免許取得を考え今回退院の二ヵ月前頃に費用援助を得るため福祉事務所に連絡をとり病院に来てもらったが、婦長から「院長がまだ無理だといってる」と伝えられたので駄目になった。退院時には運転免許取得の話は出ていない。

2) 前回（平成四年七月三十日）退院時における薬の減量

① 説明と同意の有無

・相手方病院院長＝退院時に院長が、本人と母親に対して処方変更内容を説明し同意を得た。
・申立人＝退院時に院長から「薬を調整する」といわれ、実際もらった薬の量はだいぶ少なかったが、当時自分には薬の減量などについて全く問題意識がなく、減薬しても特に問題ないのだろうと思った。処方変更の内容や影響などについての説明はなかった。
② 処方変更の目的に関して
・相手方病院院長＝前回は、患者はまだ寛解に至っていなかったが母親の強い希望により退院許可を出した、いわゆる「事故退院」で、まだ強い薬をつかっていたから、施設外では服薬管理が十分出来ずに回数を間違い、一度に飲んだりすると危険なこともあるので、通院時処方に切り替えた。
・申立人＝もらったままに薬を飲んでいたところ、退院一日目は眠れたが二日目から眠れなくなり、五日目に救急車を呼んでもらい再入院となった。
③ 薬の減量と再入院の因果関係
・相手方病院院長＝症状があるままに「事故退院」したため再入院となったもので、処方変更が再入院に至った理由とは考えていない。
・申立人＝再入院後しばらくして、同じ病棟の患者から「ここは薬を減らして再入院させるようにしている」と言われ、とんでもないことだと思い母に話したが信用してくれなかった。その後、ある婦長が院長に退院時に薬を減量する理由を尋ねたところ「こうすれば、直ぐ戻ってくるから」と答えたという話をある職員から聞き、病床確保のために薬を減らしていることは間違いないと思った。

3) 「薬の減量に関する説明と同意の有無」に関する申立人の母親（医療保護入院時の保護者）の陳述

・前回も今回も退院に際して薬の減量について説明を受けて同意したことはありません。
・前回の退院は、外泊してくる息子の様子を見ているとほとんど変わりないように思え、入院から一年がたっていましたので、受け入れ体制を整えた上で院長先生に自分から頼んで退院させることにしました。ところがすぐ変になって再入院することになり大変ショックでした。
・再入院後しばらくして、息子から「薬を減らされて再入院になった」という話を聞き、早く退院したいと言っていましたが、病院がそんなことをするはずがないと思ったので相手にしませんでした。
・実は、平成九年六月に閉鎖病棟から開放病棟に移る時も心配でしたし、平成十年春から職業訓練校に通学することになった際に退院の話が主治医から出されましたが、退院してまたすぐ悪くなるといけないので、入院したまま通学させるように頼んだのです。
・今回の退院時、息子が薬を減らされるのではないかと大変心配しており、院長にも尋ねていましたが、院長は減らさないと説明しました。それでも息子は納得しておらず、薬を待っている間中私に心配を言い続けるので「そんなことを病院がするわけないでしょう」と叱っていたら婦長さんたちも来て「大丈夫、減らしてないから」と説明してくれました。
・病院からの帰りの車のなかで、息子は受け取った薬をさわりながら「やはり少ない、減らされている」と言い、すぐ元の主治医に連絡をとっていましたが私はそんなことはなかろうと思っていました。
翌日調べてもらった結果、薬が減量されていたということを聞き、本当にびっくりした。許せないことです。

4　**争点に関する判断**

〈1〉争点1「説明と同意の有無」に関する調査小委員会の点検作業

1)　**今回退院時における薬の減量を確認した元主治医（精神科医）の陳述**

・私が、相手方病院に勤務中の平成九年六月（申立人が閉鎖病棟から開放病棟に転棟）以降、平成十年十一月私が相手方病院を退職するまでの一年半、主治医として治療を担当した。
・平成十一年八月十七日、「前日、相手方病院を退院した。院長から薬は減らしてないと説明されたが、眠れなかったので、やはり薬を一方的に減らされていると思うので調べて欲しい」と訴え、処方された薬を持って申立人が私を訪ねてきた。チェックしたところ、従前の処方薬の一部が減量されていたので、私が従前と同一の処方に復帰する内容で追加処方し、以後主治医となって申立人の治療にあたっている。
・薬の減量をチェックしてカルテに記載した部分のコピーは下記のとおり（省略）。
（相手方病院は、薬の減量につき本人に説明し同意を得たと弁明しているがどう思うかとの問いに対し）
・申立人は、閉鎖病棟から開放病棟に移る際にも特に薬を減らさないでくれと希望したので変更しなかったという経緯があり、私が主治医だった期間ずっと薬の変更や減量には抵抗し、特にヒルナミンを減らすと「もやもやが出る」と訴え反対していた。相手方病院を退院した翌日に私のところに薬の減量を疑って来院してきた経過に照らしても、院長から処方変更の説明を受け同意したとは到底考えられない。

2)　**相手方病院に対する質問と回答**

①　今回の退院時（平成十一年八月十六日）において、申立人とその母親が貴病院の院長に対して再三にわたり薬の変更の有無を尋ね、院長及び婦長から変更はないとの回答がなされたというような事実はありますか？

〈答〉ない。

② 今回の入院中、閉鎖病棟から開放病棟に転棟するに際し、薬の処方を変更することについて患者本人が反対し、これを行わなかったというような経過はありますか？

〈答〉（カルテを点検した結果）平成九年六月四日の欄に、当時の主治医がカルテに記載した内容に、そうした事実が書かれている。当該部分のカルテのコピーは次のとおり（省略）。

〈2〉 争点2「処方変更の目的」に関する調査小委員会の点検作業

1) 元主治医の陳述

・今回の退院における向精神薬ヒルナミンの減量について「ふらつきをもたらす危険性がある」という理由は一理ある。しかし、それなら申立人に対して十分説明して説得する必要があろう。

・特にヒルナミンの減量は不安や不眠が増幅する可能性があるもので、そのままにしていれば再入院につながったであろうと思われる。当時の申立人の病状としては幻覚や妄想はなかったが潜在化しているもので、対人ストレスや服薬の変更で容易に再燃しやすい状態であり、申立人も従前から「薬を減量するともやがかかる」と幻視を訴えていた。

・前回の退院が「事故退院」であったことは聞いていたが、それならなおさら退院時に薬を減らすのはおかしいのではないか。明らかに自殺企図があるとか、たびたび薬を飲み間違える傾向があるというような特別の理由がある場合には減量もあり得ようが、申立人にはそうした傾向は全くなかったと思う。

・申立人は前回、平成四年七月三十日に退院しているが、胸苦しさ等を訴えて退院から五日目の八月三日に再入院（医療保護入院）となり、私が主治医となって開放病棟に移るまでの約五年間ずっと閉鎖病棟にいた。申立人が閉鎖病棟にいる頃に「退院時に薬を減らされたため再入院になった」という苦情を聞いたことがあったが、その時は半信半疑だった。しかし、今回の出来事や、その他の患者からも私のところに同様の苦情が出されていることもあり、残念ながら当っていると思う。

・閉鎖病棟では、短時間の回診で患者との実質的な面談はほとんどなく、施薬も戦略がなく場当たり的、対処療法的なもので、要するに「ほったらかしに近い状態」だった。そういう状況をみかねて私の方から申立人を開放病棟に移すよう話をすすめたが、実は、閉鎖病棟から開放病棟に移ることについては、母親が「前回退院後すぐに悪くなった」という経過を心配され当初は反対していた。職業訓練校への通学を始めるに際しても同じ理由で反対され病院から通学させることになった。

・母親は薬の減量が再入院につながったということ等は全く知らずに、病院の説明を信じ込んでいたと思う。

2) 相手方病院に対する質問と回答

① 前回退院時（平成四年七月三十日）従前処方されていた薬が減量されていたため二日目から眠れなくなり、五日後（八月三日）には再入院（今回の入院）に至ったというような事実はありますか？　あるとすれば、そうした処方の変更が行われた理由は何ですか？

〈答〉症状があるままに「事故退院」したため再入院となったもので処方変更が理由とは考えていない。退院時の処方変更は家庭での健康管理が可能な範囲での変更である。

② 貴病院では、退院時に処方変更（特に減量）を行うことは多いのですか？　もしそうなら、その理由は何ですか？

〈答〉施設内では服薬管理が十分出来るから良いが、劇薬も多いので施設外では服薬回数などを間違い一度に飲んだりして危険なこともあるので、当院は退院時において一般的に通院時処方に切り替えることにしている。

なお、当院においては、入院中も外来通院中も、全ての薬を朝昼晩と睡眠時の一日四回に一回毎に服用出来るよう分包して患者に渡している。

③ 開放病棟に移った患者が職業訓練校に通い始めることになった際、母親が「前回退院後に直ぐ悪くなった」ことを理由として退院して自宅から通学することに反対し、あと一年は病院から通学するようになったという経過はありますか？

〈答〉（カルテを点検した結果）平成十年三月二十二日の欄に、当時の主治医が記載した内容として、そうした事実が書かれている。当該部分のカルテのコピーは次のとおり（省略）。

3) 二回の退院に際して減量された薬の性質と特徴（精神科医による分析）

① 相手方病院における二回の退院前後に処方された薬の性質は、向精神薬、睡眠薬、副作用止め、その他（胃薬など）に分類することができ、薬毎の性質は別紙の薬剤品名の後ろにそれぞれ注記しているとおりである。

② 相手方病院の説明によれば、前回は寛解していない状態での退院、今回は寛解後の退院と、二回の退院時における患者の状況は相違しているにも関わらず、退院時において減量された薬の主要部分は、向精神薬或いは向精神薬を含む睡眠薬等に集中している点に大きな特徴と共通性がある。

③ 精神分裂症の患者において、そうした薬が急に削減された場合には、患者は眠れず、容易に幻覚、妄想、幻聴、幻視などの陽性症状が発症しうることは精神医学における常識であり、臨床上、退院時処方において向精神薬の大幅で急激な減量はまず行わないのが普通である。

とりわけ症状が寛解していない状態での急激な減量は、それ自体が症状の増悪と自傷他害の恐れを招来する危険な措置であるとの意見も述べられた。

④　また、慢性精神分裂症の患者にあっては、長期間の薬物服用の結果、一つ一つの薬剤の影響に極めて敏感で、その変更や減量などには強い抵抗を示す者が多く、処方変更にあたっては十分な時間をかけて説得しない限り実現しないのが普通であるとの見解もしめされた。

⑤　退院時の処方変更に関して、元主治医も「精神医療の一般的なやり方としては、薬物療法における処方変更と入院治療から通院治療へというような処遇の変更を同時に行うことはしない方が好ましい。何故ならば、処方変更や処遇変更の影響や効果が分かりにくくなる」と陳述している。

〈3〉争点に対する判断

1)　退院に際し、薬の減量に関する説明と同意があったとは考えられない。

相手方病院は、二回の退院時とも、申立本人のみならず母親も含めて薬の減量について説明し、同意を得たと主張しているが、以下の理由で説明と同意があったとは考えられない。

①　申立人のみならず、医療保護入院の保護者であった母親までが、その事実を否定しているだけでなく、積極的に反対事実を主張している。

②　とりわけ、今回の退院に際しては、相手方病院も寛解状態であったと認めている申立人が、退院直後から薬の減量を疑い、翌日元主治医を訪ねて薬の減量を確認してもらうと共に追加処方をしてもらうという行動を取ったという事実こそが、申立人が薬の減量に同意していなかったであろうことを雄弁に物語る客観的な状況証拠であり、しかもその行動は元主治医とそのカルテにより確認出来るものである。

③　申立人は、前回退院後に再入院して以後、とりわけ薬の減量には敏感になり、閉鎖病棟から開放病棟に移った際にも薬の減量に反対した事実が相手方病院カルテと元主治医の陳述によっても明らかであり、仮に退院時に院長から薬の減量が具体的に説明されていたら、即座に反対することはあっても素直に受け入れたとは到底思われない。

④　前回退院時においても、「薬を調整する」ということのみで、具体的な減量とその影響（場合によれば数日後には再入院になる恐れがあること）などについてまで詳しい説明をした上で同意を取ったとは考えられないので、実質的には有効な同意を得たことにはならない。

2) 退院時の薬の減量に合理的目的があったとは考えられない。

① 今回の理由として、申立人が退院後に車の運転免許をとろうとしていることを考慮して、ヒルナミンを減量したとある。仮にそれが事実であるとしても、ヒルナミンのような強力な向精神薬を退院時に50㎎も大量に減らすことは退院後の再発の可能性を極めて大きくする。通常の臨床では、退院後に緩やかに減薬して、その後に生活上のニーズ、例えば運転免許をとることを患者に指導することが普通であり、論理と方法が逆転している。

② 退院後の健康管理と事故防止のために退院時に向精神薬を減量するというのは、一見筋が通っているように見えるが、減薬や向精神薬の変更は、入院の一定の時期から漸次行い、退院後の健康管理や生活に備えるべきものであり、退院時に大幅に向精神薬を減量することは、かえって退院後の生活を障害し、結果的には社会復帰を困難に導く危険性が強い。

とりわけ前回退院時において減量されたベゲタミンBは向精神薬入りの睡眠剤であり、退院二日目から眠れなくなった原因としてこの減量が影響している可能性が極めて高い。

③ 退院時処方変更の理由が不自然である。

通常の場合、主治医は、まず退院後の患者の症状悪化を最も恐れるし、慢性精神分裂病の患者は、長期に渡る体験でどのような薬が自分にとって必要かを経験的によくわかっており、そのような患者が必要とする向精神薬の変更には、主治医自体が非常に神経質で慎重である。ところが、相手方病院では、そうした考慮がなされたとは思われない。

3) 以上のような諸事実、退院時の処方変更を一般的に行っているという相手方病院の陳述、及び本件調査手続中に福岡県が相手方病院に対し入院患者が行った退院請求等を取り下げるよう圧力をかけたとして精神保健福祉法に基づく改善命令を出した事実などをあわせて考慮すれば、入院患者確保のため、相手方病院においては政策的に退院時の薬の減量を行っているのではないかという疑問も払拭できない。

5 結論

1、相手方病院の行為は、国連総会決議「精神病者の保護及び精神保健ケア改善のための原則」（一九九一年十二月）の原則11が「治療は、患者のインフォームド・コンセントなしには与えられない」と定め、精神病患者の人格的自律権を保障しているインフォームド・コンセントの権利を侵害するものである。

とりわけ今回の退院時における説明は、真実に反する説明を行った疑いすら否定できないところであり、仮にそうでないとしても減量により予測される悪影響などを十分に説明して危険の発生や結果を回避しうるよう患者を指導する義務（療養指導義務＝医師法二三条）を怠り、或いは「医師などは、医療を提供するに当たり適切な説明を行い、医療を受ける者の理解を得るよう努めなければならない」と定める医療法第一条の四（医師などの責務）の根本趣旨を逸脱したもので、権利侵害の程度は深刻である。

2、退院時処方の大幅な変更、とりわけ向精神薬などの急激な減量は、症状増悪をもたらして自傷他害の恐れを強め、患者の健康権を侵害するものである。

薬を減量した結果として一旦退院した患者が短期間の内に再入院を余儀なくされるという事態があるとすれば、政策的意図の有無は別論として、それ自体「精神障害者等の社会復帰の促進及びその自立と社会経済活動への参加の促進を図る」ために努力すべきとされている医療施設などの設置者の義務（「精神保健及び精神障害者福祉に関する法律」四条）に反するものである。

3、前回退院直後の再入院が薬の減量に伴うものであり、その結果、不必要な長期入院が強要されたという可能性も否定できない。

再入院をもたらした直接的な原因が、相手方病院の説明のように、もともと寛解していなかったため再入院を余儀なくされたのか、それとも薬の減量によるものかについては、当時の病状に関する資料が少ないので断定はさけるが、減量された薬の内容や量を考えれば後者の可能性は高い。

さらに、今回の入院が長期になった背景の一つとして、母親が申立人の退院希望を受け入れなかったこともあるが、そうした母親の態度をつくり出した最大のものは、前回退院後すぐに悪くなったという体験に基づく反省と心配にあったことも明らかである。保護者としての母親にとって悪夢のような体験が、仮に病院により意図的につくり出されたものであるとすれば、それは二重の意味で反社会的であろう。

従って、患者の権利オンブズマン・オンブズマン会議は、申立人の苦情は理由があるものと考え、これを支持する。

なお、申立人は、本件苦情に関して相手方病院に対し明確な謝罪と長期入院を余儀なくされたことに対する補償を求めており、相手方病院において、本報告書の結果を踏まえ、申立人の苦情と要求に対する誠実な対応がなされると共に、同種苦情の再発を防止するため、薬物療法はもとより全ての医療行為における患者のインフォームド・コンセントの権利の確立と退院時処方政策の再検討、並びに再入院歴がある全ての入院患者を対象とした総点検等を行い、必要な改善策を取られるよう勧告する。

最後に、相手方病院が、患者の権利オンブズマンにおける本件調査に誠実に協力されたこと、事情聴取終了に際して立会人弁護士から「改善すべき点があれば改善する用意がある」旨の意思表明がなされたことを特記する。

以上

退院時における処方変更の内容

〈傍線部分〉が退院時に減量薬で問題があると思われるもの

1、今回退院時（平成十一年八月十六日）

ベタマック20mg（＊1）	3T	↓	3T
セレネース1.5mg（＊1）	4T	↓	4T
アキネトン1mg（＊3）	4T	↓	4T
ヒルナミン5mg（＊1）	10T	↓	無し
プルゼニド12mg（＊4）	3T	↓	2T
ノイエルカプセル（＊4）	3C	↓	無し

〈注記〉処方された薬の分類

＊1＝向精神薬　＊2＝睡眠薬

＊3＝副作用止め　＊4＝その他

2、前回退院時（平成四年七月三十日）及び再入院時（平成四年八月三日）

	平成4年7月9日時点の処方内容		退院時処方		再入院時処方	
1)	クレミン（＊1）	6T	↓ 4T		↓ 無し	
	セルネビン200mg（＊1）	6T	↓ 3T		↓ 4T	
	セトウス50mg（＊1）	4T	↓ 0		↓ 4T	
	アテネジン（＊3）	3T	↓ 3T		↓ 無し	
	ノイエルS（＊4）	0.8g	↓ 0.8g		↓ 0.8g	4×
	サイレース1mg（＊2）	3T	↓ 2T		↓ 2T	
2)	フォルセニド（＊4）	3T	↓ 0		↓ 3T	4×
	ベゲタミンB（＊1＋2）	2T	↓ 0		↓ 2T	
	アキネトン（＊3）	4T	↓ 0		↓ 6T	
	10％ヒルナミン（＊1）	0.5g	↓ 0		↓ 0.5g	

	平成4年7月9日時点の処方内容		退院時処方	再入院時処方
3)	パントシン（＊4）	3T	↓ 0	↓ 無し
	アスパラK（＊4）	3T	↓ 0	↓ 無し

〈資料6〉医療事故調査委員会報告書（A大学医学部附属病院　医療事故調査委員会）

平成十五年八月

1　はじめに

本報告書は、A大学医学部附属病院長からの委嘱に基づき、A大学医学部付属病院（以下「A病院」という。）において平成十五年二月十三日（木）に集中治療部（以下「ICU」という。）における誤った医療処置に起因して発生した患者死亡事故（以下「本件事故」という。）について、その発生原因の調査ならびに再発防止の検討のために設置された医療事故調査委員会（以下「本委員会」と言う。）の調査・検討結果を取りまとめたものである。

本委員会は、患者の死亡という重大な結果が生じたことと、患者ならびにご家族の無念さに思いを致し、亡くなられた患者のご冥福を心からお祈りするとともにご家族に慎んで哀悼の意を表し、本報告書が同種医療事故の再発防止に寄与することを切に願うものである。

2　委員会の役割と構成

（1）委員会の役割

本委員会は、本件事故の発生原因の調査ならびに再発防止の検討のために設置されたものである。

発生原因の調査ならびに再発防止の検討については、なによりまず当該部署や職種はもとよりA病院が組織として主体的に取り組むべきであることはもちろんであるが、より公正で客観的な発生原因の調査と再発防止の検討が必要であると判断し、外部有識者の参加を得て設置された。

（2）委員会の構成（略）

3　委員会における審議の概要

（1）委員会開催日時（略）五回開催

（2）調査・検討の方針と方法

事実確認に始まる調査・検討については、本件事故の直接の当事者である担当看護師をはじめとする関係者からの面接調査、本件事故に関わる医療器具の製造・販売業者からの面接調査、現場の確認、A病院から提出された診療記録をはじめとする関連資料ならびに本委員会の要請によって提供された関連資料等をもとに行った。また、検討事項によっては、本委員会の要請により招集されたA病院職員によるワーキンググループからの報告を参考としている。

七月二十五日（金）には、ご家族に、事故発生までの治療における説明の確認、事故発生時の説明と対応に関する事実の確認、そして本委員会の調査・検討に対する要望などを中心に、ご意見やお気持ちを聞く面談の機会をいただいた。なお、こうしたご家族との面談や本件事故の直接の当事者である担当看護師への面接調査については、その忌憚ない意見や気持ちを聞くことができるよう、本委員会の外部委員が担当した。

調査・検討にあたっては、複数の関係者からの聞き取りや記録をつき合せながら、できる限り正確に事実経過を検証していくことを心がけた。またそうした事実経過を踏まえたうえでの発生原因や再発防止の調査・検討にあたっては、A病院関係者や医療職の発言から安易な結論を導き出してしまうことがないよう心がけ、外部委員、なかでも非医療職の指摘事項について慎重な検討を重ねた。

また、調査・検討ならびに本報告書作成の過程では、患者ならびにご家族のプライバシーに配慮することはもちろんのこと、関係者のプライバシーにも配慮することを心がけた。

最後に、これらの調査・検討の過程において、A病院からは全面的な協力を得られており、現場の確認、診療記録の提供等、本委員会の活動や本委員会が必要とする情報の収集等については全く支障がなかったことを報告する。

4　事故に関する検証

(1)　事故の概要

患者（八一歳・男性）は、平成十五年一月十三日（月）に心筋梗塞のため心肺停止状態でA病院救急外来を受診。蘇生処置後、翌一月十四日（火）からICUに入院、治療中であった。

本件事故は、平成十五年二月十三日（木）に、気管内挿管中のネブライザー吸入療法下において、換気が可能な「開放型のコネクター（以下「Tピース」という）」を使用すべきところを、担当看護師が「閉鎖型のコネクター（以下「Lピース」という）」を使用したことによって、呼出不全の状態となり、血圧低下に気付いた後の救命処置によって一旦は自己心拍が再開したものの、ショック状態が続き、翌二月十四日（金）に死亡に至ったものである。

(2)　事故発生前後の経過

事故発生日までの概要ならびに事故発生日の事実経過は以下のとおりである。

（事故発生日までの概要）

平成十五年一月十三日（月）、自宅にて胸内苦悶を訴え意識消失。家族が１１９番通報。家族は救急隊から心マッサージを指導され施行する。救急隊到着時心室細動で心肺蘇生術を施されながら当院救急外来に搬送されてきた。救急部にて心肺蘇生を施行後ＩＣＵ入室となる。低酸素脳症による意識障害があり、気管内挿管し、人工呼吸器装着にて全身管理。治療経過中肺炎を起したため、抗生剤の他去痰剤及び気管支拡張剤の吸入を行っていた。

一月二十一日（月）、家族に、患者は多臓器不全の状態にあり、今後脳死と植物状態の間の状態より良くなることはないと思われることを説明し、その後の治療方針を協議決定した。その後、自発開眼が時々みられ、肺炎等の改善傾向もあり、二月十日（月）ＩＣＵ退室を目標として人工呼吸器からの離脱を試みることとなり、自発呼吸管理をするために「人工鼻」の使用を開始して、事故発生日に至る。

（事故発生日の事実経過）

平成十五年二月十三日（木）（事故発生日）

13時05分　人工呼吸器からの離脱後呼吸状態は落ち着いており、気管内チューブの抜管を試みた。
13時15分　日勤の担当看護師がネブライザーマスクにて吸入施行。
（マスクとネブライザーとの接続にはＬピースを使用）
13時25分　末梢血酸素飽和度が低下したため、気管内チューブを再挿管した。
13時28分　同日勤看護師が気管内チューブとネブライザーを接続して吸入施行。
（気管内チューブとネブライザーとの接続にＴピースを使用）
15時20分　同日勤看護師が気管内チューブとネブライザーを接続して吸入施行。
（気管内チューブとネブライザーとの接続にＴピースを使用）
17時00分　準夜の担当看護師が意識レベルを確認。循環動態も末梢血酸素飽和度も問題がないことを確認。
18時30分　同準夜看護師が気管内チューブとネブライザーを接続して吸入施行。
（この時、気管内チューブとネブライザーとの接続に、Ｔピースではなく、Ｌピースを使用）
同準夜看護師は、吸入準備中に他室の患者の陰臀部洗浄の介助を他の看護師から依頼されていたため、吸入を開始した直後に患者の側を離れ介助へ向かう。
18時35分　ＩＣＵ内巡回中の研修医が、動脈圧モニターの警報が鳴っており、モニターの血圧が50と異常を示していることに気付き、

18時40分　通りかかった看護師が患者のチアノーゼに気付いた。直ちに側にいた麻酔科医師が呼ばれ、気管内チューブからネブライザーを外し、バックバルブ換気を開始し、気管内吸引を行った。
18時43分　直接動脈圧で心拍出が得られておらず、心拍数が40台まで低下したため、下肢挙上し、心臓マッサージを開始し、ボスミン、硫酸アトロピンを投与した。
19時00分　心電図上心室細動が出現したため除細動を行った。また、キシロカイン投与。以降心室細動、心停止を繰り返したため、心臓マッサージを行いながら、除細動、ボスミン投与を行った。
19時15分　皮下気腫を両大腿部まで確認。
19時16分　心電図上洞調律となり、総頸動脈の拍動を触知したため、心臓マッサージを中止した。
19時45分　自発呼吸出現。バッグバルブ換気を中止し、人工呼吸器による換気を開始。
20時10分　事故の内容と患者の状況について家族に説明。
21時10分　蘇生後、ドパミン、ドブタミンを持続投与するも、収縮期血圧40台、拡張期血圧20台が継続。
　　　　19時50分に撮影した胸部単純写真に、両側気胸、縦隔気腫が認められたため、右胸腔ドレーン挿入を開始し、20時20分に挿入完了したが、血圧の改善は得られなかった。
23時00分　左胸腔ドレーン挿入を施行。収縮期血圧40台、拡張期血圧30台が継続。
　　　　バイタルの著変なし。末梢冷感は続く。

平成十五年二月十四日（金）

0時35分　心拍数70台に低下。収縮期血圧20台。
　　　　心臓マッサージ開始。心拍数140台、収縮期血圧90台。
1時13分　5～10分のうちに血圧低下の状態が続き、その都度ボスミン0.5A静注にて対応。
　　　　血糖値41、50％グルコース40ml静注。その後8時00まで、収縮期血圧40台に低下する都度ボスミン0.5A静注を繰り返す。経過中の低血糖に対しては、50％グルコース20ml静注で対応。
8時00分すぎ　ボスミン0.5A静注するも心拍数は徐々に低下し80台、収縮期血圧50台。
8時43分　ボスミン0.5A静注するも心拍数上昇せず80台。
　　　　頸動脈触知せず、心肺蘇生開始。
　　　　ご家族より主治医へ現在状況の説明の要望があり説明。

8時52分　心臓マッサージ停止（人工呼吸器は接続）。自発呼吸なし。
9時00分　死亡を確認。

（3）　医療上の処置ならびに事故発生時の救命処置に関する検証

本委員会は、これらの事実経過を踏まえて、本件事故の発生原因の調査・検討に際し、一連の診療経過のなかで総合的な検討を行うため、

・本件事故前の医療行為によって、本件事故を誘発するようなことはなかったか
・事故発生以降の処置の遅れなどによって、救命の機会を逸してしまったようなことはなかったか

という点から、医療上の処置ならびに事故発生時の救命処置に関しても後述のとおり詳細な検証を行った。その結果、一月十三日（月）の救急外来受診以降、二月十三日（木）の事故発生時までA病院でとられていた医療上の処置については、心筋梗塞のための心肺停止状態で受診後救命に成功し、人工呼吸器からの離脱を試みるまでに至った処置、事故当日離脱を試みて抜管したものの気道の狭窄が強く再挿管となった際の処置、そしてその間の吸入の実施等にも、特に本件事故を誘発するような要因は認められないと判断するに至った。また異常発見から後の救命処置については、一旦は自己心拍を再開するまでに至ったものの死亡に至るという極めて残念な結果に終わってしまったが、一連の救命処置についても考えうる相当な処置が尽くされており、特段の問題は存在しないと判断するに至った。

なお、検証における主な検討事項について以下報告する。

①　ネブライザー吸入療法の必要性について

人工呼吸器装着下のネブライザーの使用については「必ずしもその効果が得られていないことはあまり認識されていない」とする文献もあり、委員のなかからは「その必要性については今後検討すべきである」との意見もあった。

②　異常発見までの時間ならびに発見から救命処置が始まるまでの時間について

本件事故においては、動脈圧モニターの警報により研修医が患者の血圧の低下に気付き、さらに、看護師が患者のチアノーゼに気付き、ICU内の医師五名、ならびに救急外来からの三名の医師の急行を得て救命処置が開始されている。カルテの記録によれば、「18：30　吸入開始」「18：35　ABP（動脈圧）が出ていないことに気付き（略）、気管内チューブとコネクターをはずし（略）、バッグバルブ換気を開始した。（以下略）」とあり、モニター監視装置より記録されたトレンドグラフで検証すると、血圧低下の警報が鳴ったのが18時34分から18時35分の間であるということと整合している。なお、その後の救命処置についてカルテの記録によれば、「18：40（前略）心マを開始」と続くが、同じくトレンドグラフで検証すると、18時39分から心臓マッサージが開始されていることと整合し

ている。

ベッドから距離にして五〜六メートルのところにいた研修医が異常を発見した後、側にいた麻酔科医が呼ばれバッグバルブ換気を開始し、四〜五分後には心臓マッサージを開始しているという一連の経過について、本委員会の調査・検討では、異常発見後の救命処置の着手に特段の遅れがあったとは考えられなかった。

なお、本委員会は、警報の設定の妥当性についても検証した。トレンドグラフによれば、18時34分から急速に血圧が低下しているが、ほぼ同時に警報が作動して研修医がそれに気付いており、警報の設定等に特段の問題は見出せなかった。

③ 皮下気腫の発生時刻と原因について

死亡診断書には、直接死因は「心原生ショック」とされ、その原因として「呼吸器系圧損傷、胸腔内圧上昇」、さらにその原因として「呼吸不全（吸入器コネクター選択ミス）」とされ、かつ、いずれもがほぼ同時に発生したものと記載されている。また、カルテには、死亡確認直後のご家族に対する説明内容として「接続後二〜三分して、異常に気付いたときには、肺の圧力が上昇し、肺の一部が破れ、心臓が止まった状態となりました」と記録されている。

しかし、本委員会はカルテ等を精査した結果、肺損傷など呼吸器系圧損傷の徴候でもある皮下気腫の確認は、カルテによると19時00分とされており、コネクターを外してから25分以上が経過していること、当初はバッグバルブ換気が一定の効果を発揮している（バッグを押しているうちに次第に固くなって押しにくくなってきた）ことなどから、コネクターの装着間違いによる換気不全自体が直ちに肺を損傷したことは明確には結論できないと考えるに至った。委員のなかからは「異常を発見後、直ちにバッグバルブ換気を開始するとともに四〜五分後には心臓マッサージを開始するなど一連の処置が実施されているなかで皮下気腫が確認されていることを考えれば、むしろそうした処置の過程で肺損傷が発生した可能性が高い」とする意見もあった。呼気に対する抵抗が高まっている肺線維症ではバッグで酸素を押し込む人工呼吸で気胸を生じる可能性もあり、また、その間に施行された心臓マッサージの際に起こることのある肋骨骨折も気胸の原因となり得る。ただし、本委員会は心臓マッサージ等の蘇生処置のもとで肺の損傷が起こったものであるとしてもそれ自体はやむを得ないものであり本件死亡に至る直接的経緯を左右しないものであるとの判断で一致した。

④ 右胸腔ドレーン挿入から左胸腔ドレーン挿入までの時間経過について

カルテによれば右胸腔ドレーン挿入から左胸腔ドレーン挿入までに約一時間かかっている。救命処置におけるこの約一時間について、本委員会として処置にあたった医師から事情を聴取したところ、「胸膜の癒着があり、気胸といっても肺が大きく虚脱したわけではなく、ドレーンを挿入するスペースを確保するのが難しいくらいであった。人工呼吸によっても血圧や酸素飽和度の改善がなかったので比較的挿入が容易であった右胸腔ドレーンを挿入してみたが、状態は改善しなかった。挿入処置と位置と効果確認のために胸部写真撮影に時間を要し、この間四〇~五〇分が経過したが、これは通常の時間経過である。右の肺がドレーンによって膨らんでも状態が改善しなかったこと、左にドレーン挿入のスペースの余裕ができたと判断したことにより約一時間後に左胸腔ドレーンを挿入した。」という回答を得た。

本委員会は、以上の一連の処置とそれに要した時間についての特段の問題はないものと判断した。

（4） 事故の発生原因ならびに関連要因に関する検証

本委員会は、以上の検証ならびに調査・検討の結果、本件事故を、「人工呼吸器からの離脱を試みて抜管した後の再挿管時のネブライザー吸入療法下においてコネクターのTピースとLピースの装着間違いが発生し、その装着間違いにより患者は換気が十分できず呼吸不十分の状態が約五分間持続し、異常発見後の対応ならびに救命処置には特段の問題は見出せなかったが、患者の容体がハイリスクで極めて厳しい状況にあったことや高齢であったこともあり、救命処置によっても換気不全により受けた脳循環や心肺機能等に対するダメージを解消させることができないまま死亡に至ったもの」と考えた。

そして、本件事故の直接的原因としては、

・コネクターのTピースとLピースの装着を間違えたこと

・装置後の経過観察ができていなかったこと

の二点を、特に検討すべき重要な発生原因であると考えた。

以下、この二点に関する検証結果を報告する。

1) コネクターのTピースとLピースの装置を間違えたこと

検証結果の報告にあたり、まず確認しておかなければならないのは、本件事故が、「形状が似ている器具の単純な取り間違いによる装着間違いではなかった」ということである。色も透明度も同じ材質で作られており、かつTピース・Lピースとはいうものの見方によってはよく似た形状ともいえる医療器具の取り違えであったことから、事故発生当初はその原因の認識に混乱が見られたが、調査を進めたところ、担当看護師は、装着すべき器具はLピースであると思ってLピースを手に取り、選択したコネクターがLピースであることを認識して装着したものであることがわかった。担当看護師は、患者が挿管中であることや挿管中であればTピースを使うべきであることを理解してはいたが、本件事故における装着の時点においては、「患者は人工呼吸器を使っていないのでLピースを使うべきである」と考え装着間違いを起こしていたものである。

以下その要因についての検証の過程における主な検討事項を報告する。

① コネクター導入の経緯について

本件事故におけるTピース・Lピースは、それまで使用していた旧型のネブライザーの製造中止と新病院開院のICU増床に伴い、新たに購入されたジェットネブライザーを使用する際に導入されたものである。ジェットネブライザー使用にあたっては、開放型のコネクターであるTピース（気管内チューブとジェットネブライザーを連結する場合のように、換気路の確保が必要な時に使用する）と、閉鎖型のコネクターであるLピース（マスクとジェットネブライザーを連結する場合のように、顔とマスクの装着面から空気が漏れていくため換気路を確保する必要がなく、より効果的な吸入が行えるよう使用する）が必要であり、平成十四年十二月十七日（火）からTピース・Lピースの使用が開始された。導入にあたっては、ICU医師一名、看護師四名、臨床工学技士一名が、業者の担当者から使用方法を含めた説明を受けたうえで話し合い、購入を決定している。こうした担当部署における器具の導入決定の手続きは、A病院においてこのような器具の導入の際にとられている一般的な手続きである。しかし、導入にあたって安全という視点からの検討が十分に行われていたかどうかについては、職員間の検討、業者からの説明、職員と業者双方での検討といった各段階において、検討すべき点があるものと考えられる。

② コネクター導入開始にあたっての教育について

Tピース・Lピースの導入開始にあたっては、ICUにおいて、二〜三人ずつにわけて実物を用いての指導・説明（準夜勤務者に対しては副看護師長が指導・説明）が行われており、その際には、実物を実際に使用して起こりやすい間違い事例等を示している。またその後、ユニット・センターのテーブルに約一週間実物を置き、看護師に確認するよう伝えている。担当看護師もこうした指導・説明を受けており、「装着手順」「Tピース・Lピースの違い」についても理解していたことは、担当看護師への面接調査でも確認したところである。導入開始時の教育については相当に配慮されていたものの、本件事故において、担当看護師が「人工呼吸器を使っていないのでLピース」と判断してしまったこと、すなわち本件事故における装着の時点で呼吸管理の原理に照らして判断できていなかったという結果から振り返ると、教育方法、理解の確認方法について、検討すべき点があると考えられる。

③ TピースとLピースの管理方法ならびに管理状態について

コネクターは、患者用ワゴンの「吸入及び酸素マスク」の引き出しに管理することになっていた。日勤看護師は、吸入終了後、使用したTピースをワゴン内の所定の場所に片づけている。本委員会は、本件事故は似ている器具の単純な取り間違いではなかったことから、本件事故の原因としては管理方法や管理状態は直接的な関連性はないものと判断したが、本件事故を契機に、取り間違い事故の発生防止という視点から、現場の医療機器・器具等の管理方法全般について見直しをすることが妥当であると考える。

④　日勤から準夜への申し送りについて

本件事故は日勤（8：00～16：30）から準夜（16：00～0：30）に交代してからの吸入時に起きたものである。本件事故当日の交代時も申し送りは、通常通り、連絡帳による全体的な申し送りをICU内のセンターテーブルで行った後、受け持ち患者の引き継ぎをベッドサイドで行っているが、吸入そのものは特別なことではなく、申し送りの方法に特段の問題があったとは判断できない。

⑤　事故発生時の勤務状況について

装着間違いを誘引する要因としてICUの看護師らの勤務状況についても検討したが、事故発生当日のICUにおける看護師の配置体制は、「担当患者が明確なもの一〇名、各担当で対応できない場合の応援をするフリー一名」という基本体制であり、事故発生時は、患者の一人が手術室からの入室が遅れており、看護師一一名中実質二名がフリーの状態であった。医療の現場の「忙しさ」は患者の容態等によって局所的なものとなるものであり、必ずしも数字だけで判断できるものではないが、数字を見る限り間違いを誘引するような特段の事情は見出せなかった。

また、担当看護師の勤務割りは下記の通りであり、間違いを誘引するような特段の事情は見られなかった。

ただ、担当看護師は装着当時のICUの状況について、「ゆとりある勤務というより患者及び医療処置が多い部類に入る勤務状況であった。」と述べており、次に述べる経過観察時間の確保等との関係において、委員のなかからは「今後の検討を要する」との意見もあった。

（参考）

（日勤　8：00～16：30、準夜16：00～0：30、深夜0：00～8：30）

二月七日（金）	八日（土）	九日（日）	十日（月）	十一日（火）	十二日（水）	十三日（木）発生日
休	休	休	日勤	休	深夜	準夜

2)　コネクター装着後の経過観察ができていなかったこと

TピースとLピースの装着を間違えたことが本件事故の直接の発生原因であることは疑いがないが、本委員会は、装着後の経過観察ができていなかったことも本件事故の発生原因と考えるに至った。なぜならば、装着後の経過観察ができていれば、換気ができていないという異常に直ちに気付き、コネクター装着の間違いに気付くとともに速やかに換気不全を解消して、救命処置を開始することにより患者を救命しえた可能性も否定できないと考えたからである。

吸入については、事故発生時にも、ICUの「日常業務の手順」において「(吸入は）一五分位で終了するが、その間吸入が確実に行えているかマスクの位置や霧の状態を観察する」という手順が決まっていた。担当看護師が「吸入中ベッドサイドを離れてはいけないこと」「患者を観察することの必要性」を認識していたことは面接調査のなかで確認したが、吸入準備中に他の看護師から他室の患者の陰臀部洗浄の介助を依頼されていたため、吸入を開始した直後に患者の側を離れ介助に向かっていた。そのためにコネクター装着間違いや異常発生の発見が遅れ、その後の回復を困難にする程度まで患者の換気不全状態を進行させたものであり、自らの誤りが患者死亡という重大な結果に至ることを防止する機会を失ってしまったものと判断された。

以下その要因についての検証の過程における主な検討事項を報告する。

① 装着後の経過観察に関する手順について

吸入については、先に述べたように「(吸入は)一五分位で終了するが、その間吸入が確実に行えているかマスクの位置や霧の状態を観察する」という手順が決まっていたが、「開始後の経過観察」について、特別の手順が決まっていたわけではなかった。

本委員会では、身体に対し侵襲性を有する医療行為を行った場合にはその直後一定時間は異常等の発生の有無を確認するためにも経過観察を行うべきものであり、とりわけ容体が不安定でハイリスクの患者を対象とするICUであれば他の部署より経過観察の必要性が高く、本件事故の吸入については、経過観察についてその時間を含めて明確に決めて、例外なく遵守すること、また遵守できるような体制を作るべきであると考えた。

② 装着後の経過観察の遵守と現場の連携について

本件事故において、担当看護師は、吸入の手順とともに、「吸入中ベッドサイドを離れてはいけないこと」「患者を観察することの必要性」は認識していたが、他の看護師から他室の患者の陰臀部洗浄の介助を依頼されていたため、吸入を開始した直後に患者の側を離れ介助に向かっている。医療の現場、特にICUのような現場であれば、手を貸しあわなければならない状況は常に発生するが、その際重要になるのは、常に変化する状況のなかで患者の安全を第一に業務の優先順位を適切に判断することである。本件事故の場合、依頼された陰臀部洗浄の介助は必ずしも緊急を要するものではなかったと考えられ、依頼をする側とされる側のコミュニケーションのあり方や看護師間の連携のあり方も、担当看護師が経過観察を行えなかった要因の一つとして検討すべきであると考えた。

5 事故発生時・発生後の院内対応ならびにご家族、社会、警察等への対応に関する検証

(1) 対応の事実経過

1) 事故発生時・発生後の院内対応について

・院内における報告と方針決定のための院内対応について

二月十三日（木）18時35分に異常が発見され救命処理が開始されて後、院内の事故発生時の報告ルートに従って、19時08分にはセーフティマネージャーへ、19時30分には医療安全管理部長（副病院長）へ、そして20時00分には病院長に連絡が入り、22時30分には事故発生時に病院長により召集される医療事故対策コアメンバー会議が召集されるに至っている。

・職員に対する周知について

二月十四日（金）臨時看護師長会を開催し、口頭による事故の周知・注意喚起を行った。医療安全管理部長から、リスクマネージャー全員にイントラネットによる院内配信を行い、医療用具の点検を指示した。

二月十七日（月）全職員へ医療事故に係る注意喚起文書を配布した。

同日臨時臨床部長会を開催し、事故の周知・注意喚起を行った。

二月二十一日（金）看護師長会において、あらためて事故経過報告及び注意喚起を行った。

2）ご家族への対応について

事故発生後、準夜看護師リーダーがご家族のご自宅に容体が急変したことを連絡、病院から帰宅したばかりのご家族が病院に駆けつけられた。

二月十三日（木）19時45分、救急部及び集中治療部の医師四名と看護師長が患者のご家族に対し、現在の状態を説明し、本件は明らかに医療ミスであると謝罪した。翌二月十四日（金）8時43分、主治医から現在の状態を説明。同日9時00分患者死亡確認後、9時40分から、救急部及び集中治療部の医師四名が、これまでの治療の経過を説明し、あらためて医療ミスに対する説明と謝罪をし、今後の警察への届出や公表等に関する説明とご了解をいただいた。

3）行政監督庁への届出と対応について

二月十四日（金）、文部科学省高等教育局医学教育課大学病院指導室へ報告するとともに、厚生労働省（厚生局）、市保健福祉局及び保健センターへ報告を行った。

4）警察への届出と対応について

二月十四日（金）0時35分、警察署へ相談した。1時00分、同署より四名来院。証拠物件等の提出について指導があった。同日9時05分、警察署へ患者が死亡したことを届出、その後、同署から刑事等が来院し、検死及び現場検証を行い、さらに司法解剖のための遺体を他の大学病院へ移送した。

5）事故の公表（マスメディア対応）について

二月十四日（金）17時30分より記者会見を行った。病院長から今回医療事故を起こしたこと、徹底した原因調査と再発防止に努めることを報告するとともに、ご家族並びに社会に対して陳謝した。引続き救急部副部長から事故の概要について、配布した資料に沿って説明し、その後質疑応答を行った。

なお、ご家族から「プライバシーを守って欲しい」という希望があることについて、記者会見の冒頭にA病院から説明があり、記者会見ならびに公表資料においても最大限の努力が払われた。

(2) 対応に関する検証

本件事故の対応については、ご家族への対応はもちろんのこと、届出・公表のいずれにおいても、「事実をありのまま説明する」「患者ならびにご家族のプライバシーを守る」というA病院の基本方針にそって進められている。医療事故対策コアメンバー会議の席においても、まず病院長から「事実をありのまま説明すること」「患者ならびにご家族のプライバシーを守ること」が徹底されている。また、患者ならびにご家族のプライバシーが守られるよう、届出・公表にあたっては常にご家族の同意を得るなどの努力が払われている。本委員会としても、本件事故の対応におけるこの基本方針とその徹底は評価できるものと考えた。

事故発生後の院内の報告については、院内の事故発生時のルールと報告ルートに従って、現場から直ちに報告が入り、関係者への連絡が取られている。組織のトップである病院長に報告が入ったのが事故発生時から約一時間三〇分後であることについては、本委員会としては、22時30分には医療事故対策コアメンバー会議が召集されている迅速さを評価し、より迅速な連絡が可能になる院内の報告ルートの検討と連絡方法の確保を要望することとしたい。

なお、本委員会における検討のなかで、委員から「事故発生に際しては、まずは何よりも家族に連絡をして説明することが重要であり、最初の連絡は被害拡大防止のために行う救命処置等に関するインフォームド・コンセントの手続きを履行するという意味である」という意見があった。また、「警察への届出義務は医師法上異状死が発生した段階に生じるものであり、患者がまだ死亡していないうちから警察への届出は性急すぎたのではないか」「記者会見などで事故を公表する場合には、事故原因について十分な調査が行われていないという状況を踏まえるべきであり、特定の原因を断定したり特定の者の医療ミスとして断定的に説明するのは早すぎたのではないか」という意見もあった。

また、ご家族との面談において、「事故の発生を知らされたから病院に駆けつけたが何が起きているのか説明がないまま三〇分位放っておかれたことがとても不安だった」「記者会見をテレビで見て自分たちの感情と異なるところがあって違和感があった」「事故調査の経過などについては、(外部委員が伺うまで) 説明はなかった」といったご指摘をいただいた。

***ご家族からのご指摘事項について**

ご家族への対応が「事実をありのまま説明する」「患者ならびにご家族のプライバシーを守る」という基本方式で進められたことは、

ご家族からのご意見においても評価されていると思われた。ただし、面談においてご指摘いただいた事項はいずれも重要な事項であり、本委員会として検討する必要があると考えた。

以下ご指摘いただいた事項についての検討結果を報告する。

・「事故の発生を知らされたから病院に駆けつけたが何が起きているのか説明がないまま三〇分くらい放っておかれたことがとても不安だった」ということについて

本件事故はご家族がお見舞いから帰られた後に起こっている。抜管後再挿管にはなったものの一応容体は安定したことで安心して帰宅された直後に連絡を受けた病院に駆けつけたご家族の不安が大変なものであったことは想像に難くない。事故発生後の連絡は速やかであった。しかし、せっかく駆けつけられたご家族が何の説明もなく「三〇分くらい放っておかれた」のだとすれば、事故発生直後の医療処置に関するインフォームド・コンセントの手続きという点からも、またご家族の不安な気持ちへの配慮という点からも、検討が必要である。

ご家族が病院に駆けつけられた後の対応について、病院への到着時間についてはカルテに記録がなく、関係者の記憶も必ずしも正確ではないことから、ＩＣＵの記録によれば19時42分頃に「家人面会にて入室、主治医より説明のため一時退室」との記載があるものの、実際どのように、そしてどのくらいの時間「放っておかれた」というような状況が生じたのかを正確に検証することができなかった。それでも検証のなかから浮かび上がってくるのは、救命処置に全力を尽くすなかでそれなりの対応をしたつもりの現場の職員と「三〇分くらい放っておかれた」というご家族との認識の差である。

もとより、本件事故に限らず、患者急変時にはまず患者の救命に全力を尽くすことが最優先事項ではあるが、委員のなかからは、「せっかく駆けつけているご家族に対し速やかに状況説明等を行わなかったとすれば、それは事故発生直後のインフォームド・コンセントの手続きの必要性について認識が不十分であることの現れである」との意見もあり、本委員会としても、少なくとも、ご家族が「放っておかれた」というような気持ちになるようなことのないよう対応する必要があったと考える。

・「記者会見をテレビで見て自分たちの感情と異なるところがあって違和感があった」ということについて

社会等への対応も「事実をありのまま説明する」「患者ならびにご家族のプライバシーを守る」という基本方針で進められていたが、特に公表に際しご家族の了解を得る手続きやプライバシーの保護において特に問題はなかったこと、またその後も問題はないことを面談の際に確認させていただいた。

ただし「記者会見をテレビで見て自分たちの感情と異なるところがあって違和感があった」というご指摘については、記者会見の方法や発表内容、とりわけご家族の心境の説明等については、ご家族との事前の意見調整を十分に行う必要があったと考える。

・「委員会の設置や調査・検討の経緯等については、(外部委員が伺うまで)説明はなかった」ということについて

面談に伺ってわかったことがあるが、本委員会の外部委員が伺うまで、ご家族には本委員会の設置ならびに本委員会の調査・経緯について説明されていなかった。そのためご意見やお気持ちを聞かせていただくために伺った面談であったが、まず本委員会の設置の目的等について説明をさせていただくことから始めることとなった。また、本件事故の発生原因が「形状が似ている器具の単純な取り間違いによる装着間違いではなかった」ということはすでに述べたとおりであるが、事故発生時に説明を受けただけのご家族の認識は、面談時まで「形状が似ている器具の単純な取り間違いによる装着間違い」のままであり、どうしてそのように単純な事故の原因調査に長期間要しているのかについて、かえって不審を抱かれている状況にあった。

以上の経過に照らせば、事故調査委員会の設置後、その設置について、また事故調査の過程についても適宜ご家族に報告すべきものであったと考える。

6　事故発生直後ならびに発生後にとられた再発防止策に関する検証

再発防止策については事故直後からさまざまな対策がとられている。本委員会で確認したのは以下のとおりである。本委員会としては、何れもそれぞれの時点で適切なものだったと判断した。

なお、再発防止策の「吸入ならびにネブライザーの業務手順の策定と遵守の徹底」については、せっかく策定した業務手順についても遵守されていなければ意味がないものであるし、そもそもその業務手順が現場の実態にあったものでなければ遵守が難しい。引き続き遵守の徹底とともに、変化する現場の環境に応じた業務手順の継続した見直しを望むものである。また、「ネブライザーの原理ならびに使用方法の確認」や「呼吸管理に関する知識の再認識」については、本件事故を貴重な教訓として活かしつつ、教育・研修事項として継続して行われていくことを望むものである。

なお、「四月よりLピースは使用禁止として撤去、ジェットネブライザーは(酸素を流し続けながら)Tピースのみを使用すること」としていることについては、酸素を流し続けながら使用するという異例な対応方法でもあり、本委員会としては、他の再発防止策の効果と照らしながら時期をみてその継続について検討する必要があることとしたい。

(1)　TピースとLピースを区別するためのテープの添付と保管方法の変更

事故直後、ICUにあるLピースを、一旦全て回収し、「マスク専用」「挿管中は禁忌」「呼気出口なし」のテープを貼付し、Tピースと明確に識別できるようにした。また、保管場所をTピースと分離するとともに、Lピースを使用する場合の指示書を備えた。その後、使用に関してICUにて検討がなされ、四月よりLピースは使用禁止として撤去した。ジェットネブライザーは(酸素を流し続け

ながら）Tピースのみを使用することとした。

（2）ネブライザーの原理ならびに使用方法の確認

事故の翌日二月十四日（金）から十七日（月）の間に、ICU看護師全員に、吸入器の接続方法について確認し、再教育した。方法は実際の器具を使用し、気管内挿管中及び抜管時と想定して実施した。

（3）本件に関する新聞報道を教材にした新人研修

二月十七日（月）に、平成十四年度新規採用者全員（八三名）に対し、新聞報道を資料として、今回の医療事故を含めて講義し注意を喚起した。

（4）吸入ならびにネブライザーの業務手順の策定と遵守の徹底

ネブライザーの使用方法についてマニュアルを改訂し、写真や現物を用いて全員に周知徹底した。特に以下の三点を再発防止策の重要項目とし、看護師長は定期的にチェックを行っているとともに、セーフティマネージャーはこの防止策が遵守されているかを確認している。

①ネブライザー装着時はダブルチェックを行い確認を徹底する。
②吸入開始後五分間は患者の側を離れず観察する。
③ネブライザー使用時も呼吸に関する監視モニター（ETCO2）を必ず装着する。

（5）呼吸管理に関する知識の再確認

事故直後にICU内研修を行った。また三月二十四日（月）には、全医療職員に対し、「呼吸管理の基礎」（講師：救急部副部長）の職員研修を行った。

（6）「看護研修強化対策」の策定

集中治療部安全対策強化として「看護研修強化対策」が策定された。

7　事故の再発防止ならびに改善に向けての提言と要望（以下略）

〈資料7〉厚生労働省『診療情報の提供等に関する指針』

二〇〇三年九月十二日通知
二〇一〇年九月十七日改正

1 本指針の目的・位置付け

○本指針は、インフォームド・コンセントの理念や個人情報保護の考え方を踏まえ、医師、歯科医師、薬剤師、看護師その他の医療従事者及び医療機関の管理者（以下「医療従事者等」という。）の診療情報の提供等に関する役割や責任の内容の明確化・具体化を図るものであり、医療従事者等が診療情報を積極的に提供することにより、患者等が疾病と診療内容を良く理解し、医療従事者と患者等が共同して疾病を克服するなど、医療従事者等と患者等とのより良い信頼関係を構築することを目的とするものである。

○本指針は、どのような事項に留意すれば医療従事者等が診療情報の提供等に関する職責を全うできると考えられるかを示すものであり、医療従事者等が、本指針に則って積極的に診療情報を提供することを促進するものである。

2 定義

○「診療情報」とは、診療の過程で、患者の身体状況、病状、治療等について、医療従事者が知り得た情報をいう。

○「診療記録」とは、診療録、処方せん、手術記録、看護記録、検査所見記録、エックス線写真、紹介状、退院した患者に係る入院期間中の診療経過の要約その他の診療の過程で患者の身体状況、病状、治療等について作成、記録又は保存された書類、画像等の記録をいう。

○「診療情報の提供」とは、①口頭による説明、②説明文書の交付、③診療記録の開示等具体的な状況に即した適切な方法により、患者等に対して診療情報を提供することをいう。

○「診療記録の開示」とは、患者等の求めに応じ、診療記録を閲覧に供すること又は診療記録の写しを交付することをいう。

3 診療情報の提供に関する一般原則

○医療従事者等は、患者等にとって理解を得やすいように、懇切丁寧に診療情報を提供するよう努めなければならない。

○診療情報の提供は、①口頭による説明、②説明文書の交付、③診療記録の開示等具体的な状況に即した適切な方法により行われなければならない。

4 医療従事者の守秘義務

○医療従事者は、患者の同意を得ずに、患者以外の者に対して診療情報の提供を行うことは、医療従事者の守秘義務に反し、法律上の規定がある場合を除き認められないことに留意しなければならない。

5 診療記録の正確性の確保

○医療従事者等は、適正な医療を提供するという利用目的の達成に必要な範囲内において、診療記録を正確かつ最新の内容に保つよう努めなければならない。
○診療記録の訂正は、訂正した者、内容、日時等が分かるように行われなければならない。
○診療記録の字句などを不当に変える改ざんは、行ってはならない。

6 診療中の診療情報の提供

○医療従事者は、原則として、診療中の患者に対して、次に掲げる事項等について丁寧に説明しなければならない。
①現在の症状及び診断病名
②予後
③処置及び治療の方針
④処方する薬剤について、薬剤名、服用方法、効能及び特に注意を要する副作用
⑤代替的治療法がある場合には、その内容及び利害得失（患者が負担すべき費用が大きく異なる場合には、それぞれの場合の費用を含む。）
⑥手術や侵襲的な検査を行う場合には、その概要（執刀者及び助手の氏名を含む。）、危険性、実施しない場合の危険性及び合併症の有無
⑦治療目的以外に、臨床試験や研究等の他の目的も有する場合には、その旨及び目的の内容
○医療従事者は、患者が「知らないでいたい希望」を表明した場合には、これを尊重しなければならない。
○患者が未成年者等で判断能力がない場合には、診療中の診療情報の提供は親権者等に対してなされなければならない。

7　診療記録の開示

（1）　診療記録の開示に関する原則

○医療従事者等は、患者等が患者の診療記録の開示を求めた場合には、原則としてこれに応じなければならない。

○診療記録の開示の際、患者等が補足的な説明を求めたときは、医療従事者等は、できる限り速やかにこれに応じなければならない。この場合にあっては、担当の医師等が説明を行うことが望ましい。

（2）　診療記録の開示を求め得る者

○診療記録の開示を求め得る者は、原則として患者本人とするが、次に掲げる場合には、患者本人以外の者が患者に代わって開示を求めることができるものとする。

①患者に法定代理人がいる場合には、法定代理人。ただし、満一五歳以上の未成年者については、疾病の内容によっては患者本人のみの請求を認めることができる。

②診療契約に関する代理権が付与されている任意後見人

③患者本人から代理権を与えられた親族及びこれに準ずる者

④患者が成人で判断能力に疑義がある場合は、現実に患者の世話をしている親族及びこれに準ずる者

（3）　診療記録の開示に関する手続

○医療機関の管理者は、以下を参考にして、診療記録の開示手続を定めなければならない。

①診療記録の開示を求めようとする者は、医療機関の管理者が定めた方式に従って、医療機関の管理者に対して申し立てる。なお、申立の方式は書面による申立てとすることが望ましいが、患者等の自由な申立てを阻害しないため、開示等の求めに係る申立て書面に理由欄を設けることなどにより申立ての理由の記載を要求すること、申立ての理由を尋ねることは不適切である。

②申立人は、自己が診療記録の開示を求め得る者であることを証明する。

③医療機関の管理者は、担当の医師等の意見を聴いた上で、速やかに診療記録の開示をするか否か等を決定し、これを申立人に通知する。医療機関の管理者は、診療記録の開示を認める場合には、日常診療への影響を考慮して、日時、場所、方法等を指定することができる。

なお、診療記録についての開示の可否については、医療機関内に設置する検討委員会等において検討した上で決定することが望ましい。

（4）　診療記録の開示に要する費用

○医療機関の管理者は、申立人から、診療記録の開示に要する費用を徴収することができる。その費用は、実費を勘案して合理的であると認められる範囲内の額としなければならない。

8　**診療情報の提供を拒み得る場合**

○医療従事者等は、診療情報の提供が次に掲げる事由に該当する場合には、診療情報の提供の全部又は一部を提供しないことができる。

①診療情報の提供が、第三者の利益を害するおそれがあるとき

②診療情報の提供が、患者本人の心身の状況を著しく損なうおそれがあるとき

〈①に該当することが想定され得る事例〉

・患者の状況等について、家族や患者の関係者が医療従事者に情報提供を行っている場合に、これらの者の同意を得ずに患者自身に当該情報を提供することにより、患者と家族や患者の関係者との人間関係が悪化するなど、これらの者の利益を害するおそれがある場合

〈②に該当することが想定され得る事例〉

・症状や予後、治療経過等について患者に対して十分な説明をしたとしても、患者本人に重大な心理的影響を与え、その後の治療効果等に悪影響を及ぼす場合

※個々の事例への適用については個別具体的に慎重に判断することが必要である。

○医療従事者等は、診療記録の開示の申立ての全部又は一部を拒む場合には、原則として、申立人に対して文書によりその理由を示さなければならない。また、苦情処理の体制についても併せて説明しなければならない。

9　**遺族に対する診療情報の提供**

○医療従事者等は、患者が死亡した際には遅滞なく、遺族に対して、死亡に至るまでの診療経過、死亡原因等についての診療情報を提供しなければならない。

○遺族に対する診療情報の提供に当たっては、3、7の（1）、（3）及び（4）並びに8の定めを準用する。ただし、診療記録の開示を求め得る者の範囲は、患者の配偶者、子、父母及びこれに準ずる者（これらの者に法定代理人がいる場合の法定代理人を含む。）とする。

○遺族に対する診療情報の提供に当たっては、患者本人の生前の意思、名誉等を十分に尊重することが必要である。

10　他の医療従事者からの求めによる診療情報の提供

○医療従事者は、患者の診療のため必要がある場合には、患者の同意を得て、その患者を診療した又は現に診療している他の医療従事者に対して、診療情報の提供を求めることができる。
○診療情報の提供の求めを受けた医療従事者は、患者の同意を確認した上で、診療情報を提供するものとする。

11　診療情報の提供に関する苦情処理

○医療機関の管理者は、診療情報の提供に関する苦情の適切かつ迅速な処理に努めなければならない。
○医療機関の管理者は、都道府県等が設置する医療安全支援センターや医師会が設置する苦情処理機関などの患者・家族からの相談に対応する相談窓口を活用するほか、当該医療機関においても診療情報の提供に関する苦情処理の体制の整備に努めなければならない。

12　診療情報の提供に関する規程の整備

○医療機関の管理者は、診療記録の開示手続等を定めた診療情報の提供に関する規程を整備し、苦情処理体制も含めて、院内掲示を行うなど、患者に対しての周知徹底を図らなければならない。

〈資料8〉 NPO法人患者の権利オンブズマン「医療記録開示の法制化を求める意見書」

二〇〇三年提出

はじめに

当法人は、「患者は、自分の苦情について、徹底的に、公正に、効果的に、そして迅速に調査され、処理され、その結果について情報を提供される権利を有する」ことを確認した世界保健機関（WHO）ヨーロッパ会議「患者の権利の促進に関する宣言」（一九九四年三月）の趣旨に沿って、患者の権利を促進するための裁判外苦情手続における第三者機関として、一九九九年六月二十日設立され、同年七月より事業を開始しました。

具体的活動は、相談員（市民相談員・専門相談員）が患者・家族からの苦情相談に応じ、患者・家族と医療機関における対話による苦情の解決を促進し、或いは、患者・家族の調査申立てにもとづき、苦情の適正な解決を支援するためオンブズマン会議による第三者的立場からの調査・点検・勧告等を行うことにより、日本において「苦情から学ぶ医療」システムを作り出そうとするものです。

九九年七月から二〇〇二年六月までの三年間における電話相談は一六一五回、面談相談が六八九回、相談支援活動では解決しなかったためオンブズマン会議が調査点検した事案は五件で、うち四件は権利侵害を認定し改善勧告を行いましたが、勧告を受けた医療機関は勧告の趣旨に沿った改善措置をとり、同種苦情の再発防止に努力しています。

ところで、これらの苦情事例の中には、カルテが開示されないこと自体を苦情とするものがあるにとどまらず、苦情をもたらした重要な要因として日常医療における診療側の多くの場面における情報提供不足があり、これらを解決していく上でも、カルテの開示が不可欠かつ極めて有効な手段になっています。

そうした観点から、貴検討会が審議されている課題と今後の取りまとめの方向については、当法人としても重大な関心を抱いており、貴検討会がカルテを含む医療情報に対する患者のアクセスを確実に保障する中で診療側と患者側における医療情報の共有体制を抜本的に強化し、患者と医療関係者の信頼関係の客観的基盤を固め、「患者中心の医療」へと日本医療の質を発展させるために大きな役割を果たされることを心から期待し、二〇〇三年一月十九日の当法人理事会の決議にもとづき、以下のとおり意見を述べます。

意見の趣旨（結論）

医療記録の開示に関しては、日本医師会など医療関係団体による自主的ガイドラインの制定・実行や厚生労働省等行政側の条件整備、並びに患者自身の権利運動の発展などによる三年間の経過の到達点を踏まえ、医療記録の開示を法制化する機が熟していると思われるので、貴検討会が、医療法において努力義務として定められているインフォームド・コンセント原則にもとづく医療を早急に確立すること、及び、個人情報保護法制の基本原則である「自己情報コントロール権」を踏まえた患者のカルテへのアクセスを保証すること、並びに以下のような具体的に発生している紛争事案を世界保健機関（ＷＨＯ）や世界医師会総会（ＷＭＡ）の宣言等により国際的に確立されている「医療情報に対する患者の権利」の基準に照らし適切な解決がはかられることなどの諸点に留意いただき、早急に法制化作業を進行させるよう提言することを求めます。

意見の理由

1　苦情相談事例を通して浮かび上がるカルテ開示問題の所在

当法人に寄せられている苦情事例の七割以上は医療行為そのものに対する不審で占められていますが、不審を抱く共通の背景として患者・家族に対する情報提供不足があります。

情報提供不足にはいくつかの類型が見られますが、

① 治療行為につき同意を得る前に必ず提供されていなければいけない情報が欠落していたり、

② 見通しに関する事前説明とは異なる臨床症状の推移や治療措置の展開について適切な説明がなされていなかったり、

③ 予期せぬ結果や合併症等が発生した場合、その顚末につき納得のいく報告や説明がなされていない

など、日常医療の診療過程において、現代医療の根本原則であるインフォームド・コンセント手続が十分に履践されていないことに起因していると思われるものがほとんどです。従って、患者の権利オンブズマンの相談員は、情報提供不足を背景とする苦情相談に対しては、その不審を解消する方法として、診療経過に関する基本情報が記録されているカルテの開示とカルテにもとづく説明を、患者本人（患者が病状等のため困難な場合は家族、以下同じ）が当該医療機関に直接求めるようアドバイスすることを基本としています。

そうしたアドバイスを行う背景に、二〇〇〇年一月から日本医師会の「診療情報提供指針」が実施されるなど、多くの医療団体が自主的ガイドラインによるカルテの患者本人に対する原則開示を表明したことの積極的な評価があることは言うまでもありません。

実際の相談支援事例においても、少なくない医療機関において検査データやカルテコピーなどの記録資料を含めた追加的な情報提供がなされ、患者・家族とのコミュニケーションが回復されることにより、かなりの苦情が解決に向かい、医療機関自身も、自らの診療情報提供の在り方における問題状況等を再認識して改善方を患者・家族に約束し、診療関係が継続される状況も生まれてきています。

しかしながら、そうした対応をとらず、従前の態度と全く同様に「カルテを見たければ裁判所の決定を持って来なさい」等と言い放

つ医療機関も少なからず残存しており、そのような場合、患者・家族の「不審」は「不信」へと発展し、中には深刻な医事紛争に転化するものも少なくありません。

また、情報化社会の進展、とりわけインターネットの普及により市民にとってあらゆる分野の情報へのアクセスが容易になっている中で、医療・福祉サービスの利用者（ユーザー）である患者自身においても、自分自身の個人情報について、情報の内容を確認するとともにコントロールしたいという意識が大きく高まっており、特段の不審がなくても自分自身の医療記録にアクセスできないこと自体が納得できないことであり、苦情として提起されています。従って、従前から言われている「カルテ開示請求の背景には医療不信がある」「医師・患者間に信頼関係があればカルテ開示は必要ない」等という認識自体が、カルテへのアクセスを求める患者・家族の多様な意識と意欲を正確に把握できていないものであり、「信頼関係の強化」という側面からのみカルテ開示問題にアプローチすることは極めて不十分なものです（なお、正当な理由が告げられないままにアクセスを拒否すること自体が、患者との信頼関係の基礎を掘り崩すことにつながることは言うまでもありません）。

このように日々増大しているカルテ情報に対する患者要求の高まりを踏まえ、開示請求の動機や理由の如何を問わず、カルテに対するアクセスを患者の基本的権利として保障するとともに、カルテの開示・非開示に関する明確な判断基準を設定し、第三者機関の設置を含め、カルテ開示を巡る紛争について公正かつ迅速な解決をはかるシステムを確立することは、医療・福祉サービスにおける利用者としての患者・家族が提起している多くの苦情を適切に解決していく上で極めて重要な課題となっています。

2 カルテ非開示自体が苦情となっている事例の状況と直ちに解決すべき課題

九九年七月以降の三年間における当法人が受けた面談相談（約七〇〇回、約六〇〇件）のうち「医療記録の取扱い」に対する不満が主たる苦情となっている相談事例は二一回、一九件です。そのうち、カルテ開示を拒否されたことを苦情とする事例が一一件あり、そのうちの二件は遺族による開示請求事例です。

また、カルテ開示を拒否された事例の病院形態の内訳は、民間病院が八件、大学病院が二件、国立病院が一件ですが、これらの開示拒否事例のうち、開示拒否理由について説明があったのは前述の遺族請求にかかる二件のみで、その他の場合には理由を示されないままに開示が拒否されています。

福岡市を中心として実施されてきた当法人の面談相談の中で、カルテ開示を拒否されたこと自体を主たる苦情として相談支援がなされているものが一一件を数えているということは、全国各地において開示拒否を受けている実数ははるかに多数であると考えられます（なお全国各地から当法人へ寄せられている電話相談の中で、同一期間において「医療記録の取扱い」に対する苦情として分類されている件数は六三件にのぼっています)。

開示拒否事例一一件のうち、拒否の理由が説明されたのは前述のとおり遺族請求にかかる二件のみであり、いずれも相手方医療機関のガイドライン自体が遺族を対象としていないことを理由としています(従って、現在、遺族を開示対象とする方向へと指針の改訂が進んでいる中で、遺族に対する開示・非開示が今後どのように推移するのかが注目されます)。

重要なことは、遺族請求を除く非開示事例においては、ほとんどの場合、その理由自体の説明がなされていないので、非開示事由の存在に関する判断が果たして指針の規定に即して合理的に行われているのかどうかについて患者側には全く判断できず、結局のところ開示・非開示が医療機関側の都合にもとづき恣意的に決定されているのではないかとの疑問を強めるだけの結果になっており、今日における自主的な「診療情報提供指針」によるカルテ開示システムの重大な欠陥の一つとなっているということです。

なお、「法律上の開示義務がない」ということを理由に開示を拒否した事例(医師会加盟の民間病院)について県医師会の苦情窓口が開示を勧告し、開示されるに至った事例があるように、自主的ガイドラインによるカルテ開示においても、非開示理由を説明しなければならないものとすることにより、不合理な開示拒否に対する一定の抑止力になると考えられます。

いずれにしても、カルテ開示の法制度において非開示事由が定められる場合には、該当する非開示事由の説明義務が明記されるべきです。

また、患者が当該医療機関における開示手続や開示窓口を知らず、病院等において担当医や主治医に対し開示請求をしたところ請求手続すら教示しないまま拒否されたという事例も存在しています。

従って、患者に対するカルテ開示手続自体についての教示義務を定め、情報提供や開示手続の窓口等の明確な表示をしていない医療機関は、「診療情報提供体制」が整っていないものとみなし、早急な改善措置を促す必要があります。

3 ガイドラインが国際基準と乖離していることを示している苦情事例

治療過程における不審を解明するためにカルテ開示請求がなされたにもかかわらず、適切な開示がなされなかったことを含めて、オンブズマン会議による調査点検がなされた事例につき、カルテ開示ガイドラインの内容自体の問題性が指摘された事例は以下のとおりです(調査報告書及び回答書の抜粋)。

(1) 事案の概要

「二〇〇〇年十一月十七日相手方病院の心療内科に入院し、転院後である二〇〇一年一月十三日に相手方病院にカルテの開示請求を行ったところ、処方箋と検査記録のみが提供され、カルテと看護記録は開示されなかった。処方箋や検査記録のコピー提供も一度にはなされず、申立人は相手方病院における診療情報の管理及び提供のあり方に強い疑問を抱いた。」

(2) **当事者間に争いのない事実**

「相手方病院退院後の二〇〇一年一月十三日、申立人本人から病院所定の様式により診療情報の提供が請求された。これに対し相手方病院は、同年二月八日付文書により申立人の両親に対して申立人に診療情報の一部提供を行うことにつき意見を求めた上で、同月二十七日付文書により申立人本人に対して診療情報のうち処方箋と検査記録については提供するがカルテと看護記録については提供しないことを通知し、さらに同月二十八日付文書において、処方箋と検査記録のみを提供するのは申立人の身体的状況を医学的に考慮した結果であり、症状が安定すればカルテと看護記録についても提供する旨を説明し、申立人の承諾書を得た。その後、相手方病院が申立人に開示した処方箋及び検査記録について、その一部が不足していることが申立人から指摘されたので調査して後日、追加的に提供された。」

(3) **確認できた事実**

「申立人に対する診療情報の提供に関わる事務処理は、相手方病院の『診療情報提供規程』に従って判断され、決定されたものである。相手方病院が申立人に対し提供を決定した処方箋と検査記録について、その一部が不足し、申立人の指摘を受けた後で追加提供されたことに関し相手方病院は、①処方箋については、申立人の請求した処方箋が入院中の処方箋に限られるものと誤解したことによるものであり、申立人の指摘に基づき、外来通院中の処方箋も後日追加提供した、②検査記録については、心理テストの一部がプリント・アウトされていなかったためカルテに添付されておらず、ＹＧテストも主治医の手元にありカルテに添付されていなかったため提供されなかったものであり、申立人の指摘を受けて、後日追加提供した、③これらの結果、処方箋や検査記録についてはすべて提出済みである、と説明している。」

(4) **判　断**

「相手方病院は、申立人から申請されたカルテ開示請求に対し、相手方病院における『診療情報提供規程』第四条に基づく非開示事由に該当するのでカルテと看護記録については提供しないとの決定をしている。

その根拠条項が、同条二号の『診療情報の提供が、患者本人の心身の状況を著しく損なうおそれがある場合』なのか、同条四号の

『診療情報の提供を不適当とする相当な事由が存する場合』なのかは不明である。

ところで、世界医師会総会宣言（一九九五年九月）は、第七項において、患者は次のような『情報に対する権利』を有すると規定している。

『患者は、自己のあらゆる医療記録に記録された自己に関する情報の提供を受ける権利、及び自己の健康状態について容体に関する医学的な事実を含め完全な情報を提供される権利を有する。しかしながら、患者の記録に含まれる第三者に関する秘密の情報は、その第三者のコンセントがない限り患者に提供することはできない』『例外的に、その情報が当該患者の生命や健康に深刻な危害を及ぼすと信じる合理的な理由がある場合には、患者に対する情報の提供を差し控えることができる』

すなわち、患者は『自己の医療記録に記録された情報』については、第三者の個人情報を除き『完全な（すべての）情報』の提供を求める権利を持っており、その情報が『当該患者の生命や健康に深刻な危害を及ぼすと信じる合理的な理由がある場合』に、つまり『危害情報』についてのみ例外的な取り扱いが許される。

以上のような国際的に確立されている医療倫理規範に照らすと、第一に、相手方病院の『診療情報提供規程』第四条が、非開示事由として『診療情報の提供を不適当とする相当な事由が存する場合』という一般条項を掲げていることは、患者の情報に対する権利を否定して医療機関側に事実上の提供拒否権を認めることにもなりかねず、極めて不適切なものと言わざるを得ない。第二に、危害情報に関する例外的取り扱いが許される場合でも、その情報の『危害性』が具体的な臨床症状との相関関係の中で判断され、かつその判断が合理的なものでなければならないが、相手方病院の規程には判断の合理性を担保する定めが存在しない。

相手方病院は、『症状が安定すればカルテ・看護記録についても提供する』と説明しているが、いかなる条件が満たされた場合において『症状が安定した』と認めるのかという時期や基準が一切示されていないのみか、すでに相手方病院における診療が終了している申立人の症状をどのような方法で判断するつもりなのかも全く不明である。

また、本来例外的取り扱いが許されるのは、当該『危害情報』が記載されている部分だけであって、危害情報が含まれているからという理由で、カルテや看護記録の全文を非開示とすることは許されないことは言うまでもない。『診療情報提供規程』第四条も、提供拒否事由に該当する場合において『診療情報の全部または一部を提供しないことができる』ものと定めており、全面開示か全面非開示かという二者択一を規定しているわけではない。

従って、仮に相手方病院において、自らの規程を厳守する立場に立ったとしても、当事者間において食い違いが生じている事実に関するカルテの記載について部分的に開示することにより、当事者の不審の解明を促進することは十分可能である。

従って相手方病院が、申立人に対してカルテや看護記録の内容について部分提供あるいは要約書による提供すら行わず、そのすべてを一律に開示拒否していることに対する申立人の苦情は、世界医師会総会宣言により医療倫理規範として国際的に確認されている患者の『情報に対する権利』に照らして、当然支持できるものである。

なお、相手方病院は、申立人の同意書を添付して要請した患者の権利オンブズマン調査委員からの開示請求を拒否したが、以下の理由から不当である。

WHOヨーロッパ会議の宣言は、第二項『情報』の六として『患者は、誰であれ、自分に代わって情報を知らされるものを選任する権利を有する』と規定し、世界医師会宣言も『情報に対する権利』の項の最後に『患者は、必要があれば自己に代わって情報を受けるべきものを選任する権利を有する』と規定している。

本来、市民は自己が有する権利の行使にあたりいつでも代理人を選任できる。むしろ代理人の選任によってこそ、有効な権利行使が全うできる場合も少なくない。かかる現代市民社会の常識を医療分野において否定すべき理由はない。上記各条項は当然の規定と言うべきである。

とりわけ危害情報に関する非開示事例の場合、情報を受け取る代理人の選任は極めて重要な意義を有している。患者本人にとっては『危害情報』となりうるものであっても、代理人に示される場合には『危害性』はないことから、非開示事例において、その判断の合理性を担保するためには、むしろ患者本人が指定した代理人に提供されるべきだからである。」

(5) 勧　告

「①開示を留保しているカルテと看護記録について、改めて申立人からの適式な請求がなされた場合においては、しかるべき医師が面談するなどして申立人の判断能力等を正確に把握した上で、原則として開示に応じること。②仮に申立人との面談の結果、医療記録内に危害情報となりうるものが残存していると考えた場合においても、危害情報部分を除く全ての記録を開示するとともに、危害情報部分に関しては要約書による提供、あるいは代理人に対する提供等の便宜を図ること。③相手方病院における『診療情報提供規程』を世界医師会の『患者の権利に関する改訂リスボン宣言』に照らして全面的に見直し、少なくとも『国立大学附属病院における診療情報の提供等に関する指針』に従って、同規程第四条における非開示事由を削除または限定する方向で改正すること。」

(6) 勧告後の相手方病院の対応

「①申立人から残りのカルテと看護記録を提供してほしいとの申し入れがあったため、医師が面談を行い、提供に差し支えないとの判断をし、残る部分の提供を実施した。②何ら異存はない。今後しかるべき代理人については提供する方向で検討している。③『診療情報提供規程』は、『国立大学附属病院における診療情報の提供等に関する指針』に沿って制定されているが、『医療事故防止のための安全管理体制の確立に向けて（提言）』（平成十三年六月）に伴って修正しなければならない事項や勧告による部分を含め近々改正する予定である。」

(7) 検　討

本件は、相手方病院が自主的に作成している診療情報提供規程が、国立大学附属病院におけるガイドライン（診療情報の提供に関する指針）を超える一般的な非開示条項を定めたうえに、曖昧な運用を行って、本来患者に保障されるべきカルテ開示の権利を必要以上に制限したために発生した苦情事例です。

貴検討会におかれては、本事例で問題にされている指針が、国立大学病院ガイドラインに準拠して作成された国立大学病院におけるものであって、自ら「最小限基準」と称している日本医師会における「診療情報提供指針」ではないこと、それにもかかわらず、規程の内容自体が国際的な基準と著しく乖離していること、そのために現実にカルテ開示を巡る紛争が発生していることなどに留意いただきたい。こうした事例の存在は、今日、各医療機関ごとに、あるいはグループごとに自由に作成されている「指針」にもとづく「カルテ開示」の運用状況（とりわけ非開示事例）と指針の規定自体の問題性について、国際的な基準に照らして十分な検討を加えるとともに、これらの問題状況を抜本的に改善するための確実な方策として、法制化作業を推進する必要性を示しているものです（なお、「カルテ等の診療情報の活用に関する検討会報告書」〈九八年六月十八日〉においては、「治療効果に悪影響があることが明らかな場合を除き」カルテの開示義務を定めると提言されているにも拘らず、日本医師会指針では、「診療情報の提供等が、①第三者の利益を害するおそれがあるとき、②患者本人の心身の状況を著しく損なうおそれがあるとき、③　①②のほか、不適当とする相当な事由が存するとき」というように極めて広範かつ無限定の非開示事由が定められていることは周知のとおりです）。

4　日医指針の問題性を明白にするとともに、その実効性を疑わせた苦情事例

日本医師会指針を援用している私立大学病院が、当法人の相談支援事業の一環として当法人の相談員が同席する中で、相手方医療機関から診療経過の説明を求め、かつカルテの開示請求を行った事例について、相手方病院が「紛争状態にある」という一方的な理由を告げてカルテ開示を拒否し、かつその後になされた県医師会苦情窓口による開示勧告をも拒否するという事例が発生しています。事案の概要や問題状況は以下のとおりです（相談支援記録からの要約）。

(1) **事案の概要**

「血管芽腫のため、二〇〇〇年一月十一日、相手方病院において延髄の腫瘍の摘出術を受けた。腫瘍は摘出されたが意識障害等を生じ、その後、四肢麻痺の後遺症が発生した。同年七月胃ろう造設術を受けたが、形成不全となり、その後腹膜炎を生じた。これらについて納得のいく説明が得られない。現在も相手方病院において入院治療中である。」

(2) **相談支援の経過**

苦情相談を受けた当法人は、二〇〇二年七月二十二日の相談において、カルテ開示請求を行うようアドバイスを行い、患者・家族から請求がなされたが、開示されなかった。さらに、同年十月二十二日、同行支援（当事者だけではきちんとした対話が成り立たない場合に、相談者の要請を受けて、医療機関との話し合いの場に相談員が同席して一緒に説明を受け、相談者が納得するまで質問できるよう援助する活動）を行ったが、その際、カルテのごく一部（二頁）を閲覧できたにとどまり、写しは交付されず、また、それ以外は全く開示されなかった。開示しない理由は「既に紛争状態にあるから」というのみであった。

その後、当法人のアドバイスに従い、相談者は、同年十一月十二日、県医師会のカルテ開示苦情窓口に苦情申立てを行ったところ、翌日、県医師会より連絡があり、相手方病院に対しカルテ開示を行うよう指導し、相手方病院は開示請求に応じることになったこと、ただし、記録が大量に及ぶので開示請求の対象を指定して病院に連絡してほしい旨の回答がなされた。

そこで、相談者において請求範囲の特定作業を行おうとしていたところ、同年十一月十八日に至り、県医師会の担当理事より、前回の指導時には相手方病院はカルテ開示請求に応じると回答したが、その後、改めて病院長が会議を招集して検討した結果、担当診療科の医局長が強く反対するので開示しないことに決定したと相手方病院から連絡があったので、カルテの開示はされないことになったとの報告がなされた。

(3) **検　討**

本件は、現在も相手方病院に入院治療中の患者自身及び家族によるカルテ開示請求に対し、四年以上の期間にわたる膨大な診療記録の中の、わずか二頁分のカルテの閲覧を認めただけで、その謄写も認めず、その他の方法による診療情報の提供も行われなかったという事案です。

非開示の理由として告げられたのは、「既に紛争になっている。患者の権利オンブズマンへの苦情相談の申立ては紛争である」ということですが、これは裁判外苦情手続としてのオンブズマン制度を曲解したものであるとともに、「裁判問題が前提となる場合」には指針が働かないとする日本医師会指針の適用除外をさらに恣意的に拡大したものと言うほかありません。

さらに重要な問題は、相談者が県医師会の苦情窓口に申立てを行った結果、県医師会は直ちにカルテ開示を勧告しましたが、相手方病院は県医師会の勧告を拒否し、カルテのコピーが欲しければ裁判所の証拠保全決定により入手すればよいとの態度を示して今日に至っているということです。

こうした事例の存在は、日本医師会による「診療情報提供指針」は医師会会員にたいしてすら、その規範性が乏しいこと、並びに指針上の苦情窓口として設置されている都道府県医師会における苦情窓口の誠実な努力にもかかわらず、その実効性を欠くものであることを端的に露呈しているものと評さざるを得ません。

もとより、全国的にも日本医師会未加入の医療機関が増大している中で、日本医師会指針だけでどの程度カルテ開示が前進するのか、その実効性については制定当初から危惧の念も表明されてきましたが、日本医師会や都道府県医師会における有力な役員を構成メンバーに持つ私立大学病院においてすら、「最小限基準」を示した倫理規範とされている日本医師会指針を適用除外とする対象を勝手に拡大解釈して運用し、かつ、そうした状況を是正する役割を持つものとして指針上の規定により設置されている都道府県医師会における苦情窓口の指導を公然と拒否できるということは、医師会や医療団体における自主的ガイドライン方式では、患者のカルテに対するアクセス権は決して保障されないということを端的に示すものであり、指針実施後三年が経過しようとしている中で、かかる事例が存在していること自体がカルテ開示の法制化の必要性を証明するものと言えるでしょう。

5　指針改訂の動きと法制化の課題

開示方法から「要約書の交付」を削除しカルテ自体のコピーを交付することとしたことや、遺族を開示対象者に加えることを内容とする日本医師会指針の改訂（二〇〇二年十月二十二日）は、当然のことではありますが、一歩前進と評価できます。

しかしながら、付則の「指針の実施にあたって留意すべき点」の冒頭にある「裁判問題を前提とする場合は、この指針の範囲外であり指針は働かない」とされている点は改訂されていません。このような適用除外を採ることには何らの合理性もなく、もっとも「裁判問題」に発展しやすいと思われる医療過誤が疑われるケースにおいても、同種事故の再発を防止し安全な医療体制を作り上げる観点から、将来、法的責任の有無を巡って裁判に発展する可能性があるか否かとは無関係に、全てのカルテが患者（死亡事故の場合は遺族）に開示される必要があります。

国立大学医学部附属病院長会議常置委員会の「医療事故防止のための安全管理体制の確立に向けて（提言）」（二〇〇一年六月）も、「事故発生時の対応」において、「発生した事態について、患者・家族が自ら理解し判断する上で、いわゆる『カルテ』をはじめとする診療記録は極めて重要な資料である。医師側による説明に必要な場合はもとより、患者・家族の側から求めがあれば、原則としてこれを開示することが必要である」「患者が死亡した場合に、遺された人々が、患者の疾病とそれに対して行われた医療、患者が最終的に死に至る経緯について知りたいということであれば、病院としてはそうした要請を尊重してできるだけの対応を行うことが望まれ、診療記録の開示要請に対しても、原則としてこれに応えるべきと考える」との考えを示しているところです。

　これと対比すると、日本医師会指針の付則による適用除外は、事故隠しを意図するものと疑われ、「カルテ開示」を原則とする指針自体の信頼性を大きく損なっています。前述のとおり、各医療機関の独自の判断によりいかようにも拡大解釈されるおそれの強いこのような適用除外規定があるかぎり、非開示事例はあとを絶たないでしょう。

　そもそも、日本医師会指針が「裁判問題を前提とする場合」には指針が働かないとして適用除外とし、単にカルテに記録されている情報へのアクセスのみを希望している患者に対して訴訟提起を前提とする証拠保全手続を余儀なくさせること自体が、インフォームド・コンセント原則や自己情報コントロール権を主たる根拠として国際的に確立されてきている「カルテに対するアクセス権」の趣旨に反する不当なものです。

　「カルテ開示制度」における本質的な要請と将来の訴訟提起に備える「証拠保全手続」の目的は別個のものであり、もとより併存しうるものですが、代替機能を有するものではありません。

　ところで、医療審議会は「医療提供体制の改革について（中間報告）」（一九九九年七月一日）において、「診療情報の提供・診療記録の開示について法律に規定することが考えられる」「この方策の取り扱いについては、今後の患者の側の認識、意向の推移、医療従事者の側の自主的な取り組み及び診療情報の提供・診療記録の開示についての環境整備の状況を見つつさらに検討するべきである」としていますが、自主的ガイドライン実施下の三年間の経過は、一方において、従前は全く開示されてこなかったカルテが患者本人に開示される方向へと大きな変化をつくり出しつつありますが、現在実施されているカルテ開示はあくまでも医療機関が開示相当と判断する場合における情報提供の一部に過ぎず、自主的開示指針の実行を表明している医療機関においても、患者自身が持っている医療情報に対するアクセスを権利として保障し、医療機関の開示義務の確実な履行を確保するものにはなっていないのが現実です。

　かかる現状を抜本的に改善し、すべての医療機関において、確実に、患者のカルテに対するアクセス権を保障するためには、カルテ開示に関する法制化が必要不可欠となっています。

　なお、カルテ開示が法制化される場合には、法の施行時において法律上の保管義務の期間内にある医療記録すべてを開示対象とすることが必要です。そもそも患者は診療契約にもとづく診療経過の全てについて、法律上の報告を求める権利を有しており（民法六五六条、六四五条）、カルテ開示も診療契約上の報告義務の履行形態の一つとして位置付けることが出来るので、診療契約の全期間に及ぶのが当然であること、法の施行前に死亡した患者のカルテ開示を考える場合に、自主的指針においては遺族に対するカルテ開示がほとんど行われてこなかったという運用状況を前提にすると、法施行前の医療記録が開示されなければ、極めて不透明な事態が相当期間継続することになり、カルテの患者への原則開示が表明されてからすでに三年の経過期間がおかれていること等も考慮される必要があります。

以上

〈資料9①〉ＮＰＯ法人患者の権利オンブズマン「プライバシーポリシー（個人情報保護方針）」　二〇〇五年六月制定

1　患者の権利オンブズマンは、正会員・賛助会員・購読会員等の個人情報、委嘱を受けて活動に従事するボランティアの個人情報、患者の権利オンブズマン協力医療機関・福祉施設等連絡協議会関係者の個人情報（以上について、以下「会員等の個人情報」と総称する）、並びに相談支援事業・調査点検事業・広報研修事業等の事業利用者（相談者等）及び事業活動を通じて取得される関係者の個人情報（以下「利用者等の個人情報」と総称する）のいずれについても、個人情報は直接本人から取得することを原則とし、本人の要請や同意がある場合を除き、第三者から取得しません。

2　患者の権利オンブズマンは、法令による義務がある場合並びに本人の要請や同意がある場合を除き、保有する個人情報を第三者に提供しません。

3　患者の権利オンブズマンは、保有する個人情報の性質にもとづいて適正に取り扱うとともに、本人の個別の同意がある場合を除き、下記の利用目的の範囲を超えて取り扱いません。

(1)会員等の個人情報については、

①患者の権利オンブズマン理事会等が会員等に行う業務上の連絡や行事等の案内

②当該会員が関わる事業の利用者等への紹介

③理事・監事等の役員及びボランティアのうちオンブズマン会議メンバー・顧問など氏名や肩書きの公表を前提としている者の名簿搭載情報の第三者提供

④その他理事会における組織財政活動に関する基礎資料としての利用

(2)利用者等の個人情報については、

①患者の権利オンブズマン理事会等が本人に対して行う連絡や行事等の案内

②当該事業における利用者への適切なサービスを提供するために行うボランティアによる事例検討会、相談員会議、オンブズマン会議等における基礎資料並びに研修資料としての利用

③苦情から学ぶ医療・福祉システムの構築に資するため「苦情相談事例」や「苦情調査事例」として広く市民や医療機関等に周知するため、事前に同意を得た範囲と方法により匿名化し或いは統計化された個人データについて、利用目的を限定しての患者団体・医療団体等への提供、或いは記者発表や出版物、ホームページ等での公表

④オンブズマン会議が調査点検を実施し採択した調査報告書の公表ならびに関係官庁等への通知
⑤その他理事会において事業実施状況を点検し事業活動の改善方を検討する場合等の基礎資料としての利用

4　患者の権利オンブズマンは、保有している個人情報（法令上の「保有個人データ」を含む、以下同じ）について、本人からの開示請求があれば、速やかにコピーを交付してこれを開示します。
但し、その中に第三者に関する個人情報が含まれる場合には、当該部分を除外した上で開示します。

5　患者の権利オンブズマンは、保有している個人情報について、本人からの訂正・追加・削除の請求、或いは利用の停止・消去の請求等があれば、速やかにその必要性を判断した上で適切に対処します。

6　患者の権利オンブズマンは、前記4及び5を含め、オンブズマンにおける個人情報の取扱いに関する苦情の申立を受けた場合においては、速やかに個人情報保護審査委員会を開催し、適切に苦情の解決に努めます。

7　患者の権利オンブズマンは、理事会において個人情報保護管理者を定めるとともに、個人情報管理運営規則を制定して、法令を遵守することはもとより、個人情報における自己情報コントロール権を最大限尊重して適正に個人情報を保護します。

〈資料9②〉ＮＰＯ法人患者の権利オンブズマンにおける「個人情報の保護と取扱いに関する規約」

二〇〇五年六月制定

（目的）
第1条　この規約は、特定非営利活動法人患者の権利オンブズマン（以下「当法人」という）における個人情報の取扱いにおいて、個人情報保護法令を遵守するとともに、個人情報によって識別される特定の個人（以下「本人」という）が有する自己情報コントロール権を最大限尊重し、保有する個人情報の適正な利用、保護等を促進することを目的とする。

（定義）
第2条　この規約で使用する用語は個人情報保護法に準じるものとし、以下のとおり定義する。
(1)個人情報　生存する個人に関する情報であって、当該情報に含まれる氏名、生年月日その他の記述等により特定の個人を識別することができるものをいう。
(2)個人データ　個人情報データベース等（個人情報を含む情報の集合物であって、法令で定めるもの）を構成する個人情報をいう。

(3)保有個人データ　当法人が開示、内容の訂正、追加、消去及び第三者への提供の停止を行うことの出来る権限を有する個人データで、法令上除外されていないものをいう。

(適正な取得)

第3条　当法人は、個人情報の取得に際しては、利用目的を明示し、かつ、本人(本人が委任した「代理人」、本人が未成年者又は成年被後見人の場合の「法定代理人」は本規約の適用において本人に準じて取扱う。以下同じ)から直接取得することを原則とし、本人の要請や同意がある場合を除き、第三者からは取得しない。

(利用目的の特定)

第4条　当法人が保有する個人情報の利用目的は以下のとおりである。

(1)当法人の正会員・賛助会員・購読会員等の個人情報、委嘱を受けて活動に従事するボランティアの個人情報、患者の権利オンブズマン協力医療機関・福祉施設等連絡協議会関係者の個人情報(以上について、以下「会員等の個人情報」と総称する)については、

①患者の権利オンブズマン理事会等が会員等に行う業務上の連絡や行事等の案内

②当該会員が関わる事業の利用者等への紹介

③理事・監事等の役員及びボランティアのうちオンブズマン会議メンバー・顧問など氏名や肩書きの公表を前提としている者の名簿搭載情報の第三者提供

④オンブズマン会議が調査点検を実施し採択した調査報告書の公表ならびに関係官庁等への通報

⑤その他理事会における組織財政活動に関する基礎資料としての利用

(2)当法人の相談支援事業・調査点検事業・広報研修事業等の事業利用者(相談者等)及び事業活動を通じて取得される関係者の個人情報(以下「利用者等の個人情報」と総称する)については、

①患者の権利オンブズマン理事会等が本人に対して行う連絡や行事等の案内

②当該事業における利用者への適切なサービスを提供するために行うボランティアによる事例検討会、相談員会議、オンブズマン会議等における基礎資料並びに研修資料としての利用

③苦情から学ぶ医療・福祉システムの構築に資するため「苦情相談事例」や「苦情調査事例」として広く市民や医療機関等に周知するため、事前に同意を得た範囲と方法により匿名化し或いは統計化された個人データについて、利用目的を限定しての患者団体・医療団体等への提供、或いは記者発表や出版物、ホームページ等での公表

④その他理事会において事業実施状況を点検し事業活動の改善方を検討する場合等の基礎資料としての利用

（利用目的の変更及び第三者提供に関する制限）
第５条　当法人は、次の各号のいずれかに該当する場合を除き、保有する個人情報について、利用目的を変更せず、また第三者への提供をしない。
(1)法令による義務や定めがあるとき
(2)本人の要請や同意があるとき
２　当法人が、前項各号の規定により利用目的の変更又は第三者提供を行ったときは、その日時、対象となった個人情報、利用または提供先、利用または提供目的等を記録しなければならない。
（適正かつ安全な管理）
第６条　当法人は、保有する個人データの内容を正確かつ最新の内容に保つとともに、個人データの漏えい、滅失又はき損の防止その他の安全管理のために必要かつ適切な措置を講じるものとする。
（役職員等の責務と管理者の選任）
第７条　当法人の役員、職員、会員、ボランティア等（以下「役職員等」という）は、当法人が保有する個人情報を適正に取扱うものとし、本規約並びに当法人が別に定める個人情報の取扱いに関する規則等の定めに反して、権限なく個人データにアクセスし、或いは利用してはならない。
２　当法人の役職員等は、役職員等としての活動を通じて知り得た個人データを漏えい、滅失又はき損してはならず、或いは個人データに含まれる個人の秘密を第三者に漏えいしてはならない。その活動を退いた後も同様とする。
３　当法人は、保有する個人情報の適正な取扱いを推進するとともに、役職員等における個人データの安全管理の指導・監督を行うために、当法人の個人情報保護管理者を設置する。
（個人情報に関する事項の公表）
第８条　当法人は、保有する個人情報（個人データを含む）の本人に対し、以下の事項を明示する措置をとる。
(1)　第４条に掲げる個人情報の利用目的
(2)　第９条ないし11条に定める開示、訂正等、利用停止等の各請求手続と窓口、並びにこれに関し当法人理事会が別途に定める規則
(3)　第13条に定める個人情報の取扱いに関する苦情申立手続と窓口、並びにこれに関し当法人理事会が別途に定める規則
(4)　前条第３項に定める個人情報保護管理者の氏名と連絡方法
（開示の請求）

第9条　当法人が保有する個人データの本人は、本人の個人データについて開示の請求をすることができる。
2　本人からの開示請求があったときは、当法人は別に定める方法で本人確認を行った上で、速やかに請求にかかる個人データのコピーを交付して、これを開示する。
3　但し、前項により開示する個人データの中に第三者に関する個人情報が含まれる場合には、当該部分を除去した上で開示するものとする。
4　当法人が、本人に関する個人データの不存在、第2項による本人確認手続上の事由、或いは第3項による第三者情報の存在等を理由として、開示請求のあった個人データの全部もしくは一部について開示しない場合には、請求者に対し遅滞なくその旨と非開示の理由を通知する。
（訂正等の請求）
第10条　当法人における保有個人データの本人は、当該個人データの内容が事実でないと考える場合には、内容の訂正、追加又は削除（以下「訂正等」という）を請求することができる。
2　当法人は、訂正等の請求があったときは、遅滞なく必要な調査を行い、その結果に基づいて、当該個人データの内容について訂正等を行う。
3　当法人は、前2項により、請求にかかる全部又は一部について、訂正等を行った場合、或いは訂正等をしない旨の決定を行った場合においては、請求者に対し、遅滞なくその旨と訂正等の内容を通知する。
（利用停止等の請求等）
第11条　当法人における保有個人データの本人は、当該個人データが本規約第3条の規定に違反して利用され、または法令や本規約2条の規定に違反して取得され、或いは本規約第4条の規定に違反して第三者提供がなされていると考える場合には、当該個人データの利用の停止又は消去（以下「利用停止等」という）、或いは第三者提供の停止を請求することができる。
2　当法人は、利用停止等、或いは第三者提供の停止の請求があったときは、遅滞なく必要な調査を行い、その結果に基づいて、当該個人データの利用停止等、或いは第三者提供の停止を行う。
3　当法人は、前2項により、請求にかかる全部又は一部について、利用停止等、或いは第三者提供の停止を行った場合、或いはそれらの措置をとらない旨の決定を行った場合においては、請求者に対し、遅滞なくその旨を通知する。
（請求の手続、窓口）
第12条　本規約第9条ないし11条による当法人に対する請求手続と窓口は、当法人理事会が別途に定めて明示する規則による。

（苦情申立手続、窓口）
第13条　本規約第9条ないし11条によりなした請求に対して当法人が行った措置に対し不服がある請求者はその通知を受けてから1ヶ月以内に、或いは当法人が保有する個人情報の取扱いに関して苦情がある本人は何時でも、当法人が設置する個人情報保護審査委員会に対して苦情の申立を行うことができる。
（個人情報保護審査委員会）
第14条　当法人に理事会から独立した個人情報保護審査委員会を設置する。
2　個人情報保護審査委員会は、前条に基づく苦情申立手続を主宰するほか、当法人の理事会又は個人情報保護管理者に対して当法人が保有する個人情報の取扱いにおいて改善されるべき事項等に関し意見を述べることが出来る。
3　個人情報保護審査委員会の組織及び運営に関しては、理事会が別途定める規則による。
（法令との整合性確保と改正の特則）

第15条　この規約の改正は当法人の総会においてなされるが、個人情報保護法令の改正がなされ、或いは当法人を規制するその他の法令との整合性を維持するために必要性がある場合には、理事会において暫定的改正を行い後日の定期総会において事後承認を得る方法で改正することが出来る。

（付則）
1　この規約は、二〇〇五年七月一日より施行する。

〈資料 9 ③〉 相談者から面談相談受付時に徴取している「同意書」

私は、面談相談を受けるにあたり私から取得された個人情報が、下記①～④の利用目的の範囲に於いて利用されることに同意します。

①患者の権利オンブズマン理事会等が本人に対して行う連絡や行事等の案内

②当該事業における利用者への適切なサービスを提供するために行うボランティアによる事例検討会、相談員会議、オンブズマン会議等における基礎資料並びに研修資料としての利用

③苦情から学ぶ医療・福祉システムの構築に資するため「苦情相談事例」や「苦情調査事例」として広く市民や医療機関等に周知するため、事前に同意を得た範囲と方法により匿名化し或いは統計化された個人データについて、利用目的を限定しての患者団体・医療団体等への提供、或いは記者発表や出版物、ホームページ等での公表

④その他理事会において事業実施状況を点検し事業活動の改善方を検討する場合等の基礎資料としての利用

年　　月　　日

署名＿＿＿＿＿＿＿＿＿＿＿＿＿＿＿＿

〈資料９④〉ボランティアを委嘱する際に提出を求める「誓約書」

私は、特定非営利活動法人患者の権利オンブズマン（以下、貴法人と称す）のボランティアとして委嘱を受けるにあたり、貴法人が定めている下記の内容を含む別紙「ボランティアの行動基準と倫理」および「個人情報の保護と取り扱いに関する規約」を遵守して活動することを誓約します。

記

１、貴法人の事務局から支給される行動費を除き、私のボランティア活動に関連して誰からも一切の報酬を受け取りません。

２、ボランティア活動の場を利用して自己の業務を宣伝し、或いは個人的な業務の依頼を受けません。

３、貴法人が保有する個人情報を適正に取扱い、貴法人が定めている個人情報の保護と取り扱いに関する管理規約並びに規則等の定めに反して、権限なく個人データにアクセスし、或いは利用しません。

４、貴法人のボランティア活動を通じて知り得た個人データを漏えい、滅失又はき損しません。

５、貴法人が保有する個人データに含まれる個人の秘密、並びに貴法人の業務上の事実に関し理事会において対外的に未だ公表していない情報を、活動中も活動を退いた後も第三者に漏えい致しません。

６、貴法人が保有する個人情報に対する不正なアクセス、個人情報の紛失・破壊・改ざん・漏洩等を発見した場合は、自らの責任の有無に関わらず直ちに個人情報保護管理者に報告します。また、管理者の指示に従い原状復旧、再発防止策の実施、社会的な信用回復等に努めます。

７、自らの故意又は重大な過失で貴法人に社会的或いは経済的な損失をもたらした場合には、適正な弁済を含め貴法人理事会が決定する是正措置に誠実に対応します。

年　　　月　　　日

自筆署名＿＿＿＿＿＿＿＿＿＿＿＿＿＿＿＿

〈資料10〉 B病院苦情調査報告書

二〇〇八年一月

第1　苦情調査委員会の発足

二〇〇七年十二月×日、B病院（以下「当院」という。）に入院中の患者の家族から「入浴介助の担当看護師から患者がホースで水をかけられていた」との苦情が文書で提出された。

苦情内容が事実であれば患者虐待にも通じる重大な内容であるため、当院は当院苦情対策委員会規定にもとづいて、二名の外部委員（弁護士）を含む苦情調査委員会（以下単に「調査委員会」或いは「委員会」という。）を発足させ、苦情内容と苦情発生に至った背景を含む原因調査、再発防止策を検討することとした。

本報告書は、調査委員会による調査結果の内容と、その調査結果にもとづいて苦情対策委員会として当院としてとるべき方策に関し協議した結果を報告するものである。

第2　委員会における調査経過の概要

1　十二月十八日、委員長（当院病院長）、委員長代行（当院副院長）をはじめとする当院の苦情対策委員会メンバーと二名の外部委員の出席のもとに第一回苦情調査委員会を開催し、それまでに当院において実施された予備調査の報告を受けるとともに、①外部委員による申立人及び苦情の相手方となった二名の看護師からの事情聴取、苦情発生の現場の検証等を含めた調査を実施すること　②当該患者に関する当院入院後からのインシデントレポート、家族からの訴え等を全て点検することなど当面の調査方針を決定した。

2　十二月二十四日、第二回調査委員会が開催され、弁護士が実施した申立人らからの事情聴取や現場検証等の結果に関し中間報告を受けて協議した結果、「患者がホースで水をかけられていた」という申立人の苦情の存在をうかがわせるような事実は認められないという点で意見が一致した。

しかしながら、弁護士が聴取した看護師らの陳述によれば、本件苦情が発生した日（十二月×日）に実施されていた入浴介助の方法は、患者を浴槽に入浴させず、入浴用ストレッチャー上でシャワーを使用しての入浴介助であったこと、そのことが本件苦情を発生させた背景要因の一つになっていると思われること、当該患者に対する入浴介助の方法としては入院時におけるプランとしてリフトを使用しての器械浴による入浴介助が予定されており、本件患者に対するストレッチャー上のシャワー浴は安全性に問題があること、従って患者に対する入浴介助における安全の確保の観点からも、器械浴からシャワー浴へ変更された経緯や担当看護師らの認識等も含め関係者からの補充的事情聴取などを行った上で、現場判断による入浴方法の変更等を防止する方策を検討する必要があること

などを確認し、調査を続行することとした。

3　十二月二十八日、第三回調査委員会が開催され、添付の別紙「報告書」（同日付け）による苦情事実の存否に関する弁護士からの最終報告の内容と「本件苦情を事実として認めるに足る証拠はなく」「苦情には理由がない」とする結論を委員会としても再確認するとともに、本件苦情を発生させた背景等に関する補充調査結果につき補充調査を行った当委員会委員（当院ケア部長ほか）らから詳細な報告を受けたうえで、本件苦情の背景要因を分析するとともに、当院において速やかにとるべき方策等を協議した。

上記協議の結果、第三回委員会は、本件苦情調査の結果得られた結論として、

① 当該患者に対する入浴介助においては、ストレッチャー上でのシャワー浴は適切ではなく、直ちにリフト使用の器械浴に是正すること

② 入浴介助を含む個々の患者の療養方針に関する情報を看護・介護スタッフに徹底するとともに入浴介助技術（安全性の確保を含む）に関する研修を強化すること

③ 当院において器械浴を必要とする全ての患者に対し確実に器械浴による入浴介助の実施を保証するスケジュール調整等をおこなう責任体制とシステムを構築すること

などを含む諸措置を講じることが同種苦情の再発防止と入浴介助における患者の安全を確保するために必要であることを、委員の全員一致により確認した。

4　第三回委員会において確認された事項とその理由の詳細は、本報告書「第三」以下に記述するとおりである。

当院においては、速やかに本調査報告書を申立人に交付して丁寧にその内容を説明し理解を求めるとともに、本報告書が指摘しているとおり本件苦情の提起を契機として実施された調査により解明されるに至った当院における入浴介助体制の在り方やスケジュール調整を行うシステム不備等の問題点を早急に是正して、療養・介護サービスにおける患者の安全性確保の方策を一層強化する措置を講じられたい。

第3　苦情内容の検討と評価

1　申立人の苦情の内容は、二〇〇七年（平成十九年）十二月×日午前一〇時ころ、当院の1A病棟にある浴室（以下「1A浴室」という。）において、同病棟に入院している患者の入浴介助に際し、看護に従事していた看護師（以下「看護師A」という。）が浴室内

に入れられた入浴用ストレッチャーの上に寝かされていた患者にホースで水をかけており、他の看護師（以下「看護師B」という。）がこれを容認していたという内容であり、患者の実姉である申立人により二〇〇七年（平成十九年）十二月×日に口頭で、翌×日に文書による「意見」として申し出られたものである。

2　当委員会が、当事者からの事情聴取や現場検証等による苦情事実の存否に関する調査を依頼した外部委員の報告によれば、申立人においで患者がホースで水をかけられていたと主張する根拠として、浴室内に縦向き（頭が奥、足が手前）に入れられた入浴用ストレッチャーの上で「患者が飛び上がったように身体を動かしていた」（口頭による苦情申し出の際の説明）、「患者がギャーギャー泣いていた」（前記「意見」での記述）、「患者が不快そうに顔をしかめて泣いていた」（弁護士の事情聴取に対する説明）、「浴槽には湯が入ってなかった」など、患者本人のストレッチャー上での反応等に関する申立人自身の目撃状況があげられている。

これに対し看護師AおよびBは、患者に対してはシャワーを使用して入浴介助を行っていたこと、入浴用ストレッチャーは浴室内の二つの浴槽の間に横向きに搬入していたこと、1A浴室内にはホースは配備されておらず、シャワーホース以外のホースをつなぐ設備もないこと、浴槽にはお湯を入れていたことなど、申立人の主張を真っ向から否定している。

さらに看護師両名は、シャワー浴での介助中に申立人が脱衣室の引き戸を開いて浴室内の様子をうかがいながら、看護師Bに対し「お風呂には入れないのか」と問うたので、同人が「浴槽に入れると気管切開している患者さんにとって危険があるためシャワー浴にしています」と応えたこと、同じく看護師Aに対し「ここで入れているのか」と聞いたので、「器械浴のできるB棟二階の浴室はB棟の入院患者が使用することになっているため、患者さんをここ（1A棟浴室）で入れています」と応えた等と説明している。

これに対して申立人は、脱衣室の引き戸を開いて室内には入らないまま中の様子を目撃したが、看護師らは申立人に気づいておらず、申立人が看護師らと会話したことは一切なかったと主張している。

3　ところで、申立人並びに看護師らの立会のもとに二回にわたり1A棟浴室の現場検証を行った弁護士の報告によれば、入浴用ストレッチャーが申立人主張のように縦向きに浴室内に搬入されていたと仮定する場合には、申立人がいたという脱衣所の引き戸をあけた場所からは入浴用ストレッチャーの上に寝ている患者の頭部や浴槽の中は視野の中に入らず、患者が「泣いていた」というような顔面の様子や浴槽に湯が入っていない状況などを見通すことはできないこと、気管切開中の患者が「ギャーギャー」というような音声を発生することはできないこと、1A浴室のみならず当院のその他の病棟の浴室にも申立人が主張するような「水色」や「青色」のホースは配備されていないこと等、客観的状況に照らして申立人の主張には是認できない点が少なくないこと、その他、弁護士が実施した全ての調査経過と結果に鑑み、委員会としては「患者がホースで水をかけられていた」というような事実の存在を認定することはできず、その限りにおいて申立人の苦情には理由がなく支持することができないとの結論に達した。

4　しかしながら、前述したとおり弁護士からの報告により明らかになった看護師AとBの陳述内容（申立人の「お風呂に入れないのか」「ここで入浴させるのか」という質問に対し「浴槽に入れると気管切開している患者さんにとって危険があるためシャワー浴にしています」「器械浴のできるB棟二階の浴室はB棟の入院患者が使用することになっているため、患者さんをここ（1A浴室）で入れています」と応えたというもの）に示されている看護師らの認識には、（申立人は、そのような会話があったこと自体を否定しているが）当該患者が器械浴による処遇を前提として当院に入院して来られた経緯や入浴介助における安全性の確保という観点からみて重大な問題が存在しているのではないかとの複数の委員の指摘がなされたことに鑑み、本件苦情発生以前における当該患者の入浴介助に関する経過を診療録の検討も含めて全面的に検証した上で、本件苦情を発生させた背景要因等を解明することとした。

第4　調査により解明された本件苦情の発生に至る経過とその評価

1　患者入院時に確認されていた入浴介助方法

当該患者については、入院時において、1D浴室にあるリフト付臥位式器械浴での入浴方法を理学療法士の指導により実施することが確認されていた。リフト付臥位式器械浴が選択されたのは以下の理由からである。

①　リフト付臥位式器械浴のリフトは浴槽に入った時に、上体が挙上できるので気管切開部分からお湯が入ることが予防できる。

②　五十歳代で体格の良い男性であるため、移乗に関して、安全である。

③　咳嗽反射と共に、体を弓なりにくねらせるような不随反射がみられるため、移乗時リフトに備え付けられた安全ベルトを使用することにより、転落予防ができる。

ところで入院患者に対する入浴介助方法等に関する情報は、当然当該患者の介護に関わる全てのスタッフに伝達されるべき事項であり、当院の介護病棟では情報伝達シート等により確実な情報伝達が行われているが、医療病棟では具体的な介助方法を示した情報伝達シートが使用されておらず、主として口頭での申送りがなされていた。

2　入浴介助方法の変更の経緯

当院の医療病棟では、ユニット化による改修工事を実施するため、二〇〇七年十月二十三日より患者の移動を行い、当該患者はこの頃より1Aユニットでの入院生活を送ることになったが、1Aユニットに移行後も十一月上旬頃までは1Dユニットのリフト付臥位式器械浴を利用した入浴介助を受けていた。

ところで患者移動により1Aユニットには、特に呼吸管理を必要とする医療区分3・2に該当する患者が集約されたため、担当スタッフとしては看護スタッフの配置が厚くなされ入浴介助などの介護面も全面的に看護スタッフが行うようになった。

1Aユニットで当該患者の入浴介助を担当した看護スタッフ（看護師AとB）は、1Aから1D浴室への動線が長いことから、器械浴の設備のない1A浴室で、浴槽に入らないストレッチャー浴に入浴方法を変更した。また、ストレッチャー浴では患者の体を温めることができないので、シャワーや湯桶で患者にお湯をかけて体を温めていた。

3　ストレッチャー浴への変更の問題点

(1)　入浴介助の変更は作業効率と患者家族からの苦情への対応を考慮してなされたもので、安全性の検討はなされていなかった。

即ち、当院苦情対策委員会メンバーによる聴き取り調査の結果によれば、看護師Aは「1Aユニットの患者は1Aユニットの浴室を使用するもの」としかとらえておらず、看護師Bも「1Aの浴室に変更したのは動線が長いことから、如何に作業効率を高めるかを最優先に考えて1A浴室でのストレッチャー浴に自分達の判断で変更した」ものであった。

加えて、看護師らの変更決定の背景として、器械浴のためのリフトが設備されている浴室についてはリフトを使用しない患者の入浴もなされるため利用調整がかみ合わないため、直ぐには入浴ができないこともあるが、患者家族（本件申立人）から、患者に微熱があるような状態であっても患者を入浴させないと苦情が出されるため、浴室の利用調整が不要な1A浴室を使用しての入浴介助に変更することにしたという事情も判明した。

しかし、当該患者に対する入浴介助の方法として器械浴が選択された理由の一つには、患者本人に咳嗽反射と共に体を弓なりにくねらせるような不随反射が多くみられるため、安全ベルト等による固定をしないままでの入浴介助であれば、浴槽に入っての介助であっても予期せぬ不随反射に対応できず、患者の安全を確保しえないからであって、ましていわんや、ストレッチャー上に患者を寝かせたままシャワーによる入浴介助を行なうことは、患者の不随反射等による気管切開部分への誤シャワーのおそれはもとよりストレッチャーからの転落など思わぬ事故を引き起こしかねないものであり、極めて危険性が高いものである。

しかも、看護師AとBの説明では、ストレッチャーの横で入浴介助していたものは一人であり、他の一人は脱衣所で作業をしていたというのであるから、入浴中の転落や気管切開部へのお湯の侵入がなかったことは不幸中の幸いであって、当該患者に対する入浴介助に際して必要な安全確保策がとられていなかったといっても過言ではない。

(2)　本件苦情前に、既に申立人からの入浴介助に対する苦情が提起されていた。

診療録によれば、二〇〇七年十一月十三日、申立人よりスタッフに対して患者の左膝下の発赤について指摘があり、スタッフより申立人に対して「おそらく当日の入浴時に咳き込み、下肢反射によりストレッチャーで打ったことにより生じた発赤ではないかと思われる」との説明がなされたことが記録されている。

これは、ストレッチャー上でのシャワーによる入浴介助中に患者の不随反射が起こり、ストレッチャーの枠にぶつかったことを推測させる事実である。

翌日（十一月十四日）の診療録には他の看護師より上記の出来事に関する説明をしたところ、申立人は新人（スタッフ）が入浴介護したのであれば介護者の名前を教えてほしい、苦情を出さなければ発覚しなかったことではないかと申し立てたことが記録されている。

このような出来事があった段階で、速やかに当該患者に対するストレッチャー上でのシャワーによる入浴介助の方法の本質的な危険性に関する検討がなされ、申立人に対する説明をし理解を得た上で本来の器械浴へ転換する方策がとられていれば本件苦情自体も発生しなかったかもしれない。そうした措置が取られないなかで、申立人が当院の担当看護師による入浴介助の方法に相当の不審を抱いたとしてもやむを得ないところであり、本件苦情に関する妥当な解決策の検討にあたっては、そうした申立人の不審が適切に解決されないまま存在していたという背景の中で本件苦情が発生したものであることを考慮する必要がある。

第5　当院がとるべき同種苦情の再発防止策

以上の調査の結果にもとづき、当院苦情対策委員会は、申立人から提起された今回の苦情の背景には、当該患者における身体状況に対する医療的な判断や患者安全の視点のもとに選択されていた入浴介助の方法が、病棟移動等の中で現場スタッフの判断で変更され実施されていたということに象徴されているように「入浴介助を含むケアプランの確実な実施と安全性確保のシステム」が欠如していたこと、現場判断で変更された入浴介助方法が実施されている際に発生したインシデントに対する苦情に対応しての調査措置が不十分な中で当院の入浴介助に対する申立人の不審が解消されず逆に高まっていたのではないかと思われる事情があり、そうした経過が申立人の本件苦情の発生につながったのではないかと反省している。

従って、当院は今回の申立人から提起された苦情申立を格好の契機として速やかに「入浴介助を含むケアプランの確実な実施と安全性確保のシステム」を確立するために、以下の方策をとることを勧告する。

(1)　安全な入浴のためのシステムの構築
①　入院時、状態変化時には医師と理学療法士のアドバイスを受ける。
②　医療病棟看護主任と介護チーフとが連携し、浴室使用を決める。
③　入浴に関する判断責任者は、医療的判断が必要なことから看護主任とする。

(2)　入浴介助に関する研修と再教育
①　入浴介助技術自体の研修と再教育を行う。

② 入浴介助中に発生しやすい事故の原因と対策を再検討し研修を行う。
③ 適切な浴槽を利用できない時の次善の方策の検討と研修を行う。

(3) 情報の把握と状況の確認

① 具体的な援助方法を医療（看護・介護）記録や情報伝達シートに明記する。
② チームカンファレンスなどで実施しているケア方法を確認し、主任及びチームリーダーはタイムリーに問題の把握に努める。
③ 入浴介助中に発生したと思われるインシデントやそれに対する苦情の報告に対しては、常に患者安全の視点から入浴介助の方法を総合的に点検する。

〈資料11〉医療事故調査制度の創設に向けた基本的提言について

平成二十三年六月

日本医師会「医療事故調査に関する検討委員会」

Ⅰ　はじめに

日本医師会「医療事故調査に関する検討委員会（プロジェクト）」は、会長より「医療事故調査制度の創設に向けた基本的提言」についての諮問を受け、以下のような検討を経て、ここにその基本的提言について答申をまとめ提出する。

医療事故対応に関する議論は、医師法第二一条改正問題も含めて、これまで医療界は言うに及ばず、患者団体、法曹界、政官界、マスコミを包含した社会的な課題として、熱心に行われ、「医療安全調査委員会設置法案（仮称）大綱案」が協議されるに至ったが、多くの議論とエネルギーが投入されたにもかかわらず、最終的な合意という点では不調に終わっている。ここで、これまでの議論をそのまま終焉させてしまうことは、医療界のみならず、社会にとって不幸なことである。日本医師会がわが国の医療において担う役割を考えるならば、これらの議論を再開し、さらに発展させていくべきであることは自明といえる。

本答申に至るまでに、平成二十二年十二月二十四日から平成二十三年四月十五日まで合計五回の密度の濃い検討を重ね、同時並行的にメール等による全委員からの意見収集と意見交換を行った。この間、三月十一日の東日本大震災による国難とも言うべき未曾有の災害のために協議が一時中断されるといった止むを得ぬ事態が生じたが、ここに答申書提出に至った。

第一回（十二月二十四日）の検討会では、医療ＡＤＲの基本的概念に関する解説と「受任率および合意率の高い茨城県ＡＤＲ機関の活動―茨城県医療問題中立処理委員会」について報告を受けた。第二回（一月二十七日）の検討会では、「医療安全と法の役割」についてのレクチャーと「医療事故と刑事責任に関する日本産婦人科学会の見解」についての報告を受け、「医療事故調査制度についての考え方」（以下「考え方」）に関する各委員の意見について協議を行った。第三回検討会（二月二十四日）では、「診療行為に関連した死亡の調査分析モデル事業」についての報告と「医療安全支援センターの現況」に関する解説を受け、前回に引き続き「考え方」について協議した。第四回検討会（三月二日）では、「医師法二一条～周辺法規とガイドライン」について説明があり、ついで「考え方」のまとめに向けての協議を行った。第五回検討委員会（一部ＴＶ会議システムより参加）では、配布資料を提出した委員からの説明と、これまでの議論を踏まえた委員長からの「医療事故調査制度についての提言骨子（案）」についての説明がなされ、最終的な意見集約に向けての協議を行った。全協議を通じて出された各委員の意見は、全てその趣意を提言本文に盛り込んだ。

本答申の目標は、国民が安心と信頼を持って医療を受けることができる医療提供を行うためには、われわれは如何なる基本姿勢で行動したら良いかの基本的考え方を示すことにある。わが国における医療事故対策の柱を、医療事故の真の原因究明・再発防止に努め、同時に医療現場が萎縮することなく誠実かつ積極的に医療に取り組むことができるような医療事故調査制度を自ら創設することにおいた。検討委員会における議論の基調として、次の論点が共有された。①医師の職業規範・自己規律とその社会的責務において事故の原因を究明し再発を防止する制度を自立的に構築・運営する。②医療事故は刑事司法の問題としない。③医療事故調査制度は第三者性が担保され社会から受け入れられる制度でなくてはならない。④本制度の創設は、受療者が行動する道を制度的に閉ざすものではなく、むしろ医療者と受療者双方に信頼関係が構築されるような安定した医療環境に繋がることを目標としている。

そのような医療事故調査制度の創設に向けた考え方について、下記の如く提言する。

Ⅱ　提言本文

1　基本的考え方

医療事故調査制度の目的は、医療事故の真の原因究明と再発防止である。

医療は如何に確実性を求めても不確実性が残り、一定の割合で生じる不幸な結果は避けることができない。しかし、医療の安全と医療の質の向上に努め国民が安心して医療を受けられる社会をつくるのは医療界の責務である。また日本医師会は、プロフェッショナル・オートノミーによる自浄作用の観点から、医療安全の制度を再点検することが大切である。

わが国の医療事故調査制度の柱を、「院内医療事故調査」と、医療界、医学界が一体となって組織、運営する「第三者的機関」とし、これによって、医療界は自ら定める職業規範の責務を果たすという点で、自律的かつ意欲的に医療の質向上に努め、国民が安心と信頼をもって医療を受けられる体制を築く。日本医師会には、最大の医療団体として、本制度の構築を主導・調整する責務がある。

2　全ての医療機関に院内医療事故調査委員会を設置する

・全ての医療機関において、医療事故に対しては、迅速に調査し真実を隠すことなく報告するための委員会をその医療機関の責任のもとに立ち上げる。「迅速に、真実を隠すことなく」が大切なポイントである。再発防止の直接的担い手たる医療機関が、公平性の担保された形で自ら積極的に調査分析を行うことが重要である。

・この委員会が機能するためには、医療者・受療者間に信頼関係が構造化されていることが不可欠である。医療現場の構造とは、医療者と受療者、お互いの対立や理解不足、また協調の関係など全てを包括したものをさす。その構造の中に信頼関係がしっかりと組み込まれた状態をつくることなくしては、この委員会は機能し難い。
・段階的に委員会の機能を捉え、一次段階 first stage として、平時の医療安全委員会を位置づける。これは患者満足度を含めた医療の質向上、有事への備えを目的とした常設委員会である。
・二次段階 advanced stage としての有事の医療事故調査委員会は、医療事故が起こった時に迅速に発動させる委員会で、院内の委員と外部委員（専門委員、法律家、有識者）で構成される。この段階の医療事故調査委員会においては、死亡を含む問題の事態が生じた際の真の病態とその原因を究明し、再発を防止する趣旨から、死亡時画像診断（Ai）・病理解剖などによる分析を踏まえた調査を行い、院長に報告する。
・医療機関（院長）は再発防止策を含め、調査結果を患者家族に報告する。本制度への取組はこの段階で留まることなく、再教育に努め、医療の質向上に努めなければならない。プライバシーの保護に配慮することは言うまでもない。
・システムの欠陥による要因を問わず、事故を個人の責任に求めることは避けるべきである。システムの欠陥には、医療機関の管理システムに欠陥がある場合と制度的な体制に欠陥がある場合がある。
・医療関連死は警察に届け出ない。しかし、故意または故意と同視すべき犯罪がある場合は、警察へ届け出る。
・小規模病院や診療所においては、医師会・大学等からの支援を依頼できる体制を築く。医療機関の責任を大きく求められることになるが、基本的考え方を踏まえた制度設計に拠り、国民の期待に応えなければならない。
・「警察への届け出」を廃し、自浄的な措置を講ずるためには、この体制作りにしっかりと取り組むことが必要である。地区医師会―都道府県医師会―日本医師会の連携組織の構築、また他の医療団体と日本医師会との連携が基盤となる。
・「院内医療事故調査委員会」の質を担保する一定の基準を設ける。日本医療機能評価機構など医療事故収集等事業への報告義務も検討課題であろう。
・これらの基本的考え方に基づき、その実施に向けて日本医師会、病院団体、医学会、大学ほかの参加により、実施に向けての制度設計を協議する専門委員会を立ち上げる。

3　医療界、医学界が一体的に組織・運営する「第三者的機関」による医療事故調査を行う

・第三者的機関による医療事故調査は、医療行為に関連した死亡事例を対象とする。
・「第三者的機関」は、医学的知見に裏付けられた公正中立な判断が可能な組織でなくてはならない。具体的には、現在の「一般社団法人日本医療安全調査機構」を基本に、日本医師会、日本医学会をはじめ医療界の関係団体が参加する組織を再構築し、かつ各都道

府県には一箇所以上の地方事務局を、都道府県医師会の積極的な関与のもとに設置するなど、既存の組織と実績をベースに、一層の拡充・機能強化を図ることが有効と考えられる。
・本「第三者的機関」は、院内医療事故調査委員会からの調査依頼を受付ける。
・医療行為に関連した死亡で、院内事故調査で「医療関連死で死因究明の必要なもの」（当該医療機関において可能な限り調査分析を行ったにもかかわらず、その分析能力を超えるもの）と判断された事案は「第三者的機関」の地方組織に調査を依頼する。
・解剖・死亡時画像診断（Ai）を含む調査・分析機能、人材、財源が現状では絶対的に不足しており、医療界挙げての協力的参画と、国からの制度的・財政的支援が不可欠である。
・調査結果は、当該医療機関・患者家族・医師会へ通知する。
・プライバシーに配慮した上で公表はするが、警察・司法へは調査結果を通知しない。
・患者・家族から本「第三者的機関」へ調査請求することも可能とする。
・これらの基本的考え方を踏まえ、「医療事故調査第三者機関設置検討委員会」（仮称）を早急に立ち上げる。

4　医師法二一条の改正を行う

・医療行為に関連した死亡は医師法二一条が対象とする「異状」に含めないこととする。
・医師法二一条にいう「異状」の範囲は明確でなく、本条の罰則は廃止する。
・医療行為に関連した死亡では、二四時間以内の届出義務を課さない。
・医療行為に関連した死亡で、院内事故調査で「医療関連死で死因究明の必要なもの」（当該医療機関において可能な限り調査分析を行ったにもかかわらず、その分析能力を超えるもの）と判断された事案は「第三者的機関」の地方組織に調査を依頼する（再掲）。
・医療行為に関連した死亡については、故意または故意と同視すべき犯罪以外は、医師は警察に届け出る義務を負わない。医療事故は、医療者の責任において原因究明と再発防止を図ることとする。

5　ＡＤＲの活用を推進する

・事故調査分析・再発防止対策への取り組みの前提として、受療者側と医療者側の対話を進めることが大事である。
・日本医師会及び都道府県医師会は、ＡＤＲ的な機能を備えた保険制度を自ら運営し、多くの医療事故を自主的に解決してきた実績がある。

・地域においては、県医師会が医療問題中立処理の場を提供し、当事者間の対話の推進と紛争回避にADRが実績をあげている例もある。このように当事者間の対話を促すための働きかけとして、医師会が、ADRを推進することの意義は大きい。
・ADRは、地域住民、受療者がアクセスしやすい形であることが大切である。

6　患者救済制度を創設する

・過失、無過失を問わず医療に起因する有害事象について、患者救済制度を設ける。医師免責については、WHOの報告を踏まえて今後の検討課題とする。
・一方で、医療側も厳しい自律的体制を明示することが不可欠である。

Ⅲ　補足説明

1　基本的考え方

「はじめに」参照

2　全ての医療機関に院内医療事故調査委員会を設置する

(1)　院内事故調査委員会の意義

医療は如何に確実性を求めても不確実性が残り、一定の割合で生じる不幸な結果は避けることができない。不幸な結果が生じた場合、医療者は受療者に対し、その経過を真摯に説明すべきである。

そのため、医療機関は、平時から患者満足度を含めた医療の質向上に努めるとともに、有事への備えを目的とした常設の医療安全委員会（first stage）を組織し、万一、医療事故が発生すれば迅速に有事の医療事故調査委員会（advanced stage）を発動させる。医療機関の責任を大きく求められることになるが、基本的考え方を踏まえた制度設計に拠り、国民の期待に応えなければならない。

院内事故調査の重要性は、医療事故の原因分析もさることながら、調査分析後の再発防止の唯一の担い手が当該医療機関である点にある。たとえ、外部の第三者機関において調査分析、再発予防策の提言が行われていようとも、院内の医療安全活動が活発に行われなければ医療の質の向上には貢献しない。

一方で、院内事故調査は、身内による内部的な調査であることから、調査の質を担保するために一定の基準を設ける必要がある。医療機能評価機構の医療事故収集等事業などへの報告義務も検討課題であろう。

（2）院内医療事故調査委員会の実施体制の整備について

二次段階（advanced stage）の院内医療事故調査委員会は、専門的な原因分析調査を実施するが、その調査には、公平性・中立性が求められることから、外部委員（専門委員・法律家・有識者）の応援が必要となる場合もある。

大学病院等の大規模な病院であれば、外部から専門委員を招いて事故調査を行うこともできるが、小規模病院や診療所においては、人員や費用の面から、外部の委員を招いて事故調査を行うことは困難であり、医師会・大学等へ調査の支援を依頼できる体制を築くことが重要となる。そのためには、本提言で指摘するとおり、地区医師会、都道府県医師会、日本医師会の連携組織の構築が必要となる。また、この段階の医療事故調査委員会においては、死亡を含む問題の事態が生じた際に真の病態とその原因を究明し、再発を防止する趣旨から、死亡時画像診断（Ai）・病理解剖などによる分析を踏まえた調査を行い、院長に報告する。

（3）院内医療事故調査委員会と第三者的機関への調査依頼

院内医療事故調査委員会は、医療行為に関連した死亡について警察に届け出る義務はなく、後述するとおり、「医療関連死で死因究明の必要なもの」（当該医療機関の調査分析能力を超えるもの）について、第三者的機関に調査を依頼することになる。

もっとも、医療機関が社会的責務を果たし国民の信頼に応えるために、医療行為に関連した死亡について、故意または故意と同視すべき犯罪がある場合、医師は警察へ届け出る。ただし、届出義務者の黙秘権にも配慮しなければならない。

（4）システムエラーと院内医療事故調査委員会

医療のシステムに起因する医療事故について、その真の原因を究明して再発を防止するための第一歩として、各医療機関の医療スタッフ自らがその原因の調査及び分析にあたることが望ましい。

一見ヒューマンエラーと思われる医療事故であっても、真の原因がシステムの欠陥にあることが少なくない。システムの欠陥には、医療機関の管理システムに欠陥がある場合（たとえば、看護師の夜間の巡回体制が徹底されていないために事故が生じた場合）や、制度的な体制に欠陥がある場合（たとえば、当直医が専門医でなかったために診断が遅れた場合）が考えられる。

システムに欠陥がある場合に求められるのは、院内事故調査委員会による原因究明と再発防止策の策定であって、医師個人の刑事責任の追及ではない。

3　医療界、医学界が一体的に組織・運営する「第三者的機関」による医療事故調査を行う

（1）「第三者的機関」について

「第三者的機関」は、医療者が主体となって医療行為に関連した死亡についての調査分析を行う専門的な調査機関である。現時点に

おいて、「第三者的機関」が調査対象とする事例は、マンパワーや財源を考慮すれば、死亡事例を優先せざるを得ない。

医療事故の調査・分析を行う「第三者的機関」は、専門的な医学的知見が必要となることから、日本医師会、日本医学会をはじめ医療界の関係団体が参加できる組織でなければならない。また、医療行為に関連した死亡事例について、警察への届出を廃し、自浄的な措置を講ずるためには、医療者・受療者がともに信頼を寄せられる公正・中立な組織でなくてはならない。さらに、迅速な対応ができるように、都道府県に一ヵ所以上の地方事務局を設置できるようにする。

これらをふまえ、どのような組織がこの「第三者的機関」として適切か、本委員会でも以下の述べるとおりの議論がなされた。

（2）一般社団法人日本医療安全調査機構

まず、本委員会では、一般社団法人日本医療安全調査機構が「第三者的機関」を担うことについて検討がなされた。

一般社団法人医療安全調査機構の前身は、厚生労働省補助事業として平成十七年九月に開始した「診療行為に関連した死亡の調査分析モデル事業」（以下「モデル事業」という）であるが、このモデル事業は、社団法人日本内科学会を中心に三八の医学会・歯科学会の協力の下、東京、愛知、大阪、兵庫、茨城、新潟、札幌、福岡、岡山、宮城の一〇地域において、計一〇五の事例の調査を実施し、平成二十二年三月にその役割を終えた。この事業の成果は、「診療行為に関連した死亡の調査分析モデル事業　これまでの総括と今後に向けての提言」（社団法人日本内科学会モデル事業中央事務局）にまとめられている。

モデル事業は、平成二十二年四月以降、一般社団法人日本医療安全調査機構に引き継がれたが、医療界、医学界全体の医療安全に向けられた真摯な取り組みであって、高く評価されている。

しかしながら、一般社団法人医療安全調査機構は、平成二十二年十一月の行政刷新会議ワーキンググループ「事業仕分け」において、交付される補助金が大幅に減額されるという事態に至った。第三者的機関による医療事故の調査は、医療事故の原因究明、再発防止に不可欠であるばかりでなく、医学の進歩・発展にとっても必要である。また、遺族にとっても、真の病態及び原因を知りうることから、同機構の意義を広く国民に説明する必要がある。

「第三者的機関」の創設のためには、解剖・Ai を含む調査分析機能、人材、財源の増強が必要不可欠であり、医療界挙げての協力的参画と、国からの制度的財政的支援が不可欠である。

（3）医療安全支援センター

つぎに、本委員会では、都道府県及び保健所を設置する市・特別区に設置される医療安全支援センター（医療法六条の一一）が「第三者的機関」を担うことについても検討がなされた。

患者の権利擁護や情報開示が要請され、医療に関する相談件数が増加している昨今、医療安全支援センターが、患者の疑問や不安を解消する大切な機能を担っていることは高く評価された。

しかし、医療安全支援センターは、各自治体によって配分できる予算や事案が異なるため、同一水準での事故調査が困難になること、「第三者的機関」の役割を担うとすれば、苦情相談を中心に有意義に活動をしている現在の組織にとって重荷であること、などの指摘があった。

（4）「第三者的機関」から警察・司法への通知について
本提言では、「第三者的機関」は、刑事責任の有無を判断する機関ではなく、医療行為に関連する死亡の真の原因究明と再発防止を目的とする調査機関であるため、警察・司法へは調査結果を通知しないこととした。

しかし、「第三者的機関」による調査結果は、当該医療機関・患者家族・医師会へ通知しプライバシーに配慮した上で公表するため、受療者がその判断で「第三者的機関」以外へ訴える途を閉ざすものではない。

本提言の検討過程では、故意・重過失の場合、「第三者的機関」が警察へ通知することを義務づけることによってはじめて、「第三者的機関」が通知しない事例について刑事司法の介入を防ぐことが可能となる（トレードオフ）、とする意見もあった。

この意見に対しては、「第三者的機関」が警察へ通知することを義務化したからといって、受療者から警察へ告訴する途は残されている。また、「第三者的機関」は、医療への刑事介入を防ぐことを目的とした制度でないことが、国民の信頼につながるという意見もあった。

（5）医師の免責制度について
医療事故の原因を正しく分析し、再発防止に努めるためには、カルテほかの資料の提出や、関係者の事情聴取が必要となる。世界保健機構（WHO）のガイドラインにおいても非懲罰性が求められているとおり、関係者が安心して事故調査に協力できるようにするためには、医師の免責制度が必要であり、今後の重要な検討課題のひとつである。

4　医師法二一条の改正を行う

（1）医師法二一条の趣旨と沿革
医師法二一条は、「医師は、死体又は妊娠四月以上の死産児を検案して異状があると認めたときは、二四時間以内に所轄警察署に届け出なければならない。」と定めている。

同条の立法趣旨は、死体又は死産児には、犯罪の痕跡をとどめている可能性があり司法警察上の便宜のため、また、病気の蔓延や薬物の拡散から社会を保護する行政警察の便宜のため、届出義務を課したものであると考えられている。

また、沿革的には、明治期においては行政警察機能と保健所機能は、共に内務省のもとにおかれていたが、昭和初期にこれらの機能が分化していった際にも、「保健所」に改められることなく「警察署」に届け出るという制度のまま存続してしまったものといわれている。

（2）医師法二一条の「異状」をめぐる解釈上の問題

「異状」の定義について、平成六年五月の日本法医学会の異状死ガイドラインでは、「基本的には、病気になり診療をうけつつ、診断されているその病気で死亡することが『ふつうの死』であり、これ以外は異状死と考えられる」とし、およそ医療過誤でなくとも、すべての「診療行為に関連した予期しない死亡、およびその疑いのあるもの」は異状死とされた。

その後、診療に関連した死亡事故において、医師法二一条で医師が有罪となった都立広尾病院事件をきっかけに、「異状」死の定義について、活発な議論がなされるようになった。

まず、平成十二年八月の厚生省（当時）国立病院部「リスクマネージメントスタンダードマニュアル作成委員会報告書」において、「医療過誤による死亡もしくは傷害が発生した場合、またはその疑いがある場合には施設長は速やかに所轄警察署に届出を行う」というルールが定められた。ついで、平成十三年四月の日本外科学会の「声明」によれば、「診療行為に関連した「異状死」とはあくまでも診療行為の合併症としては合理的な説明ができない「予期しない死亡、及びその疑いのあるもの」をいうのであり、診療行為の合併症として予期される死亡は「異状死」には含まれない」とされたほか、多数の団体から様々な提案がなされた。

しかし、これらの医師法二一条に関する解釈は、「異状」の解釈が過度に広汎であったり、届出主体は法文上検案をした医師とされているのに施設長が届出義務を負うこととされていたり、死亡のみならず傷害が発生した場合も届出が必要とされるなど、法律の条文から離れたフリーハンドのガイドラインであった。医師法二一条に関するこのような解釈がつぎつぎに積み重ねられた結果、収拾がつかなくなってしまった。

また、平成十八年三月、参議院において、厚生労働大臣及び警察庁刑事局長が異状死の判断は難しい旨の答弁をしていることから、本委員会においても、「異状」の再定義は困難であって、医師法二一条と正面から向き合い、法改正せざるをえないことが確認された。

（3）本委員会での提言について

医師法二一条は、殺人や堕胎などの一般犯罪を検挙するきっかけとなるとともに、病気の蔓延や薬物の拡散から社会を防衛するために、異状死の届出義務の必要性は否定できない。

しかしながら、現行の医師法二一条は、医療行為に関連した死亡を含めた「異状」死体を届出の対象としていると解釈されていることから（都立広尾病院事件最高裁判所判決）、医療行為に関連した死亡についてどの範囲で届出をすべきか医療機関で混乱が生じている。また、医療行為に関連した死亡について警察に届け出たとしても医学的な判断は困難であるうえ、刑事罰をもって届出を強制することは医師の黙秘権（自己負罪拒否特権）を侵害するおそれがあることも指摘されている。

そのため、本委員会では、医療行為に関連した死亡について、①医療行為に関連した死亡については、故意または故意と同視すべき犯罪については所轄警察に届け出るが（ただし、届出義務者の黙秘権に配慮しなければならない）、②院内事故調査で「医療関連死で死因究明の必要なもの」（当該医療機関の分析能力を超えるもの）は、第三者的機関に届け出れば足りること、また、③医療行為に関連した死亡については、院内医療事故調査委員会の調査・検証プロセスを経ることになるため、二四時間以内に届出をするという時間的制限をはずすことなどを内容とする改正を行うことが適当であるとされた。

このように、医療行為に関連した死亡については、第三者的機関において医療者の責任のもと、原因究明と再発防止を図るべきことこそが国民の利益であると結論づけられた。

5　ADRの活用を推進する

（1）ADRとは

ADRとは、Alternative Dispute Resolution の略語で、通常「裁判外紛争解決手続」と邦訳される。

ADRには、申立人・相手方の双方が両者間の争いごとを第三者の判断に委ねることを契約で定め、その第三者の判断に双方が拘束されるという仲裁（arbitration）と、和解あっせん人が申立人・相手方を調整・説得し、和解による解決を目指す和解あっせん（mediation）とがある。

医療事故が発生した場合に、事故調査分析及び再発防止の取り組みと並行して、受療者側と医療者側の対話が重要である。医療者側は受療者側の悲しみや苦痛を真摯に受け止め、医療行為の経過や医療の不確実性について十分な説明を行うことが求められる。

（2）日本医師会医師賠償責任保険について

日本医師会医師賠償責任保険の制度は、昭和四十八年七月に発足して以来、医療事故による紛争が発生した場合に、率先してその解決にあたってきた。

日本医師会医師賠償責任保険において、保険引受会社は東京海上日動火災保険㈱ほか三社、保険契約者は社団法人日本医師会、被保険者は日本医師会A会員であり、日本医師会と引受保険会社との間で特別な協定がなされている。

この協定により、A会員の医療機関において医療事故が発生し、受療者から損害賠償の請求があれば、都道府県医師会が窓口となって紛争の解決にあたり、都道府県医師会において、賠償の必要があると判断されれば（賠償額一〇〇万円以下を除く）日本医師会に付託され、医学関係学識経験者・法学関係学識経験者で構成される中立・公正な賠償責任審査会の審査により賠償の可否及びその金額が決定される。この決定を受けて、都道府県医師会は、再度、受療者の窓口となる。

このように、日本医師会医師賠償責任保険制度は、都道府県医師会の協力のもと医療者・受療者間の対話を促し、解決を促すというＡＤＲ的な機能を有した保険制度であって、多くの医療事故を自主的に解決してきた実績がある。

（3）茨城県医療問題中立処理委員会の取り組み

茨城県医師会における医療者と受療者の対話を促進する取り組みとして、茨城県医療問題中立処理委員会の紹介があった。

茨城県医療問題中立処理委員会の取り組みは平成十八年から開始され、①受療者側と医療者側が話し合える場を提供し、中立の立場で問題処理への支援を行うこと、②医療機関の責任の有無を判定したり、賠償額を決定する機関ではないこと、③弁護士、市民代表、医師会員の三名がメディエーターとなり、医療側と受療者側の話し合いを重視すること、などの特徴を有している。

茨城県医療問題中立処理委員会における申立件数及び応諾件数は、つぎの通りであった。

	平成十八年度	平成十九年度	平成二十年度	平成二十一年度	合計
申立件数	一四件	八件	一四件	一三件	四九件
応諾件数	一三件	八件	一二件	一三件	四六件

医療者も受療者側も申立にかかる費用は一切なく、約七〇％は二回の開催で解決に至っており、メディエーターは、和解案を示してあっせん的役割を担うこともあるが、あくまでも中立的な話し合いの場を作ることに全力を挙げているとのことであった。

医療者が受療者、その家族をはじめ、背景にいる人々に思いをいたし、真摯な態度で問題に対処する取り組みとして、本委員会でも高く評価された。

6　患者救済制度を創設する

医療は不確実であり、一定の割合で有害事象が生じることは避けられず、医療機関に過失がない場合受療者は金銭的な補償が受けられず、不幸な結果を甘受しなければならないことになる。とくに一家の生計を支える者を失った場合、遺族の経済的困窮は著しく、それが医療訴訟を引き起こす要因となる場合もある。そのため、ニュージーランド、スウェーデン、フランスにおいては、医療に起因する有害事象について、患者を救済する制度を設けている。日本では医療機能評価機構において、分娩に関連して発症した重度脳性麻痺児について過失・無過失を問わず補償する制度が既に導入され実績を上げているが、本委員会では、診療科目を問わず、医療に起因する有害事象全てについて、患者救済の制度を創設することが検討された。

しかし、最大の問題は財源である。一〇〇万人の死亡に対し一割が支給対象で一律三、〇〇〇万円を支給するとすれば、三兆円の財源が必要になり実現は困難であるという意見があった。

もっとも、スウェーデンにおいては、日本円で年間八〇億～九〇億円の財源で全医療を対象とする制度を運営している。日本の人口は、スウェーデンの一三倍であることから、年間一、二〇〇億～一、三〇〇億円あれば足りることになり、この程度の水準であれば、実現可能であろうとする意見もあった。

患者救済制度の導入を図りつつも、医療事故の再発防止に向けて、医療側も内部処分や再教育を徹底する厳しい自律的体制を明示することが不可欠である。

このような患者救済制度の創設について、本格的な議論を始めるよう提言する。

Ⅳ　おわりに

本提言の医療事故調査制度は、医療事故を医療の担い手が自ら調査することを基本とするものであり、その目的は医療事故の真の原因究明と再発防止である。不幸にして起こった医療事故を医療者・医療界が自ら誠実・迅速に調査・分析し、その結果を医療業務の是正に反映させ再教育を徹底することで再発防止と医療の質・安全向上に努め、受療者との間でよりいっそうの信頼関係が構築されるよう努めなければならない。これによって国民が安心と信頼をもって医療を受けられる体制が築かれることを目指している。本提言は医療事故調査制度の基本的考え方を示したものであり、これにより日本医師会は速やかに本制度の具体化に向けて取組み、その医療安全活動を全医師会員・医療機関さらに全医療界に徹底することこそ重要である。

医師法二一条の「異状」を巡る解釈上の問題は、医療事故が刑事司法問題化されたり、医療提供者が一方的な社会批判に曝されたりして医療界に萎縮医療その他の混乱さらには社会不安をも惹起した。本提言により、医療界の自律的な医療事故調査制度を創設すると同時に、医療行為に関連した死亡は「医師法二一条」が対象とする「異状」に含めないことを柱とする「医師法二一条」の改正を行うことを強く求めたい。

医療事故を巡る、医療を受ける人（受療者）と医療提供者（医療者）との関係改善のためには、医療事故調査制度の創設のみでは不十分である。ＡＤＲの活用と患者救済制度についての提言を加えた。

本提言により、国民が安心と信頼をもって医療を受けられる体制が築かれることを願ってやまない。

以　上

〈資料12〉 NPO法人患者の権利オンブズマン第一一〇一号苦情調査申立事件調査報告書
――産科医療における「安全な医療を受ける権利」に関わる苦情調査事例――

二〇一二年二月採択

第1 はじめに

本件は、妊娠経過中において特段の異常が認められなかった申立人（福岡県在住の女性、当時二八歳、初産）が妊娠四〇週と三日目に、妊娠中に継続的な診察を受けていた相手方病院（福岡県所在）に入院したが、分娩待機中に胎児の心拍消失が確認され、死産に至った事案である。

申立人は死産に至った原因や経過等に関連して相手方における分娩待機中の処遇等について不審を抱き、患者の権利オンブズマンに苦情相談を申し込み、市民相談員の同行支援を受けて相手方病院に説明を求めたが、その説明に納得できず、引き続きオンブズマン会議に対し苦情調査の申立をなしたものである。

第2 苦情調査の経過

① 二〇一一年八月二十七日、申立人より苦情調査申立書の提出

② 九月十一日、オンブズマン会議（常任運営委員会）は調査開始を決定、四名のオンブズマン会議メンバーからなる調査小委員会を発足。

③ 調査小委員会は九月二十四日第一回委員会（申立人から苦情内容等を事情聴取）を開催し、十月二日のオンブズマン会議（全体会議）に事案の概要と調査方針につき報告。十一月二日第二回委員会（相手方病院から申立人の苦情内容に関連する事実等についての弁明につき事情聴取）、十一月十三日第三回委員会（オンブズマン会議常任委員会との合同会議）、十一月二十四日第四回委員会（入手された資料や文献等も含めて調査内容の検討）を経て、検討した結果を調査報告書（案）にまとめオンブズマン会議に提出。

④ オンブズマン会議は十二月十一日開催の全体会議において、調査小委員会から提出された調査報告書（案）を検討し、その基本的な内容を承認するとともに若干の補充調査を実施した上でオンブズマン会議としての調査報告書を作成することを確認し、二〇一二年一月十五日、オンブズマン会議（常任運営委員会）と調査小委員会の合同会議により、オンブズマン会議としての調査報告書案を確認、オンブズマン会議メンバー全員の意見集約作業を行った上で、更に修文作業を進め、二月五日のオンブズマン会議

（全体会議）において本調査報告書を全員一致により採択。

第3　入院してから死産に至るまでの経過の概要、並びに死産後の状況

入院から死産に至る経過の概要について当事者間に争いのない事実（診療記録等で確認できる事項を含む）は下記(1)(2)のとおりである。なお、死産後から申立人が退院するまでの間に申立人の家族らと主治医らとの間で概略下記(3)のような質問や説明等が交わされたことが相手方の診療記録に記載されている。

(1)　入院から胎児の心拍消失（胎児死亡）が確認されるまでの経過

①　二〇一一年四月五日（四〇週と三日目）午前七時過ぎ自宅で破水し、午前八時一〇分相手方病院に到着した。

②　八時四五分、主治医による内診の結果、前期破水（ＰＲＯＭ）と診断され入院となった。入院時、子宮口開大三cm、陣痛は五分に一回程度と記録されている。

③　その後、病棟の分娩室において九時一二分から四〇分頃まで胎児心拍陣痛計（分娩監視装置、ＣＴＧ）による観察を受け、児心音等にも異常はなかったので、一旦モニターは外された。

④　一〇時頃、助産師により病棟オリエンテーションが一〇分程度行われたが、病室の準備ができていないということから分娩室に戻って待機することになった。なお分娩室に戻った際に破水による感染予防のための薬（トミロン錠）が渡され内服した。

⑤　昼一二時頃、助産師に案内されて病室に移動したあと、助産師がドップラー（胎児心音計）で聴診をしたところ胎児心音が確認できず、エコー検査をするために再び分娩室に移動。一二時一〇分頃、連絡を受けて来室した主治医がエコーにより胎児の心拍消失と死亡（ＩＵＦＤ）を確認し、申立人に胎児死亡が伝えられた。

〈注記〉前記④（病棟オリエンテーション後、分娩室待機の開始）から⑤（胎児心拍消失の確認）までの約二時間の待機時間中における処遇に関連して申立人の主たる苦情が形成されているが、処遇状況に関して双方の事実認識には食い違いがある。なお、相手方病院の診療記録の一部であるパルトグラム（分娩経過表）においては、この時間帯は空欄のままであり何らの記載もなされていない。

(2)　胎児死亡確認から自然娩出（死産）までの経過

①　申立人に胎児死亡が伝えられた後、待機していた申立人の夫も分娩室に呼び入れられ、主治医から「入院時のモニターでは異常なかった。一二時の心拍確認で胎児心拍が消失している。エコー上は胎盤に異常はなく、原因は今のところわかりません」との説明がなされた。

今から帝王切開して助けられないかとの申立人の質問に対しては心臓が止まっているのでできない旨の回答がなされた。なお、主治医が説明している間、担当助産師二名は泣いており、同席していた師長は「こんなことは初めて経験した」と繰り返したが、医師の説明が終了した後、「二人で話して下さい。聞きたいことがあったり、落ちついたらナースコールをするように」と告げて、分娩室に申立人と夫を残し、全員退出した。

② 一三時一〇分頃、申立人がナースコール。来室した助産師に「今後どうすれば良いのか」を問うと、主治医から説明があるでしょうと回答。

③ 一三時二〇分頃、医師が来室し、再度エコー検査を実施し、胎児死亡を再確認。分娩待機中の破水の量が多かったことに関する申立人の質問に対して、「羊水は少し残っているので、それが原因ではない」旨の回答がなされた。

④ 一三時三〇分頃、オリエンテーションで案内された場所とは別の病室に移動。

⑤ 一四時五〇分、来室した申立人の両親に対して主治医がエコーを見せながら「朝のモニターでは正常であったので普通通りの管理であった。心拍をとった所見も元気であった。胎動はお母さんが感じていることで、児の元気のよさを見ていく。胎動は一一時前まであったとのことで、昼になって心音が確認できなくなった。本当に突然のことだった。」等と説明。

申立人の父親が「何か落ち度があったのではないか」と尋ねたことに対して、主治医は「一一時くらいには胎動があったと本人がいった。モニターをつけると動きは縛られるので、ずっと着けることはしない」と応えた。

⑥ 一六時頃、助産師内診により子宮口全開大となり、分娩室に移動。

⑦ 一八時三分、自然娩出し死産（三、三九八g、女児、分娩時間九時間一七分）。主治医が申立人と夫、両親に対して娩出された胎盤と臍帯を示しながら、「臍帯が（五cm）裂けている。（羊膜下に）血腫ができている。これを病理検査に出す。（胎児死亡の）原因を突き止めたいなら解剖に出すこともできるが、死因はわからないかもしれない」旨の説明がなされ、病理解剖についての話が出されたが、申立人らは希望しなかった。

(3) 相手方診療記録に記載されている死産後の申立人家族らとのやり取りの概要

① 二〇一一年四月六日（死産の翌日）午前七時三五分頃、申立人の叔父から病院長に「納得できないので、カルテの開示を求めたい」旨の電話あり。

② 午前八時五〇分頃、主治医が申立人の叔父に電話し、経過を説明した後、同日一八時に病院でカルテを開示するとの話になった。

③ 一八時に来院した叔父に対して、カルテ開示については本人の同意が必要であることを説明し、そのことを叔父に事前に説明していなかったことを謝罪した上で、申立人の父を通じてカルテ開示に本人が同意するか問い合わせてもらうことにした。

④　四月八日（退院日）、午前八時五〇分頃、主治医による退院前診療がなされた際に、申立人の夫の実母から、申立人入院後の分娩待機中の処遇と死産に至った原因等に関して質問がなされ、従前同様の説明とともに、児の死因について「臍帯血中の血液量が九g／dlになっていることより急な失血によるものと考えている。胎児失血の原因検査のため病理解剖の話をしたが、希望されなかったため解剖は行わなかった」旨の説明がなされたが、実母は納得できないと述べたので、本人の承諾があればカルテを開示できることを説明した。

⑤　一〇時四五分、児は申立人の夫の実母が抱いて、家族そろって申立人は相手方病院を退院した。

第4　前記診療経過に関連して申立人が抱いた苦情の内容、並びに、申立人の苦情に対する相手方病院の弁明の内容

(1)　申立人の苦情（申立書及び申立人からの事情聴取により確認されるもの）

①　入院当初から破水がひどいことを何度も訴え、また、午前一〇時頃胎動がないことも訴えたが、昼一二時の診察までの約二時間の間、何も対応してくれなかった。（傍線は引用者、以下同）

具体的に言えば、内診の際ドパッと感じるほどの破水があって病院着に着替える時や、病院内オリエンテーションで歩いている時に何度も破水がひどいことを担当助産師に訴えたが、担当助産師は「大丈夫」「着替えましょう」と言うばかりで、破水でぬれたパッドもゴミ箱に捨てて下さいといって、破水の量を確認したりはしなかった。

また午前一〇時過ぎ頃、顔を見せた助産師から「動いていますか」と聞かれたため「動いていない」と胎動がないことを担当助産師に訴えたが、助産師は腹部を触り「寝ているのかな」と言うだけで、胎児の心音をはかることもなく出て行ってしまった。

その後、助産師が来ないことや破水が続くことも不安だったが、一一時頃胎児が動いたような感じがしたので、ナースコールで助産師を呼ぶことはしなかったが、一〇時過ぎから一二時頃までの二時間の間、助産師は何回か顔を見せたが、血圧、脈、モニター、羊水の量や出血のチェック等はしてくれなかった。

②　胎児死亡がわかって以降、自分が受けたショックについて慰めや励まし等の精神的ケアがなく、また分娩直後に解剖の話が突然出されたため、よく考えて対応することができなかった。

具体的に言えば、一二時過ぎにエコー検査により胎児が死んでいることを伝えられ夫とともに主治医から説明を聞いた後、「二人で話して下さい。聞きたいことがあったり落ち着いたらナースコールをするように」と言ってみんな出て行ってしまった。夫と二人で残されたが、ショックで話すこともなかった。

主治医の説明の中で、胎動は母親任せ、胎動は母親が感じるものだと言われたので、自分が気づかなかったことを責められてい

るようにも感じた。

胎児死亡がわかって以降、助産師の対応は明らかに変わり、ナースコールにもきちんと対応してくれたが、病院の怠慢と感じられないようにしているという風にも感じられた。一人の担当助産師が「今日はずっとついています」と言ってくれたが、時々身体的な質問をするだけで、それ以外に声をかけてもらうこともなかったし、ナースコール時以外に他の助産師や師長さんが部屋にきて話を聞いてくれるようなこともなかった。

また分娩直後に娩出した胎児と胎盤を見せられ、いきなり「解剖されますか」と聞かれ、「解剖に出しても分かることと分からないことがある。外観はおかしくないので解剖まではしなくてよいのでは」とも言われ、自分には分娩直後で何の考える余裕もなく、結局解剖は断った。

しかし、入院時から夫も付き添っていたのだから、胎児死亡がわかってから分娩するまでの間に、病院に来ていた家族に対する解剖すれば何が分かるのか等、解剖の意味についてももっと早く詳しい説明をしてもらうこともできたのではないか。

③ 同行支援時に相手方が約束した病院としての考察が行われていない。
具体的に言えば、二〇一一年五月三十一日、患者の権利オンブズマンの市民相談員に同席してもらい話し合った際、病院長より「死亡に至ったことの考察と待機中の訴えに対する対応及び看護体制について、反省を含めて検討する。一ヵ月を目途に文書で報告する」と言われ、六月二十八日に再度の話し合いをもったが、胎児死亡に至った考察については三種の医学論文のコピーを渡されただけで、後は口頭で従来からの説明を繰り返すのみであり、病院全体で話し合っていないように感じた。

分娩室での待機時間中の記録がないことについては、師長は、助産師が危険性はないと判断したので記録していないと説明したが、カルテコピーを見ると出産後のことについては詳細に記録されているので、なぜ出産前の記録がないのか納得いかない。

(2) 相手方の弁明（相手方からの事情聴取、提出された資料、追加質問に対する回答等により確認されるもの）

① 入院時の申立人の状態及びその後の訴え等について
・申立人の場合、午前九時に陣痛発来と診断し午前九時一二分から四〇分までの間、モニターによるノンストレステストを行った結果、特に異常は認められなかったので、モニターを一旦外した。相手方における看護基準ではモニターは一日に三〜四回（一〇時、一五時、二〇時、翌朝七時）行うこととしており、申立人に対しても次は一五時頃にモニターをする予定であった。
なお、担当助産師による胎児心音確認は入院時モニターで異常がなかったので、食事前くらいにと考えていたようだ。
・（申立人が、主治医の内診の際に破水がドバッと出たと言うことについて）クスコを膣内に挿入することに伴い一時的にドッと出るので本人はそのように感じたかもしれないが、医師としては通常の量で自然なものであり、特に異常ではない。羊水過多の場合には、破水の大量排出や臍帯脱出、常位胎盤早期剥離等があるが、それらの兆候はなかった。また破水に対しては混濁や血性の有無を観察するが、特に量をチェックすることはしない。

・申立人が、午前九時四〇分頃、胎児モニターを終えて病院着に着替えた際、担当助産師に対して、量が「多い」と訴えたので、ナプキンで量を確認したところ、ナプキンにおさまる量であり普通の量と変わりないと判断したが、そのことについては特に説明を行わなかった。

担当助産師が、午前一〇時頃、病院内のオリエンテーションをした際にも、申立人から「動けばやっぱりでてきますね」と再度言われたが、量が多いときはナプキンを二枚にする等してくださいと指導し、それ以上の説明はしなかった。

申立人が特段に破水の量について心配したり、不安に思っているとは思わなかった。

・申立人は午前一〇時頃「胎動がない」と訴えたというが、午前一〇時頃にはオリエンテーションを行っていたので、その頃に胎動がないと訴えられるはずはない。それ以外の時間であっても胎動がないと訴えられたことはなく、仮にそのような訴えがあれば、それは大変なことだと認識し、担当助産師は児心音を確認するなどの対処をしているはずである。

なお、担当助産師が申立人の腹を触ったのは「張りの状態を確認した」もの（で、胎動のチェックをしたものではない。）

・当日のパルトグラムには、「9：35　腹キン五分~四分であり、本人へ陣痛増強したり羊水が黄色や緑になったり出血が増したりすればN・Cするよう話す　胎動も生まれるまであることを話した」「10：00　院内ＯＲ行う」という記載があるだけで、それ以降一二時までの記載がないのは、新人助産師の不手際であり、特変なくとも記載すべきであった。担当助産師は一一時一五分にも訪室しており、そのことについても記載すべきであった。

② 胎児の心拍消失を確認してから娩出に至るまで、解剖の話について

・担当助産師が、昼一二時頃、来室した際、胎児の心音を聴取するも確認できず、別の助産師も確認したが心音が確認できなかった。その後、主治医がエコーで確認し、子宮内胎児死亡を確認した。エコー上、胎盤に異常はなく、今のところ原因は不明と説明した。

・午後一時一〇分、ナースコールがあり、申立人から、「私はこれからどうしていったらいいですか」と質問されたので「今後の方針は医師より話をしてもらいましょう。」と答え、午後一時二〇分、主治医が再度エコーを行い、胎盤には特に異常がないことを確認した。

・午後二時五〇分にも、主治医が、本人、御主人、本人の両親にエコーを見せつつ、同様の説明を行った。

・午後三時二〇分頃、夫から「痛くなってきていきむ」とナースコールあり、来室した。その後午後三時三〇分と午後四時にも内診を行った。

・午後四時三〇分、子宮口が全開大になったので分娩室に移動、午後六時〇三分に自然娩出となった。
・解剖については、一般的に娩出から時間が経過してから説明すると、患者が納得しないことが多いため、娩出直後に説明するようにしている。
　申立人の場合も、娩出後すぐに、主治医から臍帯血で貧血、臍帯が裂けていることを説明し、児を本人に確認してもらった上で、解剖はしますかと話した。少しの時間返事がなかったので否定的と考え、児を切り刻むのは可哀そうと思い、解剖をしなくていいですねと話した。また児には貧血があり、肉眼的出血もあったので、それ以上に解剖で情報が得られる可能性は低いと判断し、強く勧めることが患者を責めることになると考えた。

　なお申立人は、娩出前の時間があるときに、自分や家族に解剖の説明をしてほしかったとのことだが、お産（児の娩出）の前に解剖の話はしづらいのでしないのが普通だ。
③　その後の苦情対応について
・本件について、当日にカルテ検討会を開いた。検討会での議事録はない。本件の児の出血の原因は不明であり、関連する情報は申立人に渡した症例報告以外になかった。死因と破水の量の関係はありえないと判断した。
・同行支援時に、説明会を開くことは約束し、行った。文書で報告するとの約束はしていない。
(3)　相手方病院から提出を受けたマニュアル等
①　「バースプラン」を説明しているリーフ（三五～三六週で妊婦に渡すもの）
＊入院後、分娩監視装置（胎児心拍陣痛図）を三〇～四〇分つけて陣痛と赤ちゃんの状態をみること、（その後は）状況に応じて赤ちゃんの心拍を聴いたり、分娩監視装置を着けたりすること等が説明されている。
②　『分娩開始で入院時のケアー・レジメ』
③　『分娩管理中のアクションラインについて』
④　出産後のスケジュール表（胎児死亡以外の場合に使用するもの）
⑤　ＩＵＦＤ（死産）の看護手順
⑥　死産の方に後日渡す「星の会」のパンフレット
⑦　『患者相談窓口規定』
⑧　病院の安全管理指針の抜粋

第5の1　本件苦情調査において苦情発生要因等を考察する視点

患者の権利オンブズマンが実施している苦情調査手続（ＷＨＯ「患者の権利促進宣言」（一九九四年）が定式化したもの）は、相手方病院が申立人に提供した医療や看護行為自体の適否に関して医学上の評価を下したりするものではなく、また、発生した事態に関する法律上の責任の有無やその追求を目的とするものでもない。

患者の権利オンブズマンは、患者の権利に関わる苦情の発生原因を調査し、必要があれば根本要因（root cause）にさかのぼって解明を進めたうえで、それらの原因を除去することにより当該苦情の適切な解決を促進するとともに、同種苦情の再発を防止する方策を提言し、もって患者の権利擁護を促進して医療福祉サービスの質の向上をめざすものである。

もとより医療福祉サービスにおいて当然尊重されるべき自己の権利が尊重されていない、或いは侵害されたのではないかとの不審に基づいて提出されている患者からの苦情について、その原因を分析し、苦情の当否を判断するためには、それが医療福祉サービスに対する苦情である以上、当然のことながら苦情に関わる医療行為や看護行為に関し医学会や医療界において一般的にどのような取扱いが推奨され実践されているのか、即ち、苦情発生当時における当該サービスに関する一般的な基準（医療水準）の内容について調査して相手方医療機関におけるものと比較検討することは不可欠な作業となる。

加えて権利侵害につながる苦情原因を除去し、或いは是正するとともに、医療福祉サービスの質を向上するための再発防止策を提案するうえでは、その基本的な方向性を誤らないためにも当該苦情に関連する患者の権利内容についての国際的、国内的な人権規範や法律上の規範を踏まえた法律的な検討が求められることも言うまでもなかろう。

ところで、前述のとおり申立人の苦情は大きく言えば三点にわたっているが、とりわけ第一に述べられている相手方病院の処遇に対する不審は、分娩待機中に突然、胎児の心拍が消失し既に死亡していることを告げられたことに伴い、それまでの相手方病院における観察が不十分であったのではないか、自分の訴えに対応してくれていればこのような事態を回避できたのではないかという妊産婦として当然抱かざるを得ない強い思いを背景にして出されているものであり、本件苦情申立の根幹をなすものと思われる。

本件苦情調査申立に先立って行われてきた申立人と相手方病院における対話や説明の場においても、この点がやり取りの中心となっているが、双方の主張は平行線をたどっているのみならず、申立人においては「胎動は母親が感じるものだ」という医師の説明や「胎動がないとの訴えがあれば必ず心音を確認するが申立人からの訴えはなかった」という相手方の弁明等により胎児の変化に気付かなかった自分の責任が問われているような感覚に陥っている。一方、相手方においても「担当助産師が家族から呼び出されて強くなじられた」との不満を抱いている状況にある。

従って、本件苦情調査においては、こう着状態にある双方の対話の進展を促進するとともに同種苦情の再発防止策を探求するためにも、主要な苦情の原因に関わるところの分娩待機中における母児観察のあり方について重点的に検討を加えるとともに、その検討作業を前提とした上で、第一の苦情発生の延長線上にあると思われる第二、第三の苦情を含めた苦情発生原因の解明作業を進めることとしたい。

そうした観点にもとづいて、以下、三つの視点から各別に考察する。

① 前期破水で入院した妊産婦の分娩待機中における観察のあり方

② 胎児死亡が確認されて以後の妊産婦に対する処遇のあり方、並びに胎児死亡における死因説明（死因解明）義務、及び履行方法に関して

③ 苦情対応のあり方について

第5の2　前期破水で入院した妊産婦の分娩待機中における観察のあり方

(1) 相手方病院における基本認識と観察の実情

① 相手方病院で申立人の主治医となった医師は、調査小委員会の事情聴取において、本件に関する基本的認識として「通常の正期産の破水で入院した。病的ではなく異常ではない。正常な経過の管理である。特別の対応を要する状態ではなかった。胎児死亡に至ったのは、自分としても不本意で、残念な、ごくまれな偶発症であったと考える」と述べている。

申立人が「胎動がない」と訴えたとする主張については、担当助産師は「自分は聞いた覚えがない。お腹を触ったのは、張りを確認しただけである。」と応え、師長は「助産師が、もし胎動がないと言う訴えを聞いておれば、ドップラーで必ず確認する。そのことについて受け持ち助産師が呼ばれて家族から強くなじられた。」「今回の患者の訴えと助産師の認識にズレがある。自分達は訴えがあったとは認識していない。心配しているようには思えなかった。不安を訴えてくれれば対応したのに悔しい。そこまでわかってあげられたら良かったのかもしれないが」と弁明している。

また破水の訴えに関して、担当助産師は「羊水の混濁や血性の有無について自分で一回見たが、量については通常と変わらないと判断したので、見ただけで患者に対しては何も言わなかった。」「着替える時とオリエンテーションの時」の二回、「歩くと出ます」と言う訴えがあったので、「ナプキンを二枚に増やすようにということと着替えをするように指導した。」と述べている。

② 以上のような基本認識のもとに、本件においては、主治医が申立人を内診して入院措置をとってまもなく胎児心拍陣痛計による約三〇分間の観察が行われているが、その後においては特別の対応を必要とする状態ではなく、また患者からの特別の訴えもなかったという認識のもとに、昼一二時頃の聴診において胎児心音を確認できずエコー検査で胎児の心拍消失と胎児死亡が診断される

までの約二時間以上にわたり、ドップラー等を利用しての助産師による胎児心拍の確認等の観察は行われていない。（なお診療記録の「分娩時総括」において、「一一時まで胎動あり」との記述があるが、これは一一時の時点で助産師らにより確認されたものではなく、胎児の心拍消失が確認された後になされた医師の質問に対して申立人が答えた内容を記録したものである。）

③　ところで、相手方病院の医師や助産師が申立人に対して行った観察方法は、相手方病院において通常実施されている手順に従ったものであって、本件において特段、他と異なる観察方法が実施されたというものではないことは、相手方病院から提供を受けた文書等によっても窺い知ることができる。

即ち、相手方病院において三五〜三六週の妊婦に手渡す（申立人も受領している）リーフレットに記載されている「バースプラン」において、「入院後、分娩監視装置（胎児心拍陣痛図）を三〇〜四〇分つけて陣痛と赤ちゃんの状態をみること」、その後は「状況に応じて赤ちゃんの心拍を聴いたり、分娩監視装置をつけたりすること」等が説明されており、状況に関わらずルーチンとして胎児心拍等を定期的に観察することは手順として採用されていない。

また、相手方病院が定めている『分娩開始で入院時のケアー・レジメ』においては、入院時の診察において、「破水の有無（破水していれば色、混濁、臭いなど羊水の性状）」を観察するとの記述があるが、「破水の量」については観察事項として記述されておらず、さらに、本件のような正期産ではあるが陣痛前の破水があり「前期破水」と診断されて入院措置がとられた妊産婦を対象とする観察事項等に関する記述も一切なされていない。

(2)　分娩第一期における母児管理についての医療水準

①　分娩は生理的現象であるが、常に異常に移行する危険性を孕んでいる。また産婦は陣痛及び数々の苦痛や不安のなかにいる。従って異常の発生を予防し、産婦の安楽を計るために、正常分娩においても分娩待機中の妊産婦に対する管理と支援が極めて重要であることは争いのないところであろう。オンブズマン会議の調査によれば、「母児の安全を確保するために、（分娩中は）母体のバイタルサイン、胎児心拍数、子宮収縮について定期的に確認を行うと同時に、記録に残しておく」ことを全ての前提とした上で、国際的にも国内的にも学会等において以下のとおり観察方法に関するガイドライン等が提案されている。（なお申立人は、相手方病院において主治医の診察を受けた午前八時四五分より分娩第一期に入っていたものである。）

②　胎児心拍数（ＦＨＲ）の確認については、日本でも広く紹介され援用されているアメリカ産婦人科医会が定めた「胎児心拍数監視のガイドライン　一九九五年版」（中山書店、一九九八年十月発行『新女性医学大系、第二五巻　正常分娩』一七三ページ「母体管理」掲載）によれば、「低リスク例は分娩第一期には三〇分ごと、第二期は一五分ごとで良いとされている。一方、高リスク例では、第一期に一五分ごと、第二期に五分ごとに確認することとされている」。

さらに『日本産科婦人科学会雑誌』においては、胎児心拍を確認する頻度について前記ガイドラインと同一内容の基準（低リスクの場合には三〇分ごと）を紹介するとともに、「我が国では、胎児心拍の監視を間歇的に行うよりも、連続的にモニターする方が、刻々と変化する胎児の状況を把握するには望ましいとの考えのもとに」ＣＴＧによる連続的なモニターを導入している施設が多く、「現実的には、低リスク症例に対しては、分娩第一期の分娩進行が穏やかな潜伏期では、間歇的なモニターで、その後はＣＴＧによる連続的なモニターを行う。高リスク症例に対しては、分娩開始からＣＴＧによる連続的なモニターを行うことが望ましい」（『日産婦誌五六巻第六号』二〇〇四年六月発行、「研修医のための必修知識　一六　正常経腟分娩の管理」一一五頁）としている。

ところで、『周産期診療指針二〇一〇』（周産期医学二〇一〇：vol.四〇増刊号・東京医学社）の「分娩中の胎児心拍数モニタリング——実施の基準」の項によれば、執筆者高橋恒男氏（横浜市立大学付属市民総合医療センター総合周産期母子医療センター）は「分娩中に胎児心拍モニタリング（分娩監視）を行う目的は、子宮収縮を評価し、子宮収縮と胎児心拍（の関係）により胎児に切迫する危険な兆候をいち早くとらえることにある」が、この実施基準には明確に統一されたものがなく各施設バラバラであるという現状を指摘した上で、「各産科施設において社会の分娩管理に対する認識、期待などを考慮しつつ、可能かつ安全に配慮した管理方法を決めておく必要がある」と述べている。

また間欠的児心拍聴取と胎児心拍数モニタリングの関係について、従前は間欠的児心拍聴取を基本としていたが、分娩監視装置が開発され連続的モニタリングが可能となって以降、我が国においては「分娩監視装置を使用し、症例に応じ間欠的心拍聴取を併用し分娩監視を行う方法が一般的、平均的な管理方法であろう」としたうえで、「実際に、ローリスクの産婦に対しどのくらいの間隔での胎児心拍聴取が適切であるかを決定するのは困難である」として、アメリカ産婦人科医会（前述、但し二〇〇九年版では「分娩第一期の活動期は一五分ごと」を追加）、世界産婦人科連合（入院時モニタリングで異常がなければ、その後六時間は一時間ごと）、日本産婦人科医会（入院時に二〇分以上監視して以降は六〇～九〇分ごとにチェックする）などから提示されている基準を紹介するとともに、筆者の施設における監視方法を以下のとおり詳述している。

それによれば、「陣痛開始、入院時に全例三〇分以上のモニター装着を行うが、その結果に関わらず、妊娠経過でハイリスク妊娠と考えられる妊婦については医師がハイリスク管理（連続モニタリング）の指示を出し、これ以外のローリスク妊婦では、入院時モニタリングで正常心拍数基線、正常基線細変動、一過性頻脈があり一過性徐脈がないことが確認できた場合のみローリスク管理の指示を出す。ローリスク管理では間欠的心拍聴取を併用した管理を行い、分娩第一期では一五～三〇分間隔で間欠的児心拍聴取を行い、心拍数を分娩経過表に必ず記載する。三時間に一度は必ずモニターを装着」「そのほか、破水時のモニタリング、トイレ後の児心拍聴取等を定めている。「一番重要なことは、各施設で、管理マニュアルを定めておき、どのような勤務者、勤務時間帯であってもマニュアルに従った均一な管理がなされることである」と結んでいる。

③ 破水の管理に関しては、「陣痛開始および破水後の産婦の観察は、一時間ごとに行う。」「破水時には羊水の量、性状、破水時間のチェック、児心音の測定を行い、滅菌済みの当て綿（パッド）等を使用し、感染を防止する」「破水後は上行性の感染を防ぐため、抗生剤の投与が開始される。内診はできるだけ避け、母体の体温観察、胎児モニタリングを通して感染兆候を把握していく必要がある。」「破水については、今一度その原因を理解し、根拠に基づいた適切な観察、判断が必要である」とされている。（医学書院『臨床助産師必携第二版』二六五頁以下）

④ なお申立人は「前期破水（ＰＲＯＭ）」と診断されて入院措置がとられたものであって、前期破水（陣痛開始前の破水を言い、三七週未満の前期破水をpreterm PROM、三七週以後のそれをterm PROMといい、申立人の場合は四〇週に達しているので正期産の前期破水term PROMに該当する。）の産婦に対する観察については、以下のように指摘されている。

「正期産の前期破水には、正常分娩経過の中でたまたま陣痛開始よりも先に破水がおこっただけで、そのまま自然に陣痛が開始し分娩に至るものと、preterm PROMと同じような機序で起きる病的意義が高いものがある。」

従って観察（腟鏡診による羊水流出の確認、腟内流出液のPhチェック、腟内流出液中の胎児成分の観察など）による診断や管理（感染予防目的での抗菌薬の投与、羊水量の減少に対する対処、臍帯脱出が起こりうるので胎児心拍数モニターを行うなど）が必要であることが述べられている。（医学書院『標準産科婦人科学第三版』四六四頁、分娩の異常「前期破水」の節）

(3) 相手方病院における観察方法と医学文献等が示す基準（医療水準）との基本的相違点とその評価

① 分娩待機中の申立人の身体状況等が相手方主治医の言うように「正常な経過の管理である。」と言う認識を前提としても、本件において相手方病院が行った申立人に対する観察の実情（前記(1)のとおり）と、前記(2)で紹介した医学文献等が示している（正常な経過を辿っている、つまり）「低リスク（症）例」の産婦における観察の方法との間の基本的な相違点は、連続的か間欠的かは問わず、またその時間的な間隔についても一五分から六〇分（ないし九〇分）という違いがあるとしても、何れにしても全ての基準が定期的に胎児心拍等を観察して記録することとしているのに対して、相手方病院においては、入院当初に連続的な観察をして胎児心拍等が正常であることを確認して以降においては、定期的にではなく「状況に応じて」胎児心拍の聴取等を行うとしている点にあることは明白であろう。

従って、申立人の主たる苦情を発生させたところの、分娩待機中において二時間以上にわたり胎児心拍等の観察が行われなかったという事態は、担当助産師において申立人からの訴えがなされたとの認識もなく、かつ、担当助産師らの観察においてはその必要性を示すような状況も認識されなかったという事情のもとではあるが（そのような事情説明にかんする当否の判断は別論として）、相手方病院が一般的医療水準とは異なる手順を採用し実践する中で発生した必然的な事象であったということも出来よう。

② もとより医学会等が様々な医療措置等において定めているガイドラインと異なる手順であるという一事をもって医学上、医療上、その手順を不適切なものと判断することはできない。

しかしながら、そのガイドラインが患者の安全、分娩管理においては母児の安全に関わるものである場合においては、医学会等が定めるガイドラインと異なる手順を定めている場合には、それによっても患者や母児の安全を同等程度に確保することができるという実質的かつ合理的な説明が求められることは言うまでもなかろう。

とりわけ、「分娩の進行状態を監視することの目的は、異常の発端に気づくことであり、それによって重篤な問題への進展を防ぐことにある」（医学書院『標準産科婦人科学第三版』五〇六頁、「分娩の介助」の節）とすれば、異常の発端にいち早く気付くためには、妊産婦からの訴えの有無にかかわらず、一定の時間的間隔のもとにルーチンに必要な観察を行うことが重要であることは論をまたないところであろう。

加えて、分娩待機中における妊産婦においては、破水や陣痛等の強弱等のように自身が比較的容易に自覚できる事柄であれば、その訴えをすることも可能であろうが（現に申立人は破水の量の多さについて再三訴えている）、胎児の元気さに関する状況の変化に関しては妊産婦においてもわずかに胎動の有無等により間接的な手がかりを得る程度にとどまるものであり、ましてや胎児心拍の状況変化等に関して妊産婦自身がそれを自覚して訴えることを期待することは不可能を強いるものであって、患者自身の訴えの有無やそれを前提とする助産師による状況認識に依存する観察手法には本質的な限界がある。

本件苦情調査手続に先立ち患者の権利オンブズマンのボランティアの立ち会いのもとに行われた申立人と相手方の対話の機会に、相手方の主治医は「胎児は貧血がひどく一〇～二〇分くらいの間に半分近くの血液がなくなり死に至ったと考えるが、どの時点でおこったかはわからない。」と述べているが、そうした事態こそ「状況に応じて」胎児心拍を確認するとされている相手方病院における手順を実践した結果、二時間以上にわたって胎児心拍の聴取確認等を行わなかったために招来されたものにほかなるまい。

仮に胎児が一〇～二〇分の時間で半分の血液を失ったとする主治医の推察が正しいとすれば、本件において前述した横浜総合周産期母子医療センターの観察基準（分娩第一期では一五～三〇分間隔で間欠的児心拍聴取を行う）と同様の定期的観察が実施されていれば、どの時点で胎児失血がおこったかわからないというような事態は発生していなかったのみか、場合によれば失血に先立って起こったかもしれない胎児心拍の変動状況がいち早く覚知された可能性も否定できず、だとすれば本件のような不幸な事態を回避し得た可能性についてもまた否定し去ることは出来ないこととなろう。

③　なお前述したとおり、相手方病院が定めている『分娩開始で入院時のケアー・レジメ』においては、入院時の診察において、「破水の有無（破水していれば色、混濁、臭いなど羊水の性状）」を観察するものとされている記述があるが、破水の量の観察や前期破水の場合における観察事項等に関する記述はない。これに対して前述の医学文献では、破水の量が多く胎内の羊水量が減少した場合には臍帯圧迫を起こしやすい状況になる危険性があること等、その後の分娩状況に影響があるため、破水管理において漏出した羊水の性状とともに量が測定され、さらに記録されることが必要であると指摘されており、相手方病院における「破水の量」については測定していないという観察方法も前述の医学文献が述べる基準とは相違がある。

仮に相手方病院においても、破水の性状や量について観察をし、その結果を記録しておいたとすれば、破水が多かったのが原因ではないかと心配する申立人に対して、単に「破水は胎児死亡と関係ない」「破水の量は普通だった」と事後的に口頭説明することに比べて、はるかに説得力のある説明をすることも可能であったろうし、申立人の不審を解消するとともに相手方病院の説明の妥当性について検証するうえでも有力な手がかりになり得たであろう。

④　患者の権利オンブズマンは、以上の考察に基づいて、本件苦情から学んで、本件と同種の苦情を二度と発生させないためにも、かつ、分娩待機中の母児の安全管理における質的向上を図るためにも、相手方病院において観察方法の手順や観察事項の追加、観察内容の確実な記録方法等につき再検討を行うことは喫緊の課題ではないかと考える。

なお、分娩待機中における胎児の元気さを観察するために胎児心拍を定期的に確認することは、異常の発生を予防し正常な分娩を確保するために極めて重要な観察であるとともに、胎児の心臓が元気に鼓動していることを確認し、その情報を産婦と共有することにより、分娩に向けた不安を解消するとともに苦痛を乗り越えて分娩に向けての力を引き出す上でも重要な支援になるものと考えられる。従って、本件のような突然の胎児死亡の発生件数が極めて稀であり、連続的、或いは間欠的な胎児心拍の確認を定期的に行ったとしてもほとんどの場合は正常な胎児心拍を確認することの連続になるであろうが、そのこと自体決して無駄な作業ではなく、分娩に立ち向かう産婦を激励し支援する上で極めて有効かつ有意義な情報を確認する作業としても位置づけられるべきものであろう。

第5の3　胎児死亡が確認された妊婦に対する対応のあり方、並びに胎児死亡の死因説明（死因解明）義務とその履行方法に関して

(1)　新しい生命の誕生を期待と喜びの中で心待ちにしている産婦や家族が、突然、腹の中の赤ちゃんが死亡していることを告げられた時の驚愕とその後に訪れる悲嘆の大きさは言葉に尽くせないものがあろう。

このような場合、医師は何故胎児死亡に至ったのかに関する本人や家族に対する説明に多くの時間をとられることになるのは当然であろうが、助産師においてショックを受けている産婦に寄り添い、その心に向き合う支援がきわめて重要かつ不可欠である。

この点に関して、前述のＷＨＯ宣言が「ケアと治療」五―三項において「患者は高度な技術水準のみならず患者と保健医療提供者の間の人間的な関係に裏づけられる質のケアを受ける権利を有する」と定め、更に五―九項において「患者は、ケア及び治療の過程において、家族、親戚、友人からの援助を受け、いつでも精神的な支援と指導を受ける権利を有する」と規定していることが想起される必要がある。また国際助産師連盟が一九九九年に採択した『助産師の国際倫理綱領』においては、「助産師は、ヘルスケアを求める女性に対して、その状況がどのようなものであっても、精神的、身体的、情緒的、霊的ニーズに応える」（綱領Ⅱ助産の実践のd項、社団法人日本看護協会訳）ことが期待されている。

相手方病院の「死産における看護手順」においても、そうした視点から「本人の気持ちを傾聴する」ことが記述されている。

しかしながら、本件においては担当助産師自体がショックを受けて泣き出すような状況にあって「何かあればナースコールをするように」と言って退出している。従って、本来であれば自ら定めている看護手順に従って「本人の気持ちを傾聴」することができる経験のある助産師を特別に配置し、本人に寄り添い本人の気持ちを傾聴するための特別の体制をとる必要があったと思われるが、そのような措置がとられていたことはうかがわれず、そのことも苦情発生の原因の一つになっていることを指摘せざるを得ない。

仮に、経験ある助産師らによって傾聴がなされていた場合には、申立人が抱いている不審に関しても聴き取られたうえで、担当助産師に対する事実確認等も行い、早期に解消する手だてを講じることも可能であったのではないかと思慮される。

(2)　本件においては、相手方病院の医師から、胎児の解剖の話が出されたこと、申立人はそれを希望しなかったため解剖は実施されなかったことについては争いがない。にもかかわらず申立人が苦情を抱いた理由は、胎児死亡が確認されてから相当の時間があったにもかかわらず、その間には何も話がなく、胎児が娩出された直後に突然解剖の話が出されたため、熟慮できなかったというものであり、相手方は、娩出前に解剖の話をすることはしないのが通常であると弁明している。

ところで解剖に関しては、遺体を損傷することに対する心理的抵抗を強く感じる遺族も少なくないため、日本の医療機関においては特別の事情がない限り成人患者の解剖においても遺族に対して積極的な提案を差し控えることも少なくなく、まして死産した胎児の解剖を提案するに際しては、強いショック状態にあると思われる産婦の心情を考えた上で提案の時期や仕方についても個別的に慎重な判断が求められるところであり、一概に決めることは出来ない性質のものであろう。従って相手方病院における解剖提案の時期自体をもって、申立人の死因説明を求める権利が侵害されていると評価することは出来ない。

但し、解剖の提案を断った申立人から事後的にではあれ熟慮できなかったとする苦情が提起されていることに鑑み、同種苦情を再発させないために、死因説明義務と死因解明のための解剖の提案義務、及び、その履行方法に関する法的規制の現状について考察をしておくこととしたい。

診療中の患者が死亡した場合、死亡に到った経緯・原因について、診療を通じて知り得た事実に基づき遺族に対し適切な説明を行うことは、医療債務に付随する、あるいは信義則上の法的義務であり、医師の遺族への死因説明は法律的な義務として明確に位置づけられているところである（広島地裁平成四年十二月二十一日判決、東京高裁平成十年二月二十五日判決など）。

また、医師が説明する死因を遺族が納得しない場合や、医師自身が死因を特定できない等、具体的な事情如何によっては、死因を解明するために解剖を行うことを含めて死因解明に必要な措置を提案し、その実施を求めるかどうかを遺族に検討する機会を与え、遺族の求めがあれば適宜の方法で解剖を実施し、解剖結果に基づいて死因説明を行うという、医師の遺族に対する、死亡原因の解明提案義務についても、死因説明義務の内容をなすものとして位置づける判決が出されている（前掲東京高裁平成十年二月二十五日判決）。

さらに、近時の医療法改正において、患者死亡を伴う重大な医療事故等については、医療機関の法律上の責任の有無には関係なく、その原因を解明した上で再発防止策を確立することが義務付けられており、事故原因の究明と再発防止策の確立は患者の安全を確保するために医療機関が行うべき本来的な責務とされているところである。

この理は、本件のように母児管理中に突然胎児死亡が確認された場合にも準用されるものであろう。

本件が、相手方病院においても師長が初めて経験したというような稀な事案であったとすれば、同種事案の再発防止策を検討するためにも可能な限りその原因を解明する方策を尽くすことが極めて重要であることは言うまでもない。とりわけ本件においては、胎児死亡が確認された後で、申立人から破水の量が多かったことと死因との関連について質問が出されて医師がそれを否定するやり取りがなされており、更に申立人の父親から「管理上の手落ちがあったのではないか」との質問が出されるなど、相手方病院における分娩管理上の不手際が胎児死亡につながったのではないかという疑問が患者家族から公然と提起されている。

このような事案においては、医療機関としては、前述した申立人からの傾聴を通じて得られる申立人自身の死因解明に向けての意向等を汲み取りつつ、申立人あるいはその家族に対して死因の特定と解明の可能性を広げる有力な方法として解剖の意義について伝えるとともに、家族間の協議と熟慮を促す等、その実施を積極的に提案することが重要である。

なお、そうした提案にもかかわらず遺族が拒絶した場合においては病理解剖を実施し得ないことはいうまでもないが、その場合においては本件のように解剖について熟慮できなかったという苦情が提起されることもなかったであろう。

第5の4　苦情対応のあり方について

申立人と相手方が行った事後の話し合いにおいて、双方の主張が平行線をたどったものが少なくないが、相手方病院においては申立人や家族からの申し入れに対応して説明や対話の場を設定してきており、助産師による記録不備を認めてこれを充実することを約束していること等を含めて、苦情対応責任については、一応これを果たしているものと評価することが出来る。

但し、それ自体が患者の権利のひとつである患者の苦情調査申立権に対応して、医療機関自らが行った調査手続を点検し、その不備を補うためになされる患者の権利オンブズマン等の第三者機関による苦情調査手続の意義に関連して相手方病院から異論が提出されているので、それに関連して要望事項を付加することとした。

第6　結論

(1)　第一の苦情内容に対する評価

以上の検討のとおり、申立人の苦情の第一に関しては、申立人が「胎動がない」ことを訴えたかどうかは別論として、相手方助産師は訴えられた認識がないという理由で、結局のところ二時間以上にわたり胎児心拍の確認が行われなかった事実、破水がひどいことについて申立人が何度も訴えたことは相手方において認識されていたにもかかわらず、普通量であると判断してその量を測定することもなく、従って記録もなされなかった事実等に鑑みれば、午前一〇時頃から胎児の心拍消失が確認された昼一二時頃までの約二時間の間、相手方が何らの対応もしてくれなかったという苦情を申立人が抱いたことには相当の理由があるというほかなく、「患者（本件にあっては母児）の安全な医療を受ける権利」を促進する立場からこれを支持するものである。

従って、相手方病院におかれては、本件苦情を発生させた原因を除去して同種苦情の再発を防止するために、以下の二点について速やかな対応を進められるよう勧告する。

①　前述した医療水準に見合った分娩待機中の妊産婦における観察マニュアルを早急に作成して実施すること

なお相手方病院は申立人らとの最後の話し合いにおいて、今回の事態を受けて今後はモニターによるノンストレス検査（NST）を従前より多い一日四回程度行いたいと発言しているようであるが、今回の苦情を貴重な教訓として考えるとすれば、この際、医学会等におけるガイドラインの内容についても全面的に参照した上で、「状況に応じて」行う観察手法や「普通であるか否か」の判断手法ではなく、少なくとも、全ての分娩管理において状況の変化に関わりなく胎児心音等を定期的に、かつ可能な限り時間的な間隔を短くして観察して記録する手法を導入することが検討されるべきものと思われる。

②　前記観察マニュアルとは別に、前期破水の妊産婦における付加的な観察事項と観察方法の手順を策定すること

(2) 第二、第三の苦情内容に対する評価

以上の検討のとおり、第二、第三の苦情については、前記第一の苦情原因に対する相手方病院自身における根本的な解明作業が進まない中で、その延長線上に提起されたものであり、相手方の対応が直ちに権利侵害を構成するものとは評価できないが、申立人が新たな苦情を形成するに至った心情は理解できないわけではない。

従って、相手方病院におかれては、同種苦情の再発を防止する観点から、次のような点につき改善措置をとられるよう要望したい。

① 胎児死亡の場合における、妊婦本人に対する人間的な処遇を強化するとともに、死因解明義務の積極的履行につき具体的な方策を検討されたい。

分娩待機中に胎児死亡が確認されたような場合における妊婦本人に対するケアのあり方とそれを実施しうる体制に関して再検討いただくとともに、極めて稀なケースで死因が即断できないような場合や産婦とその家族から胎児死亡に至った経過について疑問が呈されているような場合においては、胎児死亡に対する原因究明を積極的に進める立場から、その意義について産婦と家族との話し合いを進める体制を整えること

② 診療記録の充実をはかるとともに迅速な開示方法を確立されたい。

パルトグラムはもとより全ての医療記録において、観察された結果や行われた措置等について、時系列で、かつ正確な記載を行い、事後的な検証にも耐えうるよう、診療記録の充実に努められるとともに、患者から処遇等に関して疑問が提起された場合には、その都度、迅速に患者本人またはその代理人に対して診療記録のコピーを交付するなどして、患者（家族）との診療情報の共有を進めることにより、信頼関係の構築を計るとともに、後日においても言ったか言わないかの類いの争いの発生を防止するよう努められたい。

③ 苦情調査申立権に対応する医療機関としての体制を強化されたい。

本件苦情調査手続の過程において、相手方病院より、患者の権利オンブズマンが実施する手続きの目的等に関して疑義が提起されたことに照らし、患者の権利の一内容をなす苦情調査申立権とそれに対応する医療機関の責務について触れておくことにする。

「患者は、自分の苦情について、徹底的に、公正に、効果的に、そして迅速に調査され、処理され、その結果について情報を提供される権利を有する」（苦情調査申立権、前述WHO宣言六—五項）

WHO宣言は、患者の苦情調査申立権に対応して、従前の司法手続とは別に、苦情調査手続を実施する独立した機構を医療福祉サービスを提供する施設内と施設外（第三者機関）に形成すべきであると提唱している。WHO宣言が提唱している苦情手続については、日本においては医療法において主として医療事故など患者の安全を巡る苦情に対応する観点から、社会福祉法において全

ての処遇内容に対する利用者の苦情に対応する観点から、既に法制度としても導入が進んでいるところである。

従って今日においては、自己が提供する医療福祉サービスの利用者（患者）から苦情が提起された場合には、医療福祉施設においてはその苦情に誠実に対応して、苦情の原因を解明して結果を報告するとともに、同種苦情の再発防止に努力する社会的責任を有していることが認識される必要がある。

ところで、苦情調査手続が、司法手続のような当該施設の責任追及を目的とするものではなく、患者（利用者）の苦情から学んで医療の質を向上させることを目的とするものであることを考えれば、第一義的には施設内において充実した手続きを実行することが重要である。患者の権利オンブズマンなど第三者機関による調査は、施設内における調査において当事者の納得が得られないような場合に、第三者的立場から公正かつ効果的に調査を実施することにより、当事者間の対話を促進するなど補充的な役割を果たすことが想定されているものである。

しかしながら、日本における多くの医療機関においては、人的制約もあり、苦情調査手続を実施するための独立した機構を形成しているところは少なく、相手方病院が定める「患者相談窓口規定」においても苦情調査を実施するための特別の体制は準備されていない。そのような事情から、患者の権利オンブズマンにおいては、市民相談員が同席して患者と医療機関との対話を促進するための同行支援を実施するとともに、その話し合いにもかかわらず納得できない患者からの申し出がなされた場合には、患者が有する苦情調査申立権を実質的に保証する観点から、オンブズマン会議が第三者機関として苦情調査を実施することとしている。

相手方病院においては、この間、苦情調査手続の意義に関する異論を有しながらも、患者の権利オンブズマンにおける苦情調査手続に協力されてきており、その誠実な対応をもって患者の苦情調査申立権への対応責任についても一応果たされたものと評価できるが、今回の経験に基づいて患者が提起する苦情から真摯に学ぶという観点に立って、充実した苦情調査手続を実施できる施設内の体制を早急に確立されるよう要望しておきたい。

以上

〈資料13〉ＮＰＯ法人患者の権利オンブズマン第一一〇二号苦情調査申立事件調査報告書
――緩和ケアにおける「尊厳の中で死を迎える権利」に関わる事例――

二〇一二年七月採択

第1　事案の概要

従前から相手方病院（福岡県内所在）の呼吸器科において抗がん剤治療等を受けていたステージⅣ期の肺がん患者（福岡県内在住の女性）が、緩和ケア治療を受ける目的で相手方病院の緩和ケア病棟に転棟したが、患者及びその夫（本件申立人）らは緩和ケア病棟における治療方針に苦情を抱き、約一カ月後、他院の緩和ケア病棟に転院した（転院の五日後に患者死亡、死亡時年齢六九歳）。

患者死亡後、申立人は相手方病院との対話を試みたが進展が見られなかったため、患者の権利オンブズマンに苦情相談を申込み、ボランティアの同行支援等を受けて対話を継続した。しかし解決に至らず、引き続き患者の権利オンブズマンに対して苦情調査の申し立てを行った。

第2　調査の経過

1　調査開始決定

オンブズマン会議常任運営委員会（二〇一二年一月十五日）は、申立人（患者の夫）からの苦情調査申立を受理して、四名のオンブズマン会議メンバーからなる調査小委員会を発足させた。

2　調査小委員会の活動

二〇一二年一月二十三日　申立人を含む患者遺族からの事情聴取と資料の受領
二月四日　　専門医からの参考意見の聴取と医学文献等の受領
二月二十七日　相手方病院（緩和ケア病棟担当医師、同病棟看護師長、総務部長）からの事情聴取
三月四日　　調査内容の検討
四月七日　　調査内容の検討
四月八日～二十八日　調査結果に基づき報告書案骨子の作成作業を行う

3　オンブズマン会議における検討と調査報告書の採択

四月八日　　定例オンブズマン会議。調査小委員会からの調査の状況報告

五月十三日　オンブズマン会議常任運営委員会において調査小委員会提出の骨子案を検討し、オンブズマン会議としての調査報告書作成作業に着手
六月十日　定例オンブズマン会議。調査報告書案の検討
六月二十八日　定例オンブズマン会議における協議に基づき修文された調査報告書案に対する会議メンバーからの意見集約
七月七日　会議メンバーから提出された意見等を踏まえ全文にわたって修文した本調査報告書を全員一致で採択

第3　患者及び申立人の苦情の概要と相手方病院における弁明の概要

1　申立人の訴える苦情の概要（申立人からの事情聴取録等による。）

1)コルセット等を使った行動抑制

緩和ケア病棟に転棟した日から硬性コルセット等を使った行動制限・抑制が始まり、患者本人がどんなに嫌がっても継続された。本人の安楽につながる他の方法をとってほしかった。

2)心のケア不足と薬剤による抑制

緩和ケア病棟ということで期待した心のケアをしてもらえず、薬による抑制で意識低下に至ってしまった。薬を使う際、どのような薬を何の目的で使うのか説明がなかった。

3)患者の思いへの配慮の欠如

患者本人が医師の指示に従わないと、「わがまま」で片付けられ、本人の希望や思いへの配慮がなかった。

2　苦情に対する相手方の弁明の概要（相手方からの事情聴取録等による。）

1)コルセット等による行動抑制について

ケアの最大の目標はがんの腰椎転移及び圧迫骨折による腰痛のコントロールにあった。そのための放射線治療を行うには症状を安定させる必要があり、コルセット固定は身体の動揺を防止する目的であった。

医師がコルセット固定の必要性について説明すると、患者さんも了解し、指示を守る旨の返事をしていた。

2)心のケア不足と薬剤による抑制について

毎日、看護師等が三〇～四〇分は患者の話を傾聴し、必要なカンファレンスを行っていた。この患者は訴えが多く、夜間に看護師を呼び出したり、動き回ったりするので、夜間の鎮静のために転棟当初からリスパダールを使っていたが、その後、さらにデパゲンやドラールを追加投与した。患者本人からもゆっくり眠りたいという希望があった。薬剤の使用については本人に説明してお

り、家族に説明したかどうかはよく憶えていない。

3)患者の思いへの配慮の欠如について

「わがまま」というカルテの記載の方法は良くなかったかもしれないが、コルセットについても医師が説明すると「はい、がんばります」と応えるが、三〇分後に看護師が行くと外しているというような状況の繰り返しがあり、「もう好きにしなさい」と言ったことはある。

当院の診療方針について最後まで理解いただけなかったことは残念である。

第4 苦情発生前後の診療経過の概要

本件苦情発生前後における診療経過の概要は、申立人が提出した相手方病院への要望書と相手方病院からの回答書、調査小委員会が作成した双方からの事情聴取録、並びに相手方病院の診療記録等によれば、以下のとおりである。

1 相手方病院緩和ケア病棟への転棟に至る経過

患者は、相手方病院呼吸器科において左上葉肺がんとの診断を受けて以降、約一年半にわたり肺がんに対する化学療法等を継続した後で、緩和的治療への移行目的で緩和ケア病棟へ転棟することとなった。

患者本人も了解して、緩和ケア病棟への転棟のため自宅待機中に、腰部痛が発生したため相手方病院呼吸器科に緊急搬送されて入院した。ＭＲＩ検査等の結果、胸腰椎多発性骨転移による腰椎圧迫骨折が確認されたので、同院整形外科と協議し、緩和ケア病棟において硬性コルセットによる固定と安静を維持して腰痛を軽減するとともに放射線治療を実施するとの治療方針が決定された。

なお、呼吸器科入院中は臥床状態で疼痛はなくベッド上安静の指示が出されたがポータブルトイレは使用可で、車椅子移動も短時間であれば可能であり、呼吸器科担当医師から硬性コルセットを装着した状態ならば胸腰椎への体重負荷も軽減されるであろうとの説明を聞いた患者本人は、硬性コルセットさえできれば歩けるようになるものと理解していた。

2 緩和ケア病棟への転棟以後の経過

硬性コルセットが完成した日に緩和ケア病棟に転棟。緩和ケア病棟における担当医師が出した指示は硬性コルセットを常時装着した状態でベッド上安静、ギャッジアップは三〇度までというものであった。

また、転棟時において担当医師は申立人ら患者家族に対し、患者には骨転移、肺がん原発巣の肺門リンパ節への転移、脳転移、多発性肝転移の四つの病変があり、患者の予後を決するのはおそらく肝転移であり、既に肝機能異常も出ているので予後は三ヵ月以内、進行によってはもっと早いであろうとの病状説明を行った。

患者本人は当初はコルセット装着と臥床安静を維持していたが、硬性コルセットを常時装着した状態でのベッド上安静はとてもきつく体がだるいので、少しの間でも外してほしいとの訴えを始めるようになった。それに対し、担当医師は患者本人に放射線治療を行うためにもコルセット固定により痛みを落ち着かせることが必要であると繰り返し説明して、ベッド上安静の必要性を説き、これを継続した。

3　患者本人の訴えと病院の対応、放射線治療の断念、呼吸器科への再転棟後、他院への転院に至る経過

その後も、患者本人は一時的にコルセットをはずして欲しいとの訴えを続けたが、その都度、担当医師らによる説得が試みられ、コルセット装着のままでのベッド上安静の指示が継続された。臥床安静継続によるストレスから患者本人の精神的な不穏状態が亢進し、自分でコルセットをはずしてベッド上に座るなどの行動が目立つようになった。

担当医師は、患者本人の多動や不穏状態の強まりに対し鎮静剤の使用を増大させていったが、まもなく薬剤による鎮静効果が全く得られない状況に陥り、転棟から一八日後に放射線治療を施行しようとしたが、患者本人は安静を維持できず位置合わせが出来なかったため、放射線治療は断念されることとなった。

担当医師は、患者家族に対し、放射線治療を断念して以降の安静強制は無意味なので、（強い）抑制はかけず、患者の安全のために薬剤による鎮静を確保しているが、それにも不満があるのなら当科では対応できない、退院するか、転院してくれ、一旦呼吸器科病棟に戻しても良い等と伝えた。そのため申立人らは患者を他院に転院させることにし、転院先が決まるまでの間一旦呼吸器科病棟に戻ることとなった。

呼吸器科病棟においては安静度フリーとなった影響もあり、患者本人の精神状態は安定し、疼痛コントロールも良好となった。呼吸器科病棟に戻ってから一〇日後、患者は他院の緩和ケア病棟に転院した。

4　なお、緩和ケア病棟への転棟後において、患者本人が訴えた内容と、患者の訴えに対して担当医師や看護師ら相手方病院が行った対応に関連して、相手方病院の診療記録には以下のような記述がなされている。

一月六日

本日、緩和ケア病棟に転入。本日コルセットができて、装着した。患者さんは今日から動けると思っていたようで、動けないことにいらだっている。患者さんには腰のところに異常があって腰痛が起こっている。発症から日にちが浅いので動くことは出来ない。もうしばらく我慢して、その後放射線治療を行い、徐々に起こすようにしましょうと話した。（傍線は引用者、以下同）

一月九日

患者さんから「少し起きてはいけませんか」と尋ねられたので、「今無理をすると腰痛が出て振り出しに戻ってしまいます。も

う少し我慢しましょう。今月下旬に放射線治療を開始する予定ですがそれをみて起こすようにしましょう」と話した。

一月十一日

患者さんから「いつまでこうしているのでしょうか」との質問があった。「現在の状態で最も重要なことは腰痛がなくなって動けることになることでしょう。そのためには腰部への放射線治療が欠かせません」「あと一〇日ほど安静を続け、放射線治療を問題なく施行できることがわかれば、少しづつ体を起坐に向かってあげていくことにします。」と話した。

一月十四日

こっそりコルセットをはずしていた。その後ははずしたまま少し座っているのを看護師に見られた。「座れそうな気がするでしょうけど、腰痛が再燃したら、治療は振り出しに戻ってしまいますよ。もう少しですから安静にしておきましょう」と話した。

一月十五日

少しでも起きたいと訴える。

一月十七日

じっと寝ているのが難しいようである。いらいらして看護師にも娘さんにも当たっている。

一月十八日

コルセットをはずして左側臥位になっている。これ（コルセット）がきつくてたまらない。

（診察時に）「このままじっとしていることができません。こんなにしているのなら死んだ方がましです」と訴える。

患者さんはとてもわがままな性格で我慢することができない。患者さんは暴言を吐くため周囲の人間はとてもストレスを強いられている。ただ、この性格であると、少しでも緩めると何処までも自分を通そうとする。明らかな抑制をかける必要がある。薬剤も使用しているがなかなか効果がない。

一月十九日

座位をとられている。数秒は許して下さいよ。歩けるんですよ。

〈こちらも主治医の指示は守っていただかないと困るので、それをお伝えした。〉

今日もイライラして周りの人間に迷惑をかけている。我慢することができない性格である。「一月二十一日までは我慢しなさい。一月二十二日から六〇度まで騎座（ママ）できるようにします」と話したところ、「歩いても良いですか」と聞いてきた。歩くのは座れるようになってからです。将来は必ず歩けるようになるでしょう」と話した。

一月二十日

患者さんが起きたがっているが一月二十一日まで安静を続けるように強く指導した。患者さんもしぶしぶ承服した。

（なお同日付けで、同院放射線科に対し一月二十四日からの放射線治療の依頼状を出している。）

一月二十一日（カンファレンス協議内容）「肺腫瘍からの脳、肝、脊椎転移であり、予後は一〜二ヶ月と思われる。現在安静度が守られていないが強い不安状態にある。性格的な要因が大きいと思われる。腰痛をコントロールする必要はあり、放射線治療を腰椎に施行する予定である。

今後体動が著しく危険な行動があればセレネース、ホリゾンなどの施行が望ましい。本日よりドラールを夕方に追加投与し経過観察する。」

一月二十二日

患者さんが、「あと二、三ヵ月しかないのなら、こんなきつい思いはしたくない。自宅へ帰りたい」と騒いでいるとの話を聞いたので、「まず、予後は二、三ヵ月ではない。三から六ヵ月と話しました。また、これは統計上の話であって少数ではあるが長く生きる人もいます。この間腰痛で苦しみ続けるのですか。出来るだけ、腰痛が出ないように治療しておく方が良いのではないですか」と話した。少し患者さんにも通じたようで「放射線治療を受けます。」と患者さんが答えた。

動けないことに我慢がならず、コルセットをはずして動こうとしてベッドからずり落ちた。「あなたがどうしようがかまわない。好きなようにしたらどうですか」といったところ、「すいません」と謝った。

一月二十四日（放射線治療技師より）「位置合わせ中に、目を離すと体を横に向けていた。とても治療できそうになく、病棟に帰ってもらった。」との報告あり。

（申立人らを呼び）担当医師より「患者さんが暴言を吐いたり、勝手に動き回ってしまい、放射線治療も出来ず、入院自体を継続することも出来そうにない。本人の望むように抑制をかけずに過ごさせたい。」と話した。

一月二十五日

ここ二日間ほど眠っていたが、今日は目が覚めてきた。娘さんが病状を心配して「なぜこうなったのか、緩和病棟なのに薬でこんなになるまで抑制してしまった。母の気持ちを汲んで、話を聞いて対応するのが緩和病棟ではないのか。」と不満を看護師に言われていた。「指示にも従わず、興奮して不穏行動を起こす患者さんに対して、精神的に抑制する薬剤を使いました。もし、この対応で不足があるのであれば、自宅に退院するなり、他の施設での加療を受けて下さい。とても、当科では対応できません。」と話した。

一月二十六日

午後になり、他院より医療連携室に当院入院中の患者が転院を希望して来院しているが、どういった事情なのか問い合わせがあった。その後、病室で家族が集まって話していたようであるが、娘と夫で転院を決めたということであった。このような頑迷な家族にどうして接してよいのかわからない。

第5　患者の権利オンブズマンにおける考察

1　本件苦情をもたらした原因の究明とその評価

① 患者の意向にかかわりなく策定された治療方針が実施されたこと

本件「苦情発生前後の診療経過の概要」を検討すれば、相手方病院緩和ケア病棟における治療方針は患者本人や家族の意向とは関わりないところで策定され、その内容が患者の意向に反していること、むしろ患者に困惑と大きな苦痛を与えていることを知りながらそれを無視して実施に移されたこと、結局のところその治療方針は頓挫しただけでなく、患者本人の身体や精神に極めて大きな負担を与える形で終了したことを直接の背景として、申立人らの本件苦情が発生し提起されるに至ったものであることは明白であろう。

② 予後に関する基本的な情報を伝えないままに、或いは虚偽の情報を伝えて、治療方針にもとづく医師からの指示に従うことや同一治療方針を続行することについて承諾を得ていること

転棟時（一月六日）における担当医師の診断によれば、本件患者の予後を決するものは、多発性肝転移であり、既に肝機能異常も出ているので予後は三カ月以内、進行によってはもっと早いであろうとされている。

その後のカンファレンス（一月二十一日）においては、更に状況は進展し、予後は一～二ヵ月と判断されている。

予後に関する情報は、患者が病院から提案されている治療を受けるかどうかを決める上では極めて重要な基本的情報であることは言うまでもなかろう。とりわけ終末期における緩和ケアの提供を求めて緩和ケア病棟への入院予約を行っていた本件患者と家族にとっては、決定的に重要な情報と言わなければならない。

ところが、前記の予後に関する情報は、転棟時に家族に説明されたことは記録されているが、患者本人に正しく伝えられた記録はない。それどころか、一月二十一日に至り、「あと二、三ヵ月しかないのなら、こんなきつい思いはしたくない。自宅へ帰りたい」と患者が申し出た際には、「予後は二、三ヵ月ではない。三から六ヵ月と話しました。また、これは統計上の話であって少数ではあるが長く生きる人もいます」などと、その頃には「予後一～二ヵ月」と診断されていたことを隠すのみか、それと異なる虚偽の情報を提供して、患者の同意を取り付けている。

その手法は、専門家によるパターナリズム（家父長的保護主義）にもとづいて医療が展開されていた時代に多用された「ムント・

テラピー」(「口の上での施術」。時には患者を適当に言いくるめて診療方針への同意を確保する手法)そのものと言うほかない。

このような手法を採用しての治療計画の実行が、とりわけ患者の安楽を確保し穏やかな終末を迎えることができるような緩和ケアを期待していた患者家族が、緩和ケア病棟における患者の処遇に大きな不満を抱いて、相手方病院に対して本件苦情を申し立てるに至った重要な背景をなしていることも想像に難くないところである。

③ 相手方病院における患者の権利に関する基本方針を説明している文書は前記のような事態を許容するものになっていること

申立人から提出を受けた相手方病院の「入院のごあんない」の二頁には「パートナーシップ」という相手方病院における病院理念の一つを掲げた項があり、その大きな囲み記事として患者の権利の根幹に関わる「『インフォームド・コンセント』『セカンド・オピニオン』『情報開示』等を推進し、患者さんの『自己決定権』を尊重します。」とスローガン的に大書されている。しかしながら、その一つ一つの言葉に関する具体的な説明においては、下記のとおり、今日の社会において通常使われるものとは全く異なる内容が記述されている。

i 「インフォームド・コンセント」に関する説明

例えば、囲み記事の真下に記述されている「インフォームド・コンセントとは?」においては、「医師が病状や治療方針をわかりやすく説明し、患者の同意を得ること」と、日本医師会が二〇年以上前にインフォームド・コンセントの訳として提案し、その後社会的に否定されるに至った『「説明と同意」に関する報告書』(一九九〇年一月)で主張された内容がそのまま援用されているのである。(なお、前記報告書においては、ムント・テラピー(通常は「ムンテラ」と略して当時の医療界で広く使用されていた)の手法が肯定的に位置づけられており、インフォームド・コンセントは、ムント・テラピーの延長線上にあるという認識が表明されている。)

言うまでもなく、インフォームド・コンセント原則は、その後、国連総会決議(一九九一年)において精神医療に適用される原則として厳密な定義付けがなされ、さらに世界保健機関(WHO)宣言(一九九四年)、世界医師会(WMA)の宣言(一九九五年)においては、全ての日常の医療行為に適用される原理・原則として採択されており、日本の裁判所においても一九九二年頃から裁判規範として確立しているものである。

ここでは一つ一つの引用はさけるが、最も簡潔かつ正確な日本語による定義付けの一つとして各地の裁判例でも多く援用されている日本弁護士連合会人権大会(一九九二年)が行った定義によれば、「インフォームド・コンセントとは、あらゆる医療行為に先立って、患者が自己の病状、医療行為の目的、方法、危険性、代替的治療法などにつき正しい説明を受け理解した上で自主的に選択・同意・拒否できるという原則」であり、インフォームド・コンセントを与える主語は患者本人に他ならない。

決して医師を主語として「医師が説明をして患者の同意を得る」というようなものではなく、むしろそうした専門家によるパターナリズムにもとづく従前の考え方を否定し、治療方針を決定する主体を医師から患者へと大転換させる原則こそがインフォームド・コンセント原則に他ならない。

相手方病院において、その基本方針において治療方針を決定する主体を医師とする従前の考え方をそのまま維持していることが、今回のような事態を生み出した根本要因或いは背景事情になっているものと判断せざるを得ない。

ii 「自己決定権」に関する説明

自己決定権という言葉が入院案内において使用されているのは実はこのスローガンにおいてだけであるが、入院案内の表紙の裏には「患者さまの権利と義務」と題する文書が冒頭に掲げられており、その第二項の「決める権利、守る義務」という項目が「十分な情報や説明を受け、理解した上で、提案された診療計画などを自らの意思で決める権利があります。しかし、それらの内容に関する指示は守っていただく義務があります」とされている。

そこでは、患者には、事実上、病院が提案した診療計画を受け入れることを決定する権利（同意する権利）だけが保障されており、それを拒否したり、代替的な治療を選択する権利等は保障されていないのみか、一旦受け入れた以上は「それらの内容に関する指示を守っていただく義務があります」という、まさに従来のパターナリズム医療における基本的な考え方が掲げられている。このことも、今回、相手方病院緩和ケア病棟の担当医師や看護師らが患者に対して繰り返し指示を守るよう求めてきた背景をなしていることを指摘せざるを得ない。

もちろん治療方針に関わる患者の意思決定権（自己決定権）においては、医療機関が提案する診療計画を受け入れるか、拒否するか、或いは代替的治療方法を選択するか、全ての患者自身の自由意思のもとに医療上の意思決定が行われるものであって、一旦同意した治療計画の内容に基づく医師からの指示についても、それを拒否する権利はあっても守らなければならない義務など存在していないことは言うまでもなかろう。

とすれば、相手方医療機関においては基本方針においての患者の権利の中核をなすところの自己決定権すら明確に容認していないものであって、そのような基本姿勢もまた、今回の緩和ケア病棟の担当医師らが患者の意向を無視して行った治療計画の押しつけを支えている重大な背景の一つになっているものと評価せざるを得ない。

④ 苦情発生の原因及び背景に関する考察の結論

以上の検討の結果、相手方病院においては、治療現場における実態においても、相手方病院における医療理念上の基本方針においても、パターナリズム医療が残存しており、そのことが本件苦情を発生させた大きな背景をなしているものと言わざるを得ない。

従って、本件苦情案件を解決するためにはもとより、今後、同種の苦情を発生させないためにも、今日において世界の医療機関の共通かつ最も重要な医療理念となっている患者の自己決定権の保障、患者の尊厳に最大限の敬意を払う医療、即ち、インフォームド・コンセント原則にもとづく医療を全面的に履行する医療システムへと早急に転換することは、相手方病院における喫緊の課題になっていると考える。

2　自己決定権並びにインフォームド・コンセント原則の法規範性と緩和ケアにおける患者の権利

ところで、今日の医療理念とされているインフォームド・コンセント原則は、単なる理念上の存在ではなく、既に法規範性を有しているものである（従って、これに反する医療行為は裁判手続きにおいて違法と評価され、法律上の責任が問われることもある）。

また、患者の意思決定が尊重されるとともに、日本国憲法第一三条が直接保障している「個人の尊厳」を確保することが強く求められるのが終末期における緩和ケアであることは言うまでもない。

従って、相手方病院における今後の検討に供するため、「苦情発生前後の診療経過の概要」に記録されている医療措置のうち直接的にインフォームド・コンセント原則や患者の尊厳にかかわると思われる事項に限って、以下のとおり、患者の権利オンブズマンとしての評価を行うこととする。

①　治療上の患者の意思決定権

一九九四年の世界保健機関（WHO）「ヨーロッパにおける患者の権利の促進に関する宣言」では「患者によるインフォームド・コンセントは、あらゆる医療行為にあたって事前に必要とされる」（宣言3・1項）、「患者は、医療行為を拒否し、または中止させる権利を有する」（同3・2項）と規定されている。

また一九九五年の世界医師会（WMA）宣言は、「意思能力のある成人の患者は、いかなる診断上の手続きや治療行為に対してもコンセントを与え、あるいは撤回する権利を有する」（宣言3b項）、「患者の意思に反する診断や治療行為は、特別に法律によって許されるか、医療倫理原則に合致する例外的な場合にのみ許される」（同6項）と規定している。

また、最高裁判所は、エホバの証人の輸血拒否の意思決定に関して「患者が、（医療上の）意思決定を行う権利は、人格権の一内容として尊重されなければならない」（二〇〇〇年二月二十九日第三小法廷）として、患者には広く医療上の意思決定をする権利があり、この権利は日本国憲法第一三条が保障する「人格権」に属するものであることを明確にしている。

以上の観点からすると、本件治療方針が策定されるに際し、とりわけ、実施に移されるに際して、患者にその内容が事前に提起され患者の自由な意思決定を得る手続きが履行されていないこと、治療を止めて自宅に帰りたいとの意思表明がなされた際に、その意思が患者の本意であるかどうかも含めて慎重に確認する手続きがとられていないことは、患者の自己決定権を侵害したものと評価される可能性が高いものである。

なお患者の意思決定権は、当然のことながら、患者に意思能力があることを前提とするものであるが、本件診療経過を見れば、緩和ケア病棟担当医師は患者本人に意思能力或いは同意能力があることを前提として、自己が実施する医療措置に関して患者本人に説明し、その同意をとっていることが明らかである。（仮に患者本人の意思能力が存しないと判断される場合には、患者に代わってその代理人や家族に説明し、その意思決定に委ねなければならない。）

② ターミナルケアにおける患者の権利と尊厳の擁護

前述のWHO宣言は、「患者は、人間的なターミナルケアを受け、尊厳ある死を迎える権利を有する」（宣言5・11項）、「患者は現在の知見に応じて、苦痛を軽減される権利を有する」（宣言5・10項）と定めている。

同じくWMA宣言は、「患者は、人間らしいターミナルケアを受け、可能な限り尊厳をもって安らかに死ぬため、適用可能なあらゆる援助を提供される権利を有する」（宣言10・c項）「患者は、現在の知見にもとづいて苦痛を緩和される権利を有する」（同10・b項）と規定している。

なお「個人の尊厳」は、日本国憲法第一三条が直接的に保障するものであり、その中核は人格的自律権（自己決定権を含む）、プライバシー権（自己情報コントロール権を含む）とともに「身体の不可侵性」の保障を基礎とするものであるが、そうした観点から「患者は、不当な拘束や虐待を受けない権利を有する」（患者の権利法要綱案第Ⅳ章j項）とされており、介護分野を中心として「（入所者本人又は他の入所者の）生命又は身体を保護するため緊急やむを得ない場合を除き、身体的拘束その他入所者の行動を制限する行為を行ってはならない」という原則が法制化されている。その趣旨は医療分野においても原則的に適用されるものであるが、身体的拘束の手段としては物理的な手段はもとより薬剤によって過度の鎮静をはかることも含まれると解釈されている。

以上の観点からすると、予後三ヵ月と診断されている患者に対して、放射線による緩和的治療を実施するためとはいえ、患者に対し強い身体的な苦痛を強いることになる硬性コルセット常時装着とベッド上の臥床安静の確保を指示し一八日間もの長期にわたって実施したこと、長期にわたる臥床安静の継続による堪え難い苦痛やストレスによる精神的不安や不穏状態の発生に対して薬剤による抑制を行い、患者の意識状態の低下をもたらしたことなどは、「苦痛を軽減（或いは緩和）される権利」「尊厳ある死を迎える権利」「尊厳をもって安らかに死ぬため、援助を提供される権利」などの保障とは大きく乖離しており、患者の尊厳を侵害する「不当な身体拘束」と評価される可能性も否定できないものであろう。

第6　苦情の当否に関する判断と相手方病院に対する勧告と要望

1　苦情の当否に関する判断

前述の考察に基づいて、申立人が提起している相手方病院に対する苦情は、患者の権利、とりわけ、その中核とされている患者の自己決定権や個人の尊厳が十分に尊重されていないことを原因として発生したものと認めることが出来るので、それらの苦情はいずれも正当なものであり、支持できるものである。

なお申立人の苦情の中にある「心のケア」に関して一言すれば、緩和医療において、患者の意思や意向を最大限に尊重したケアが実施されることを前提として、終末期であるが故に表出される精神的な不安や葛藤あるいは動揺、非嘆などに対して、十分な精神的援助（心理学的、或いは宗教的援助を含む）を行うものであって、そのような前提を欠く中で傾聴を続けたとしても、一時的な慰撫の効果しか期待できないことに留意すべきであろう。

また、患者の意向に関わりなく策定され、かつ、その実施が患者に相当の苦痛を強いているような場合において、その治療計画に患者が積極的に協力せず、或いはその治療方針に基づく指示に従わないからといって、そうした患者の対応を「わがままである」と評価することは妥当ではないこともまた自明であろう。

2　相手方病院に対する勧告と要望

(1)　相手方病院におかれては、患者の自己決定権の尊重、即ち、インフォームド・コンセント原則に基づく医療システムを全面的に構築するために職員研修などを実施するとともに、病院としても患者の諸権利を保障することを明確に表明するために、現在の「患者の権利と義務」と題する文書内容の再検討を行い、適切な文章規定を早急に整備されるよう勧告する。

(2)　とりわけ緩和ケアにおいては、患者本人の意向と家族の希望などを最大限に生かしたケア計画を策定して実施しうる体制を早急に確立されることを強く要望する。

なお、申立人から提出を受けた相手方病院発行の「穏やかなときを　あなたらしく　緩和ケア病棟のご案内」と題するリーフレットにおいては、「当院緩和ケア病棟は主として終末期における悪性腫瘍の患者様を対象にしております。ご自身の心と体の痛みを和らげることにより、患者様の意思や生活を大切にしておだやかに過ごすことができるようケアいたします。」「がんに伴う痛みなどの身体症状を緩和し、精神的ケアをいたします。その人らしい生活を送っていただくために患者さまの意思を尊重したケアを、心をこめて行います。」と表明されている。

本件患者とその家族は、相手方病院のリーフレットを読み、そこで表明されているようなケアを受けることを期待して緩和ケア病棟への入院を決定したものである。

従って、本件苦情申立を受けて、実際に実施された治療措置がそのリーフレットで表明している緩和ケア方針と合致するものであったかどうか、どうして本人の意向を無視した「緩和ケア計画」が立案され実施されるに至ったのかについて検証を加えられ、その改善に努められることが重要であることも指摘しておきたい。

〔追記〕　相手方病院からの回答書は寄せられなかったが、相手方病院のホームページに掲示されている患者の権利に関する記述が、調査報告書に援用している記述とは異なる内容へと変更されていた。その内容は以下のとおりである。

理念・基本方針

患者さんの人権を尊重し　インフォームド・コンセントを大切にして　安心して任せられる医療とサービスを提供します
地域との連携を大切に　かかりつけ医との協力のもと　二四時間信頼される診療体制を充実させます
最新・最良の医療水準をめざして研修・教育に努め　チーム医療の推進を図ります

「患者さんの権利」と「患者さんへのお願い」

患者さんには「ご自身が生命《いのち》の主人公」として、つぎの「守られていること」「守っていただきたいこと」があります。

【患者さんの権利】

1　だれもが、人としての尊厳を尊重され、良質で安全な医療を、公平に受ける権利があります。
2　病気、検査、治療方法・内容、経過など、患者さんが理解できる言葉や方法を用いて、納得できるまで、十分な説明・情報提供を受ける権利があります。
3　十分な説明・情報提供を受けた上で、治療方法などの医療行為は自らの意思で選択、拒否できる権利があります。
4　医療行為の選択にあたっては他院を含め他の医師の意見（セカンド・オピニオン）を聞くことや、医療機関を自由に選択する権利があります。
5　ご自身の診療記録の開示を求める権利があります。
6　診療で得られた個人情報の秘密が守られ、プライバシーが保護される権利があります。

【患者さんへのお願い】

1　ご自身の健康に関するすべての情報を正確にお伝えいただくとともに、誤認などの防止のために姓名・誕生日等の確認作業にご協力ください。

2　ご自身の医療への主体的な参加をお願いします。

検査や治療などでわからないことがありましたら、十分理解できるまで質問し、納得の上で受けてください。

3　すべての患者さんが快適な環境で適切な医療を受けられるように、病院内のルールや医療者からの注意・指導事項を守り、他の患者さんのご迷惑にならないようご協力ください。

4　当院は、臨床研修指定病院でもあります。研修医、医学生、看護学生などの研修・実習へのご理解とご協力をお願いします。

最善の結果を求めて医療者とともに取り組むことにご協力をお願いします。

インフォームド・コンセント

私たち（医療者）は患者さん・ご家族のみなさまとよりよいパートナーシップを築くために「インフォームド・コンセント」の徹底に努めております。

【インフォームド・コンセントとは】（説明と同意〜理解と選択）

患者さんが治療を受けるにあたって、「ご自身の病状、医療行為の目的、方法、危険性、代替的治療方法などについて、私たち医療者から十分な説明を受け、その内容を十分理解し納得した上で、患者さん自身の意思でその検査や治療を受けるかどうか、自主的に選択・同意・拒否できるということ」です。

患者さんの自己決定権を尊重するというのが、「インフォームド・コンセント」の主旨であり、自己決定権には医療行為を拒否することや中止させることも含みます。

人はそれぞれに個人差があり、違った価値観を持っているものですから、同じような病気でも、すべての患者さんに同じ治療方針があてはまるものではありません。

したがって、私たち（医療者）も患者さんご自身のお考えが分かった方が、よりいっそう適切な診療がしやすくなります。どうぞお気軽にご自身のお考えをお話しください。

〈資料14〉厚生労働省「終末期医療の決定プロセスに関するガイドライン」

平成十九年五月

1　終末期医療及びケアの在り方

① 医師等の医療従事者から適切な情報の提供と説明がなされ、それに基づいて患者が医療従事者と話し合いを行い、患者本人による決定を基本としたうえで、終末期医療を進めることが最も重要な原則である。

② 終末期医療における医療行為の開始・不開始、医療内容の変更、医療行為の中止等は、多専門職種の医療従事者から構成される医療・ケアチームによって、医学的妥当性と適切性を基に慎重に判断すべきである。

③ 医療・ケアチームにより可能な限り疼痛やその他の不快な症状を十分に緩和し、患者・家族の精神的・社会的な援助も含めた総合的な医療及びケアを行うことが必要である。

④ 生命を短縮させる意図をもつ積極的安楽死は、本ガイドラインでは対象としない。

2　終末期医療及びケアの方針の決定手続

終末期医療及びケアの方針決定は次によるものとする。

（1）患者の意思の確認ができる場合

① 専門的な医学的検討を踏まえたうえでインフォームド・コンセントに基づく患者の意思決定を基本とし、多専門職種の医療従事者から構成される医療・ケアチームとして行う。

② 治療方針の決定に際し、患者と医療従事者とが十分な話し合いを行い、患者が意思決定を行い、その合意内容を文書にまとめておくものとする。

上記の場合は、時間の経過、病状の変化、医学的評価の変更に応じて、また患者の意思が変化するものであることに留意して、その都度説明し患者の意思の再確認を行うことが必要である。

③ このプロセスにおいて、患者が拒まない限り、決定内容を家族にも知らせることが望ましい。

（2）患者の意思の確認ができない場合

患者の意思確認ができない場合には、次のような手順により、医療・ケアチームの中で慎重な判断を行う必要がある。

① 家族が患者の意思を推定できる場合には、その推定意思を尊重し、患者にとっての最善の治療方針をとることを基本とする。

② 家族が患者の意思を推定できない場合には、患者にとって何が最善であるかについて家族と十分に話し合い、患者にとっての最善の治療方針をとることを基本とする。

③ 家族がいない場合及び家族が判断を医療・ケアチームに委ねる場合には、患者にとっての最善の治療方針をとることを基本とする。

（3）複数の専門家からなる委員会の設置

上記（1）及び（2）の場合において、治療方針の決定に際し、

・医療・ケアチームの中で病態等により医療内容の決定が困難な場合

・患者と医療従事者との話し合いの中で、妥当で適切な医療内容についての合意が得られない場合

・家族の中で意見がまとまらない場合や、医療従事者との話し合いの中で、妥当で適切な医療内容についての合意が得られない場合

等については、複数の専門家からなる委員会を別途設置し、治療方針等についての検討及び助言を行うことが必要である。

〈資料15〉日弁連「臨死状態における延命措置の中止等に関する法律案要綱（案）」に関する意見書

二〇〇七年八月二十三日
日本弁護士連合会

意見の趣旨

いわゆる尊厳死（以下「尊厳死」という。）については、個々人の価値観に基づき様々な考え方があり、それらの考え方自体は尊重されるべきである。しかしながら、「尊厳死」の法制化は、人間の生死に関わるものであることに加えて、単に医療の一分野を規律するに止まらず、医療全体、社会全体、ひいては文化に及ぼす影響も、非常に重大である。したがって、「尊厳死」の法制化の前提となる立法事実並びに人間の尊厳およびこれに由来する人権の観点から、極めて慎重かつ十分な検討が必要である。

また、患者の権利が制度上も実態としても十分に保障されていない現状に鑑みれば、「尊厳死」法制化の制度設計の前に、①適切な医療を受ける権利やインフォームド・コンセント原則など患者の権利を保障する法律を制定し、現在の医療・福祉・介護の諸制度の不備や問題点を改善して、真に患者のための医療が実現されるよう、制度と環境が確保されなければならないし、②緩和医療、在宅医療・看護、救急医療等を充実させなければならない。

したがって、まず、厚生労働省作成の「終末期医療の決定プロセスに関するガイドライン」や各医療機関・学会作成のガイドライン等を踏まえたいわゆる終末期医療（以下「終末期医療」という。）の実態調査を行い、その問題点や課題を分析して公開し、市民からの意見を聴取するなどして、「尊厳死」が認められる条件を検討し、その法制化の是非から議論を始めるべきであり、現段階で「尊厳死」の法制化に賛成することはできない。

意見の理由

1　はじめに

「尊厳死の法制化を考える議員連盟」は、二〇〇七年五月、「臨死状態における延命措置の中止等に関する法律案要綱（案）」（以下「要綱（案）」という。）を公表した。要綱（案）には、「尊厳死」や「終末期医療」という、人間の生死や患者の権利に関わる法の制度設計が示されている。

日本弁護士連合会（以下「当連合会」という。）は、人間の病や生死に関わる立法については、医科学的根拠や医療現場での生命倫理のみならず、社会の全体的な観点、すなわち、社会的理解・合意の重要性を強調してきた。

5　自己決定権の厳格な保障

生命維持治療の中止等は、患者の自己決定権に基づくものと一般的には説明される。患者の自己決定権に基づくものである以上、本来、対話性と同時性の要件が確保されることにより、自己決定権が厳格に保障されなければならない。しかし、要綱（案）においては、患者の自己決定権が真に保障されないおそれがある。

（1）対話性と同時性

自己決定ないしインフォームド・コンセント原則は、個々の患者の病状および治療法等が個別的、特定的でなければ保障し得ないものである。

ところが、要綱（案）では、生命維持治療の中止等を求める患者の意思は、患者がその状態になるより前の「事前の意思」で足りるかのように論じられている。

その場合、この意思を表示した段階では「その病状も療法もまったく未来的・仮定的・想像的なものであり、インフォームド・コンセントとは前提を異にする。…それは、主治医＝患者間の『対話性』と『同時性』に欠ける意思表明である」（唄孝一。生命の科学二三号一九九四年）ことに留意しなければならない。即ち、自己決定の前提が不十分であると言わざるを得ないのである。なぜならば、生命維持治療の中心が問題とされる状態は意識不明の場合が多いが、その状態になるより前に、その状態になったときのことは誰にも分からないし、また、実際にその状態になったときに、本人の考え方も変わり得るからである。

それ故、生命維持治療の中止等を患者の自己決定権に基づくものと位置付ける以上は、本来、生命維持治療の中止等を求める患者の意思は、患者がそのような状態になった時点における意思でなければならない。

したがって、かかる患者の意思について、その時点で、直接患者には確認できない状況下においては、いかなる手段、手順によって、患者の意思を合理的に推認することができるのかについて、慎重な検討が必要であり、また、その基準は明確かつ厳格なものでなければならない。

（2）「尊厳死」に関する自己決定の前提を欠くものとなるおそれ

要綱（案）では、生命維持治療（要綱（案）にいう「延命措置」）の中止等は、「臨死状態」にある患者に対して行われるとしている。「臨死状態」とは、「疾患に対して行い得るすべての適切な治療を行った場合であっても回復の可能性がなく、かつ、死期が切迫していると判定された状態」であるとされている。

①　人々が「尊厳死」の問題に関心を持つ理由の一つは苦痛からの解放という点にあると思われるにもかかわらず、「臨死状態」の

定義には、痛みに苦しむとの要件がない。苦痛には、精神的な苦痛も含まれるという考え方もあるが、他者がそれを判断するのは困難であろう。

②「死期が切迫している」という要件の定義は、曖昧である。臨死期は、数日後、数時間後に死が迫っている時であるという考え方もある。要綱（案）もこの「臨死期」の定義に従うものかどうか不明である。

「臨死期状態」の原因となる疾病は様々であり、様々な疾患について生命予後の長さを共通の物差しにして定義することは出来ないのではあるまいか。「死期の切迫」といっても、それが死亡までどの程度の時間を意味するのかは大いに議論のあるところであり、死亡までの時間の予測の困難性は多くの医師が指摘するところである。それ故、「終末期」における生命維持治療の中止等は、個別の疾患・病態進行程度を踏まえて、個別具体的にしか行い得ないはずである。ところが、要綱（案）は、これを一律になし得るとの前提に立っているとも見受けられ、「終末期」予測の困難性への配慮が欠けている。

③「延命措置」は「疾患の治癒を目的としないで単にその生命を維持するための医療上の措置」と定義している。治癒目的がなければ生命維持治療ではないとの考えに基づいていると思われるが、例えば緩和ケア目的の治療をどう位置付けるのか。それが生命維持治療でないというのであれば、治療の概念を覆し、「臨死状態」を死とほぼ同義と位置付けることになるように思われる。また、「措置」の語は治療の語と異なるから、医療でないことを暗示する。そうすると、「延命措置」は、もともと不必要で無意味だから治療とはいえないものとの観念を先取りさせ、不要なものは要らないと、人々をミスリードすることになる。さらに、「苦痛の緩和のための措置」を「延命措置」から除外していない。しかし、多くの場合、苦痛の緩和のための治療中止を希望することはあるまい。

6　生命権の保障

（1）「臨死状態」について誤診があれば、取り返しがつかないことであり、生命権を侵すことは言うまでもない。

（2）「臨死状態」につき「疾患に対して行い得るすべての適切な医療を行った場合であっても」とある点につき、実際に「行った」ことが要件なのか、そういう場合であっても「回復の可能性」がないことが予測されるのであればそれで要件を満たすと解されるのかは定かではない。もし後者なら、生命権を侵すおそれがある。

（3）要綱（案）には、書面により表示した意思を撤回する方法について定めがない。一旦、そのような意思が表示されたとしても、本人の意思が変わり得るものであることからすれば、撤回は自由であり、また、撤回について書面は不要であると考えるべきである。そうでなければ、患者の生命権を侵害するおそれは払拭されない。

（4）また、「終末期」に、生命維持治療を継続して生命を維持することについて、その是非を判断し得るのは、本来はその患者本人以外にはあり得ないとの前提に立って考えるべきである。もし、他者が、これを否と判断できるとすれば、「生きるに値しない生命」として他者が本人の「生命の質」を評価することに他ならない。したがって、患者の生命権の保障の観点からも、患者本人の意思が極めて慎重かつ十分に確認されなければならないのである。

7　人間の尊厳の保持

要綱（案）は、「延命措置の中止等の適正な実施に資することを目的とする」と定めており、これは結局、延命措置の中止に関する手続法ということになる。「患者の意思の尊重」という文言についても、延命措置の是非は医師が決定することができ、その際、患者本人の意思を考慮すればよいと解される余地があり、患者の自己決定権を真に保障する立法とは言えない。また、本要綱（案）は、患者または家族に対し延命措置の中止等の方法やそれにより生じる事態等についての説明責任が課され、書面による患者の意思確認が求められているが、それに違反した場合については、罰則規定から除外されている。

「尊厳死」の法制化を検討するに当たっては、患者の自己決定権の保障が第一義的な目的とされるべきところ、要綱（案）は、患者の自己決定権の保障を必ずしも立法目的としているとはいえず、そのための手段も不十分である。結局、要綱（案）は、問題になる患者本人のためではなく、経済的要因、近親者の負担要因、医師の免責要因等を重視して提案されているとの疑問を払拭することができない。

本意見書において指摘した問題点が十分に検討されることなく生命維持治療の中止等の正当化を図る法制化が進められるようなことがあれば、その疑問はますます深まることになろう。

したがって、患者本人の人間の尊厳が侵されるおそれがないかどうかについても、十分な検討を加えなければならない。

8　まとめ

尊厳死の法制化を考える議員連盟が要綱（案）を公表し、社会に対して問題提起を行った点は評価しうる。

しかしながら、以上のとおり、患者の自己決定権を真に保障するためには、「終末期」における自己決定の法理について、その目的、適用範囲、手続等を最も厳格に規定しなければならないというべきである。

「尊厳死」の法制化は、単に医療の一分野を規律するに止まらず、医療全体、社会全体、ひいては文化に非常に重大な影響を及ぼすものであり、これによって、医学的に回復する見込みがないとされる多くの患者に対する心理的圧力も増大するおそれがある。また、十分な議論の尽くされないまま法制化がされるとすれば、そのような病状にある患者に対する周囲の人々や社会の差別・偏見が助長されることも懸念される。

「尊厳死」の法制化を考えるならば、その前に、①適切な医療を受ける権利やインフォームド・コンセント原則など患者の権利を保障する法律を制定し、現在の医療・福祉・介護の諸制度の不備や問題点を改善して、真に患者のための医療が実現されるよう、制度と環境が確保されなければならないし、②緩和医療、在宅医療・介護、救急医療等を充実させなければならない。

したがって、まず、厚生労働省作成の「終末期医療の決定プロセスに関するガイドライン」や各医療機関・学会作成のガイドライン等を踏まえた「終末期医療」の実態調査を行い、その問題点や課題を分析して公開し、市民からの意見を聴取するなどして、「尊厳死」が認められる条件を検討し、その法制化の是非から議論を始めるべきであり、現段階で法制化に賛成することはできない。

以上

あとがき

『患者の権利』（九州大学出版会）の初版が上梓されたのは「患者の権利宣言案」発表一〇周年にあたる一九九四年十月のことでしたが、幸いにして初版は二刷を重ね、改訂版の出版が求められ始めていました。丁度その頃、私が英国エセックス大学人権センターの特別研究員として渡英し一九九七年一月から満二年間、妻とともに英国での生活を送ることが決まったため、初版には記述することができなかった一九九四年三月採択のWHO「ヨーロッパにおける患者の権利を促進するための宣言」、翌年九月のWMA（世界医師会）「患者の権利に関する改訂リスボン宣言」を含め、その後急速に進展した内外における患者の権利を巡る情勢に基づき最小限の加筆を加えて『患者の権利（改訂増補版）』を刊行したのは一九九七年二月のことでした。改訂増補版も三刷を重ねましたが、改訂増補版刊行以来の一三年間における患者の権利運動の発展とインフォームド・コンセント原則を始めとする患者の権利を巡る医療現場の状況や法制度化の情勢は劇的な変化を遂げています。

ところで、一九九〇年代後半から医療における患者の安全をどのように確保するかが、国際的な課題として浮上してきました。とりわけ日本では私達が帰国した直後である一九九九年一月に発生し二月に公表された横浜市立大学病院の患者取り違え事件やその翌月に報道された都立広尾病院の消毒剤誤入事件等、信じ難い重大事故の発生が連日のように報道される中で、私自身が英国滞在中（その間にオランダにも二ヵ月滞在）に見聞した、WHO宣言が提唱する裁判外における患者の権利擁護システム（裁判外苦情手続）を一日も早く日本に紹介し、導入を促進するために『患者の権利（三訂版）』を発行する必要性を痛感しました。しかし事態の深刻さは、速やかに実践的な運動を開始することこそが求められているとの思いから、自ら第三者機関の一員としての役割を果たすべく創設した「患者の権利オンブズマン」の活動に従事することを先行することにいたしました。

患者の権利オンブズマンが発足してから今日まで十数年間の歩みは、インフォームド・コンセント原則を実質的に担保するカルテに対するアクセス権など患者の自己情報コントロール権を確立してきた歩みと重なるとともに、国を挙げての患者安全政策の始まりと進展にも連動しています。

患者の権利の促進が、国の医療政策の基本として位置づけられようとしている今、筆者自身も関わってきた患者の権利運動三〇年を振り返るとともに、とりわけ既に十年余におよぶ市民を主体とする権利運動である患者の権利オンブズマンの活動を通じて得られ深められてきた患者の権利論を、概括的に総括し、その到達点を明確にすることは、これからの課題に立ち向かう患者の権利運動の共通の軸足を確認しつつ、新たな地平を切り開いていく方向性を探求する上でも不可欠の作業のように思います。筆者が、今般、本書の目次構成も全面的に改めた上で、『新・患者の権利』として刊行することになったのは、以上の思いに基づくものです。従って、本書は、従前『患者の権利』（九州大学出版会）として出版されてきた図書の続編としての性格を有しているものです。

ところで、丁度同じ時代に進行していた司法制度改革をめぐる議論の結果、二〇〇四年四月から新しい法曹養成制度として法科大学院が設置されるところとなり、私自身が、当初から法科大学院教授の実務家専任教員としての業務に従事しなければならなくなったこと、司法制度改革の最後の課題となった刑事司法における、「裁判員裁判」制度が導入された二〇〇九年度の福岡県弁護士会会長に就任していたことなど、三訂版の執筆作業を何度も中断せざるを得ない事態に遭遇するに至りました。

加えて、私が弁護士会会長の職務を遂行している最中である二〇〇九年十一月に行った健診において肝臓機能に異常が指摘され、諸検査を行った結果、翌年一月「肝悪性リンパ腫」と診断されるという、想定外の事態が発生したために、私自身の生活に新たに療養という課題がのしかかってきました。

そのような経過や私の個人的な事情から『改訂増補版』を出した時期から今回の出版までに既に二十年以上の期間が経過したために、内容的にはこの二十年間における患者の権利運動の発展過程を中心に記述する必要が生じ、実質的にも形式的にも「改訂」というわけにはいかない事態となりました。そのために本書の名前も『新・患者の権利』といたしました。

また、私の病状は客観的には深刻なものでしたから、私は本書の出版を闘病生活がどんな展開を辿ったとしても必ずやりとげなければならない課題と位置づけて取り組んできており、私は半ば本気で、半ば冗談で私が想定する前に命がつきた場合には、本書を私の葬儀の引き出物にしてほしいということを妻に話してきました。

この本の序文にも一部触れていますが、以上のような諸事情のために、残念ながら時間不足のため権利各則における今後の展望については多くを語ることができませんでしたが、本来その中身はこのバトンを引き継いでくれる皆さんにより具体的に展開されていくべきものと考えるようになりました。

なお、私が闘病生活を送っている間、他院に入院中のときも含めて主治医として一貫して私を見守ってくださった鮫島博人先生（現・千鳥橋病院院長）から頂いたメールを、本書の第八章第二節で紹介しています。鮫島先生はこれからの医師のありかたとして「患者に標準的な医療を押し付けるのではなく、患者の人生を支援することが医師としての重要な責務であると考えるに至りました。」と述べておられます。期せずして、日本の患者の権利運動における目標となりつつある視点と同一の方向性を示唆している主治医の言葉を聴いて、私は涙が出るほど嬉しい思いがしました。

ぜひとも多くの医療専門家が患者一人ひとりの人生を支援する立場にたって、患者に一層寄り添うとともにその専門性を高め、日本医療の質を向上させる運動とシステム作りの原動力になっていただきたいと願っています。

また、WHO宣言本文前文には、患者の人格的自律権を明示、確立することにより、市民自身が医療システムの前進のために一層大きな責任を有していることについて自覚を高め、実際にも従前以上の責任を果たしていくことへの強い期待が表明されています。日本においてもそのような展開にすべきことは当然のことであり、患者の権利運動に携わる者がどんな場面においても貫くべき矜持の一つとして認識を共有し、強化していきたいと思います。

最後になりましたが、私の闘病生活が始まったために、内容的に不十分な箇所を残したまま出版せざるを得なくなったことを読者の皆さんがご寛容にお許し頂くことを切にお願いいたします。

このような事態にも関わらず、今回の出版も快くお引き受けいただき、とりわけ今回の出版においては私の作業の不完全さに対しても寛容に、且つ辛抱強くおつきあい頂いた九州大学出版会の皆様に対して心から感謝申し上げます。

これをもって誠に舌足らずはありますが、本書の著者としてのあとがきといたします。


二〇一三年二月七日（私の六十七歳の誕生日に記す）

池永　滿

編集後記

著者の池永満はこの新刊本を見ることなく、二〇一二年一二月一日午前二時二一分、肝細胞がんのため入院中の千鳥橋病院で死去いたしました。享年六六歳でした。

池永は三年前に肝悪性リンパ腫と診断され、その後は、急性心筋梗塞のため心臓カテーテルによるステント留置術、早期胃がんのため腹腔鏡下の胃全摘術、肝細胞がんのため肝臓動脈化学塞栓術などの治療を受けてきました。

二〇一一年七月、肝臓がんの治療を受けていた病院の医師から、「余命は早くて数カ月、長くて一〜二年」と言い渡されました。この余命宣告を跳ね返そうと、池永は自ら選択した免疫細胞療法、ハイパーサーミヤ温熱療法、プラセンタ組織療法、イトオテルミー温熱療法を受け、日常生活においても免疫力を上げるための努力を続けました。

二〇一二年十月、三センチメートル大の小脳転移と浮腫が見つかり、呼吸や心臓がいつ止まるかわからない状況だと医師から説明されました。病状は深刻でしたが、脳転移にはサイバーナイフ療法が有効で、九大病院でその治療を行っていることを自分で見つけ、「この治療法を受けて健康を回復し、来年三月には仕事などに復帰する」と意気込んでいました。

たとえ命を削っても「新・患者の権利」を出版するというのが池永の強い意志でしたので、脳転移で思考力が衰えないうちに原稿のチェックを終えなければと、パソコンを病室に持ち込み深夜まで編集作業に取り組みました。

十一月二十九日夕方、左腹部に激しい痛みが起き、本人の希望で麻薬が投与され痛みは和らぎましたが、翌朝から呼吸困難となりました。夜からは呼びかけに反応しない状態が続きましたが、十二月一日の深夜、死力を振り絞って目をかっと見開き、家族が揃っていることを確認して穏やかに目を閉じました。その顔は全てやり遂げたという満足した表情でした。

三年間にわたる闘病の経過は、これまでの患者の権利運動の中で池永が主張していたインフォームド・コンセント原則と自己決定権にもとづく、池永らしい人生を全うするものでした。残念なことは、残された命の時間が本人の予想よりも短かったため、本書内容を完璧に仕上げることができなかったことです。池永の頑張りに免じてご容赦をお願いするとともに、「あとがき」に書いているように、この本を読んでいただいた方が「バトン」をつないでいただきますようお願いいたします。また本書の出版にあたり、池永の論稿の転載を認めてくださった各出版社に感謝いたします。

池永亡き後、NPO法人患者の権利オンブズマンの理事長を引き継いだ弁護士の久保井摂さんには、第六章補稿に加えてカバー装画も描いていただきました。三人姉妹の孫達の笑顔を見て池永もさぞ喜んでいることでしょう。本当にありがとうございました。

最後になりましたが、治療でお世話になった千鳥橋病院の医師・看護師・リハビリスタッフ・栄養士など職員の皆様、原稿の収集・整理をしてくれた奔流事務局の下西絵美さん、出版までにお骨折り頂いた九州大学出版会の永山俊二氏に対しても、心よりお礼を申し上げます。

なお、「序文」と「あとがき」の日付については、本人の意思を尊重して原稿の通りにしていますので、ご了解ください。

二〇一三年三月七日

満のベストフレンド　池永早苗

〈著者略歴〉

池永　満（いけなが・みつる）

1970年　九州大学法学部（政治専攻）卒業
1977年　弁護士登録
1991年　患者の権利法をつくる会初代事務局長
1994年　九州弁護士会連合会・人権擁護に関する連絡協議会委員長（その後，常設の人権擁護委員会に発展的に改組され初代委員長）
1999年　NPO法人患者の権利オンブズマンを創立，理事長に就任
2004年　弁護士法人奔流を設立し，代表社員弁護士に就任
2004年から3年間　福岡大学法科大学院教授（担当講座「医療・福祉における患者（利用者）の人権」，「環境訴訟の実務」，「民事紛争処理手続論」，その他）
2009年度　福岡県弁護士会会長・九州弁護士会連合会副理事長・日本弁護士連合会常務理事
2010年度　福岡県弁護士会常議員会議長
2012年　弁護士法人奔流顧問弁護士・NPO法人患者の権利オンブズマン理事長・NPO法人九州アドボカシーセンター理事・日弁連法務研究財団法科大学院評価委員など
2012年12月　死去

新《しん》　患者《かんじゃ》の権利《けんり》　医療《いりょう》に心《こころ》と人権《じんけん》を

2013年7月4日初版発行

著　者　池　永　　満

発行者　五十川　直　行

発行所　（財）九州大学出版会
〒812-0053　福岡市東区箱崎7-1-146
九州大学構内
電話　092-641-0515（直通）
URL　http://kup.or.jp/
印刷・製本／シナノ書籍印刷（株）

ISBN 978-4-7985-0106-2